中医康复学

宋一同 主编

中国纺织出版社　国家一级出版社
全国百佳图书出版单位

内 容 提 要

《中医康复学》是指在中医学理论指导下,针对残疾者、老年病、慢性病及急性病后期者,通过采用中医药特有的康复手段及其他措施,减轻功能障碍带来的影响,使之重返社会。本书主要包括中医康复学的概念及研究对象、中医康复学的发展概况、中医康复学的主要内容和学习方法、整体康复观、辨证康复观、功能康复观、康复对象的选择、康复适应证的辨证、康复原则的确定、康复方法的运用、调摄情志康复法、娱乐康复法、传统体育康复法、自然沐浴康复法、针灸推拿康复法、饮食康复法、药物康复法、其他康复法等等。

图书在版编目(CIP)数据

中医康复学 / 宋一同主编. ——北京:中国纺织出版社,2020.3(2025.7重印)

"十三五"普通高等教育本科部委级规划教材

ISBN 978-7-5180-4979-0

Ⅰ.①中… Ⅱ.①宋… Ⅲ.①中医学—康复医学—中医学院—教材 Ⅳ.①R247.9

中国版本图书馆CIP数据核字(2018)第093070号

策划编辑:于磊岚　　责任印制:储志伟

中国纺织出版社出版发行

地址:北京市朝阳区百子湾东里 A407 号楼　邮政编码:100124

销售电话:010—67004422　传真:010—87155801

http://www.c-textilep.com

E-mail: faxing@c-textilep.com

中国纺织出版社天猫旗舰店

官方微博 http://weibo.com/2119887771

北京虎彩文化传播有限公司印刷　各地新华书店经销

2020 年 3 月第 1 版　2025 年 7 月第 6 次印刷

开本:787×1092　1/16　印张:22

字数:420 千字　定价:78.00 元

凡购本书,如有缺页、倒页、脱页,由本社图书营销中心调换

中医康复学

主　编：
  孙玉宝　淄博宝华中医医院
  李家贵　云南通海骨伤医院
  宋永忠　北京北苑中医门诊部
  黄小进　北京易医缘中医药研究院
  姬　彬　北京宗德国际中医研究院
  吴岳烺　北京宋一同医学科技研究所
  陈国辉　国际华佗中医学院
  郭千平　北京千平国际医学研究院
  刘致国　北京宋一同国际骨伤医学研究院

副主编：
  牛元旦　牛元旦道医正骨
  史泽远　上海恒叶健康科技发展有限公司
  张青云　国际华佗中医学院
  宋沛玲　脊博士全国青少年护脊连锁机构
  孙化斌　淄博宝华中医医院
  于牧虹　北京禹桥生物科技有限公司
  曾宪浪　国际华佗中医学院
  龙迪和　北京市昌平区中西医结合医院
  孙　旭　中国人民解放军空军总医院
  韦志强　安徽中医药大学第二附属医院
  孟庆来　临汾市尧都区人民医院
  陈倩倩　临汾市尧都区人民医院
  武鑫磊　邢台市人民医院
  庞光亮　中关村助帮医疗健康科技创新中心
  姜　帆　北京京都儿童医院

钮孝兰　国际华佗中医学院
　　胡兴福　北京古今易医学研究院

编　委：
　　周天涵　浙江中医药大学
　　刘永宝　香港整脊师工会
　　张国仪　香港整脊师工会
　　杨富松　香港整脊师工会
　　李秀莲　香港整脊师工会
　　孙圣惠　香港整脊师工会
　　林照明　香港整脊师工会
　　曾时杰　安徽中医药大学
　　曹正怀　远县人民医院
　　王吉林　长春中医药大学
　　左康生　北京红立方医疗设备有限公司
　　包　思　北京市昌平区中西医结合医院
　　胡倩倩　北京宋一同国际骨伤医学研究院
　　齐朝阳　北京宋一同国际骨伤医学研究院
　　袁　方　北京宋一同国际骨伤医学研究院

主编简介

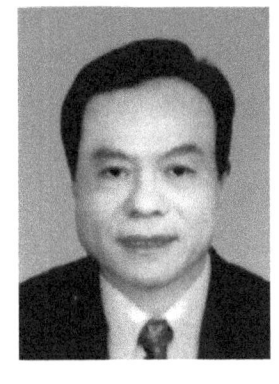
宋一同会长，1935年10月24日出生，汉族，江苏省淮安市人。中共党员，北京中医药大学教授，研究生导师，主任医师。现任职务：美国国际华佗中医学院院长、博士研究生导师，国际高等中医药联合会主席，国际亚健康专业委员会主席，国际高等中医药集团董事长，全国高等中医院校骨伤教育研究会会长，全国高等中医院校骨伤专业教材14本系列本科教材编审委员会秘书长兼办公室主任，全国高等中医院骨伤专业研究生八本系列教材总编，世界非物质文化遗产中医类系列丛书——国际高等中医药（中英文版）19本系列教材总主编，世界骨伤专家协会主席，世界杰出人才学会主席，世界针灸推拿骨伤学会主席，《中国正骨》杂志顾问，《世界骨伤杂志》总编。中华人民共和国国务院授予有特殊贡献专家，享受政府特殊津贴。

（一）学历：1951—1954年安徽合肥医专毕业；1960—1961年安徽省立弋矶山医院（安徽皖南医学院附院）骨科进修；1970—1972年北京中医学院（现北京中医药大学）新医研究生班学习；1974—1975年安徽医学院西学中研究生班学习；1975—1976年北京积水潭医院卫生部举办骨科医师进修班进修学习；1979—1980年上海第二医学院新华医院小儿骨科进修。

（二）主要经历：1954—1958年，安徽省径县人民医院外科主任；1958—1962年，安徽省晏公煤矿医院院长、骨外科主任；1962—1971年，安徽省芜湖地区人民医院骨科医师；1972—1976年安徽医学院（现安徽医科大学）中医系、新医针灸推拿、正骨教研室主任；1976—1987年，安徽中医学院第一附属医院副主任医师、副教授、医教处副主任、骨伤科主任；1987—1990年，北京针灸骨伤学院骨伤系副教授、副主任医师；1991—2001年，北京针灸骨伤院骨伤系主任医师、教授、教研室主任；2001—2012年，北京中药医大学教授、主任医师。

（三）主要著作（国家级出版社正式出版著作）：

1. 主编《软组织损伤学》，人民卫生出版社1990年4月出版。
2. 主编《头针与耳针》，中国中医药出版社1990年12月出版。
3. 主编《当代中国骨伤人才》，中国中医药出版社1991年7月出版。
4. 《中医筋伤学》副主编，人民卫生出版社1990年6月出版。
5. 合编《中医骨伤科学》，人民卫生出版社1988年2月出版。
6. 合编《耳穴诊断学》，人民卫生出版社1990年9月出版。
7. 主编《软组织损伤名家手法荟萃》，人民卫生出版社1994年5月出版。

8. 主编《推拿按摩手法 180 种》，中国华侨出版社 1992 年 5 月出版。

9. 主编《实验骨伤科学》，人民卫生出版社 1993 年出版，2000 年第 2 版

10. 主编《中国推拿治疗学》，人民卫生出版社 2003 年 10 月出版。

11. 主编《国际骨伤推拿医师交流手册》，中国华侨出版社 1995 年出版。

12. 主编《足部推拿疗法》，中国华侨出版社 1994 年 10 月出版。

13. 主编《腰痛的最新疗法》，中国中医药科技出版社 1993 年 2 月出版。

14. 主编《当代骨伤与康复学》，中国医药科技出版社 1995 年 7 月出版。

15. 主编《骨伤科药膳 425 种》，中国华侨出版社 1995 年 10 月出版。

16. 主持中国高等中医院校骨伤专业系列教材 14 本书，担任编审委员会秘书长及主任，人民卫生出版社 1992 年全套出版发行。

17. 编审《中国骨伤老年医学丛书》6 本，担任主任委员，中国中医药科技出版社 1995 年 4 月出版。

18. 编审《中国骨科新技术》，中国科学技术出版社 1995 年 4 月出版。

19. 主审《颈肩腰腿痛治疗学》，中国华侨出版社 1995 年 10 月出版。

20. 主审《软组织疼痛治疗学》，中国人民军医出版社出版。

21. 合编《中医骨伤科基础》，上海科学技术出版社 1996 年 5 月出版。

22. 总编《中西结合治疗骨病丛书》：《肩周炎》、《颈椎病》、《腰椎间盘突出症》、《股骨头坏死》、《慢性腰腿痛》、《骨质增生症与骨质疏松症》、《强直性脊柱炎》、《骨髓炎、骨与关节结核》、《风湿与类风湿性关节炎》、《骨肿瘤》，2002 年中国华侨出版社全部出版。

23. 2003 年担任全国高等中医院校骨伤专业研究生系列教材 (8 本) 总主编。《骨伤科基础研究》、《骨与关节损伤临床研究》、《软组织损伤临床研究》、《骨病临床研究》、《骨伤科手术研究》、《骨伤科生物力学研究》、《骨伤科实验研究》、《骨伤科文献研究》，北京科技出版社出版。

24. 2002 年担任全国高等中医院校骨伤影像教材总主审，2005 年北京科技出版社出版。

25. 中医骨伤科学 (高等中医院校中医专业本科教材) 主审。

26. 保健推拿教材主编，《欧式日式韩式按摩推拿》、《推拿按摩 180 招》、《足部推拿按摩》、《全身各部位推拿按摩》、《经穴按摩瘦身美容》，2005 年中国海洋出版社出版。

27. 2009 年担任新世纪全国整脊医学系列教材（8 本）总主编：《整脊基础与脊柱病诊断》、《整脊技术学》、《颈椎整脊学》、《胸椎整脊学》、《腰椎整脊学》、《骶尾椎整脊学》、《整脊保健学》、《国外整脊技术》，海洋出版社出版。

28. 2010 年担任全国微创医学系列教材（15 本）总主编：《头针学》、《耳针学》、《液体拨针学》、《拨针学》、《套管针刀学》、《激光针刀学》、《骨三刀学》、《水针刀学》、《刀中刀》、《九针刀学》、《射频学》、《激光减压（PLDD）学》、《臭氧学》、《关节镜学》、

《拇外翻微创学》，海洋出版社出版。

29. 2011年担任《实用软组织损伤学》主编，海洋出版社出版。

30. 2011年担任世界非物质文化遗产中医类丛书，国际高等中医院校系列教材（中英文版）（19本）总主编：《中医骨伤科学》、《推拿功法学》、《中医基础学》、《经络腧穴学》、《针灸治疗学》、《推拿基础学》、《推拿治疗学》、《刺法灸法学》、《中医诊断学》、《中医内科学》、《中医外科学》、《中药学》、《方剂学》、《实验针灸学》、《针灸医籍选》、《中医康复学》、《中医养生学》、《中医整脊学》、《中医手法整形学》。

31. 2016年担任"十三五"国家级、部委级规划教材整脊系列及中医骨伤系列总主编。

整脊系列包括《整脊基础与脊柱病诊断学》、《整脊技术学》、《颈椎整脊学》、《胸椎整脊学》、《腰椎整脊学》、《骶尾椎整脊学》、《整脊保健学》、《国外整脊技术学》。

骨伤系列包括《骨科基础学》、《骨病临床诊疗学》、《软组织损伤诊疗学》、《骨与关节损伤诊疗学》、《骨科手术学》、《骨科内伤学》。

(四)科研成果(主持获省部级重大科研成果)：

1. 主持"耳穴诊断颈椎病临床实验研究"，1988年获安徽省科委授予省级重大科技成果(国家科委公报，总83期)。

2. 主持"中西医结合治疗亚急性慢性骨髓炎"，1989年获安徽省科委授予省级重大科技成果。

3. 主持"耳穴诊治胆石症临床实验研究"，1988年安徽省科委授予省级重大科技成果。

4. 主持"外伤性截瘫中医结合康复研究"，1991年山东省科委通过专家鉴定，该项研究居国内领先水平。山东淄博科委评科技一等奖。1992年获国家科委评新技术金奖。

5. 本人创造"中药电热托板腰围"，1990年5月获国家专利，参加国际博览会获好评，1991年获国家银质奖，1992年11月获世界科技和平周国际金奖，美国国际传统医学大会金奖。

6. 主持"中西结合治疗骨关节核研究"通过河南科委鉴定，1993年获中国驻马店地区科技一等奖，河南省科委评省科技二等奖。

（五）1954年三月开始从事临床医学高等中医药教育工作近55年，解决专业疑难病症的中西医两法的诊断治疗，认真指导培养下级医生，主持病房工作及专家门诊。对骨坏死、风湿病、腰腿痛、颈椎病、软组织损伤、偏瘫、胆石症、骨与关节损伤有独特治疗方法。

（六）在中医学院教学与临床工作中担任教研室主任，讲授《中医骨伤科学》、《中医骨伤科基础》、《中医正骨学》、《中医骨病学》、《骨伤手术学》、《推拿与按摩》、《头针与耳针》、《耳穴诊断学》等教学工作。

（七）1989年4月被福建中医学院聘请担任该院86级中医骨伤科硕士研究生学位答辩委员会副主任委员。1989年6月被中国中医研究院聘请担任骨研所86级骨伤科硕士研究生学位答辩委员会委员。1991年6月被福建中医学院聘请担任该院88届中医骨伤科硕士学位研究生论文答辩委员会主任委员。2008年被中国中医科学院望京医院聘请担任博士学位论文答辩委员会委员。2009年被中国中医科学院中医基础医学研究所聘请担任博士后研究生论文答辩委员会主任委员。2010年被中国中医科学院望京医院聘请担任博士学位论文答辩委员会委员。

（八）多次被省部级科委聘请担任科研鉴定委员会主任委员，副主任委员。

（九）1999年以来与中国长春中医学院合作担任新加坡、美国及中国台湾地区硕士、博士研究生导师。

（十）1999年以来担任美国华佗中医学院院长，与安徽中医学院合作担任美国、新加坡和日本留学生硕士、博士研究生导师。

孙玉宝，主任医师；全国百名骨科专家荣誉获得者；国际华佗中医学院博士生导师；国际交流医科大学传统医学客座教授；国际华佗中医学院华佗医圣奖获得者；被世界传统医学文化保护与发展委员会授予"世界传统医学终身成就奖"；宝华奇石药火罐发明人；北大博雅健康产业学院医养护理学院院长；淄博宝华中医医院原院长；山东宝华大健康产业基地发起人；山东五指峪食品有限公司总经理。2014年7月，淄博宝华中医医院被国家中医药管理局确定为"国家二级甲等中医专科医院"，在当地具有良好的专业医疗品牌形象和社会影响力。

社会兼职：

淄博市第十届政协委员；高等中医院校骨伤研究院副院长；淄博市民营医院协会副会长；淄博市慢性病康复协会会长；淄博股骨头坏死研究院院长；全国骨病康复治疗培训基地、中国骨伤病专家特需会诊基地主任等职务。

专业特长：

从事中医研究治疗骨伤病40余年，擅长治疗股骨头坏死、骨折、骨折不愈合、膝关节骨质增生症、髋膝关节积液、风湿类风湿性关节炎、强直性脊柱炎、颈椎病、腰椎间盘突出症等骨病。采用中医"四联保守疗法"治疗肿瘤、糖尿病等疾病效果明显。多年来，孙玉宝翻阅了国内外多种医学书籍，对国内各地儿童股骨头坏死治疗方法进行了精心的研究，并远赴国内外进行学术交流，经过不懈的努力，成功研制出一套不开刀、不手术，利用中医保守疗法治疗儿童股骨头坏死的新方法，该疗法面世后，已经对数百名患者进行了诊疗，均取得满意疗效，解除了众多患者及其家庭的痛苦。孙玉宝研制的含有奇石和中药成分的宝华奇石药火罐疗法，对疼痛病有特殊的疗效。

科研成果：

为提高中药治疗骨病的疗效，孙玉宝带领专家团队精心研制了19个中药制剂，全部获得山东省食品药品监督管理局的批准文号，其中自行研制生产的孙氏"活骨丹

1.2.3号"、"乌龙活骨膏"通过省级鉴定,获得中国第八届新技术新产品博览会金奖、淄博市科技进步奖。一种治疗急慢性软组织损伤的中药制剂、一种治疗骨折的中药制剂、一种治疗股骨头坏死的胶囊、一种具有补益肝肾、活血化瘀、祛风寒湿的中药胶囊、一种祛风寒湿、活血化瘀、行气止痛的中药制剂等五项药品均获得国家发明专利,疗效显著,为无数患者解除了病痛的困扰。

学术成果:

在国内外刊物和医学书籍发表学术论文32篇,其中4篇评为国际杰出论文奖,入选国际论文集,有18篇编入国家级论文集,2篇获得山东省优秀论文奖。主要论著有《世界骨伤杂志》、《中西医结合骨伤诊治系列丛书》、《中医康复医学》、《中国推拿治疗学》、《股骨头无菌缺血性坏死》、《防治与康复》等。

获得荣誉:

2001年1月出席在人民大会堂召开的《中华民族大团结各界代表新年座谈会》,被授予"百名名医"代表称号。

2005年4月被中国人才研究会骨伤人才分会授予全国"百名骨科杰出专家"称号。

2007年11月在首届全国优秀民营中医医疗机构表彰大会上被授予"全国优秀民营中医医院院长"荣誉称号。

2008年12月在全国中医医院院长大会上被表彰为"中医药领域德艺双馨人物"。

2010年1月被中国名中医学术研究专业委员会授予"药王勋章"。

2010年4月被世界杰出人才学会、世界骨伤专家协会授予"中华骨伤医学名医"荣誉称号。

2011年4月被《银龄健康》编委会授予"山东省健康保健工作十佳院长"的荣誉称号。

2011年5月被选举为淄博市慢性病康复协会会长。

2012年5月发明的五项专利,包括一种治疗股骨头坏死中药胶囊、一种治疗骨折的中药制剂、一种治疗急慢性软组织损伤的中药制剂、一种具有祛风寒湿、活血化瘀、行气止痛的中药制剂、一种具有补益肝肾、活血化瘀、祛风寒湿的中药胶囊获得了国家知识产权局颁发的发明专利证书。

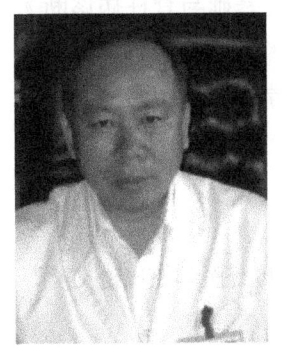

李家贵,1956年4月生,云南省玉溪市通海县人,研究生学历,通海骨伤医院院长,通海县政协常委,玉溪市政协委员,通海县民营医院协会会长,中国中医药学会会员,中国人才研究会骨伤人才分会、全国高等中医院校骨伤教育研究会副会长,全国骨伤医院学术研究会常务理事。2004年被中国人才研究会骨伤人才分会、全国高等中医院校骨伤教育研究会授予《世纪骨伤杰出优秀人才》称号。

发表学术论文 20 余篇，曾经在全国骨伤学术交流大会交流，参加编写出版医学著作 5 部。任《实用中西医结合骨伤科手册》（中国中医药出版社出版）一书常务编委，并承担写作任务，1991 年 12 月出版；任《当代骨伤人才》（中国中医药出版社出版）一书编委，并承担编写任务，1991 年 5 月出版；任《实用临床按摩手册》（中国中医药出版社出版）一书副主编，并承担写作任务，1993 年 5 月出版；任《中国医学非药物特色疗法》（中国中医药出版社出版）一书副主编，1997 年 2 月出版；任《中西医结合防治创伤并发症》（云南科技出版社出版）一书副主编，并承担写作任务，1997 年 6 月出版。

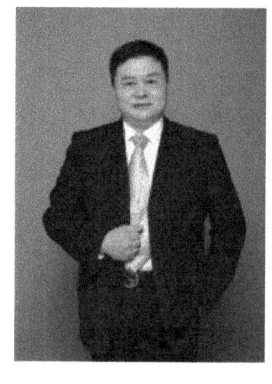

宋永忠，副主任医师，中医师承导师。出自江苏淮安名门望族、杏林世家。自幼耳濡目染父亲行医救人，受家族熏陶，医者仁心、救死扶伤、正己化人的从医理念深植于骨髓。经过了多年乐在其中的理论研究、临床实践及教学工作，终于自成一脉，一套全新的学术理论体系——"中式正骨"应运而生。在此期间，先后创建了北京北苑中医门诊部，牵头组建了"世界中医骨伤联盟"及"宋医堂健康管理集团"。近三十年来治疗的患者（十余万）、培养的正骨学生（上万人）以及栽培的拜师弟子（近三百人）遍布世界各地。

自成一脉：

"中式正骨"手法传承的核心内容是"宋氏正骨"和"宋氏气血调理"。

宋氏正骨：通过独特的手法对颈椎、胸椎、腰椎、骨盆、各骨关节以及椎间盘和脊柱周围软组织进行复位和调整，达到调正脊柱结构，恢复肌肉张力，调节气血运行，使脏腑器官、骨关节、肌肉、肌腱、软组织恢复正常功能的效果。

宋氏气血调理手法：运用大道至简的手法调达周身气血、经络，从而改善亚健康症状。

出版著作：

《中国推拿治疗学》、《实用骨伤痛症学》、《颈椎病》、《肩周炎》、《腰椎间盘突出》、《慢性腰腿痛》、《骨质增生症与骨质疏松症》、《股骨头坏死》、《耳针学》、《头针学》、《国际中医骨伤推拿医师交流手册》、《当代中国骨伤人才》、《整脊基础与脊柱病诊断》、《整脊技术学》、《颈椎整脊学》、《胸椎整脊学》、《腰椎整脊学》、《骶尾椎整脊学》、《整脊保健学》、《国外整脊技术》、《捏捏揉揉小儿安》及《中医养生学》等三十余部。

获得荣誉：

1991 年 入职于北京针灸骨伤学院（现北京中医药大学）

1992 年 任中国人才研究会骨伤专业委员会常务理事兼秘书长

1995 年 主笔的论文《平衡疗法治疗颈椎病》在美国荣获"中国传统医学杰出论文奖"

2001 年 前往欧洲巴塞罗那医学院讲学

2004 年 荣获"中国百名杰出骨伤专家"称号
2005 年 荣获"世纪骨伤优秀人才"称号
2006 年 获任《团中央青年企业家》副秘书长
2009 年 前往日本医学院讲学
2011 年 获聘中央视电视台 CCTV-1 健康顾问
2013 年 任中国骨伤人才研究会执行主席
2013 年 任全国高等院校骨伤教育研究会执行主席
2014 年 "中国青年企业家协会"表彰为中国经济做出贡献
2014 年 当选"世界中医骨伤联盟"主席
2015 年 担任《深圳天天养生堂节目》健康嘉宾
2017 年 获聘广州中医药大学金沙洲医院特聘专家
2018 年 创建"宋医堂健康管理集团"至今

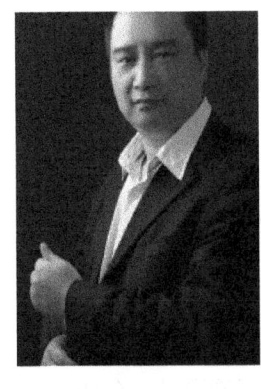

黄小进，高级康复科医师、健康管理师、高级徒手塑形师、国家职业技能鉴定高级考评员。

中国医药教育协会中医健康规范化管理中心主任，北京圣思邈文化发展公司常务副总经理，西安生物医药技术学院脊柱康复学院副院长，张仲景博物馆国医公益讲师团宣讲专家，全国职业信用网信息采集中心主任，上海睿缘康管理咨询有限公司创始人，北京易医缘中医药研究院院长，首届国医文化节国手大师赛评委，第一、第二、第三届全国脊柱医学高峰论坛暨中医养生产业大会主席，全国首届中医手法交流大会暨中医养生产业论坛 主席，第二届全球脊柱医学领袖高峰论坛副主席，世界中医骨伤联盟成立大会嘉宾主持，全国中医手法整形医学学术委员会成立大会嘉宾主持，《中国中医养生大百科全书》编委，"十三五"普通高等教育本科部委级规划教材《整脊技术学》主编，全国中医科技成果论坛贡献奖、第二届全国脊柱医学高峰论坛暨中医产业交流大会功勋人物奖、2015 年度"中医药科技人才进步奖"获得者，全国服盲脊柱调理公益活动发起人，全国青少年脊柱健康公益行发起人，全国青少年近视眼调理公益行发起人。

自幼接受祖辈私塾熏陶，对祖国传统医学热爱，经多位名家指点，反复研究并整合传统正骨、整脊、徒手塑性、中医养生等技法，紧密围绕"无痛调理"的宗旨，展开骨型不正、面部重塑、中医健康调养等各种健康问题的调理。深度融合中医学、易学、形体学、人体构造学、美学、行为学等多种学科的精髓，并通过技法为人体带来整体保养的同时，还致力于向现代人提供对机体无干扰、无损伤，对健康、形体美等双向有益的内外同调保养方案。坚持用传统医学与现代医学相融合的理念研究解决慢性病、疑难病。

以传承规范中医技术为准则,以传播中医传统理念为己任,将是其毕生的追求!

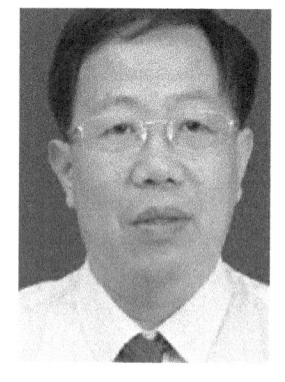

姬彬,中医师、教授、博士,现任北京宗德国际研究院院长,北京宋一同国际骨伤医学研究院副院长,美国国际华佗中医学院客座教授,中国民族卫生协会副会长,

"十三五普通高等教育本科部委级规划教材"《骨科内伤学》主编。

曾拜在武当山龙门派太乙门坤道掌门人李诚玉老人门下,修行7年零6个月,后跟师五位国医大师:虫类大师朱良春、针灸大师贺普仁、沈氏女科第38代传人沈绍功、骨科泰斗宋一同,2018年3月24日拜国医大师石学敏院士为师礼成。

擅长中药、针灸和整脊,治疗疑难杂病和慢性病的康复,对骨科、皮肤病具有丰富的临床经验。对不孕症、子宫内膜异位症、附件炎、乳腺炎、月经不调、顽固性头痛、颈椎病、腰椎间盘突出症、湿疹、牛皮癣治愈率高达百分之八十以上。

学术观点:

筋不长,骨不正,"不正"是阻滞气血循环障碍的根源,所以,整脊的关键在于拉筋,拉筋的关键在于放松。同时编写了《太极与慢性病康复机理》、《整脊柱与慢性病的康复机理》、《道医脐针真神奇》、《亚健康调理术》、《道医正脊》、《面壁功》等书。

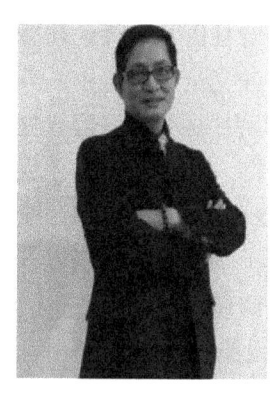

吴岳烺,台湾淡江大学建筑系工学学士,台湾淡江大学教育心理学硕士,维多利亚大学MBA工商管理硕士,台湾中医师公会检定合格中医师,台湾中华专业经理人策略管理师,台湾威尔基因科技皮纹分析师,"The Life Coach"机构生命教练,中国国家高级理财规划师,中国国家高级心理咨询师,中国国家高级公共营养师。

于2018年6月正式拜北京中医药大学教授、研究生导师、主任医师、美国国际华佗中医学院院长、博士研究生导师、北京宋一同国际骨伤医学研究院院长宋一同教授为师,继承师父衣钵。

相关著作:《迈向成功之路》、《突破你的心智》、《业务赢家策略》、《改变的力量》。

现任:亚太亿隆大健康投资(集团)股份有限公司董事长;台湾海峡两岸民间交流促进会山东理事会主席;北京宋一同医学科技研究所研究员;知名大学心理学与亲子教育学客座教授;各大知名公司教育训练特约首席训练师;中国国家职业技能鉴定中心心理咨询师考评委员。

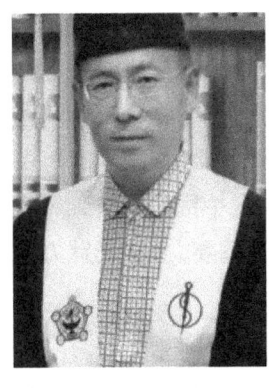

陈国辉，1975年1月生，汉族，中国甘肃省永昌县人。阿育吠陀医学博士学位，中医临床博士研究生毕业，获博士学位。国际华佗中医学院教授，中国南阳张仲景博物馆国医公益讲师团宣讲专家。兼任高等中医院校骨伤研究会副会长，中国医药教育协会会员，中国医药教育协会军地医学人才教育中心专家委员会专家委员，被中国医药教育协会授予"全国中医疑难病特效疗法及军地专家特殊贡献人物"荣誉称号，世界中医药协会国际基层名中医专家委员会授予"传承导师"荣誉称号，世界中医药学会联合会一技之长专业委员会常务理事。现专门从事古中医学和阿育吠陀医学的研究工作。

从事中医临床20余年。先后师从陇上大医兰州中医药学会黄秉中先生，甘肃中医学院医古文教授吴正中先生，安徽中医药大学教授周逸平先生，北京中医药大学教授郝万山先生《伤寒论》学术传承弟子，北京中医药大学教授宋一同先生。诚拜宋一同先生为终身导师，继承先生的学术思想和临床医疗技术，在人类"无病一身轻"大健康事业的道路上笃定前行，奋斗终生。

从相关杂志发表学术论文数篇，在国家"十三五"普通高等教育本科部委级规划教材分册《整脊基础与脊柱病诊断学》中任副主编，《软组织损伤诊疗学》中任副主编，《骨与关节损伤诊疗学》中任副主编，《骨科基础学》中任主编；在《健康中国——大医精诚》典籍中任特邀副主编；在《健康中国——岐黄大医师》典籍中任特邀副主编。在临床中，秉承传统古中医理论，中医内证观，升降思想及象思维，合理运用将息法，故其临床疗效甚高。在中医高等院校教材中论述的"风、寒、暑、湿、燥、火"六淫的特性，其论述并不全面，中医之六淫是六气的太过不及。临床中对糖尿病、高血压病有独到的治疗用药思路。临床主治：对哮喘病、牛皮癣、银屑病、过敏性紫癜、静脉曲张、脉管炎、骨股头坏死、类风湿性关节炎、强直性脊柱炎、白癜风、颈椎病变、腰椎病变、坐骨神经痛、痹症、甲亢、甲减、肾炎、再障、贫血、鼻炎、男女不育不孕症、乳腺病、乙型肝炎、脑梗死、帕金森病、顽固性便秘、脱发症、抑郁症、小儿遗尿、小儿脑瘫及各种癌症肿瘤等疑难杂症疗效显著。曾多次出席全国性、国际性学术研讨会。

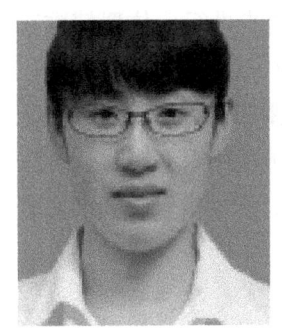

郭千平，女，1985年山西省霍州市人，国际华佗中医学院中医骨伤医学博士。

2008年在中医世家北京北苑中医门诊部进修，同时师承北京中医药大学博士生导师、世界骨伤学会主席、北京宋一同国际骨伤医学研究院院长、享受国务院特殊津贴、著名中医骨伤大家宋一同教授。在医学名师启迪下，刻苦钻研中医古籍，勤求好学,博学严谨。通过多年的临床实践不断总结提高,将中医的传统学和现代医学相结合,积累了丰富的临床经验,行成了一个独特的整体调理疗法,该疗法对脊柱系统疾病和脊柱相关疾病疗效显著。现任北京千平国际医学研究院院长,北京宋一同国际骨伤医学研究院研究员,并担任世界非物质文化遗产丛书(中英文版)国际高等中医院校系列教材《中医骨伤科学》、《经络腧穴学》、《推拿基础学》、《中医诊断学》、《中医内科学》、《推拿治疗学》、《中医外科学》、《中药学》、《方剂学》编委,《激光针刀》、《针灸治疗学》、《中医养生学》、《刺法灸法学》副主编。

2012年获得"中国骨伤杰出人才"荣誉称号。

成立于2012年的北京千平国际医学研究院,是一家经国家注册的新型康复医疗机构。专家团队由刘伯龄、宋一同、胡进江、李廷俊、张典学及刘宝年等多位业内知名医者组成。融中华民族康复医学文化之大成,合现代医学之精华,创建了一套中西医理论兼容并蓄的大健康体系。

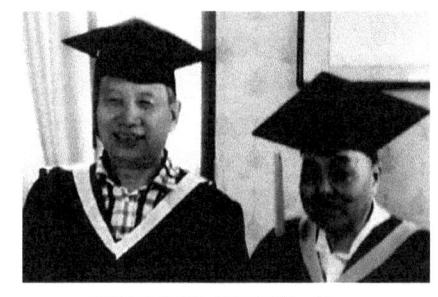

刘致国(左)与恩师宋一同

刘致国,汉族,1951年1月1日生,吉林省长春市人,中共党员,副主任医师,美国国际华佗中医学院医学博士学位。国内骨伤泰斗,北京中医药大学宋一同教授弟子。

发表医学学术论文20多篇,其中《华佗正脊床临床应用浅析》获中华医学会论文一等奖,发明华佗正脊床治疗机获香港国际博览会两项金奖,著有《养生保健长寿歌》科普读物。1998年以来,刻苦学习钻研骨伤医学,围绕"软组织损伤无菌性炎症非手术疗法"展开课题研究攻关,获国家医学专利13项,其中华佗正脊床、治疗机、经络仪及智能枕4项专利产品(本教材附录附有近期由宋一同教授指导的临床报告)已批量生产,走进了医疗市场,具有临床应用推广价值。

华佗正脊床每分钟振颤按摩可达3000次,是手法按摩的30倍,活血化瘀比中药快。治颈椎病同时理疗高血压、脑血栓,惠及心脑,治腰椎病惠及五脏六腑,是养好脊柱、健康全身、预防百病比较理想的发明。华佗正脊床、治疗机、经络仪及智能枕实现了颈椎病与腰椎病同时治疗,中频模拟针灸、牵引、按摩同步进行,位置精准直达病灶,疗效比针灸快,比牵引快,比按摩快。2001年以来,用华佗正脊床、治疗机、经络仪及智能枕先后同宜昌卫校医院、博爱医院、惠民医院、沈阳二四五医院进行临床合作,2012年起,同北京藏医院合作四年,2015年师从当代骨伤泰斗宋一同教授,攻读中医骨伤研究生,2017年8月毕业。4项专利产品在301医院、深圳中医院和湖北宜昌等数百家医院临床应用中,取得了较好的社会效益。

目 录

上篇 基础理论与基本方法

第一章 概论 ·· 2
第一节 中医康复学的概念和学科特点 ·· 2
第二节 中医康复学的基本内容 ·· 3
第三节 中医康复学发展简史 ·· 57

第二章 中医康复学的基础理论 ·· 66
第一节 阴阳五行论 ·· 66
第二节 脏腑经络论 ·· 67
第三节 经气流通，血脉和调 ·· 68
第四节 精、气、神 ·· 69
第五节 情志论 ·· 70

第三章 中医康复学的基本观点 ·· 72
第一节 整体康复观 ·· 72
第二节 辨证康复观 ·· 73
第三节 功能康复观 ·· 74
第四节 综合康复观 ·· 76
第五节 康复预防观 ·· 77

中篇 常用康复技术

第四章 物理康复技术 ·· 80
第一节 运动疗法 ··· 80

第二节　物理疗法···81
　　第三节　作业疗法···83

第五章　中医药康复疗法···85
　　第一节　中医心理康复法···85
　　第二节　中药康复法··95
　　第三节　针灸康复法···102
　　第四节　康复推拿法···108
　　第五节　体育康复法···117
　　第六节　气功康复法···126
　　第七节　饮食康复法···135
　　第八节　自然康复法···144
　　第九节　传统物理康复法···153
　　第十节　娱乐康复法···159

第六章　心理康复···168
　　第一节　病患心理··168
　　第二节　心理评估··169
　　第三节　心理治疗··169

第七章　言语矫治···172
　　第一节　失语症···172
　　第二节　口吃··173

第八章　假肢、矫形器具及轮椅···174
　　第一节　假肢的装配及康复训练···174
　　第二节　各种矫形器具··176
　　第三节　轮椅··177

第九章　康复护理···179
　　第一节　中医康复护理的基本特点···179
　　第二节　中医康复护理的基本内容···182

下篇 临床康复

第十章 病残、伤残诸证 ······ 188
第一节 脑卒中 ······ 188
第二节 颅脑损伤 ······ 198
第三节 小儿脑性瘫痪 ······ 206
第四节 脊髓损伤 ······ 212
第五节 帕金森病 ······ 217
第六节 肌肉萎缩 ······ 222
第七节 烧烫伤 ······ 228
第八节 骨折 ······ 236
第九节 软组织损伤 ······ 245

第十一章 老年病、慢性病 ······ 252
第一节 高血压 ······ 252
第二节 糖尿病 ······ 255
第三节 冠心病 ······ 271
第四节 颈椎病 ······ 273
第五节 恶性肿瘤 ······ 279
第六节 血管性痴呆 ······ 288
第七节 类风湿关节炎 ······ 297
第八节 骨质疏松症 ······ 303
第九节 强直性脊柱炎 ······ 308
第十节 肩关节周围炎 ······ 311
第十一节 腰椎间盘突出症 ······ 314
第十二节 脑卒中后遗症 ······ 318

第十二章 睡眠障碍 ······ 321

附录
华佗经筋正脊床、机、仪、枕对人体结构整合临床应用观察 ······ 330

上篇

基础理论与基本方法

第一章 概论

第一节 中医康复学的概念和学科特点

一、中医康复学的概念

康复，其义为"复原"、"恢复原来的良好状态"、"重新获得能力"等。康复用于现代医学领域，主要是指身心、职业和社会生活等方面的能力的恢复。早在《素问·五常政大论》中记录："其久病者，有气从不康，病去而瘠……血气以从，复其不足，与众齐同。养之和之，静以待时……其形乃彰。"又曰："必养必和，待其来复。"其后《旧唐书》和明代的《万病回春》中对病后的恢复，均应用了"康复"一词。康复医学是随着社会上需要康复的残疾人口增多发展的，现代康复医学迅速发展开始于第二次世界大战后，各国大量伤残退伍军人的安置是国家需要解决的重要问题。二战结束后医生 Rusk 等人总结经验，大力倡导康复医学，把战伤的康复经验运用于和平时期，服务于广大病残患者。随着现代康复医学发展，在治疗疾病的同时，功能康复越早进行，残障会越好的得到恢复。因而提倡关注疾病的同时，注重功能的康复，二者同时进行才能使机体整体康复，更好地享受生活，快乐工作。

中医康复学，是以中医基础理论为指导，研究有利于疾病康复的各种方法和训练手段，促使伤残者、病残者、老衰病或急性病缓解期患者、精神障碍、手术后患者、低能畸形儿童等，在全身功能、精神与工作能力方面得到最大限度的恢复或改善，使他们尽可能地恢复生活自理和劳动的能力；使他们能参与社会生活，能自食其力，同健康人一样，平等地分享社会和经济发展成果的一门学科。

二、中医康复学的学科特点

中医康复学的研究对象、适应范围，以及采用的各种方法和技能，均有别于临床医学和预防医学，因而相当于"第三医学"的范畴。

然而临床医学、预防医学和康复医学三者的范畴，在实际情况中要截然分开，还有一定的难度。是由于人的绝对健康和疾病的界限，发病和病后康复的界限，尚难以明确的划分。但一般认为，预防医学是以健康期为主，临床医学是以发病期为主，康复医学是以发病后期为主。预防医学是在平时采取各种防护措施，防患于未然，以达到增进健康、增强体质的目的；临床医学是针对疾病发生中的症候，及时治疗，祛除疾病；康复医学是对病残、伤残及慢性病后期，以尽可能恢复其功能及智能为目的。

中医康复学与养生学，尽管研究的对象、适应的范围及其学科的名称有所不同，但其学术渊源、理论基础、方法技能等方面，却有内在的联系。养生学是预防人们不受致病因素的侵袭，保证机体各种功能活动的正常的一门科学，起到了保护人体健康的作用；康复学是对疾病患者，或已经伤残，发生功能障碍、失去健康者，使之恢复健康的一门学科。两者的目的基本一致，都是为了维护健康，在理论上、方法技能上也有其共同之处。有关这方面的具体内容，在历代医药文献中，亦可见其端倪。

第二节　中医康复学的基本内容

一、中医康复学的基础理论

（一）阴阳互根，互生互长

北宋·周敦颐著《太极图说》中说："太极动而生阳，动极而静，静而生阴，静极复动。一动一静，互为其根。"这是在阴阳的概念中，明确提出了"互根"的观点。明代医家赵养葵结合人体的生理活动，阐明了"阴阳互根"的重要，他在《医贯·阴阳论》中曰："阴阳又各互为其根，阳根于阴，阴根于阳；无阳则阴无以生，无阴则阳无以化。"其实质是阐明了阴精（即一切营养物质）是生理功能活动的物质基础；阳气（即一切功能活动）必须依赖阴精的资助。如果没有阴精的资助，生理功能活动便无以产生，而阴精的生成，又必须有阳气为之生化，如果没有阳气为之生化，也就不能形成阴精。这种互相依赖的作用，便可称为互生互长。反之，则孤阴不生，独阳不长。

健康的身体，从阴阳的角度而言，必须保持阴阳双方的平衡，故《素问》中就提出"阴平阳秘，精神乃治"的观点。又说："阴阳匀平，以充其形，九候若一，命曰平人。"从而说明了阴阳平衡，是保持健康和恢复健康的必要条件。而这种平衡，又必须是互生互长的动态平衡。保持阴阳的平衡，在各种不同年龄具有不同的特点，幼年时期，阴阳俱不足，称为"稚阴，稚阳"，壮年时期阴阳俱充，自四十以后，阴阳渐衰；故《素问·阴阳应象大论》说："年四十而阴气自半也，起居衰矣。"所以康复医疗必须保持"阴平阳秘"的平衡状态。在生命过程中，体内阴气平顺，阳气固守就能保持人体的健康。而康复的根本目的，就是不断地谋求人体的阴阳平衡。对此，张介宾提出了"阳非有余，阴亦不足"是致病致衰的主要机理，故而他在治疗中都是阴阳并重的。而在阴阳并重的思想指导下，亦重视对阴精的培补。故他提倡"善养生者，必宝其精"。又曰："无论阴阳，凡病至极……总由真阴之败耳。"意指即使是阴阳两虚，仍当注意补益真阴，由于人的气化过程，是阳根于阴，故补阳亦须补阴，补阴亦须补阳，观他所创制补阴的左归丸、左归饮，补阳的右归丸、右归饮，都是补阴与补阳药并用的，只是有主次的区别。从而获得补阴者阴得阳升而泉源不竭，补阳者阳得阴助而生化无穷的效果。

（二）五脏坚固，脾肾为本

五脏之强弱，之所以有如此巨大的影响，在于五脏虽居体内，但与外在的筋、骨、血脉、肌肉、皮毛等五体；眼、耳、鼻、舌、口、前后二阴等五官、九窍等均有密切的关系，且功能的发挥又莫不源于五脏，情志的活动，亦与五脏有密切的关系。《灵枢·本藏》将这种关系概括曰："五脏者，所以藏精神血气魂魄者也。"《素问·阴阳应象大论》更明确地说："人有五脏化五气，以生喜、怒、悲、忧、恐。"并将五志和相应的五脏的关系作了进一步说明。五脏功能的发挥，更重要的是由于能藏精气，而精气则是增强抵抗能力的物质基础。因而五脏能适应自然界的变化，抵御外邪的入侵，《灵枢·本藏》对此功能概括为："五脏者，所以参天地，副阴阳，而连四时，化五节者也。"

五脏之中又强调以脾肾为本。因人的生长发育由乎肾，而人的衰老亦是从肾开始的，由肾衰而后导致其他脏器的相继衰退。这在《素问·上古天真论》中有具体的论述。这是古代医者对人体生命过程中的变化规律，作了长期的观察，从人体的外在组织器官的变化而得出的结论。人衰老的外在表现如发白、齿落、耳聋、目花、腰弯背屈等，无不与肾衰有关，故欲使幼儿期生长发育的正常，壮年后推迟衰老的到来，培补肾阳，固护肾精，实是重要的一环。脾主中州，其主要功能为运化，由于脾运功能的正常，才能保证人体各部分所需的各种营养物质，以及足够的能量，故有"得谷则昌，失谷则亡"之说；脾又是气血生化之源，气血是人体生命活动最基本的物质基础，所以说："人之所有者，血与气耳。"

脾肾先后天之间，又存在相互资助的作用，唐容川曾将这种关系归纳为："未生之前，先天生后天，既生之后，后天生先天。"培养后天，在养生和康复医疗中都有其重要作用。因培养后天的同时，能使先天的精气，得以不断的充壮，这是由于既生之后，肾中的精气，必须得到后天水谷精微的不断的滋养。对此，李东垣曾指出："元气之充足，皆由脾胃之气无所伤，而后能滋养元气。"更可贵的是，张介宾认为即使是先天不足之人，也可通过后天培养而转弱为强。"人之自生至老，凡先天之有不足者，但得后天培养之力，则补天之功，亦可居其强半。"事实上确实如此，凡是高寿之人，虽养生之道或有不同，但无不是脾胃健运者，从这一点来看，又可悟"土生万物"之义。故脾胃健，实为养生之根本。

从康复医疗来说，调补脾肾亦是重要的一环，一般慢性病之重疾沉疴，虚损衰弱者，从病机来说，大多与肾有关，正如张介宾所说的："五脏之伤，穷必及肾。"但从康复医疗的角度来说，又首先应重视脾胃，若脾胃不健，而骤进补肾药，实际上起不到补肾的作用，相反更会影响脾胃的功能，故从治疗的效果与预后来说，均取决于脾胃之盛衰，故胃气竭者，汤药纵下，胃气虚不能纳，脾气虚不能运，虽有灵丹妙药，亦不能发挥其应有的作用。

（三）经气流通，血脉和调

经脉在人体结构中占有重要的作用，由于经脉中的十二经脉是内属于脏腑，外络于肢节的，经络遍布于全身，从而沟通表里，贯穿上下使人体形成了有机的整体。经脉在人体具有"行气血而营阴阳，濡筋骨，利关节"的作用。所以康复医疗，都有使经气流通的要求。

经气和调，血脉流通，之所以和康复医疗也有重要关系，主要由于不少疾病的发生、发展都与经脉有关。因经脉既是病邪传变的途径，又是血脉痹阻的所在。表现在病邪的传变途径，如外邪之内传脏腑，内在脏腑的相互传变，内脏病变反映于体表等均是。血脉痹阻所产生的病变，如各种痹症、痿证、厥证、瘫痪、关节不利等，内、外、妇、儿以及骨伤科中的有关病变，均多数与经气失调，血脉不通有关。特别是痛证，故有"不通则痛"、"通则不痛"的论点，所谓通与不通，无不与经气之和调与否有关。

经脉与脏腑密切相关，经脉之气源于相应的脏腑，故有"脏腑为本，经脉为标"的论说。所以经脉的病变，多与内脏有关，而内脏有病后，又往往在其相合的经脉的循行部位反映出来，如肝气郁结，气滞失疏，常有胁肋疼痛等；总之，内在脏腑发生了寒、热、虚、实的病变，多可在其经脉部分反映一定症状和体征。此外，十五别络亦各有虚、实的病变。更有邪气入侵，常由脏虚而经气运行不畅，使邪气留滞，滞于经脉出入的枢机穴位，如《灵枢·邪客》篇说："肺心有邪，其气留于两肘；肝有邪，其气留于两腋；脾有邪，其气留于两髀；肾有邪，其气留于两腘。"这也是说明内在五脏受了邪气的侵袭，会影响其所属经脉、经气的运行，不能逐邪外出，故可出现关节不能屈伸，或为拘挛，或伤经络而致疼痛。

（四）气血充沛，津液布扬

气血与津液，均是构成人体和维持生命活动的基本物质。气血充沛，是指气血充盈，则可满足人体生命活动的需要，故《素问·调经论》说："人之所有者，血与气耳。"《灵枢·本藏》说："人之血气精神者，所以奉生而周于性命者也。"津液布扬，是指津液在生命活动中的正常运输。津液的运输过程，在《素问·经脉别论》有概括的说明："饮入于胃，游溢精气，上输于脾，脾气散精，上归于肺，通调水道，下输膀胱，水精四布，五经并行。"由于肺有"朝百脉"的功能，故肺为运行津液的主要脏器。但在运输过程的同时，其他四脏亦相应的发挥输布津液的作用。因此又有"五脏化五液"的区别，从而使五脏所属的五官九窍，五体都能得到津液的濡养，使之维持正常的活动。清·姜礼说："津液者，血之余，行乎外，流通一身，如天之清露。"说明津液对人体全身的营养，犹如清露对草木的滋润。

气血在运行中，气能行血，血能载气；在生理功能上，气能生血，血能化气，两者是相互依赖的。但气血又有其各自的功能，气的功能一般可归纳为推动、温煦、防御、固摄和气化作用。这些功能的产生和发挥，还要结合所属的脏器或其他的物质。血的功能，从总体来说是营养和滋润全身组织，输送营养物质以及运输排泄代谢废物。血液的生成及其功能的发挥与五脏密切相关，只有五脏功能的正常，才能使血液充分发挥其营养和运输的作用。明·徐用诚认为："血为营……生化于心，总统于脾，藏受于肺，施泄于肾，灌溉一身，目得之而能视，耳得之而能听，手得之而能摄，掌得之而能握，足得之而能步，脏得之而能液，腑得之而能气，出入升降，濡润宣通，靡不由此。"

津液的功能，除与血液的滋润和营养，运输废物作用相同外，还具有化生血液的作用，故《灵枢·邪客》篇说："营气者，泌其津液，注之于脉，化以为血。"《灵枢·五癃津液别》说："津液各走其道，故三焦出气，以温肌肉，充皮肤，为其津；其流而不行者为液。"又说："五谷之津液，和合而为膏者，内渗于骨空，补益脑髓。"更进一步指出津液中质稠的，对骨腔脑髓有补益的作用。由此可见，凡行于外而起温养作用者为津；流而不速者则为液。

气血津液的性状，生理功能虽各有其不同，但其生成却都是源出于水谷之精，其生成过程中又多相互为用，相互转化的；在发挥其生理功能时，是相互依赖，并有相互补充的作用。对此，必须深刻的理解，才有助于康复医疗的运用。

气血津液功能的正常，对康复医疗的作用，在《灵枢·天年》曾有概括的论述，如"血脉和调"、"气以度行"、"津液布扬，各如其常，故能久长"。说明了血脉和调与津液布扬是人身能长寿的基本条件。具体地说，在气的作用中又以元气最为重要，因人之生死，全赖乎气，气聚则生，气散则死；气壮则康，气衰则弱，治疗用药亦需元气为之运行。清代徐灵胎对元气在康复医疗中的重要性进行了精辟的论述。如"故终身无病者，待元气之自尽而死，此所谓终其天年者也"。对疾病的预后如《医学源候论》曰："故诊病决死生者，不视病之轻重，而视元气之存亡，则百不失一矣。"之所以有如此重要者，以人之生死，都因元气存亡丽决。"故患病者，元气已伤，即变危殆，盖元气脱，则五脏六腑皆无气矣。"其次则属卫气，卫气行于脉外，常作用于体表，为抵御外邪入侵的屏障。正如《灵枢·本藏》说："卫气和则分肉解利，皮肤调柔，腠理致密矣。"

血的作用，直接关系到经脉的运行，阴阳的协调，筋骨强弱和关节的活动等。故《灵枢·本藏》曰："血和则经脉流行，营复阴阳，筋骨劲强，关节清利矣。"且血液对人体体魄的强弱亦起着重要作用，故有"血液生旺则诸经持其长养，衰竭则百脉由此空虚，血盛则形盛，血弱则形衰"之说。津液能外润皮肤，内滋脏腑，滋脏腑又能成为脏腑之液，从脏腑的经髓而滋养其所属的官窍和所属的组织。故历来养生家非常重视调息生津和叩齿咽津的功法。明·龚居中《红炉点雪》指出："津既咽下，在心化血，在肝明目，在脾养神，在肺助气，在肾生精，自然百骸调畅，诸病不生。"这里所说的咽津之津，主要是唾液。近年有人研究发现，唾液腺能分泌一种腮腺激素，该激素具有抵抗机体老化的作用。再有通过实验，证实唾液趋于中性，其中还含有血浆中的各类成分，如粘蛋白、球蛋白、氨基酸、钾、钠、钙，还有唾液淀粉酶、溶菌酶等有机物和无机物。故而经常咽津，具有助消化、清洁口腔、润滑咽喉、保护口腔和胃粘膜的作用。于此可见，津液确为人身的一宝，作为康复、养生者，更应十分珍视。

（五）三因致病，重在七情

致病有多方面的因素，外在的气候因素是六淫、疫疠之邪，为外感、传染性疾病的因素；七情、饮食失宜、劳逸失当，常为内伤病的因素；此外，刀伤、烧烫伤、冻伤、虫兽咬伤等，为外伤性疾病的因素。所以张仲景说："五脏元真通畅，人即安和，客气邪风，中人多死，千般疢难，不越三条。"此三条，至后世发展为三因学说。在康复医疗中，调节情志，使脏腑器官能得以协调，从而尽快恢复康复对象的正气也是十分重要的。

在康复医疗中之所以首重七情，是因为内伤病，多数由七情过激而引起的。因七情生于五脏，而七情太过，又能损伤五脏，《素问·阴阳应象大论》说："怒伤肝，喜伤心，思伤脾，忧悲伤肺，恐伤肾。"这是指出七情对五脏的损伤；而《素问·举痛论》更指出了七情太过引起内脏功能的紊乱："百病生于气也，怒则气上，喜则气缓，悲则气消，恐则气下……惊则气乱……思则气结。"其所致的病证，在《素问·举痛论》、《素问·上古天真论》和《灵枢·本神》等篇中，都有概括的论述。而七情过激为病中又以大怒和过度忧思伤人为多，而怒之伤人又以郁怒为甚，故有人说"肝为百病之贼"，此肝字，实即为怒。清·李冠仙《知医必辨》说："五脏之病，肝气居多，而妇人尤甚。"因"肝一病即能延及他脏"。故"治病能治肝气，则思过半矣"。揆诸临床，凡内科杂病，确实涉及肝郁、肝气失疏而变迁为他病者，比比皆是，故清代王旭高在其《西溪书屋夜话录》中有治肝三十法，可证肝怒、肝郁为病之多了，其次则为忧思致病。世之善忧之人，常自扰于忧患之中，正如清·费伯雄所形容的那样："未事而先意将迎，既去而尚多留恋，则无时不在喜怒忧思之境中。"思有情思、悲思等，凡久思不解则伤脾，由思而病者甚多。这在古今医案中有不少记载，即现实的社会中亦屡见不鲜。于此可见七情过激致病之多。现据调查长寿的老人中也证实了这一点，1982年有人综述了以往对长寿老人的研究，全国所有的长寿者中性格开朗者占43%。事实说明七情对康复有着极大的影响。相反，有些老人一旦失去配偶，或丧至友，由此产生了孤独、颓废、忧郁，往往因而相继去世。也有人对此作过调查对比，丧偶老人在居丧第一年内死亡者有12.2%，而无丧偶的老人在一年内死亡率仅1.2%。

其他由七情中喜惊恐而致病者，当然亦不是绝无仅有，相比之下，当比怒、忧思、抑郁者较少。且所患者多数属精神性疾病。

七情太过之为病，能够损伤五脏，导致多种疾病，严重影响人体的健康，故欲养生防病，须加调摄而勿犯；既已犯病者，亦应善自调摄，方有利于疾病的康复。调摄之法，唯宜调心。以心为君主之官，主藏神、主神明。心神能统领五志。《内经》说：

"心为五脏六腑之大主。"又说:"悲哀愁忧则心动,心动则五脏六腑皆摇。"又说:"主明则下安,主不明则十二官危。"凡此均是说明心神的指导作用,世就是说若人的理智能控制不良情绪的刺激,便能杜绝情志病的发生,有病亦能随之而康复。对此喻嘉言《医门法律》曰:"心为五脏六腑之大主,而总统魂魄,兼赅志意,故忧动于心则肺应,思动于心则脾应,怒动于心则肝应,恐动于心则肾应,此所以五志惟心所使也。"

因此在养生与康复医疗中要注意充分调动心神的主宰作用,努力减少不良刺激对机体的影响,以增强养生与康复医疗的作用。

(六)顺应四时

顺应四时,是指人们生活在自然环境中,必须要遵循一年四季的气候及一日四时天气的变化规律。它是人与自然整体观念的内容之一。古代唯物主义的哲学家,认为人和自然都由气所构成的,人处于天地之间,作为自然界的一部分,和自然界具有息息相通的关系。在《素问·宝命全形论》说:"天覆地载,万物悉备,莫贵于人,人以天地之气生,四时之法成。"这就是说明自然界变化与人体变化必须要适应,养生者更宜注意及此。王冰说:"故养生者,必谨奉天时也。"他还指出不顺应四时的危害,"不顺四时之和,数犯八风之害,与道相失,则天真之气,未期久远而致灭亡"。顺应四时,不仅养生者宜遵循,即康复医疗,亦是不可忽视的一环。这是因为要达到身体的健康,必须要使人体的内环境与外环境相统一,只有内外环境的平衡协调,才能保持生理功能的正常,如果自然界气候发生异常变化,而人体的功能又不能调节适应时,人体的内外环境的统一性遭到了破坏,便会产生疾病,有病之人,更因此而不能康复。

1. 四时与精神调摄的关系

人们的情志变化,与四时的气候变化有一定的关系,因此调摄精神,亦必须适应这一变化规律。有关四时与精神调摄,在《素问·四气调神大论》中有具体的说明,"春三月,此谓发陈……生而勿杀,予而勿夺,赏而勿罚";"夏三月,此谓蕃秀……使志无怒,使华英成秀……若所爱在外";"秋三月,此谓容平……使志安宁,以缓秋刑,收敛神气,使秋气平,无外其志,使肺气清";"冬三月,此谓闭藏……使志若伏若匿,若有私意,若已有得"。调神,还应注意气候特点和五脏相通的关系,如春气通肝,肝主升,其性喜条达恶抑郁;故春日之调神,应特别重视培养乐观的情绪,喜悦的心情,其心情喜悦之情应与生而勿杀,予而勿夺,赏而勿罚相似,则能遂肝气之条达。余如夏气通心,秋气通肺,冬气通肾,长夏之气通脾,其调神养生亦与之相似。

2. 四时与气血运行的关系

四时气候变化对血气的运行有着明显的作用,如春夏天气温热,则气血活动趋向于表,运行更为通畅;秋冬气候凉寒,则气直运行趋向于里,运行较为涩滞,便是例证。如《素问·八正神明论》说:"天温日明,则人血淖液而卫气浮,故血易泻,气易行;天寒日阴,则人血凝泣而卫气沉。"由于四时气候变化对气血的运行有直接的作用,故而在与气血运行有关的脉象便有四时的不同,出现了春脉微弦,夏脉微洪,秋脉微毛,冬脉微石的差异。这四时正常的脉象变化，又是人体气血适应四时气候变化的反映。

3. 四时与起居的关系

这里讲的起居，是指起居中的作息，这在《素问·四气调神大论》中也有具体的说明，春夏季宜夜卧早起，而夏日更指出要"无厌于日"，是指夏季虽炎热，但也不能厌恶酷暑而不见阳光；秋季宜早卧早起，与鸡俱兴，冬季宜早卧晚起，必待日光。这是由秋冬季节，人体气血趋向于里，对外邪的抵抗力相应降低，故力求趋温避寒，以调节内外阴阳的平衡。当然，这是讲的保养方法，若从强身锻炼而言，则不完全适合。但对体虚有病的康复者来说，还是应当遵循的。

所以《灵枢·本神》说："故智者之养生也，必顺四时而适寒暑。"这是说养生者必须顺应四时之变。《素问·五常政大论》说："圣人治病，必知天地阴阳，四时经纪。"明·喻嘉言说："凡治病，而逆四时生长化收藏之气，所谓违天者不祥，医之罪也。"这虽说的医治疾病，但亦包括康复医疗在内。《素问·四气调神大论》说："夫四时阴阳者，万物之根本也，所以圣人春夏养阳，秋冬养阴，以从其根，故与万物浮沉于生长之门。"又说："从阴阳则生，逆之则死；从之则治，逆之则乱。"再次指出康复医疗，应该重视顺应四时阴阳。

近代亦有人用顺应四时中"春夏养阳，秋冬养阴"的理论，对脾肾阳虚，湿浊凝聚为痰的痰饮喘嗽，提出了"冬病夏治"的防治原则，即利用夏季阳气最旺时，进行调治，取得了较为理想的效果。

（七）形神合一

形，指形体，包括五脏六腑、五官九窍、五体等组织器官，是人体的物质基础。神，是指人的精神、意识和思维活动，形神合一，是指形体与精神的结合，也可以说是形态和精神活动的统一。揭示了形与神之间在生命活动过程中存在着相互依存和相互为用的辩证关系。故养生者，应该看到形与神之间并重的关系。《素问·上古天真论》早就说过："其知道者，法于阴阳……形与神俱，而尽终其天年。"指出人若要健康活到应有的寿限，注重形体和精神调摄，是其中重要的一环。

历来养生家都非常重视形神的调养，并从生理、病理等方面进行了论证，如三国时嵇康在其《养生论》曾说："精神之于形骸犹国之有君也。神躁于中，而形丧于外，犹君昏于上，国乱于下也……而世常谓一怒不足以侵性，一哀不足以伤身，轻而肆之，是犹不识一溉之益，而望嘉谷子早苗者也。"这是以形象的比喻论证了神对形的重要作用。接着他还进一步阐明形神相互为用的关系，他说："是以君子知形恃神以立，神须形以存，悟生理之易失，知一过之害生，故修性以保神，安心以全身……使形神相亲，表里俱济也。"其后南朝齐梁时的范缜在其《神灭论》中说："神即形也，形即神也，是以形存则神存，形榭则神灭也。"这不仅对形神合一作了精辟的说明，同时又说明形体对精神的重要作用。因形是神的依附，神是形的主宰。这样对形神关系的认识，便较为全面，和医学的实际情况相一致。如《素问·上古天真论》说："形神不敝，精神不散。"《素问·疏五过论》说:"精神内伤,身必败亡。"

在生理上人的精神活动对内脏器官的功能起着主宰作用,故精神活动正常,亦是人的内脏功能及其有关的功能活动维持正常的因素之一。现在医学研究也证明,由精神失控引起的不良情绪,可以使人体功能紊乱,并产生各种心理疾病(心身疾病),另一方面若人体的脏器功能发生病变,也能引起明显的情绪改变。如临床常见形体衰弱者,精神大多萎靡不振,甚者情绪悲观。至于脏器功能发生病变,而影响神志者,若肝实善怒,胆虚者善恐,肺气郁善悲,男、女到了更年期,可以产生综合征等。这又是病理中"形神合一"的体现。

由此可见,康复患者必须注意形与神的统一,只有这样才能保证生命的健康与长寿。如《臞仙活人心法》指出:"古之神圣之医而能疗人之心,预使不致于有疾;今之医者,惟知疗人之疾,而不知疗人之心,是犹舍本逐末,不穷其源,而攻其流,欲求疾愈,不亦愚乎。"

(八)动静适度

动与静,是自然界物质运动的两种形式。动与静又是不可分割,有其内在的联系。但两者之间,动是绝对的,静是相对的。亦即在绝对的运动中包含相对的静止,在相对的静止中又蕴伏着绝对的运动;并以此形成相对的动态平衡。对此,王夫之曾说过:"太极动面生阳,动之动也;静面生阴,动之静也。""静即含动,动不舍静","静者静动,非不动也"。

人体的生理功能也有动与静的运动形式。僻如人体的阴精与阳气,便有相对的动静运动,阴精主静,是人体营养的根源;气主动,是人体运动的根本,精属阴主静,代表物质结构,气属阳主动,反映生理功能。这动与静,必须适度,即不能出现太过与不及的状态,就能保持人体的健康。故周述官《增演易筋洗髓·内功图说》说:"人身阴阳也。阴阳,动静也,动静合一,气血和畅,百病不生,乃得尽其天年。"

人在生活中,亦宜保持动、静的适度,这主要指形与神。从宏观上讲,心神宜静,形体宜动。心神宜静,以心神为一身之主宰,能统帅五脏六腑。所谓"心为五脏六腑之大主"。以静养心神,又称为守神。老子《道德经·第十六章》说:"至虚极,守静笃。"也就是要求以至虚和守静的功夫,以达副心境空明宁静的境界。《素问·痹论》说:"静者神藏,躁者消亡。"《医述·医学溯源》也说:"欲延生者一心神宜恬静而无躁扰。"前者说明神静的重要,后者则明确神静对养生的作用。人若能保持心神清静,则安宁舒畅,就能神藏而身强,既能减少疾病的发生,亦有利于疾病的康复。心神之静,应是心无妄用,而不是饱食终日,无所用心。实际上是精神专一,摒除杂念之谓。

总之心神与形体的动静,心神宜静,形体宜动,动静有常,就能保持身心的健康。人体内在脏腑的生理功能,亦宜保持其动静的协调,以五脏和六腑而言,五脏藏而不泻,六腑泻而不藏。藏为静,泻为动。只有维持脏腑的相对动静,才能保证人体的健康。《素问·五藏别论》说:"五藏者,藏精气而不泻也,故满而不能实;六腑者,传化谷而不藏，故实而不能满也。"故治疗脏腑之病，基本上要根据其生理功能的特点而拟定治则，如治六腑便据其"以通为用"的生理，"六腑以通为补"的治则。

如以体育运动而言，也有动静的适度。如太极拳、五禽戏、八段锦、保健按摩是外动而内静。外动是形体的运动，内静是指精神内守。故运动锻炼应达到要"动中求静"、"以静御动"的要求。又如各种气功锻炼虽是以静为主，是外静而内动，外静是指做各种气功时，不论坐式或卧式，闭目垂帘；内动是指以意行气，故练气功时，要"外静内动，静中有动"。气功锻炼，是通过自我调控意识、呼吸，来调整内脏功能活动，加强身体稳态机制，从而提高免疫功能和防御能力。古人认为气功是练精、气、神的有效方法，并可达到祛病延年的目的。精、气、神是人身三宝，代表了人身的正气，故练气功可使精气充沛而神旺。

（九）葆精养气

葆精，是指精液的珍贵并应加以保护；养气，是对气的保养和培养。康复医疗之所以强调要葆精养气，是因为精和气，都是人体性命生存的必需物质，不能使之匮乏，更不能须臾脱离。

精和气在人体的重要，早在《素问·金匮真言论》就指出"夫精者，生之本也"。精有先天和后天之分。先天之精是与生俱来，禀受于父母，故《灵枢·本神》说："故生之来，谓之精。"《灵枢·决气》说："两神相搏，合而成形，常先身生是谓精。"此精是生命的原始基础，人的生成，必从此精开始，而后生成身形五脏，皮肉血脉筋骨等。后天之精，由水谷之精微所化，其生成有赖于脾胃功能的正常，故人需日进饮食，精液得以不断充养，从而维持人体正常的生命活动。人身之精，从其来源说有先天和后天之分，但从其发挥作用来说，两者是混为一体，因先天之精在人既生之后，必须有后天之精的不断充养。故《素问·上古天真论》说："肾者主水，受五脏六腑之精而藏之，故五脏盛乃能泻。"其言五脏六腑之精，实为脾胃水谷精微所化之精华，此精充足，方能输之于肾而为肾精，故精不足者，必补之以味。

养气，指培养元气，因元气即是微小的精微物质，是一切功能活动的原动力。故对人的生命活动，亦至关重要，所以《难经·八难》说："气者，人之根本也。"张介宾说："人之所赖者，唯有此气耳，气聚则生，气散则死。"人体能生化不息，有赖元气之充盈，从而获得气化活动的正常，使脏腑、经络等组织器官功能的正常。若元气一有亏耗，则生命力便相形减弱，精神萎靡，气血乖乱。徐大椿认为培养元气为医家第一活人要义，"若元气不伤，虽病甚不死，元气或伤，虽病轻亦死"。若是"有先伤元气而病者，此不可活者也"。由此可见，精和气的葆养，二者不可有偏。且精和气在生理活动中，又是互生互化的。故有"精食气"和"精化为气"之说。精食气，是指精能资助元气的作用，精化为气，则是精液转化为元气。至于气之于精，亦同样具有互生互化的作用。故有"气归精"和"气虚无精"之说。气归精，即气能生精，气虚无精，这是从病态反证了气能生精和助精的作用。故在生理和病理的过程中，充分地体现了其间的相互关系。常见精盈则气盛，精少则气衰，气聚则精盈，气弱则精失，我们在实践中，对养生，必须重视精与气的保养，而对于康复医疗，又当审视精与气的盈亏，进行适当的调补。

五藏之精，除肾精属先天之精外，余如心肝之阴血，脾藏营，肺之津液，均为阴精的范畴；故从葆精来说，肾精固宜保藏，而余脏之精亦宜保养，以从"五藏之精藏而不泻"的生理规律。气，除元气之外，脏腑亦有脏腑之气，脏腑之气中以胃气最为重要，因胃为六腑之本，为水谷之海，又为十二经之海，为后天精气之源泉。故胃气一衰，百病由生；胃气一盛，诸病难起。所以有"有胃气则生，无胃气则死"，"得谷则昌，失谷则亡"之说。因此养气除元气外，亦应重视胃气的保养。

在葆精养气的方法上，应注意到先天和后天相互关系，尤其康复医疗，除重视脏腑精气盛衰外，更应重视肾精和元气的调补，因为一般慢性病缠绵日久，必定损及先天之精气。即张介宾所谓："五脏之伤，穷必及肾。"同时可悟赵养葵治慢性病，善用八味丸、六味丸之真谛。这是因为五脏六腑之阴阳精气不足，若补之不愈，必须从温补肾阳（气），滋补肾阴（精），方能奏效。对此作用，张介宾和徐大椿都说过："五脏之阴气，非此不能滋，五脏之阳气，非此不能发。"这一认识，对临床实践，颇有指导意义。

（十）避邪护正

避邪与祛邪不同，护正与扶正有别。避邪是预防邪气的入侵，如《素问·移精变气论》说的"动作以避寒，阴居以避暑"即是，从而保护了正气，不受邪气的损害。如东汉时桓景为了避九月九日的灾难，于是离家到山上饮菊花酒，此即"重九登高"的传说。随着医药水平的提高，避邪护正的方法和措施亦与日俱增，时至今日对各种传染病，采取了严格的隔离措施，亦属于避邪护正的范畴。

避邪护正的观点，在《内经》中亦有论述，如《素问·上古天真论》说："虚邪贼风，避之有时。"意谓四时不正之气，应及时回避。《灵枢·九宫八风》说："谨候虚风而避之，故圣人日避虚邪之道，如避矢石然，邪弗能害。"这又进一步说明了避邪的要求和重要作用。王冰更把避邪与养生的关系联系起来，他认为"欲养其正，避彼虚邪"。即如现在夏日的避暑，冬日的防寒，所采取的各种措施，实亦有护正的作用。

避邪护正，不仅是避外在不正之气的侵袭，即对七情因素的刺激，亦应该防止。七情的太过，成为不良的刺激因素，它不仅能损耗五脏之精，而且还能导致其功能的紊乱。所以在《素问·上古天真论》说："恬惔虚无，真气从之，精神内守，病安从来。"心境的恬惔虚无，实质就是对内伤疾病邪气控制（避邪）。以情志因素，能导致内脏气机的失常，所以《素问·疏五过论》说："离绝菀结，忧恐喜怒，五脏空虚，血气离守。"情志因素还能导致阴阳失调，如《灵枢·口问》说："大惊卒恐，则血气分离，阴阳破散，经络厥绝，脉道不通，阴阳相逆……乃失其常。"情志因素还能损形伤神，如《灵枢·本神》说："心怵惕思虑则伤神，神伤则恐惧自失，破䐃脱肉，毛悴色天……脾愁忧而不解则伤意，意伤则悗乱，四肢不举。"这是因为情志过激，使内脏功能紊乱，并损耗了内脏的精气，或使五脏所藏之精失去统摄，从而使所属的五体，失却其应有营养，五脏的功能失调，能导致功能失常而产生一系列的病变，故亦可称为邪气。正如张介宾说："五脏之气和则为正气，不和则为邪气。"

现代医学同样也认为情志刺激对疾病的发生有很大的影响，巴甫洛夫曾说过："一切顽固沉重的忧悒和焦虑，足以给各种疾病大开方便之门。"其所以能引起多种疾病，这是因为当持续的情志刺激，超过一定限度就会引起中枢神经系统功能的紊乱，主要是交感神经兴奋，儿茶酚胺释放增多，肾上腺皮质和垂体前叶激素分泌增加，胰岛素分泌减少。从而引起体内神经对所支配的器官的调节障碍，机体出现了一系列的功能失调及代谢的改变。

避邪护正，还包括对不洁饮食及有毒食物的禁忌。《金匮要略》说："凡饮食滋味，以养于生，食之有妨，反能为害……须知切忌者矣……若得宜则益体，害则成疾，以此致危，例皆难疗。"意谓饮食物本对生命的生存起着滋养作用，但食物不宜者，不仅对身体无益，并能导致多种疾病，甚至可危及生命。该篇对肉类不可食的计有十六条，其中虽有一、二不甚科学（如说"父母及身本命肉，食之令人神魂不安"，"食生肉饱，饮乳，变成白虫"），其余均属信而有征。此外，尚有相忌食物，若日食则令人病。

二、中医康复学的基本观点

（一）调和阴阳，阴阳并重

人体能保持健康的身体，从阴阳的概念来说，应该保持其相对的平衡；而病后的康复，亦应当恢复阴阳的平衡。《素问·至真要大论》说："谨察阴阳所在而调之，以平为期。"就是说在医疗实践中要仔细观察阴阳失调的病位进行调治，以达到恢复平衡的目的。人的生理功能虽很复杂，但正常的生理现象，都可用"阴阳和调"来概括，疾病机理虽然错综多变，但都可用"阴阳失调"来概括，故而调和阴阳，可以作为康复医疗的总则。然而对阴阳的调和，不能有所偏颇，应视具体情况而调之，不能先有成见，而重视阴阳的某一方，所以阴阳必须并重。

调和阴阳在康复方面的应用，范围颇广。如《灵枢·根结》说："调阴与阳，精气乃充。"意谓调整阴阳后，精气乃能恢复充沛的健康状态。《素问·生气通天论》就说得更为具体："陈阴阳筋脉和同，骨髓坚强，气血皆从。如是内外调和，邪不能害，耳目聪明，气立如故。"明确指出调和阴阳，才能使内外调和，使人体气机获得正常的运行（气立如故），保持和恢复健康的状态。

调和阴阳在康复医疗的应用，还有广义和狭义的不同，广义的调和阴阳，如保持人体与自然界内外环境的平衡；形体与精神的调摄；动与静的适度，劳与逸的结合等。又如药物调治中的疏表清里、补虚泻实、温寒清热、调补气血和调节脏腑功能等都可属调和阴阳的范畴，因内与外、形与神、动与静、劳与逸，以及表里、虚实、寒热等等，都有其阴阳的相对性。

至于狭义的调和阴阳，是指脏腑的阴与阳，确切地说是指物质的阴阳，如心阴心阳，肾阴肾阳等，还有是脏腑的功能活动与营养物质的关系，功能活动属阳，营养物质为阴。脏腑阴阳的失调，常有标本虚实的不同。故调和阴阳的方法亦有区别，通常应用的有以下几种：

1. 养阴潜阳法

适用于阴虚阳亢证，此阳亢是由阴虚而致者，故治法以养阴为主以治其本。

2. 扶阳制阴法

适用于阳虚阴盛证，此阴盛是由阳虚而致者，治法则以扶阳为主以治其本。这两种治法，唐·王冰曾将它概括为"壮水之主，以制阳光，益火之源，以消阴翳"。以上两法，主要适用于本虚标实证。

3. 祛邪复阳法

适用于阴盛而致的阳虚证，此阳虚是由阴邪盛而致，并非阳之本虚。治法以祛阴邪为主，阴邪散而阳气自复。

4. 抑阳存阴法

适用于阳盛而致阴虚证，此阴虚由于阳盛所致，非阴之本虚，故治法以抑阳为主，阳抑则阴自存。与仲景"急下存阴"之意相似。此二法不助阳，不扶阴而阴阳自复，均系治病求本之法。

5. 阴阳并补法

适用于阴损及阳，或阳损及阴而致阴阳两虚者。

以上调和阴阳五法，都是在阴阳平衡观点指导下立法的，不但适用于药物的康复医疗，同样也适用于针灸、按摩、气功、食疗等。

（二）形神共养，养神为先

健康之人应是形、神都保持着正常的活动，而且两者之间存在相互依赖和相互促进的关系，健康的形体是精神充沛，思维灵敏的物质保证；而充沛的精神和乐观的情绪又是形体健康的主要条件，所以要保证身体的健康，必须同时注意形、神的保养。但在某种情况下，神又是对形体起着主宰作用的，正如《素问·灵兰秘典》所说："主明则下安，以此养生则寿。主不明则十二官危，以此养生则殃。"因此说，形神共养，养神为先。从康复医疗的实际情况，形神调养的方法亦有区分。

1. 养（治）形和养（治）形的方法

形体是生命存在的基础，也就是说，有了形体，生命才有其物质基础。明·张介宾说："吾所以有大乐者，为吾有形，使吾无形，吾有何乐？是可见人之所有者唯吾，吾之所赖者唯形耳。无形则无吾矣，谓非人生之首务哉。"至于养形治形的方法可归纳为以下三种：

（1）调饮食、保脾胃。人既生之后，其形体生长、发育、保持健壮，饮食物的摄取，脾胃之气的正常，是非常重要的一环。故有"民以食为天"和"人以胃气为本"之说；前者是说食物对人体的重要，后者是说胃气对人体生存的重大作用。因人体的生存活动，时刻需要多种营养人体的营养素，但食物中的多种营养素，转化为营养人体的营养物质，则有赖脾胃运化功能的正常。饮食物通过脾胃的运化后，然后输送到周身，内而五脏六腑，外而四肢百骸，使形体的每个部分，都能得到营养，从而使形体保持正常的生命活动，发挥其应有的功能。因此不管养性和治形，都应时刻保护好脾胃功能。

所谓调饮食，就是对饮食物要经常调节，不能单一而进，如谷、肉、果、菜、荤素结合，四气五味，相互配合，这样才能达到充分营养，满足人体各部分组织器官的需要。所谓气味合而服之，达到补益精气的作用。治形，则指康复医疗而言，又主要指形体之虚证而言。《素问·阴阳应象大论》说："形不足者，温之以气。"是对形不足而属于阳虚者，治以气厚之品，如参、芪、巴戟天，甚者桂、附之类。但形不足亦有由于阴精不足而引起者，则当填补精血。张介宾《治形论》说："故凡欲治病者，必以形体为主，欲治形者，必以精血为先。"又说："精血即形也，形即精血。"他认为精血为真阴之属，而形体的构成，都来源于物质基础——精血。所以临床用药，常以养阴为主，适当辅以补阳。如左归饮、左归丸、大补元煎等；常用补精血药物如熟地、当归、山萸肉、菟丝子、山药、肉苁蓉等。其中尤以熟地为首选。清·叶天士亦主张以血肉有情之品，补益精血，以养形体。他说"议有情之属以填精"，"大意血气有情之属，栽培生气而已"。其常用药物有鹿角胶、龟板胶、牛骨髓、紫河车、鱼鳔等。

（2）常运动、适劳逸。常运动，是养生、康复医疗必须注意的，因生命在于运动，运动之要在乎动，动之作用在于"通"，通则不病，通则康复，故张仲景《金匮要略》说："五脏元真通畅，人即安和。"除体动外，脑亦须多动，实际上就是勤用脑，可锻炼思维的灵敏，这也是符合"用进废退"的规律的。但勤用脑，不等于用脑不休，不能过度。

适劳逸，是在强调动的前提下，还要注意休息，不论动形和动神（脑），都要注意劳逸结合。因过劳和过逸都有致病的可能。所谓过，就是超过生理活动的常度，违反了事物自身的规律。如《素问·宣明五气》说："久视伤血，久卧伤气，久坐伤肉，久立伤骨，久行伤筋。"其中久视、久立、久行是属动之太过而致病，久坐、久卧是逸之太过而致病。这些是养生与康复医疗都必须注意的。

以动治形的适应证很广泛，如肌肉萎缩、超重的肥胖等，均以经常性运动锻炼为较好有效措施之一。

（3）适寒暑、慎起居。适寒暑，包括适四时的寒暑和调节饮食的冷热。四时之寒暑不适则伤外形（皮肤肌腠）。如《灵枢·口问》："寒气客于皮肤，阴气盛，阳气虚，故为振寒寒栗。"饮食之冷热不调则伤内形（肺胃）。故有"形寒饮冷则伤肺"之说，调适之法，主要在衣服的增减和饮食寒温调适。《灵枢·师传》说："食饮衣服，亦欲适寒温，寒无凄怆，暑无出汗。"又说："热无灼灼，寒无沧沧。"前者是适外在的寒暑，后者是调脾胃之温凉。

慎起居，就是作息时间要合理，作息除了起身和睡眠的适时外，重要的还有节制房事，因房事不节，易耗精血，最能伤人形体。清·徐大椿说："知填精而不知寡欲，则药焉有功效。"《醒世良方》说："独睡能治一切劳伤，吐血、痰喘等症。所谓举者，举一可以类推焉。"所谓独睡，即指节欲，节欲则精血不伤，既是养生、治形之重要方法，又能葆精养气，增强人体的抗病能力，于康复医疗亦有很大的作用。

2. 养治神和养治神的方法

养神，是指修身养性的一种要求，亦包含合理用脑，因脑为"元神之府"。怡情养性的养神，要达到"恬惔虚无"的境界。"恬惔虚无"是指思想高度纯洁，有不慕荣利的宽旷胸怀。它具有保养人身的真气，精不外泄，神不外驰，提高抗病能力的作用。孙思邈说："勿汲汲于所欲，勿怛怛怀忿恨……若能不犯此者，则得长生也。"他对养神还提出"十二多"和"十二少"，其中提到的少思、少念；因多思则神殆，多念则志散。实质上是指合理用脑，都属养神的范畴。至于养神的具体方法有：

（1）摒除一切有害情绪。养神，首先要治神，治神，就要摒除一切对身心有害的情绪，有害情绪所赅甚广，前人将它概括为"七情、六欲"。人们要摆脱这些有害情绪的刺激，亦应采取不同的思想方法。有人采用精神内守，恬愉无患，爱养神明三法。亦有人采用精神内守，和畅性情，爱养神明，恬惔虚无，闲情逸致，四气调神等六法。不论三法与六法，基本目的要求是一致的。关于这些不良情绪刺激摒除具体方法，在本书中篇调节情志内容中有详细介绍，在此不予赘述。

（2）心理和药物治疗并举。

心理治疗：要进行心理治疗，应先掌握病员的普遍心理。普遍心理，即"人之情，莫不恶死而乐生"。但是各人还有不同的实际的心理情况，应该用不同内容的语言开导。《灵枢·师传篇》说："告之以其败，语之以其善，导之以其所便，开之以其所苦，虽有无道之人，恶有不听者乎。"这就是根据病情的利害关系，引导和开导病员，使其能摆脱苦恼的心境。更有患病后所产生的各种心理状态，久而不解而致病不愈者，则又应采用各种不同的心理疗法。如祝由法、行为疗法、暗示疗法、静坐宁心法、以诈治诈法等，这些疗法，在古今医案中都有散在的记载。

药物治疗：药物有养神和补肾健脑法。心藏神，主神明，故养神必须补心。补心有补血，补气之分。养神，在补心中必须安神。安神方药，一般有以矿物药和介类药组成的重镇安神剂，如朱砂安神丸、磁朱丸、珍珠母丸等；还有是以植物中含有滋养作用药物组成的养心安神方剂，常用的如酸枣仁汤、天王补心丹、柏子养心丸、甘麦大枣汤之类。此外，神不安亦有因火扰或痰阻者，因火扰者须用清火，由痰阻者必须化痰，火清痰化，则心神自安。脑为髓海，髓源出于肾，故肾不虚则髓海充盈。脑为元神之府，肾藏志，故补肾能健脑，亦起到养神的作用，方如孔圣枕中丹，单味药，如核桃仁、黑芝麻、何首乌等。

（三）协调脏腑，重在脾肾

脏腑功能协调则健康，脏腑功能失调则疾病。故康复医疗中则应恢复其功能的协调。脏腑失调的情况比较复杂，但从其总体来说有五脏之间的失调，有六腑之间的失调和脏腑之间的失调。其失调的病机，不外脏气的偏虚偏盛、气血的虚实、阴阳的失衡。故协调脏腑，应重视这些失调的具体病况而调节。重在脾肾的协调，原因在于脾肾二脏在生命活动过程中所起的至关重要的作用。协调脏腑的方法，大体上分以下几种：

1. 协调五脏，补虚泻实

五脏失调有虚实之分，治宜补其虚，泻其实。若属一脏的虚、实，则可采用"虚者补之，实者泻之"的原则。若遇脏之虚实，用补泻法无效者，或两脏同病，虚实相杂，则宜用"虚者补其母，实者泻其子"的方法。"虚者补母"如：肺虚补脾的"培土生金"，肝虚补肾的"滋水涵木"；"实者泻其子"常有肝火旺泻心火而效者（木旺清火）。

2. 协调六腑，以通为补

六腑都属管道中空的器官。其中胆、胃、大肠、小肠，主要功能为摄取消化、吸收饮食物，排泄食物糟粕。而三焦、膀胱主要是水液的通道，分利水湿，排泄浊液。故六腑的正常功能，可用通、利二字来概括，六腑是传化谷而不藏的，故曰"六腑以通为用"。其中胃肠之间的正常关系是胃实则肠虚，胃虚则肠实，更虚更实；上下通利、胃肠功能正常，则消化吸收功能亦能正常；水谷精微不竭、气血生化有源，不用补益之品，亦能达到补益之功，故又曰"六腑以通为补"。故六腑失调，应视其何处不调而通之、利之。

3. 协调脏腑，脏腑互治

所谓脏腑互治，即"脏病治腑，腑病治脏"。因五脏属阴，六腑属阳；五脏主藏精气，六腑主传化水谷；脏腑属性上有阴阳之别，功能上有藏泻之异，但必须相互配合，相互协调，才能保持脏腑功能的正常。故称为"脏腑相合"。十二经脉的相互络属，是脏腑间联络的基础，联络作用的形成是通过经脉之气的传递。生理上相互联系，故在病理上亦可相互影响。所以临床上"脏病治腑"和"腑病治脏"者不乏其例。如心火上炎，用泻小肠火者；肺气不降，用泻大肠通便者；又如肝与胆，脾与胃，肾与膀胱都有互治的例子。

4. 久病不复，调补脾肾

一般慢性病久延不愈，从病的性质来说，多属不足，故有"久病多虚"之说；从病位来说大多损及肾元，故又有"穷必及肾"之说。据以上两个特点，故决定了调补脾肾为大法。

调补脾土的方法，在康复医疗中应用范围相当广泛，除了能治疗消化系统疾病外，还有循环系统（如高血压病、低血压、冠心病），呼吸系统（如慢性气管炎），泌尿系统（慢性肾炎、癃闭），血液系统（如原发性血小板减少性紫癜、贫血），神经系统（如重症肌无力、神经衰弱）等病证。凡以脾气虚或脾阳虚为主证的疾病，都可用调补脾胃法以收到良好的效果。

据现代医学对脾的研究，发现脾虚患者的唾液淀粉酶，在酸刺激前活性最高，而酸刺激后则明显下降，且血清淀粉酶、胃蛋白酶的活性均偏低。而用了健脾药如四君子汤类治疗后，唾液淀粉酶等活性均得到明显的提高。

脾虚患者的内分泌系统，如垂体前叶、肾上腺皮质、甲状腺、卵巢或睾丸均呈现出不同程度的退化性变化。如甲状腺功能低下者，经用健脾药治疗后，不少病例的基础代谢率有所上升，对内分泌腺的新陈代谢均有不同程度的调节作用。

脾虚患者常伴有白细胞偏低，吞噬能力减弱，临床主要表现为抗病能力不足。用健脾药物治疗后，可使白细胞恢复正常，吞噬能力亦得到提高。

由此，更可证实补脾（胃）广泛应用于各种慢性病康复的机理所在。因此更可领悟前人所谓"万物赖脾以生，脾气一伤，则九窍不通，诸病生焉。治病不愈，必寻到脾胃之中，方无误也"的真谛所在。

康复医疗用补肾法的范围亦不亚于补脾，除用于单纯的肾虚外，其他如内分泌系统、呼吸系统、神经系统、生殖泌尿系统等病证均有很好的疗效。上海第一医学院藏象研究小组在50年代末就专门对肾作了研究，曾将此项研究写了《肾的研究》一书，提出用补肾法可以治疗六种不同的疾病，这六种疾病为：功能性子宫出血、冠心病、支气管哮喘、硬皮病、红斑性狼疮、再生障碍性贫血。在治疗中以补肾为本，调整肾阴肾阳，从而取得了较为满意的疗效。

通过临床实践进行肾的研究，并在临床实践取得可靠疗效的基础上，再作动物实验加以印证，从而进一步认识到补肾法，能提高人体免疫能力，调整能量代谢的障碍（能量代谢障碍系临床常见的阴虚生热、阳虚生寒证），温补肾阳有改善机体微循环的作用，实验中发现在未用补肾阳的药物时微血管数明显减少，微血管口径明显缩小，经用温补肾阳治疗后，微血管数明显增加，口径亦明显扩大，经统计学处理有显著意义。实验研究，还发现补肾药物中如补骨脂、仙茅、淫羊藿、枸杞子、何首乌、山萸肉、菟丝子等，含锌、锰量都很高。

综上所述，证明补肾法具有多方面的作用，并有整体康复的优点，通过补肾不仅是补肾的本脏，还能起到调补其他脏腑的阴阳失调，因肾之阴阳能滋养和温煦其他脏腑的阴阳。故康复医疗中多运用补肾法，从而有利于各种慢性疾患和老年病证的康复。

（四）疏通经络，活血化瘀

经络不通则导致气血不和，气血不和则能产生诸多病证，这也是某些病证不能康复的重要因素。古有"久病多瘀"之说，故疏通经络、活血化瘀成为康复医疗常用的治则。

经络具有运行气血的功能，一旦经络闭阻，便会导致气滞，气滞不解，从而导致血行不畅，久而成瘀，且血瘀后又能加重气滞。这是经络不通形成的必然结果。故清·叶天士认为疾病的发展"其初在经在气，其久入络入血"。叶氏还认为"络病不同于脏腑病，经络系瘀脏腑外廓"。经络阻滞而有瘀者，表现为疼痛者居多。以脉络瘀痹，不通则痛；但也有"脉络空虚，络虚则痛"，虚痛则"重按少缓"，更有"色脉衰夺"的表现。虚者宜补而行之。

疏通经络的方法，即通任督，调奇经。

督脉总督诸阳，为阳经之海；任脉总督诸阴，为阴经之海。故督、任二脉，关系到全身的阴阳二气。欲调和经脉的阴阳，首先应考虑调和任、督，通任、督不仅是康复医疗需要，即养生亦有重要的作用，气功中的"小周天"，即是通任、督的功夫。气功家形容通任、督二脉的功夫："二脉上下，旋转如圆，前降后升，络绎不绝。"由于在生理上督脉入通于脑，脑为元神之府，所以许多神经、精神系统疾患，如脑血管意外后遗症、乙脑后遗症、神经官能症等病的康复多以督脉理论为基础，以指导各种疗法；而对于全身机能低下者，又多以任脉理论为指导，如有全身虚寒性者，常用灸任脉的气海、关元。若督、任两病者，则以调补督、任，以协调阴阳。药物疗法的龟鹿二仙膏，便是调补督、任的有效方剂。

奇经当然亦包括督、任在内，调奇经特别对老年病的康复更为重要。因人到老年，下元虚衰，肝肾两亏，精血不足，亟须调补八脉。叶天士认为："八脉丽于下，隶属于肝肾。"由于肝肾的精血两亏，常汲取奇经之经气，故叶氏把其病机归纳为"肝肾损伤，八脉无气"，"下元之损，必累八脉"，故调补奇经，可以达到补肝肾，益精血的功效。有人将叶氏通补奇经对老年病症的康复归纳为：温经消瘀、温经摄带、通阴理经、温养肝肾、强筋振颓等五法，临床根据具体表现，按证选方，从奇经论治，均可取得较好的效果。当然疏通经络，除任、督和奇经八脉外，其余十二经脉，同样也有通调的必要，可根据其症状，或痛痹的经脉所属部位而通调之。

活血祛瘀与疏通经络，虽亦有一定的关系，但亦有其独特的作用，因活血化瘀药的本身也具有多方面的功效。根据《中药学》所述活血化瘀药物有止血、止痛、疏通经络、破瘀散结和祛瘀生新等作用。而根据现代药理学研究的结果证实，活血化瘀药物具有改善血液循环和微循环障碍、抗菌、抗病毒和抑制炎症反应，抑制肿瘤细胞的成长和转移，促进增生性疾病的转化、吸收，加速创伤的愈合和渗出液的吸收，减低毛细血管的通透性，纠正代谢失调和体液内分泌紊乱，改变机体免疫反应等多种效能。因此活血化瘀法临床运用非常广泛，据不完全的统计有120多种。而对于康复医疗常用的病种如：冠心病、心肌梗塞、缺血性脑中风、血栓闭塞性脉管炎、动脉硬化性闭塞疾病、功血、上消化道出血、硬皮病、角膜瘢痕、烧伤瘢痕、手术后组织粘连、慢性支气管炎、肺气肿、肺心病、冻疮、各种肿瘤等。活血化瘀较常用的治法有：

1. 补气行血法

适用于气虚血瘀证。凡有血瘀症状和体征较为明显，而病程较长且有气虚表现者，或素有气虚证者，即可诊断为气虚而致的血瘀。气虚是本，血瘀是标，故治疗上应以补气力主，祛瘀为辅。如张仲景用黄芪桂枝五物汤治疗血痹，王清任用补阳还五汤治中风后遗症半身不遂，近代张锡纯治妇女血闭的理冲汤，均为具有代表性的补气行血方剂。从其药物的组成配伍，用量的轻重，就可以看出其方义了。

2. 行气活血法

适用于气滞血瘀证。该血瘀是由于气滞形成的，除有血瘀症状和体征外，更有气滞症状，则化瘀当以理气为先，故治疗上有"调而行之"的原则。气滞的调理当多着眼于肝气，因肝主疏泄，喜条达；在病理上则肝病多郁，郁则气滞，气滞而血瘀者以妇女痛经、月经不调尤为多见。故妇科中有"调经须理气"之说。

3. 温经活血法

适用于寒凝血瘀证。该血瘀是因寒而致，除有血瘀症状和体征外，更有寒象，血液有"喜温而恶寒"的生理特点，故治疗上有"温而消之"的原则。常用的方剂，如张仲景治半产血瘀的温经汤，张景岳治产后恶露不尽的生化汤等。

疏通经络，活血化瘀的治则，不仅是指导方药的治疗应用，即针刺、温灸、按摩、拔火罐等，都是应该遵循的。

（五）扶正祛邪，扶正为主

扶正祛邪，其一为单纯用扶正药物，扶助正气以达到祛除邪气的目的；其二为用扶正药物为主，适当配合祛邪药物。都是适用于疾病恢复期。

正气，是泛指人体的抗邪能力，包括脏腑气血阴阳、经络之气、阴精及津液等基本物质及生理功能。祛邪之邪则据各病的具体情况而定。至于扶正法，主要为调补脏腑的气血阴阳。

1. 补气法

补气法，适用于气虚证者，主要表现为身体虚弱、面色苍白、呼吸短促、四肢乏力、头晕、动则汗出、语声低微等。但气虚分五脏气虚之不同。但补气以扶养中气为主，中气属脾胃所生，脾气旺则能灌溉诸脏，胃气旺则水谷之气不绝，故凡气虚未复，都可用补中益气汤，或四君子汤为主。若五脏中其他脏气虚者，则可随证加味。如心气不足，则在补气方的基础上，适当加柏子仁、酸枣仁以引入心经；如肺气不足，则可在补气方中加玉屏风散；如肾气虚者，可用大补元煎，观其组成亦是在补中气的基础上加温肾之品；肝气不足，临床并不多见，实由肝气升发不及，表现为情志不畅，或有惊恐、视物不明、喜太息、脉弦细等症候，可重用黄芪、桂枝，但还应适当加用补血之药，因肝为藏血之脏，单纯补气温阳，恐升之太过，易于化火。

2. 补血法

补血法，适用于血虚证者，主要表现为面色萎黄、眩晕、心悸、失眠、脉虚细等。治疗四物汤为主，该方是治疗血虚证的基础方。五脏中血虚者，亦分心血虚、肝血虚、脾血虚等不同。心血虚，可用天王补心丹加减，肝血虚可用四物汤加减，脾血虚可用归脾汤加减。若气血两虚者，则应气血双补，可以八珍汤为基础上随证加减。

3. 补阴法

补阴法，为阴虚证的治法，临床可见低热、手足心热、午后潮热、盗汗、口燥咽干、心烦失眠、头晕耳鸣、舌红少苔，脉细数等症。五脏之阴皆有不足，除五脏外，胃阴虚亦为常见之证。心阴虚者，用生脉饮合天王补心丹加减；肝阴虚，用一贯煎；肺阴虚，用百合固金汤加减；脾阴虚，用参苓白术散；肾阴虚者，用六味地黄丸，若肾阴虚火旺者，需加降火之品，常用知柏地黄丸；胃阴虚，可用沙参麦冬汤。

4. 补阳法

补阳法，为阳气衰微的治法。阳虚主症为肢寒畏冷、面色苍白、大便溏薄、小便清长、脉沉无力等。五脏之阳皆有虚惫，脾阳虚者，用理中丸；肾阳虚者，用金匮肾气丸或景岳右归丸；肺阳虚者（肺气虚进一步发展）可用补肺汤加减；肝阳不足与寒凝肝脉常有联系，证多见少腹胀痛，受寒则甚，得热而缓，睾丸胀坠或阴囊收缩，舌润而苔白，脉象沉弦或迟，宜用景岳暖肝煎，或加黄芪、桂枝；心阳虚者常有心悸胸闷，头晕乏力，神倦四肢欠温，畏寒自汗，动则悸甚，舌质淡胖，脉虚细迟或有结代，可用保元汤；若阳虚较甚者，可用乐令建中汤；气血阴阳的不足，大多涉及五脏，其在临床表现的实际情况，常多错综互见，如气虚多兼血虚，血虚者亦多有气虚。气虚更多阳虚。因阳虚多为气虚的发展，血虚者又多兼阴虚，阴虚亦能导致血虚。气虚和阴虚亦会同时出现，谓之气阴两虚。治疗时都必须兼顾。

5. 扶正祛邪法

扶正祛邪，即使是扶正与祛邪同用，但仍应分主次，即是以扶正为主。这是因为正气乃病体康复的根本，任何医疗措施，都要通过人体的正气，才能发挥其作用；只有扶助了正气，才能调动自身的抗病能力，加速组织的修复，恢复和改善脏腑的功能，从而达到恢复健康的目的。清·徐大椿《医学源流论》曾说："故诊病决死生者，不视病之轻重。而视元气之存亡。"虽是说明对疾病诊断的预后，而其中心思想是重视人身的正气，元气的多少才是疾病预后吉凶的决定因素。

扶正祛邪，除了药物外，还可运用于针灸、按摩。按脏腑气血阴阳的虚衰，以经脉理论为指导，进行辨证施行灸治，按摩有关部位或经穴，同样能起到扶正祛邪的作用。此外，还有食物疗法，能直接补充营养，使人体气血充沛，增强体质，对康复医疗是非常有益的方法。在某种意义上说，其作用甚至超过药物，故有"药补不如食补"之说，这是因为食物补养正气，和药物相比，有其一定的优越性，即很少有副作用，故在疾病的康复阶段，在《内经》中早就告诫人们，不能只用药物治疗，而应继之以食养疗法用以日常生活的调养。其后唐·孙思邈的《备急千金要方》中的食治和食养，孟诜的《食疗本草》中的有关记载，就是对"食养尽之"的具体说明，值得进一步研究发挥。

扶正祛邪法，目前已越来越受到康复医疗的重视，特别是恶性肿瘤，应用扶正祛邪法已引起中西医的普遍重视，经现代药理研究证明扶正的各种药物，不仅可以减轻放疗和化疗的不良反应，保护骨髓造血功能，而且可以提高疗效。对晚期患者，虽不能根治，但可以改善症状，延长生存时间。即在癌症初期，肿瘤尚未增大，症状及体征亦不明显，但从病机分析已是虚在其中；到了中、晚期，气血不足，虚象明显，但亦有邪实的存在，故扶正祛邪合用者较多，但用扶正祛邪法时，仍不能离开辨证论治的原则。据各医院肿瘤的病情分析，有属气虚、阴虚、气阴两虚者，亦有属阳虚、阴阳两虚、气血不足等等，分别采用益气健脾，养阴生津，气阴并补，或补气血阴阳等扶正药物，再配合针对性的抗癌中草药，一般即能取得不同程度的效果，其他如慢性肝炎、支气管炎、支气管哮喘、冠心病等的康复医疗，在辨证论治的前提下，采用适合病情的扶正祛邪方药，都能取得近期或远期的疗效。

（六）综合调理，因病而异

综合调理，是指应用多种医疗方法对某种病证进行调理，正如作战，集中优势兵力，有效的消灭敌人，使多种疗法能全面的、充分的发挥疗效。这一医疗观点，早在《素问·异法方宜论》就已提出"杂合以治，各得其所宜"。所谓各得其所宜，便是根据病证的需要，而分别采用不完全相同的多种疗法。临床时要采用综合调理，必须根据客观的病情而决定。疾病的形成，是与多方面的因素有关，因而各种因素对疾病的康复，也都有一定的影响。

综合调理法所包括的治疗方法甚广，如针灸、按摩、气功，各种传统的保健运动，采用自然条件（如泉水、空气、日光、森林、泥土、高山、岩洞）疗法，其他还有色彩、音乐、花香、冷热的刺激法、磁疗等等；此外，还包括各种调护方法，诸如调神养心，调节饮食，节欲葆精，起居有常，劳逸适度，寒温调适，必要的护理等等。故对慢性病的康复，宜重视"三分治疗，七分调理"的观点。调理在医疗过程中的作用，素为历代医家所重视。如明·龚廷贤说"既病之后，有调护攻治之法"。《重订通俗伤寒论》的第十章，有"调理诸法"的专论，他认为医疗过程中的一个关键。"须知疾病与调护"并重，意谓医药疗效之显著与否，与调护的合理与否有密切关系。

综合调理的方法虽多，但不是每种病证在康复医疗中全部采用。一定要因人、因病而选择适合病证的方法。例如高血压病的综合调理，有药物、针灸（灸法少用）等均以辨证施治为主，适当配合单方、验方。其余的疗法，大多用气功、按摩、运动锻炼。如太极拳、降压舒心操、磁疗、音乐疗法以及食疗等。据现代研究，有软化血管，降低血脂的作用，总之宜以清淡易消化食物为宜，禁烟、忌酒、忌辛辣刺激，少食肥甘厚腻。更有重要者，食盐量不能过度。再者应注意精神修养，控制发怒，避免忧思郁结。再如阳痿不育症的综合调理：在药物、针灸均以辨证施治为主，适当配合单方、验方。其余的疗法，亦有气功，一般以站桩功为首选；按摩，大多以下腹部、腰部、外肾（睾丸）为主；食疗中大多选用莲子、芡实、胡桃、甲鱼、海参、猪羊肾等，都具有补肾壮阳，填精益髓和固涩止遗的作用，尤其是甲鱼、海参等，其壮阳添精的功效更为显著。以这些都是血肉有情之品，其补益具有"同气相求"之妙。《素问·阴阳应象大论》说

"精不足者，补之以味"，应是指此而言。据现代药理研究，莲子肉、芡实、胡桃、麻雀肉、卵、甲鱼、海参、羊肾等都含有蛋白质、脂肪、碳水化合物、钙、磷、铁等。其中：芡实、胡桃、甲鱼、羊肾，还含有核黄素、胡萝卜素、抗坏血酸、维生素A等，蛋白质、脂肪、碳水化合物，都是人体热能的能源，从而证实了这些物品具有补肾壮阳的科学性。

此外，保持乐观的情绪，对阳痿的治疗，亦至关重要；养心宁神，对有梦遗精者胜于药物，节欲葆精，对精子数少、精子活动能力减弱者尤宜注意，其他如起居有常、劳逸适度，亦宜充分注意。

从以上两种病证所采取的综合调理的方法上来看，大多雷同，但其具体的内容，便有所不同了，即以针灸、按摩、食疗来说，高血压以针为主，灸法不用或少用，而阳痿不育症，以灸法为多，当然所取的穴位亦有不同。高血压病的按摩，都用一般的保健按摩，如干洗脸、擦鼻、叩齿、梳头、擦涌泉等，只是取其疏导气血，扩张血管，起调节血压，改善症状的作用；阳痿不育症，按摩都在下腹部、腰部、外肾（阴囊睾丸）等，对该症还要分辨阴阳虚实而采用不同的部位和不同的手法，针对性较强，其所以都取腰部和下腹部，是因下焦属肝肾，肝之经脉绕前阴，肾开窍于二阴，腰为肾府，肾主藏精，肝主藏血，精血可以互化互生，故取肝肾所主之下焦部位，针对性甚强。食疗方面，高血压症，总的以清淡为当，切忌辛辣肥腻；而阳痿不育者，一般都滋补为主，多属血肉有情之品，若阳虚更不忌辛辣。由此可见综合调理法的实际应用，也应该以脏腑经脉理论为指导，辨证施治为指针，因人、因病而选用，方能取得良好的效果。

三、中医康复疗法

中医康复方法种类甚多，内容丰富，绝大多数是我国古代劳动人民在长期的生产和生活实践中与疾病作斗争的经验总结，也有的是近年来创立并被实践证明是行之有效的方法。中医康复法的应用，主要是在中医学传统理论指导下进行的，同样具有整体观念和辨证论治两大特色，也有一些是与现代科学技术相结合的结晶。本章着重介绍针灸、推拿、传统保健体育、药物、调摄情志、娱乐、自然等康复法以及其他康复法，对在相关课程中如《针灸学》介绍过的内容，则论述从略。

（一）针灸康复法

针灸康复法，是指以经络腧穴理论为指导，选择一定的穴位施以针刺或艾灸，借以促使病人身心康复的一类方法。经络通达上下，沟通表里，纵横交错，联系人体各脏腑组织，使人体形成一个有机的整体。经络具有运行气血，传导感应的作用，在人体有一定的循行部位和脏腑所属。因此，经络既可反映脏腑组织的病变，又是针灸康复辨证归经，循经取穴的依据。俞穴是人体脏腑经络之气输注于体表的部位，分别归属于各条经脉。针灸治病，就是通过针刺或艾灸不同经络的俞穴，疏通经气，调节人体相应脏腑组织的功能，以达到治愈疾病的目的的。

1. 体针

体针疗法，是按经络循行途径，选择适当穴位旋行针刺等刺激，以促使患者身心康复的一种方法。

体针疗法，方法众多，临床应用十分广泛，在中医康复医疗中占有重要的位置。现择其常用方法概述如下：

【毫针法】毫针是针刺治疗中最常用的工具。毫针法，是用毫针给予俞穴一定量的刺激，通过经络俞穴的作用来促使疾病康复的。施行毫针疗法之前，必须了解毫针的构造、规格；在纸垫或棉团上进行反复练习，以求基本掌握进针的方法，针刺的角度和深度，正确地运用行针的基本手法和辅助手法，熟悉针刺补泻等。

毫针刺法具有调整脏腑功能，调节气血运行，镇痛、镇静等作用。在中医康复医疗中，诸如瘫证、痿证、聋哑等病残伤残；惊悸、不寐、咳喘、胸痹、头痛、痞满等瘥后诸证以及痴呆、震颤、肥胖等老衰诸证，都适宜进行毫针治疗。

施用毫针刺法，除了应严格掌握针刺的禁忌证，如过于疲劳，饥饿者不宜进针；体弱者不宜强刺激；皮肤有感染，溃疡处不宜进针等外，对针刺时患者体位的选择，也当引起充分的重视，因为中医康复适应证患者活动能力比一般患者差，而且容易疲劳，如果体位选择不当，既影响疗效，又易导致晕针、滞针、血肿等情况的发生，严重者可危及生命。

【温针法】温针法，是在毫针治疗的基础上，采取一定的方式，使针体温热，具有通阳散寒，行气活血的作用。

加热针体的方法较多，通常是用点燃的艾绒、艾条或酒精棉球紧靠针柄，时间的长短及温度的高低可视病情而定。温针法主要适用于虚寒或寒湿性的病证，如寒湿痹痛、腰膝冷痛、中焦虚寒疼痛等。使用温针，应注意火源的应用及处理，以防造成损伤。

【指针法】指针法，是以手指代针，运用适当手法在体表一定穴位或部位加压以达到康复的目的。一般是用拇指、食指或中指指端进行治疗。

指针法常用手法有揉法、扪法、切法、叩法等，一般适宜进行针灸治疗的疾病，如偏头痛、高血压、胃痛、腰痛、肩周病、落枕、小儿夜尿症等，都可采用本法。

指针法总以轻巧有劲，用力均匀，快慢适中，富有弹性为宜。其轻重和频率应视病情而定。施术前，医生应注意修剪指甲，避免损伤皮肤，有炎症、溃疡的部位，不宜用指针法。

【三棱针法】三棱针法，因为需刺破皮肤，使之少量出血，故刺激性较强。常用方法有点刺法、散刺法、挑刺法等。三棱针法具有活血祛瘀，疏经通络，开窍泄热等作用，在中医康复医疗中，凡是具有较为明显的瘀血内阻，经脉不通的疾病都可使用本法。常用于顽固性痹痛、中风失语、肢体麻木、顽癣、脱发、银屑病等病证。

使用三棱针，须无菌操作，且动作要快，部位要浅，出血不宜过多，勿刺伤大动脉；患者应与医生密切配合，防止晕针；气虚血弱及常有自发性出血或损伤后出血不止者，不宜使用本法。

【电针法】电针法，是用电针机输出接近人体生物电的微量电流，通过刺入穴位的毫针作用于人体，使疾病得以康复的一种方法。

电针法的运用，是先持毫针刺入俞穴并行针使之得气后，将输出电位器已调至"0"度的电针机的两根导线分别连在肢体同侧的两根针柄上（如只需用一个穴位，可把另一根导线接在一块25cm大小的薄铝片上，外包几层湿纱布，放于离针稍远的皮肤上，用带子固定），然后拨开电源开关，选好波型，慢慢调至所需电流量。

常用波型选择：

（1）密波：频率快，一般是50～100次/秒。密波对感觉神经及运动神经起抑制作用，可降低神经应激功能，具有止痛、镇静、缓解肌肉和血管痉挛的作用。

（2）疏波：频率慢，一般是2～5次/秒。疏波对运动神经起兴奋作用，能引起肌肉收缩，提高肌肉韧带的张力，具有促进血液循环，改善组织营养，消除炎症水肿的作用。

（3）疏密波：是密波和疏波自动交替出现的波型。它可弥补单一波型易产生适应性的不足，动力作用较大，治疗时兴奋效应占优势。

（4）断续波：是有节律地自动间断出现的一种疏波，它能提高肌肉组织的兴奋性，对横纹肌有较好的收缩效应。

电针的适应证与毫针刺法基本相同，所以亦能在中医康复医疗中广泛运用，诸如各种痛证、瘫证、痹证、痿证；心、胃、肠、胆、膀胱等器官的功能失调以及关节、肌肉、韧带损伤等，使用电针均有较好的疗效。

在使用电针机前必须检查其性能是否良好；电针器最大输出电压在40伏以上者，最大输出电流应控制在一毫安之内，避免发生触电事故。电流量的调节应从小到大，切勿突然增加；有心脏病者，应避免电流回路通过心脏；近延髓、脊髓部位电流输出量宜小；孕妇慎用。

【水针法】水针又称"穴位注射"。是将药物注入穴位、压痛点或反应点。通过针刺的刺激和药物的药理作用，调整相应脏腑组织的功能，改善病理状态以促使疾病康复的一种方法。

水针法的运用，当根据俞穴部位及药量的不同，选择合适的注射器和针头，如一般穴位用5～6$\frac{1}{2}$号针头，深部穴位用9号针头等。注射时，让病人取舒适的体位，常规消毒后，将抽好药液的针头按毫针刺法的角度和方向快速刺入，然后缓慢进针，"得气"后，回抽无血，即可将药液注入。

常用药物：

中药注射液如当归、红花、川芎、丹参、复方当归、复方丹参、黄芪、鱼腥草等注射液。

西药注射液抗菌素类：如链霉素、卡那霉素、普鲁卡因青霉素、争光霉素、氯霉素注射液等。维生素类：如维生素 B1、B6、B12、复合维生素 B、维生素 K3、C、E 等注射液。其他类：如 0.25%～2% 盐酸普鲁卡因、25% 硫酸镁、阿托品、地塞米松、醋酸可的松、维丁胶性钙、利血平、安咯血、50% 葡萄糖等注射液。

水针用药的剂量决定于注射的部位和药物的性质及浓度。肌肉丰厚的部位用量较大，一般每穴一次注入 2～15mL；肌肉较少的部位用量较小。一般每穴一次注入 0.1～0.5mL。

水针疗法的适用范围较为广泛，绝大多数可施行针灸治疗的病证，都是水针法的适应证。临床常用的病证如各种软组织损伤、关节病，各类神经痛、头痛、失眠、癫痫、哮喘、高血压、胆石症、子宫脱垂、过敏性鼻炎等。

使用水针需注意：

（1）掌握药物的性能、药理作用、剂量、有效期、配伍禁忌、副作用和过敏反应等。可引起过敏反应的药物（如青霉素）须先做皮试；副作用大及刺激性强的药物，应慎用。

（2）在主要神经干旁注射时，注意避开神经干进针或浅刺，以免带来不良后果。

（3）药物一般不宜注入血管，不能注入关节腔与脊髓腔。孕妇的下腹、腰骶部及三阴交、合谷等处，不宜用水针。

【皮肤针法】皮肤针又称"梅花针"、"七星针"。它是用特制的针具，沿经络或俞穴叩打皮肤，借以疏通经络，调节脏腑功能，从而达到康复疾病目的的一种方法。

皮肤针的操作，是以手持针柄的后端，食指伸直压在针柄上，对准叩刺部位，腕部发力，垂直叩下。叩刺的强度，根据病人体质，年龄，病情及叩刺部位的不同，有弱、中、强之分。弱刺激，是叩刺部位略见潮红，病人无疼痛感，适于老弱妇儿、虚证患者及头面肌肉浅薄处；强刺激，是叩刺部位隐隐出血，病人有疼痛感，适于年壮体强、实证患者及四肢肌肉丰厚处；中等刺激。用力介于强弱之间，是叩刺部位潮红，但无渗血，病人稍有疼痛感，适于一般慢性病证。

皮肤针常用方法有循经叩刺、穴位叩刺、局部叩刺等，对大多数脏腑病及经络病如失眠、哮喘、心悸、头痛、脊背痛、腰痛、面瘫、皮肤麻木、顽癣、斑秃、痿证等，本法均有较好的康复作用。

使用皮肤针之前，必须认真检查针具；做到无菌操作；局部皮肤有溃疡或破损者，不宜使用。

【皮内针法】皮内针又称"埋针"，它是将特制的针具刺入皮内，固定后留置一定的时间，利用其较弱而持续的刺激作用来促使疾病康复的一种方法。

皮内针留置时间的长短当视病情而定，一般 1～3 天，长则 6～7 天。暑热天不宜超过 2 天。埋针期间，每日用手按压数次，加强刺激，增强疗效。

皮内针常用力法有麦粒型和图钉型两种。多用于慢性顽固性病证及经常发作的疼痛性病证，如失眠、哮喘、高血压病、心悸、头痛、胃痛、痛经、遗尿、胁痛等。

使用皮内针须注意消毒，埋针期间，针处应避免着水，以免感染。另外，皮肤破溃处以及关节、胸腹等经常活动的部位不宜埋针。埋针后，若有不适，应将针取出，换位重埋。

2. 耳针

耳针疗法，是根据一定的选穴原则，在耳廓的特定部位用针刺、埋针、电针等方法刺激相应穴位，使疾病得以康复的一种方法。

耳廓犹如一个倒置的胎儿，各内脏、肢体及其他组织器官，在耳廓上一般都有相应的部位，而耳廓穴位的定位及其名称，则多与这一分布相适应，具有一定的规律性。

耳穴（又称阳性反应点、敏感点、压痛点、良导点等）具有诊断和治疗的双重价值。机体在遭受疾病侵袭时，耳廓相应部位可出现色、形、感觉或导电性能等一方面或多方面的改变，通过观察、按压、电阻测定等方法，一般可找出其阳性反应点，为诊断相应脏腑组织器官的功能异常提供了一定的依据。耳穴用于治疗，在穴位的选择上可选取与病变部位相应的穴位（如胃痛选"胃区"；阑尾炎选"阑尾穴"等）；可辨证选穴（如耳鸣选肾穴；目疾选肝穴等）；可依据现代医学知识选穴（如高血压选"降压沟"；神经衰弱选"脑穴"等）；还可根据临床经验选穴（如目赤肿痛、发热选耳尖穴；癫狂选神门穴等）。选穴应精练，一般以2~3穴为宜，既可选与病同侧的穴位，也可左病取右、右病取左，内脏病可双侧取穴。

耳针常用方法有埋针法、压籽法、毫针刺法、电针法、温针法等等。在中医康复医疗中，常用于治疗各种疼痛性病证。各系统慢性病以及多种功能紊乱性疾病如偏头痛、三叉神经痛、牙痛、坐骨神经痛、高血压病、失眠、失语、肢体麻木、消化不良、胆结石、慢性气管炎、慢性肠炎、慢性盆腔炎、阳痿、绝经期综合征等。

耳针疗法，消毒措施应严密，炎症或冻伤部位禁针，有感染迹象应及时处理；有习惯性流产的孕妇禁用；扭伤及肢体活动障碍的病人，进针后待耳廓有充血发热感，应适当活动患部，以提高康复疗效。耳针适应证虽然较多，但也有一定的局限性，必要时，应与其他疗法综合使用。

3. 头针

头针疗法，是在头部的特定区域进行针刺，以促使疾病得以康复的一种方法。

头针刺激的特定区域，是在现代医学关于大脑皮质功能定位理论的基础上确定的。因此，头针疗法，是中医传统针灸学与现代医学相结合的产物，是中医针灸疗法的发展。

为准确地划定头针刺激区，首先必须确定头部前后正中线和眉枕线两条标准定位线，在此基础上，才可分别确定出运动区、感觉区、舞蹈震颤控制区、晕听区、言语二区、言语三区、运用区、足运感区、视区、平衡区、胃区、胸腔区、生殖区等具体的刺激区域。头针刺激区的划分一般需用软尺测量，熟练后可凭经验定位，对不同年龄、头型的病人，也可采用手指同身寸测量法，一般成人中指一寸约为2~2.5cm。头针刺激区，划分确定较为严格，各刺激区临床主治病证针对性较强，在中医康复医疗中，必须一一掌握，正确运用。

头针疗法，在刺激区的选择方面，对单侧肢体病证，多选用病肢对侧刺激区；双侧肢体病变，选用双侧刺激区；内脏疾病及不易区分左右的病证，选择双侧刺激区。另外，除可选用与疾病相关的刺激区外，还可根据兼症配合选用其他刺激区，如下肢瘫痪，除选下肢运动区外，还可配足运感区等。头针捻针的速度宜快（每分钟 20 次左右），捻转幅度宜大（向前捻 2～3 转，向后捻 2～3 转）。捻针及留针时，让患者（或帮助患者）活动肢体，加强锻炼，有助于提高疗效。

头针法主要适用于脑源性疾患（特别是脑血管病后遗症）的康复。如半身不遂、失语、口眼歪斜、耳鸣、麻木、眩晕、舞蹈病等；此外，头针对治疗心血管疾病、消化系统疾病以及多种神经痛、遗尿等也有较好的疗效。

头部因长有头发，容易感染，故行头针应严格消毒。中风患者在急性期不宜使用；伴有高热、心力衰竭者，也不宜使用。此外，头针刺激量较大，尤应防止晕针，头皮血管丰富，容易出血，起针时要用干棉球按压。

4. 灸法

灸法，主要是借艾绒点燃后的热力，给人体一定部位以温热性刺激，通过经络俞穴的作用，以达到促使疾病康复目的的一种方法。

（1）常用灸法：根据艾绒的不同利用，艾灸可分为艾柱灸和艾条灸两大类。艾柱灸既可直接将艾绒放在俞穴上施灸（直接灸），也可用不同的药物（如生姜片、鲜蒜片、附子饼、食盐等）将艾绒与皮肤隔开施灸（间接灸）。艾条灸可因应用时的手法不同，分为温和灸和雀啄灸两种。在灸法中，另外还有太乙针灸、雷火针灸以及灯草灸、白芥子灸等，临床运用相对较少。

（2）适用范围：艾叶气味芳香、易燃，艾灸的作用，主要在温通经络，行气活血，祛湿散寒以及散结消肿，灸法经济安全，操作简便，效果明显，在中医康复医疗中，运用甚为广泛。如哮喘、高血压、冠心病、胃痛、腹泻、慢性肾炎、遗尿、阳痿、失眠、各种神经痛、各种关节、肌肉疼痛、血栓闭塞性脉管炎、功能性子宫出血、子宫脱垂、小儿麻痹、小儿消化不良以及眼底病、夜盲症、鼻炎、耳鸣等。一般在中医临床各科疾病的康复中，灸法都能获得较好的疗效。

（3）注意事项：

①施灸的顺序，一般是先上部、背部、后下部、腹部；先头身，后四肢。

②施灸壮数标准，一般头面、四肢末梢宜小宜少（约 3～5 壮），躯干、四肢近端宜大宜多（约 5～15 壮），此外还须结合病情及病人体质情况灵活选择。

③实热证、阴虚发热证以及孕妇的腹部和腰骶部不宜施灸。

④注意观察，防止烫伤。在施行艾柱直接灸时，须注意灸后的处理。

5. 拔罐法

拔罐法，是利用罐内负压及热力，对施术部位产生刺激，使之充血、瘀血，进而达到康复疾病目的的一种方法。

拔罐法常用工具有竹罐、陶罐、玻璃罐等，竹罐取材方便，轻巧，不易摔碎，但易燥裂、漏气、吸附力不大；陶罐吸附力大，但易摔碎；玻璃罐质地透明易观察，但也易摔碎、损坏。

（1）常用方法：

【吸置法】为使罐内形成负压，有效地吸附于皮肤上，常用的放置火罐的方法有闪火法、投火法、贴棉法、滴酒法、架火法等，其中闪火法最为常用（详见《针灸掌》）。

【运用法】为使拔罐法取得最佳疗效，在将罐子吸置于皮肤上后，还可根据病情需要，配合采用一些其他的方法，如走罐法、闪罐法、刺血（刺络）拔罐法等。

（2）适用范围：拔罐法常用于各种痹证、痛证、气喘、眩晕等，并可与针刺方法、灸法等配合使用，以治疗中医康复临床的各科疾病。

（3）注意事项：

①肿瘤、全身枯瘦、肌肉菲薄及高热抽搐者不宜使用本法。

②局部有疮疡、过敏灶、骨骼凸起、静脉曲张以及心前区、乳头等处禁用拔罐法。

③注意勿灼伤或烫伤皮肤。

④孕妇少腹部、腰骶部及水肿患者禁用本法。

（二）推拿康复法

推拿又称按摩、按跷。推拿康复法，是医生根据病情的需要，在患者体表一定部位施以不同手法，使经脉疏通、气血和调，进而促使其身心康复的一种方法。

推拿治法历史悠久，方法多样，不但能用以治疗内、外、妇、儿、五官等临床各科的疾病，而且也是养生保健、康复医疗的理想手段，是中医学治法体系中的重要组成部分。

1. 推拿的应用原则

（1）先后有序：推拿手法的应用，一般应自上而下，由内向外，由近及远，如上肢应由肩至腕；背部应由肩背至腰骶；分推法应由中线推向两侧等。

（2）快慢结合：在施以推拿手法或在治疗过程中变换手法时，操作速度应遵循"慢—快—慢"的原则。猛起猛停，或突然变换手法，会导致患者精神及肌肉紧张，影响康复效果。如对肩凝症（肩关节周围炎）患者，在进行牵抖时，速度开始应慢，待患者适应及肩关节周围软组织基本松弛后，再逐渐加快，然后再减慢速度至结束。

（3）刚柔相济：同一种手法我不同手法之间，强劲有力者为"刚"，柔和轻快者为"柔"。刚柔相济，即要求在施行推拿治疗时，多种手法的选择及同一种手法的运用顺序上，均应按"柔—刚—柔"的原则进行。如对股内收肌损伤，开始和结束应用轻快柔和的揉、推法，中间应用强有力的按法。在先后使用揉、按、推法时，力量也应该是由轻到重，然后再由重到轻。

2. 常用手法及其运用

推拿手法较多，临床上，根据手形、动作等的不同，一般把常用手法归纳为六大类，即摆动类、摩擦类、挤压类、叩击类、振动类和运动关节类。

（1）摆动类手法：

【四指推法】

动作要领：沉肩，垂肘，悬腕，拇指与食指、中指、无名指自然分开，附着一定部位对称用力，摆动时，力点放在指腹，屈伸指关节，频率每分钟100～140次。

临床应用：几乎可用于身体任何部位。力量中等，具有疏通经络、调和气血、宽胸理气、散寒除湿等功效。可用于身体各部位的慢性损伤和各系统的慢性病变，是临床上最常用的手法之一。

【一指禅推法】

动作要领：沉肩，垂肘，悬腕，用拇指指端罗纹面或偏峰着力于治疗部位或穴位上，以肘部为支点。前臂作主动摆动，带动腕部摆动和拇指关节作屈伸运动。压力、频率、摆幅要均匀，频率每分钟120～160次。

临床应用：可用于全身各部穴位。与机体的接触面较小，深透力较大，具有舒筋活络，调和营卫，祛瘀消积，健脾和胃等作用，可用于治疗各种慢性头痛、面瘫、失眠、脘腹痛以及关节肌肉疼痛等。

【㨰法】

动作要领：将小指掌指关节背侧附着一定部位，以肘部为支点。是以前臂作主动摆动，带动腕部伸屈（以第二到第四掌指关节背侧为轴）和前臂旋转（以手背的尺侧为轴）的复合运动。手法要求紧贴体表，不能拖动、辗动或跳动，压力、频率、摆动幅度要均匀协调而有节律。

临床应用：主要用于腰、背、臀、四肢等肌肉丰厚的部位。与身体的接触面较大、压力较大，具有祛风散寒、疏通经络、滑利关节、缓解痉挛等作用，可用于治疗风湿性肩臂、腰背酸痛、麻木不仁、肢体瘫痪、各种慢性软组织损伤等运动动能障碍性疾患。

【揉法】

动作要领：可分别用手指罗纹面，手掌大鱼际或掌根吸定于一定部位或穴位上，腕部放松，以肘部为支点，前臂作主动摆动，带动腕部作轻柔缓和的摆动。动作要有节律，频率每分钟120～160次。

临床应用：适用于全身各部，刺激量小，轻柔和缓。具有宽胸理气、消积导滞、消肿止痛、活血通络等功效。常用于胸闷胁痛、脘腹疼痛、习惯性便秘、泄泻等呼吸和消化系统疾患以及慢性头痛、眩晕、各种软组织损伤等多种疾患的康复。

（2）摩擦类手法：

【摩法】

动作要领：可分别用掌面或食、中、无名指指面附着于一定部位，以腕关节为中心，连同前臂，掌指作节律性环旋运动。动作要缓和而协调，频率每分钟120次左右。

临床应用：常用于胸腹、胁肋等部位。力量适中，柔软和缓，具有理气和中、宽胸导滞、松弛肌肉、解除痉挛等作用，可用于治疗脘腹疼痛、消化不良、气滞腹胀、胸胁逆伤以及腹部手术后粘连等疾病。

【擦法】

动作要领：可分别用掌根、大鱼际或小鱼际附着在一定部位，腕关节伸直，手指自然伸开，以肩关节为支点，上臂主动运动，带动手掌作直线来回摩擦移动。掌下压力不宜太大，但幅度要大。要求动作均匀，呼吸自然，不可进气，频率每分钟 120 次左右。

临床应用：适用于肩臂、腰背、胸胰及四肢等部位，刺激量中等，柔和温热，具有温经通络、行气活血、消肿止痛、祛风散寒、健脾和胃等功效，常用于腰背疼痛、肢体麻木、胸闷不舒、脘腹冷痛、泄泻等气血失常及内脏虚损性疾病的康复。

【推法】

动作要领：可分别用指、掌根、鱼际或肘部着力于一定部位，紧贴体表作单方向的直线移动，速度要缓慢，用力要均匀。

临床应用：常用于胸腹、腰背及大腿部。力量中等，可舒筋活络、开郁散结、消肿止痛等，适于治疗肩背痛、胸胁胀痛、腰腿痛及肢体麻木等。

【搓法】

动作要领：用双手掌面挟住一定的部位，相对用力作快速搓揉，同时作上下往返移动。要求双手用力对称、搓动快、移动慢。

临床应用：适用于四肢、腰背及两胁等部位。刺激量中等。能调气和血、舒畅经络、调畅气机、散结开郁，可用于四肢酸痛、肩臂痛、腰背痛以及胸胁胀闷、疼痛等病症。

（3）振动类手法：

【抖法】

动作要领：用双手握住患者的上肢或下肢远端，用力作连续的小幅度的上下颤动，要点是幅度小，频率快。

临床应用：主要用于四肢。可活动筋骨、舒畅经络、调气和血，最常用于上下肢体麻木、瘫痪、四肢肌肉疼痛痉挛以及慢性软组织损伤等病症。

【振法】

动作要领：用手掌或手指着力于体表，在施加压力的同时，前臂和手部的肌肉作强力而持续的静止性用力，使力量集中于手掌或指端，形成振颤力，产生振颤动作。可单手操作，也可双手操作，要求频率较高，用手稍重。

临床应用：适用于全身各个部位。力量温和适中，具有祛淤消积、理气和中、解痉止痛等作用。可用于治疗慢性消化系统疾患、肌肉痉挛疼痛等病症。

（4）挤压类手法：

【按法】

动作要领：可分别用拇指指腹、手掌（单掌或双掌重叠）、肘尖按压体表一定部位。要求紧贴皮肤，不可移动，用力需由轻至重，"按而留之"，不可猛然施以暴力。

临床应用：可用于全身各部。刺激量较大，具有祛寒止痛、通经活络、解郁散结的功效，常用于胃脘痛、头痛、肢体瘫痪或酸痛麻木、脊柱侧弯等病症。

【拿法】

动作要领：用拇指与食、中指，或拇指与其余四指相对用力提捏肌肉。要求一松一提，用力均匀，由轻而重，有节律性，不可突然用力，或用指尖抠抓。

临床应用：常用于颈、肩和四肢等部位。力量较大，具有疏经通络、行气活血、解痉止痛、祛寒除湿等作用，可用于治疗肢体麻木瘫痪、颈椎病、腰腿各关节疼痛，风湿痹痛等。

（5）叩击类手法：

【拍法】

动作要领：将手指自然并拢，掌指关节微屈，使掌心空而形成虚掌，以单手或双手平稳而有节奏地拍打患部。

临床应用：适用于肩臂、腰背及下肢部。刺激量中等，具有活血通络，调畅气机、解除痉挛等作用。适于腰腿痛、肢体麻木疼痛、肌肉痉挛、瘫痪等病症的康复。

【击法】

动作要领：可分别用拳背，掌侧小鱼际、指尖等垂直叩击患者体表。用劲要快速短暂，均匀而有节奏，不能有拖抽动作。

临床应用：根据叩击的部位不同，有拳击、掌击、侧击、指尖击之分，分别用于腰背部、臀部、四肢以及头顶、头面等。力量强弱不等，具有疏经通络、调气和血的作用，常用于治疗肌肉痉挛、麻木不仁、风湿痹痛、头痛等病症。

（6）运动关节类手法：

【摇法】

动作要领：颈项部摇法患者取坐位，医生用一手扶住患者头顶后部，另一手抵住下颌，作左右环转摇动。

肩关节摇法：患者取坐位，医生用一手扶住患者肩部，另一手握住其腕部或托住肘部，作环转摇动。

髋关节摇法：患者取仰卧位，髋膝屈曲，医生一手托住患者足跟，另一手扶住膝部，作髋关节环转摇动。

踝关节摇法：患者取仰卧位或坐位，医生一手托住患者足跟，另一手握住足趾部，作踝关节环转摇动。要求动作缓和，用力平稳，摇动范围应由小到大，须在患者生理许可范围内进行。

临床应用：可用于四肢关节，颈项部等。刺激量可强可弱，具有通利关节、舒经通络等作用，适用于治疗各关节屈伸不利、酸痛等病症。

【扳法】

动作要领：颈项部扳法患者头略前屈，医生一手抵住患者头侧后部，另一手抵住对侧下颏部，使头向一侧旋转至最大限度时，两手同时用力作相反方向的扳动，此为斜扳法。患者坐位，颈前屈至某一需要的角度，医生在其背后，用一肘部托住下颏部，手则扶住其枕部（向右扳用右手，向左扳用左手）。另一手扶住其肩部，托扶头部的手用力，先作向上牵引，同时把患者头部作被动向患侧旋转至最大限度后，再作扳法。此为定位扳法。

胸背部扳法：患者坐位，令其两手交叉扣于项部。医生两手托住患者两肘部，用一侧膝部顶住患者背部，嘱患者自行俯仰，并配合深呼吸，作扩胸牵引扳动。

腰部扳法：患者侧卧位，医生一手抵住患者肩前部，另一手抵住臀部，或一手抵住患者肩后部，另一手抵住髂前上棘部，将腰被动旋转至最大限度后，两手同时用力作相反方向扳动。此为斜扳法。患者坐位，医生立于患者侧前方，用腿挟住患者一侧下肢，一手抵住患者近医生侧的肩后部，另一手从患者另一侧腋下伸入抵住肩前部，两手同时用力作相反方向扳动。此为旋转扳法。患者俯卧位，医生一手抵住患者两膝部，缓缓向上提起，另一手紧压腰部患处，当腰后伸到最大限度时，两手用力作相反方向扳动。此为后伸扳法。

临床应用：常用于脊柱及肩髋关节等部位。具有滑利关节、调畅气血、纠正解剖位置异常等作用，可用于治疗相应关节功能障碍性疾病，关节错位等。

3.自我推拿法及其运用

自我推拿法，是患者本人运用某些简单的手法，在体表一定部位进行推拿，借以达到强身除病、康复身心的一种方法。

除背部稍有不便外，几乎全身都可进行自我推拿。自我推拿常用的手法有揉、按、摩、推、擦、拿等，它不受时间、器械、环境等条件的限制，只要接受必要的指导，找穴准确，方法得当，持之以恒，就能收到良好的康复效果。可以说，自我推拿具有内容丰富、简便易行、安全可靠、疗效显著等特点。以下介绍各部位常用手法及其运用。

（1）用于头面部的手法：

揉按睛明穴：以拇、食两指尖分别按两侧睛明穴20～30次。用于治疗视物模糊、近视以及其他多种眼病。

推摩眼眶：两手食指屈成弓状，以第二指关节的桡侧面自内而外、先上后下推摩眼眶10～20次。治疗同上。

揉按印堂穴：以拇指罗纹面揉按印堂穴20～30次，可用于治疗头痛、眩晕等病。

分推前额：两手二至五指并拢附于印堂穴，沿两眉毛向外分推至太阳穴3～5次，然后沿着印堂穴垂直向上逐次升高向外分推，至前发际下，之后再逐次向下分推，到两眉处。可用于治疗头痛、头胀、眩晕、失眠等。

揉按风池穴：两手拇指分别按于同侧风池穴，由轻而重，向外揉按20～30次。常用于头项强痛不舒、眩晕、失眠、头痛等病症。

揉按百会穴：用中指或食指指腹由轻渐重向前揉按百会穴20～30次。可用于治疗内脏下垂、脱肛、头痛、耳鸣、失眠等病症。

（2）用于上肢的手法：

擦肩：以掌心紧贴肩部上下擦动，以热为度。常用于上肢瘫痪、手臂麻木、疼痛等病症的康复。

按揉肩髃穴：以一手中指罗纹面用力按揉肩髃，至酸胀感为宜。可用于治疗肩周炎、肩臂风湿痛、上肢瘫痪等。

按揉肘关节周围：以一手拇指罗纹面，在曲池、手三里、尺泽、曲泽等穴位处交替按揉，酸胀为宜，可用于支气管哮喘、咽喉干痛、腹痛肠鸣、肘臂痛、麻痹不仁等疾病的康复。

按揉合谷穴：一手拇指按于对侧合谷穴，食指按于掌面相对部位，由轻至重揉按20～30次，可用于治疗头痛、牙痛、咽痛、目痛、面神经麻痹、腹痛腹泻、便秘以及上肢疼痛、麻木、手指痉挛等。

（3）用于下肢的手法：

按揉大腿：以两手掌根相对紧贴大腿，自上而下，用力按揉，以有酸胀感为度。用于治疗下肢酸痛、痿痹、屈伸不利及下肢瘫痪等疾病。

点按环跳穴：握拳，用食指第一指关节，或用拇指尖点按同侧环跳穴20～60次。可治疗风湿痹痛、坐骨神经痛、下肢瘫痪等病。

按揉足三里穴：以拇指按同侧足三里穴，其余四指附于小腿后，向外按揉20～40次。常用于治疗胃痛、呕吐、腹胀、噎膈、泄泻、失眠、头晕、下肢痿软无力、瘫痪等。

拿小腿：以一手拇、食、中指指端，提拿腓肠肌，自上面下，用力柔和，酸胀为宜，可用于坐骨神经痛、腰背痛、腓肠肌痉挛，下肢瘫痪，脱肛，便秘等病症的康复。

擦涌泉穴：用一手小鱼际紧贴足心涌泉穴，快速用力擦，发热为度。两足交替，可用于治疗头顶痛、眩晕，咽喉痛，失音，失眠、足心痛等。

（4）用于腰部的手法：

按揉腰眼：两手握拳，用拇指指掌关节紧按腰眼，旋转用力按揉，酸胀为宜。可治疗腰酸、腰痛、活动不灵、腹泻等。

擦腰：两手掌掌根紧按腰部，用力上下擦动，要快速有劲，发热为止。可用于腰痛、遗尿、遗精、耳鸣、失眠等疾病的康复。

（5）用于胸腹部的手法：

按揉胸部：以中指罗纹面，沿锁骨下，肋骨间隙，自内向外，从上至下，适当用力按揉。可治疗胸胁痛、咳喘、心悸、胸闷、咽喉痛、久呃等。

擦胸：以手大鱼际紧贴胸部，内外往返用力摩擦，发热为止。治疗同上。

揉中脘穴：以一手大鱼际或手掌紧贴中脘穴，用力柔和，作顺时针方向旋转揉动，约2～5分钟。可治疗胃脘不适、消化不良，腹痛腹泻等疾病。

擦少腹：以两手小鱼际紧贴天枢穴上下，作斜向外上方的上下往返擦动，2～5分钟。可治疗腹痛、腹泻、小腹胀满、消化不良等症。

以上介绍自我推拿法，仅是该方法中的一部分，临床上，除可根据需要酌情选用这些方法外，还可结合病情，在医生指导下，寻找其他相关部位、穴位或采用其他手法进行自我推拿。

4.注意事项

（1）由结核菌、化脓菌所引起的运动器官病症不宜进行推拿治疗。

（2）皮肤破损部位及各系统疾病的急性期不宜进行推拿治疗。

（3）体质极度虚弱、饥饿及剧烈运动后，一般不宜推拿。

（4）自我推拿，应在医生指导下，在掌握常用穴位的取穴方法和一般操作手法的基础上进行。

（5）自我推拿用力要适当，过小达不到应有的刺激量，过大易导致疲劳及损伤。

（6）自我推拿方法并非万能，必要时须到医院就诊，配合运用其他治疗方法。

（三）传统保健体育康复法

传统保健体育康复法，是指经常而持久地进行传统保健体育运动，通过练意、练息、练形，以调养患者的精、气、神，进而促使其身心康复的一类方法。

传统保健体育运动的内容十分丰富，它既是保健强身、延年益寿的主要手段之一，又是中医康复医学的重要组成部分。有关传统保健体育运动的作用原理，各种主要功法锻炼的基本要求、练习方法、动作要领以及注意事项等，已在中医养生学概要中作了介绍，本节着重讨论其在中医康复医疗中的应用原则。

1.合理选功，练养结合

在传统保健体育运动方法体系中，一般无论选择哪一种功法，只要方法得当，坚持练习，最终都会有所收益。但是，由于不同的功法，运动强度大小有别，适应范围略有侧重，加上康复对象的病性、体质各不相同，因而在中医康复医疗中，就有必要对所练功法进行一定的选择，以求获取最佳的效果。

在众多的功法中，一般静功运动量较小，适宜阴虚者用，动功运动量较大，适宜阳虚者用；松静功、内养功、周天功等，重在调整阴阳，练养精气神；放松功、鹤翔桩、保健功等，犹可宣畅经络、调和气血；易筋经、五禽戏、太极拳等，对锻炼筋骨，调整脏腑功能较为有利；各种禅定、静坐等，有助于强记益智。对于不同的康复对象，则应根据病情、体质、年龄等因素的不同，有针对性地选择不同功法进行锻炼，如体质虚弱者，宜选内养功，且多取卧式、坐式；体质较强者，可选站桩功、行功等；心血管系统疾患，应以练放松功为主；慢性消化系统及呼吸系统疾病，宜选内养功、简化太极拳等；神经衰弱、阳痿、早泄者，则可选强壮功、固精功等。总之，在中医康复医疗中，功法的选择，应在医护人员的指导下，考虑到功法和患者个体特点的基础上进行，切忌无根据、无目的乱练、蛮练。

绝大多数康复适应证患者，因久病、功能衰减，形神均不如正常人健康，因此，在选择并进行各种传统保健体育运动锻炼时，既要把握住运动量的强弱，又要注意获取充分的休息及充足的饮食营养，不讲究锻炼的节奏，不考虑劳逸结合以及没有合理饮食调配，极易造成形体疲劳或精神紧张，轻则影响到锻炼效果，重则加重形神的损伤。养而不练，功效不见，练而不养，形神损伤，只有练养结合，才能达到调整脏腑气血功能，增强体质，康复疾病的目的。

2. 严于律己，持之以恒

康复适应证患者进行传统保健体育运动锻炼，必须充分地发挥个人的主观能动性。除了应督促自己养成良好的卫生习惯，确立正确的人生目标和高尚的道德情操以及持有健康的心理状态之外，应该在医生的指导下，详细而合理地拟定每日的锻炼项目、时间及强度等，计划一经制定，就应严格遵守，除特殊情况外，无论闲忙，都应"行之有素，持之以恒"，借体育锻炼来促使疾病康复，是"用进废退"。一曝十寒，必然前功尽弃，难以奏效。另外，练习各种功法，不能只满足于动作、姿势的模仿，还应学习及理解所练功法的一般理论，力求掌握其精髓，藉以牢固地树立康复疾病的决心信心，并积极地从整体上调整自己的生活方式，以全神形。传统保健体育运动中的练意、练息、练形，是一个逐渐形成自我控制能力的过程，它需要坚持不懈的刻苦学习和训练，并非一朝一夕所能练就，而且，已初步形成的调控能力，也并不是一劳永逸的，如果不继续练习，已取得的效果也会逐渐消退，得而复失。

3. 循序渐进，忌持妄念

进行传统保健体育运动锻炼，在功法的选择上，还应注意先简后繁，从易到难，做具体功法练习，则应分段学习，逐步完成。在康复医疗中，患者应在医生的指导下，详细地设计适合于个人的阶段性训练计划，有步骤地分段练习，随时从强度、时间、效果等方面进行检验，并根据完成情况及病情的变化，拟定下一步的练习方案，切忌好高骛远，急于求成。实践证明，在锻炼过程中操之过急，"调形"上就难以保证动作的准确性，出现呆板，紧张的现象，若强度太过，还易导致肌肉疼痛，倦怠无力；"调息"上会使呼吸不畅，胸胁闷胀，甚至憋气心慌，头晕与四肢麻木；"调意"上则会因"急"而杂念丛生，心急浮躁或心意散漫，出现心悸、失眠，甚至精神错乱。这就如揠苗助长，其后果适得其反，欲速则不达。

各种功法的练习，在时间上应有一般的规定，如安排于起床后或睡前锻炼。对制定好的锻炼日程，一般情况下不要轻易打乱，但若因故偶尔中断一、两次，也不要焦虑自责，避免不必要的精神负担。练习各种功法，应在无勉强之苦、无精神压力的情况下进行。只有一切顺其自然，轻松愉快，才能从中获益。执意追求所谓"内气运行"、"外气发放"等，会使精神紧张、形体疲劳；盲目追求脱离实际的目标或所谓神功异术，预执妄念，最终除了导致偏差的产生外，必定是一无所获。

（四）药物康复法

药物康复法，是以中医整体观、辨证观以及中药方剂理论为指导，针对患者疾病的不同有选择地运用药物进行调整，从而促使患者身心康复的一种方法。药物康复法可分内服法和外治法两大类。

1. 药物内服康复法

药物内服康复法，是在严格按照中医基本理论、辨别证型、处方用药的基础上，通过药物内服，补虚泻实，调整机体内在的功能，调动抗御疾病的能力，以达到康复疾病的目的。有关药物内服法所必须掌握的审证立法、据法遣方、随证加减用药等理论，已在相关课程中做过详细介绍。本节仅就药物内服法在中医康复医疗中的运用特点作一概要阐述。

（1）补虚疏郁。针对康复适应证患者的气血津液亏虚、血瘀痰浊阻滞等病理特点，补虚损、化痰祛瘀自然就成为药物内服康复法的两大治法。补虚损，当辨别气血阴阳的不同。气虚者，可选四君子汤，补中益气汤等随证加减；血虚者，可在四物汤、归脾汤等基础上增损；若气血皆虚，则应气血双补，选方如八珍汤、人参养荣丸之类；津液亏虚者，可酌情选用麦门冬汤、养阴清肺汤等，阴虚者，可用六味地黄丸，大补阴丸等方剂化裁；阳虚者，则可选用肾气丸、右归丸之类。疏通郁滞，除了应辨别痰阻、血瘀的不同，分别给予处理之外，还应注意痰瘀的相互夹杂为患，不失时机地作相应的治疗。另外，不论是补虚损还是疏郁滞，分析判断疾病所处的部位。只有在明确病因、病性、病位的基础上，才有可能获得满意的效果。

由于康复适应证具有病程长，病势较缓的特点，一般难期速效，而长期煎服汤药，易使病人感到厌烦，且有诸多不便，因此，中医药物内服康复法在剂型的选择上，多不拘一格，如丸、散、膏以及口服液等，都是常用剂型。病人乐于接受，利于长期服用。

（2）治养结合。药物内服康复法治养结合原则中的"养"，包含有两层意思：一是在治疗过程中，始终注意到培补虚损、顾护正气；二是在进行必要的药物治疗的同时，还必须重视日常的生活调养。中医学在充分注意到邪气在疾病发生和发展过程中的重要作用的同时，更加强调正气在机体与疾病抗争过程中的主导作用。从根本上看，中医康复医疗的一切措施，就是以扶养正气，增强机体的自我调节能力，适应能力和抗病能力为目的的，所以，面对久病体虚的康复适应证患者，药物内服康复法在处方用药过程中，必须始终遵循治养结合的原则。对于气血津液亏虚者，自然要以补益为主；对于痰阻血瘀较明显，或在原有病患基础上又有新感者，也应在祛邪的同时，注意顾护正气，切不可置素体亏虚于不顾，一味祛邪，妄加攻伐。在中医康复医疗中，仅仅着眼于药物治疗是不够的，为了获得好的康复效果，让患者注意在日常生活中进行调养也十分重要。众多中医康复适应证的形成，与日常生活习惯密切相关，如果不注意调整于机体不利的生活习惯，消除有害因素，只依赖于药物治疗，疾病就难以得到康复。

在大多数康复适应证中，伴随形体之损，多有神志之伤；神志之伤者，亦多有形体之损，也就是形损必及于神，神伤必及于形，因而，形神并重的指导思想，贯穿于整个康复医疗实践之中，对治形为主者，辅以调神；对调神为主者，辅以治形，形神并重，相得益彰，从而有效地促使疾病的康复。

（3）守法守方。中医康复适应证，多有病程较长的特点，而且在较长时间内，其病机变化不大，基本证候相对稳定。所以，在施行药物内服进行康复治疗时，只要辨证准确，遣方用药得当，一般应遵循不变，法亦不变的原则，守法守方，耐心等待药效的发挥，切不可不明疾病特点，心急浮躁，一见疗效不显，就变法更方，不仅打乱了治疗的步骤，而且给患者带来不必要的痛苦和负担。实践证明，对于康复适应证患者，只要精心立法选方，静守缓图，多能取得好的效果，而朝三暮四，随手更方者，疗效多不理想。另外，还必须细心观察，综合分析局部和整体的病理变化，既要注意发现和分析一般性的局部症状的改善，增强治疗的信心，又要对疾病的长期性和复杂性做到心里有数，不能因满足于局部症状的缓解而忽视对整个病势趋向的分析判断。

2. 药物外治康复法

药物外治康复法，是将中草药做必要的处理，通过一定方式施用于患者体表（全身或局部），借以达到促使疾病康复目的的一种方法。

药物外治康复法，是中医治法体系中的一个重要组成部分。和中医其他治法一样，在运用过程中，它同样受整体观念、辨证论治以及中医基本理论的指导。

中医药物外治康复法由来已久，内容丰富，运用广泛，疗效显著。其作用机理，在于"切于皮肤，彻于肉理，摄于吸气，融于渗液"。根据用药的不同，它也能理阴阳、调升降、扶正气、通营卫、祛邪毒、折五郁、安五脏。现选择其主要方法介绍如下：

（1）熏蒸法：利用中药加水煎煮沸腾后产生的蒸气，或中药燃烧时产生的烟气熏蒸病人肌肤，以促使疾病康复的方法，称为熏蒸法。

其用法可在特制的治疗床上进行，也可根据具体病情、病位、条件等的不同，自行设计，采用不同器皿。药物的煎煮或燃烧，总以既有较强的温热感而又不至烫伤、烧伤为度。一般先将配制的中药装入纱布袋内扎好，放入贮药器皿中，加适量水煎煮至沸，20分钟左右后即可开始使用，或将配制的药物置入贮药器皿，点燃起烟（无火焰）后开始使用。每日1～2次，每次30分钟。

熏蒸法所用方药，可根据病证的不同酌情选用。如经脉瘀滞者，可选具有活血化瘀功效的方剂；寒湿痹阻者，可选温经散寒，除湿通痹之方等。其审证立法，依法处方之理，与药物内服康复法相同。总之，熏蒸法通过温热与药气两方面的作用，具有疏通毛窍、解毒止痒、调畅气血、化瘀消肿、温经散寒、除痹止痛等功效，可用于各种皮肤顽疾、风湿痹痛、头痛、痿证、瘫证以及外伤性筋骨肌肉酸痛等病症的康复。

使用熏蒸法时需注意：

①熏蒸部位（全身或局部），必须根据病情决定，不可千篇一律。

②正在出血或有出血倾向者、痈肿化脓、皮肤溃烂者禁用。

③孕妇、月经期间慎用。

（2）洗浸法：用中草药煎水洗浴，浸泡全身或局部，以促使疾病康复的方法，称为洗浸法。

其用法先将药物用纱布包好，加清水8~10倍，浸泡15~20分钟，煮沸后再煮20分钟左右，过滤药液，倒入池、盆或其他器皿中，先熏蒸患部，待温不致烫伤皮肤后，再浸泡或用毛巾蘸药水洗浴全身或局部。每日1~2次，一剂药可用2~3次。

可作洗浸用的方药很多，应根据病症的不同酌情选用。一般洗浸法可直接清洁皮肤，杀虫止痒，借助药性和温热作用，还可以祛风除湿，温经散寒，行气活血等，常用于治疗全身或局部的皮肤瘙痒、痔疮、子宫脱垂、脱发、早期小儿麻痹后遗症以及瘫症、痿症、痹证和外伤诸证。

使用洗浸法时应注意：

①注意避风寒，勿过度疲劳。洗浸后应立即卧床休息。

②凡皮肤出血、妇女月经期间禁用洗浸法。

③洗浸过程中若出现头晕、心慌、干呕等不良反应，应暂停洗浸。

（3）敷贴法：用加工过的中草药直接敷贴于患部或穴位，借以促使疾病康复的方法，称为敷贴法。

其用法应将所选鲜药捣烂成泥，或将干药研成细末，加适量水或醋、蜜、麻油、鸡蛋清、凡士林等调和成膏状，直接敷于患处或某个穴位，一般每隔1~3天换药一次。

不少鲜药及一般临床上常用的汤剂、丸剂等，大多可以捣烂成泥或制成膏状作敷贴用。所以敷贴法的运用范围较为广泛，根据选方用药不同，在康复医疗中，一般可用于失音、咳喘、失眠、眩晕、头痛、腹痛、腹胀、痹证、痿证以及痛经、小儿疳证、骨折、软组织损伤等病症。

使用敷贴法时应注意：

①局部破溃者慎用。

②随时注意观察局部病变情况，防止感染。

③孕妇腹部及腰骶部慎用。

（4）熨贴法：用中草药加热后直接敷于患部或穴位。或以布袋盛装外熨以促进疾病康复的方法，称为熨贴法。

其用法是：直接将加热后的药敷于患部或穴位，用布包扎。若冷则设法（如用热熨斗）加热。也可用二个布袋盛蒸热或炒热的药物，一袋熨摩患部或穴位，并可上下左右移动，冷则另换一袋，交替使用，一般每日1~2次。每次30分钟左右。

熨贴法借热力和药力的作用，具有温经散寒，行气导滞、活血通络等功效。根据选用方药不同，常用于治疗各种风寒湿痹痛、头痛、胁痛、脘腹冷痛、阳痿、宫寒不孕、小便不畅、久泻脱肛等疾病。

使用熨贴法时应注意：

①皮肤破损者禁用。

②孕妇小腹及腰骶部禁用。

③注意温度适宜，勿致烫伤。

（五）调摄情志康复法

调摄情志康复法，主要是指医生以语言、举止或事物等为手段，通过对病人感受、认识、情绪、行为等的影响，改善和消除病人的病态心理，促使其身心康复的一类方法。

《千金翼方》说："医者意也，善于用意，即为良医。"认识到情志之病必以情治的深刻道理。又因为人的形体与精神是一个有机的整体，形是神的物质基础，神是形的主宰，形损可伤及神，神伤也可损及形；形全有利于神复，神复也可促进形全。所以，调摄情志康复法不仅在因心理因素为主引起的心身疾病的康复中具有重要意义，而且对因外伤、病后所致的形残和顽疾沉疴等的康复也可发挥一定的作用。

调摄情志康复法的有效运用，要求医生必须具备良好的医德素养，广博的医学知识和其他自然及社会科学知识。而力争取得病人的信任，建立起良好的医患关系，在处理疾病的过程中。能够考虑到各种各样的因素，则又是施行本康复法的重要前提。

1. 常用方法

【情志相胜法】是中医学独特的心理康复疗法。医生在正确判断病人不同性质的情志病的基础上，根据五行相胜理论，归纳演绎出不同情志之间的相互关系，进而利用各种手段（语言、行为、声响等），使病人产生可以克制其病态情绪的另一种情绪变化，借以达到促使由病态情绪所导致的疾病得以康复的目的。如医生通过谈心、鼓励等办法让病人感到喜悦，以此来治疗因悲伤太过而导致的疾病；通过语言、行为等手段激怒病人，借此来治疗因过度思虑导致的疾病等。情志相胜的一般规律是悲胜怒、恐胜喜、怒胜思、喜胜悲、思胜恐。有关情志相胜法在临床上的运用，历代医书中有不少记载，实践证明，它是一种能够使患者身心得以康复的有效方法。

【开导法】是医生通过语言，就与疾病有关的各种情况，对病人作耐心地解释，给予鼓励、保证等，以此调动各种积极因素，增强病人与疾病作斗争的能办与信心，最终达到康复目的的一种方法。

由于患者的病态心理十分复杂，开导法的具体形式也就多种多样。解释，是向患者剖析疾病的因果及可能出现的转归，目的是让病人对所患疾病有正确的认识，解除顾虑，不胡思乱想。鼓励，可以使患者精神振作，消除低落、悲观的情绪，树立战胜疾病的信心。保证，是医生以科学的态度，十足的信心，承担许诺，担负责任，以帮助患者消除疑虑、忧愁。疾病过程中患者表现出的共性或个性的心理特征，是决定开导法具体形式和内容的主要依据。《灵枢·师传》"告之以其败，语之以其善，导之以其所便，开之以其所苦"的论述，就是根据患者共有的求生的愿望来进行说理开导的。即告知病者疾病之所害；向患者讲明遵从医嘱，积极治疗，树立起战胜疾病的勇气和信心的重要性；告诉病人调养和治疗的具体措施；给病人以安慰和热情关怀，减轻和消除其心理上的压力。这一论述，对康复医疗具有重要的指导意义。

【顺情法】是医生针对病人不同的心理状况，采用适当的方法，顺其心情而调之，使患者得到满足，感到喜乐，从而达到消除其形神损伤目的的一种方法。

情志疾病，有不少是与情或物的得失有关。对于这类病人，如果其需求是正当合理的，或者是非原则性的，在查明原因的基础上，医生或家属尽量设法给予满足，往往能收到良好的效果。如某些气度较小的人或性情乖戾的老年人，常因非原则性的"是"或"不是"，"应该"或"不应该"，"我的"或"你的"等问题郁郁不乐，忧思成疾，此时，顺其心意，投其所好，就是一种较好的愈病方法。另外，对某些容易郁气内结，情绪亢奋的患者，顺势利导，任凭或鼓励其痛哭，有利于消散内郁之结气，消除亢奋的情绪，比其他可能导致其心情压抑的方法收效好。《戒庵老人漫笔》说："顺气为药，顺情为机，顺时为剂。"该书中载有不少借顺情法以促使病人身心康复的例子，从一个侧面反映出顺情法的临床实用价值。

【暗示法】是医生通过语言或行为，让病人（受暗示者）接受并相信其说理或所做之事，借此影响到病人的心理及生理功能，从而促进患者身心康复的一种方法。

暗示法是一种重要的心理疗法，在康复医疗中，对不少疑难病证，常可收到意想不到的效果。如《素问·调经论》有如下论述："按摩勿释，出针视之曰，我将深之，适人必革，精气自伏，邪气散乱，无所休息，气泄腠理，真气乃相得。"即医生在行针刺治疗时，结合暗示，使病人集中注意力，从而提高针刺的疗效。又如《儒门事亲》记载，一位姓庄的医生治以喜乐之极而病者。庄切其脉，为之失声，曰："吾取药去。"数日更不来，病人无意中受到暗示，认为医生不来，是因自己患了不治之症，从此悲伤不已，没想到疾病却不知不觉好了，问其缘故，庄引《素问》曰："惧胜喜也。"庄医生有效地结合运用了情志相胜法和暗示疗法。

暗示法按性质分，有积极性暗示和消极性暗示；按形式分，有他人暗示和自我暗示。康复医疗中的暗示法，大多采用积极性的他人暗示。

借助语言进行的暗示，称为直接暗示。借用事物进行的暗示，称为间接暗示。在康复医疗中，两种暗示既可单独运用，也可结合运用。

暗示疗法，可在觉醒状态下进行，也可在催眠状态下进行。觉醒状态下的暗示容易施行，最为常用；催眠状态下的暗示有一定难度，较少使用。但是，在催眠状态下，病人的大脑皮层处于抑制状态，处于明显受支配地位，遗忘的经验可能再现，压抑的情感可获得释放，流露的想法较真实，医生的言语刺激（安慰、保证等）具有较强的力量，因而效果较好。使病人进入催眠状态的方法大致有三种：用药物诱导催眠，言语诱导催眠，用单调重复的声响（如滴水声等）诱导催眠。

【行为法】又称行为矫正疗法或行为心理疗法。它是根据学习的理论和奖惩的原则，对患者进行反复训练，进而达到矫正其不良行为或恢复其功能障碍目的的一种方法。

病态行为及某些功能障碍是在生活中，特别是在心理创伤的体验中逐渐经条件反射固定下来的。因而，通过再学习，形成新的条件反射，就能够纠正病态行为或恢复功能障碍，促使身心康复。

详细了解病人异常行为或功能障碍产生的原因，是正确施行行为疗法的基础，而向病人说明治疗的意义，寻求病人的积极配合，根据行为改变或功能恢复的情况随时调整治疗方案等，则是有效地行使行为疗法的前提。

行为疗法在具体施用过程中，内容丰富，名目繁多，但归纳起来主要有两大类。

第一，不需要仪器设备的行为疗法。如系统脱敏法、厌恶法、奖励法、行为指导法、模仿法等。各种方法既可单独使用，也可联合运用。

第二，需要借助仪器设备的行为法，即通过各种仪器，让病人看到或体会到本来看不到或意识不到的体内的生理变化和脏器活动情况（如血压波动、温度上升、血管收缩、脑电波形等），并使之学会如何控制这些变化与活动，使其维持在理想的水平上。

2. 适用范围

以情志损伤为主引起的各种病症，如焦虑症、恐惧症、抑郁症、强迫症、各种神经官能症等，是调摄情志康复法的主要适应证。但由于各种伤残疾病、功能障碍性疾病（如性功能障碍、口吃、血管性偏头痛、儿童行为障碍等）以及众多的慢性病，都可不同程度地导致异常情绪的产生，所以调摄情志康复法也可结合其他各种治疗方法，广泛地运用于临床各科疾病的康复。

3. 注意事项

（1）调摄情志康复法中各种具体方法的选择运用，须根据患者个人经历、文化程度、性格特征、兴趣爱好等的不同来决定，避免方法不当，或太过、不及。

（2）要掌握好施行具体方法的时机和延续时间。如应该事先给予预感的，不突然进行，该突然进行的，不事先给予预感；情志相胜法的治疗时间一般不宜延续太久，顺情法往往需较长时间的重复进行等。

（3）调摄情志康复法常需与其他康复方法（如娱乐法、色彩疗法、针灸康复法等）结合运用。在家进行康复的，要取得病人家属的配合。

（4）在用本治疗方法缓解病情之后，须尽快让病人重建生活乐趣和积极进取精神，注意巩固疗效，避免旧病复发。

（六）娱乐康复法

娱乐康复法，是指利用各种形式的娱乐活动，调节病人的神情，锻炼病人的形体，促使其身心康复的一类方法。

娱乐康复法的方式可分为二种：一是让患者观赏各种文娱表演，娱耳目、乐心意，借以调畅病人的情志，并通过调神以全形。二是让病人亲自参与各种娱乐活动，诸如吹拉跳唱，琴棋书画等，以此养心怡情，锻炼体魄，促进气血的运行。

娱乐康复法亦具有调畅情志的作用，与调摄情志康复法之间存在着较为密切的关系。但娱乐康复法是以日常生活中的各种娱乐形式为主要手段，具有浓厚的生活气息，较之以说理，行为或某些事物为手段的调摄情志康复法更为自然，更易为病人所接受，而且，不少娱乐康复法还可锻炼形体，有利脏腑气机调畅和肢体气血的运行。不过，娱乐康复法在对患者心理的影响程度和对疾病的针对性等方面，又不如调摄情志康复法。

音乐疗法属娱乐康复法的范畴，但因其内容较为丰富，理论较为系统，故列专节进行讨论。

1. 常用方法

【舞蹈疗法】本疗法可以是让病人有选择地观看舞蹈，欣赏优美的舞姿，舒畅情怀，但主要的还是组织患者参与舞蹈活动，陶冶神情，锻炼形体。

舞蹈的种类很多，具体应用时，应根据患者病情、年龄、兴趣等特点，选择或编排与之相适应的舞蹈形式和动作，如迪斯科、探戈、伦巴、华尔兹以及各种民族舞蹈等。就舞蹈本身的特点来说，一般迪斯科要求头、胸、腰、胯、腿、手等各部位都要有节奏地扭动，而且要求全身动作协调，节奏明快，兴奋感强，活动量较大，跳迪斯科可使人充满活力，热情奔放；探戈舞要求步伐稳健，动作敏捷，幅度较大，稍带摇荡感，活动量也较大，探戈舞情趣高雅，使人意气风发；伦巴动作柔和，旋律活泼，感觉优雅，给人轻松愉快之感，运动量较小，民族舞一般多有旋转及关节动作，旋律活泼、幽美、运动量中等。

舞蹈疗法，应以集体室内活动为主，以便于指导和看护。除音乐外，跳舞时，最好配以适宜的灯光色彩。

【书画疗法】是指通过书法或绘画练习以促进康复对象身心康复的一种疗法。练习书画，是一种集肢体活动和全身气力于笔端的艺术劳动，它要求运用指力、腕力、臂力甚至腰力，类似于轻微的体育活动和体力劳动，有助于舒筋活血，贯通血脉。进行书画活动，要求凝神贯气，认真思索，呼吸调畅，与打太极拳、练气功相似，具有"心静"、"体松"、"用意"等特点，可修身养性，防病治病，书画作为一种艺术，还可调节情趣，丰富生活，灵心益智，使人精神愉快，有利于医治各种心理创伤。

书画的内容较为丰富，如书法中有楷书、隶书、行草等；绘画中有水粉画、国画、油画等，在进行书画疗法时，可根据病人的情趣灵活选择。就书画本身来说，一般认为楷书、隶书可除烦躁、宁心神，行草可激情旺志；绘画除了所画的内容（如山水、花鸟、人物等）不同对人的情绪影响有一定差异外，不同色彩对人的影响也不尽一致（详见色彩疗法）。

【垂钓疗法】是指通过钓鱼活动，让患者借钓鱼为乐，以促进身心康复的一种疗法。钓鱼，要求凝神静气，精诚专一，既无思虑之患，又无形疲之忧，加上环境的选择，应该是空气新鲜、宁静幽雅之处，所以具有较好的调神爽身，积思生智的作用。

垂钓时间的长短，可根据个人情况灵活决定，但一般不宜太长。垂钓时，一定要注意体位的舒适。康复适应证患者外出钓鱼，一般应结伴而行，有条件的应有医护人员相随，以便相互照顾和看护。

【琴棋疗法】是通过弹琴、弈棋以怡情畅志，练习指掌，进而促进身心康复的一种方法，弹琴疗法具有锻炼指掌灵活性，锻炼听力的作用，操作时的神情专一，又可调节情志；如果具备了一定的技巧，还能从中获得优美的音乐享受。琴具的选择应根据患者的兴趣和身体状况等灵活决定，一般弦乐乐器较为轻巧，键盘乐器较为笨重。对不能或不喜欢弹琴的病人，可以刺绣、雕刻、编织等代之。弈棋疗法，可使病人心神集中，杂念尽消，随着棋子起落，神情有弛有张，对病人的情绪有较好的调节作用，有助于患者消除郁闷、孤单等不良情绪的干扰。下棋还是锻炼智力的好方法，经常进行此活动，可逐步叩开智慧之门，提高独立思考的能力。对康复对象施以弈棋疗法，必须强调不得过于计较输赢之理，持续时间也不宜过长，要注意适当的休息，避免耗神太过。

2.适用范围

娱乐康复法，可以怡心志、畅神明，也可练形体、行气血，因而在康复医疗中，运用十分广泛。一般各种病残伤残患者以及内、外、妇、儿、五官等各科的慢性病，都可根据病情不同灵活选用。

3.注意事项

（1）较重的高血压病、冠心病、胃下垂、糖尿病等患者，不宜进行运动量大的娱乐活动，如舞蹈等。

（2）施行各种娱乐疗法，要注意适可而止，不可因此而导致过度的神劳、体劳。

（3）要详细分析患者的病情、体质、性格、喜爱等各方面的不同特点，以此作为选择不同娱乐方法或同一方法不同类型的依据，不可机械从事，千篇一律。

（七）自然康复法

自然康复法，是广泛利用存在于自然界中的自然因子，以促进病人身心康复的一类一方法。

人是自然界中的生物之一，各种自然因素在极大的程度上影响着人体的生理和病理过程。人类要维持其正常的生命活动，避免病邪的侵害，消除疾病的影响，不仅需要积极地去适应自然环境的变化，而且还应有选择地利用一切有利的自然环境因素，以帮助人类祛病延年。

当前，随着医学模式及疾病谱的转变，利用自然环境因素以防病治病，已成为未来医学的显著特点和发展趋势。中医康复学在天人合一整体观的指导下，应合时代的需求，在自然康复法的应用及发展方面，蕴藏着无限的生命力。

自然康复法所以能促使疾病康复，主要是借助了物理及化学等因素的作用，但它是纯自然因素的利用。因此，一些取材于自然界，但带有较大人工因素的理化疗法和药物疗法。

1. 泉水疗法

泉水疗法，是通过沐浴或饮用泉水以促使疾病康复的一种方法。

我国地大物博，是世界上泉水资源较丰富的国家之一，具备了广泛开展泉水疗法的良好条件。泉水除了极少数不宜用于饮疗或浴疗外，绝大多数都具有一定的医疗价值，由于泉水中所含物质、气体或温度等的不同，其医疗作用亦略有差异。

（1）常用分类法：因为泉水的成分和性质极为复杂，所以泉水的分类方法及标准很不一致。我国常用的分类方法有以下几种：

以所含化学成分分类：根据泉水中含有的元素的种类和数量对泉水进行分类，一般是以泉水中的六种主要离子（碳酸氢根、硫酸根、氯、钠、钾、镁），三种气体（二氧化碳、硫化氢、氡）及某些活性微量元素（铁、砷、碘、溴等）为其认识的基础，如氡泉、碳酸泉、硫化氢泉、碳酸氢钠泉、硫酸钙泉、铁泉、碘泉、硅酸泉、淡泉等等。

以温度分类：具有一定的温度，这是泉水所以能用于康复医疗的重要因素之一。根据温度的不同，可以将泉水大致分为五类：冷泉（25℃以下）、微温泉（26～33℃）、温泉（34～37℃）、热泉（38～42℃）、高热泉（43℃以上）。

以酸碱度分类：根据泉源处测定到的 pH 值，大致将泉水分为七类：强酸泉（pH 值 2 以下）、酸性泉（pH 值 2～4）、弱酸性泉（pH 值 4～6）、中性泉（pH 值 6～7.5）、弱碱性泉（pH 值 7.5～8.5）、碱性泉（pH 值 8.5～10）、强碱性泉（pH 值 10 以上）。

按以上的分类方法进行分析，我国的泉水性质有如下一些特点：

①矿化度低〔矿化度：水中离子、分子和各种化合物（不包括气体）含量的总称〕。

②温度高。一般在 42℃以上，有高达 70℃以上甚至 100℃的。

③含氟量高。多在 1.0mg/L 以上，不宜长期饮用。

④多属单纯性温泉。

⑤酸碱度（pH 值）高。

（2）作用原理：中医学认为，可供饮用的泉水，大多性味甘平，具有补养之功。它既可调和脾胃，滋阴清热，又是人体生命活动的物质基础——气血津液赖以滋荣的源泉；可作浴疗用的泉水，则具有温经通络、调畅气血、舒畅情志、解毒消肿、杀虫止痒等功效。如《本草纲目》说："教患疥癞风癫杨梅疮者，饱食入池，久浴得汗乃止，旬日自愈。"《水经注》说："大融山石出温汤，疗治百病。"现代医学认为，泉水的医疗作用主要是通过药物化学、水温、静水压力以及水浮力等因素来实现的。

药物化学作用：泉水中的阴阳离子、游离气体、微量元素及放射性物质等，可不断刺激体表和体内感受器，进而通过神经体液的作用，改善机体各系统的调节功能，消除病理影响，促进了机体的康复。

水温作用：水温既可刺激皮肤神经末梢感受器，通过中枢神经影响全身各系统的功能；又可刺激皮肤，使其产生某些化学物质如组织胺、乙酰胆碱等，对血液循环、新陈代谢、肌肉活动等产生良好的影响。在饮疗中，则可影响胃的蠕动（一般冷饮可增强胃蠕动，热饮可减弱胃蠕动），改善病理状况。

静水压力作用：泉水对水平面下的机体所形成的压力，可影响到血液的再分配，改变人体的胸、腹围，进而调整心血管系统及呼吸系统的功能。

水浮力作用：由于泉水有较大的浮力，在池中泉浴，可使肢体活动变得轻便省力，极有利于各种运动功能障碍的患者进行锻炼。

此外，泉水的酸碱度还可对胃液的分泌以及血液和尿的性质构成影响。在康复医疗中，针对不同的疾病，选择适宜酸碱度的泉水进行饮疗，也能收到较好的效果。

（3）常用方法及其运用：利用泉水来促使疾病康复，方法有很多，如浴疗、饮疗、含嗽疗、吸入疗、肠浴疗等等。但最常用的是浴疗法和饮疗法。

①浴疗法及其应用：浴疗法多数是在澡盆或浴池中浸泡，但也可采用淋浴、喷浴、敷浴等方式。浴疗部位当根据病情而定，常用的有：

全身浴：仰卧澡盆或浴池内，浸至乳头水平。浸泡时间随病情需要及身体状况而定。短时热浴者，水温在42～45℃之间，入浴几分钟即出浴，休息片刻，再入浴，反复2～3次，时温浴者，水温在35～37℃之间，时间可1～3小时不等，一般以出汗为度。多用于各种皮肤病、关节痛、腰痛、瘫痪、痿证、失眠、眩晕、郁证等。一般38℃左右的温水浸浴具有镇静、缓解血管痉挛等作用；42℃左右的热水浸浴则具有兴奋、增强新陈代谢等作用。

半身浴：坐在澡盆或浴池内，下半身浸入水中，水面平脐或平腰，上半身用大毛巾盖好，以防受凉。水温一般在38℃左右，也可视病情采用冷浴、热浴等不同方法。根据水温及按摩强度的不同，具有兴奋、强壮、镇静的作用。30℃以下水温结合用力摩擦皮肤，有较强的兴奋作用，可用于治疗神经衰弱、抑郁症等；36℃左右水温结合较有力的摩擦，有较好的强壮作用，主要用于体质虚弱、久病恢复期等病人；39℃左右水温结合轻微按摩有镇静作用，可用于失眠、烦躁不安等患者使用。此外，半身浴还可用于腹腔、盆腔炎症、痔疮、下肢损伤等疾病的康复。

坐浴：坐于"坐浴盆"里，将臀部、骨盆及大腿上部浸入泉水之中，水温一般在40℃左右，浴15～20分钟，保持水温，上身及下肢注意保暖。此法能改善骨盆部及相应内脏的血液循环，促进炎症产物的吸收，缓解疼痛，并有一定的镇静、催眠作用，常用于直肠、前列腺、膀胱、肛门、生殖器炎症以及失眠、烦躁不安、头痛等症的康复。

足浴：将两足浸入泉水之中，要浸过踝关节，水温40～45℃之间，浸15～30分钟，保持水温。足浴可增进足部血液循环，减少头部充血，适用于早期高血压、头痛、眩晕、失眠等症，也可用于治疗足部关节病变、关节扭伤等。

②饮疗法及其应用：饮疗法，又称饮泉疗法。它主要是依靠药物化学、温度、渗透压等作用来达到康复目的的。作饮疗用的泉水，可冷饮，也可加热饮，还可用于煮菜、

煮食品等。

冷饮法：取新汲冷泉水适量（以自觉舒适为度），空腹或饭后片刻饮用，一日2～3次，一日量最多不超过1500mL。泉水冷饮法有滋阴、解毒、通淋、通便等作用，常用于消渴病、慢性胆囊炎、习惯性便秘、关节疼痛、淋证等。

热饮法：将泉水煮沸、待温饮用，饮入量也以自觉舒适为度。服法同上。具有较好的温阳、疏郁等作用，可用于中焦虚寒诸证、慢性肝胆疾病、寒性头痛、风湿痹痛等。

③注意事项：

a. 老年、体弱、低血压、高血压病人的全身浴，水温不宜过高，时间不宜过长。内脏有较重宿疾、常发心悸、怔忡者忌用长时间温浴。

b. 浴疗过程中，应注意随时观察病人的脉搏变化及其他耐受情况。若浴中病人脉搏超过120次/分，或出现头痛、眩晕、心悸等症状，应停止浸浴。

c. 禁止空腹或饱餐后立即入浴。浴后要注意休息，并避免受凉。

d. 饮泉水与服药一样，必须在医生的指导下进行。

e. 饮疗，一般是"就泉饮之，新汲为佳"，时间过长，会因泉水有效物质的丧失（如气体）或变质而影响到疗效的发挥。

f. 饮疗法一般以3～6周为一疗程，若须再用，最少间隔一周左右。一年内不宜超过三个疗程，避免破坏体内酸碱平衡，导致电解质紊乱。

g. 一般饮泉以空腹饮用最好，若稍有不适，可喝少许温茶或咖啡，但铁泉、碘泉、砷泉等应饭后饮用，以防刺激胃粘膜，睡前不宜饮。

2. 空气疗法

空气疗法是有效地利用自然界中的新鲜空气，以促使患者身心康复的一种方法。

在高山、森林、海滨、瀑布旁、喷泉边等良好的自然环境，由于日光、雷电的作用，产生出大量的负离子（也称阴离子），加上少有灰尘、废气，空气十分清新。经常在这样的环境中慢跑、散步或练太极拳等，有利于体内"呼而出故，吸而入新"的代谢过程，起到调养五脏，祛病延年的作用。

经常大量地吸入新鲜空气，可使人感到头脑清新、胸境开畅，还可消除疲劳，另外，由于自然环境与人体皮肤间存在着湿、温差，在良好的自然环境中锻炼，空气中的湿度、温度及其流动，对机体有一定的刺激作用，天长日久，即可提高人体对寒冷和炎热的适应能力，改善血液、神经、呼吸等系统的功能，进而促使疾病得以康复。

（1）常用方法：

空气吸入：在空气清新的自然环境中慢跑、散步或做健身操，以充分地吸入新鲜空气。体力较好者，可在运动之后再做深呼吸运动；体力较差者，可在散步后或在通气良好的室内做深呼吸运动。做深呼吸运动时，上肢应随吸气而上举、外展，然后随呼气面向下、内收，借此尽量扩展胸部，加深呼吸程度。

空气浴：在空气良好的自然环境中，尽可能地裸露肌肤，接受外界空气中温度、湿度及其流动的刺激，裸露部位的多少，要因人而异。体质较好者，可只穿背心、短裤进行空气浴；体质较差者，可逐渐减少衣着，直到穿背心、短裤。

空气吸入和空气浴常可结合运用。一般多在作适当的体育运动和深呼吸运动时，尽量裸露皮肤做空气浴；而在暴露皮肤进行空气浴时，也尽量做深呼吸以进行空气呼入。

（2）适应范围：空气中的负离子可加强神经系统的调节功能，加速脑组织的氧化过程，增加肺活量，改善血液循环；空气浴也能促使心肺功能和神经系统功能的改善。因此，空气疗法广泛用于血管、呼吸、神经以及消化等系统的疾病，如头痛、眩晕、失眠、咳喘、心悸、胃脘疼痛等。

（3）注意事项：

①空气疗法以清晨进行为好。

②进行空气浴，时间应从少到多，衣服应逐渐减少，可配合做一些体育活动。冬天做空气浴，常须事前做一些准备，如运动、擦热皮肤等，穿衣多少以不出现寒战为度，时间一般不超过5分钟。

③大风、大寒天气，一般应停止空气浴；有外感发热或正出血者，不宜脱衣行空气浴。

3. 日光疗法

日光疗法，又称日光浴，是指在阳光下沐浴，利用太阳光的照射，以促进病人身心康复的一种方法。

接受日光照射的方式有两种：一是在日常生活、生产和体育活动中自然地接受照射；二是在医生的指导下，对治疗场所、治疗部位有选择地进行的专门照射。日光疗法主要是指后者而言。

曹廷栋说："日为太阳之精，其光壮人阳气。"接受自然界之"真火"——阳光的照射，可以温壮人体的阳气，增强机体抗御疾病的能力。由于督脉行于脊背正中，总督一身之阳，并下出会阴，入脑贯心，所以一般认为日光疗法以背晒方式最佳。背日而照，直补督脉之阳，进而可起到调节全身脏腑组织器官功能的作用。

日光是由紫、蓝、青、绿、黄、橙、红七种可见光线和紫外线、红外线两种不可见光线构成，尽管不同光线对人体的作用不尽相同，如红光有兴奋作用，蓝光有抑制作用；红外线有加热作用．紫外线可促进钙磷的吸收等，但从总体上看，日光可刺激神经末梢、调节神经系统的功能；可促进血液循环、加速新陈代谢，调整心血管、呼吸等系统的功能，进而提高机体的抗病能力。此外，阳光还可振奋情绪，使人心情舒畅，消除抑郁。

（1）常用方法：

全身日光浴：患者多取卧位，将全身置于日光之下。衣着当根据季节气候及病人体质而定，总以尽可能暴露肌肤为好。为使身体各部都能得到照射，应不断变换体位（一般将身体分为前、后、侧三区，轮流照射）。每个部位照射时间的长短，以自觉有热感为度。

局部日光浴：患者取卧位或坐位，将身体一定部位如上肢、背部、胸腹部、下肢，甚或某个关节分别置于阳光之下，选择或分段进行照射。照射的时间也以自觉有热感为度。

日光疗法，时间以上午8～11时，下午2～5时为好，场所应是空气清新、洁净安宁之处，如湖畔、海滨、旷野、庭院、阳台或室内近窗处（打开窗户）等。治疗时间的长短，应根据季节气候、病人的病情、体质等不同灵活制定，一般应由短到长，逐渐增加。日光疗法常与游泳、泉浴等治法结合应用，多在日光浴后休息几分钟，然后下水游泳或进行泉浴。

（2）适应范围：日光疗法广泛运用于阳虚气弱，精亏失养所引起的各种病症，如腰膝冷痛、久咳喘息、眩晕、健忘、失眠、脘腹冷痛、遗精阳痿、小儿佝偻、智能低下等。其他多种慢性久病，如贫血、肥胖病、慢性胸膜炎等等，也可运用。

（3）注意事项：

①头部一般不宜进行月光浴。在进行日光浴时，可用白布或草帽遮盖。眼睛不宜受阳光照射，最好戴上太阳镜。

②在施行日光疗法过程中，若出现心慌、眩晕、恶心、失眠、食欲不振或全身不适者，应暂时停止治疗。

③作日光治疗，一般忌暴晒、久晒。进行日光浴，思想要集中，不宜看书、抽烟等。

④不宜在空腹时或饭后立即进行日光浴。冬季老年人及体弱者在进行日光浴时，要注意保暖。有发热症及体质太弱者，不宜行日光浴；出血性疾患、严重的心血管疾患、活动性肺结核及尿毒症患者禁止做日光浴。

⑤浴后应注意休息和多饮水，有条件者可用温水沐浴。

4. 泥砂疗法

泥砂疗法，是将具有治疗作用的泥或砂敷于病变部位或敷盖全身，以促使病人身心康复的一种方法。

该疗法所用的泥砂种类很多，如淤泥、矿泥、腐泥、煤泥以及河砂、泉砂、磁砂等。其中除腐泥、煤泥外，其他均为临证所常用。

中医学认为，泥砂也有性温、性凉的不同。温热（或加热）者具有温阳散寒、行气活血、祛风除湿的功效，寒凉者则可清热解毒。另外，泥砂疗法还具有按摩作用。

现代医学认为，淤泥及矿泥中含有多种矿物质、有机物质、气体、少量放射性物质和内分泌物质、抗菌物质等，因而具有较强的化学刺激作用，可调整并改善呼吸、循环、神经、内分泌等系统的功能，增加细胞活力，促进新陈代谢。泥砂类物质有一定的重量，涂上人体后，对人体组织产生一定的压力，加上泥砂微粒对皮肤的摩擦作用，可形成一种机械刺激，促进血液和淋巴的循环。此外，泥疗一般还具有保温作用（热的对流性极小，冷却非常慢），可加速局部血液循环、促进新陈代谢，改善局部组织的营养供应，有助于组织器官功能的迅速恢复。天然泥疗，因为都在日光下进行，故除了温热、化学、按摩等作用外，还兼有日光疗、空气疗的综合作用。

（1）常用方法：

全身泥疗：病人取卧位，将天然或经加热的温热泥砂（一般为40～50℃）敷盖于全身，只露出头部。每日1次，每次30分钟左右。之后用温水将泥或砂洗净。

局部泥疗：根据病情需要，病人取合适体位，将具有一定温度的泥砂或冷泥直接作局部敷盖，也可将准备好的泥土涂在胶布上，做成泥饼，贴敷于某一部位或穴位，时间同上，之后用温水洗净。

（2）适应范围：泥砂疗法可用于各种风湿痹痛、肌肉肿痛、外伤后遗症、腹腔内粘连、多种神经系统疾病、头痛、失眠以及慢性腹痛、泄泻等。

（3）注意事项：

①所用泥砂温度要适宜，防止过热烫伤皮肤。

②皮肤有破损溃烂者，不宜施行泥砂疗法，以免感染。

③有发热、出血倾向以及心肾功能不全、甲状腺机能亢进、活动性肺结核等患者，禁用泥砂疗法。

5. 森林疗法

森林疗法，是利用空气清香，优美宁静的森林环境，以促进病人身心康复的一种方法。"山村深处，固是佳境。"森林之内，绿叶繁茂，花香鸟语，空气新鲜，环境宁静，是促使心绪平静，消除疲劳的理想场所。冬天林内温度高于林外，夏天林内温度低于林外，气候平稳宜人，优美舒适，极有利于培养正气，增强体质，祛病延年。

在阳光的照射下，森林能吸入空气中的二氧化碳，对空气中的灰尘、粉尘及二氧化硫等工业源有机毒气有良好的过滤和吸收作用，同时，森林又呼出大量氧气，可分泌萜稀物质之类的杀菌素，又是奇妙的阴离子发生器，因此，森林中的空气十分清新。森林还可散射声波，是不可多得的噪音消声器；森林的绿色对人的大脑、视网膜具有调节作用，可使皮肤温度有所降低，心跳略略变慢，让人感到心情舒畅，头脑清晰。

（1）常用方法：一般是到位于森林中的康复机构或疗养院生活一段时间，同时配合进行适当的治疗和锻炼，根据疾病的种类、病情的轻重、病人的体质、爱好等不同，居住于森林中的时间可长可短。短的可10～15天，长的可3～5年。在施行森林疗法期间，患者应该在医生指导下，详细地安排好每天的生活日程，对睡眠、饮食、娱乐、运动的时间和量等，都拟定具体的计划并严格遵守。只有在森林环境中生活一段时间；在得到良好休息的基础上，动静结合，注意生活有规律；养成良好的卫生习惯等条件都得到落实，才能算森林疗法的真正实施。

（2）适应范围：森林疗法可较大程度地影响到人的情绪、心跳、血压、呼吸等，因而可广泛用于小血管系统、神经系统、呼吸系统、内分泌系统以及消化系统的慢性疾病的康复。森林中分泌出的杀菌素（如萜稀物质），经肺吸入后，具有较好的镇静、消炎、止咳、解痉、祛痰甚至抗癌作用，因而也可用于相应疾病的治疗。

（3）注意事项：

①森林疗法是多种手段的综合实施，因而不可长期卧于室内，过于安逸。

②治疗期间，应丢开日常工作及其他琐事，让身心得到充分的休息。

③定期作健康检查。

6. 岩洞疗法

岩洞疗法，又称洞穴疗法，是利用岩洞（或其他洞穴）内的特殊气候和环境条件，以促进病人身心康复的一种方法。

中医学利用岩洞防病治病，具有悠久的历史，如唐代推崇居住"石室"养生延年，即"洞府养生法"。北魏到北宋，宣武帝为治疗"斑烂皮肤病"，人工凿石为洞达2100个，至今尚存"药方洞"遗址。《本草纲目》中亦有"医置山穴中"的记载等。认为岩洞内幽静清雅，能使人精神安宁，心志怡悦；洞中冬暖夏凉，寒暑变化小，有利于防寒避暑，保养正气，恢复病体。

岩洞内尘埃及有毒微生物极少，含有大量的负离子，空气新鲜；另外，洞内湿度较高，多数时间温度较低且变化不大，居于洞穴内，可明显改善大脑皮质、植物神经系统及各器官的功能，使人心情舒畅、思维敏捷、血压平稳、食欲增加、易于入睡，还可使鼻部、咽喉部粘膜保持湿润，起到防治疾病的作用。有些洞穴因地质结构的差异，空气中还含有人体所需的微量元素如铁、锌、铜等，吸入这些微量元素，有助于体内形成各种酶、激素和维生素，增强机体的免疫功能。

（1）常用方法：可将病床设置于洞内，让病人住宿，每天有3～5次洞外活动，并配合其他治疗及锻炼；也可白天去洞内，各种治疗和锻炼在洞中进行，晚上仍回到室内住宿。洞内滞留时间的长短，应因人而异。

（2）适用范围：广泛用于多种心脏病、高血压病、神经衰弱、消化系统和呼吸系统慢性疾病、多种皮肤顽疾的康复。

（3）注意事项：

①洞内须保持清洁、安静。

②神志异常及严重神经衰弱的病人，不宜与其他病人同住。

③风湿性疾病患者，一般不宜进行岩洞疗法，或不宜在洞内滞留时间过长。

④对有特殊地质结构的洞穴，要有选择性地应用。

（八）其他康复法

在中医康复医疗实践中，有一些康复方法，虽然其取材及手段与自然界密切相关，但却含有较大的人力因素。现将这类疗法列入本节中介绍。

1. 色彩疗法

色彩疗法，又称颜色疗法。它是利用不同的色彩，通过人的视觉器官，对人体起一定的调节作用，进而促进病人身心康复的一种方法。

根据五行学说的基本理论，青、赤、黄、白、黑五色各有其脏（腑）所属，即白色入肺、赤色入心、青色入肝、黄色入脾、黑色入肾。色彩疗法，一方面可以利用不同的颜色，分别调整相应脏腑的功能，如用青（蓝、绿）色疏肝解郁，用黄（橙、茶）色培益脾土等，另一方面可根据五行生克理论，通过调配不同的颜色，以调节五脏之间的失衡，如脾虚者用青色以抑其肝郁之强；肝虚病证，可用黑色补其母，以滋水涵木等。

不同的颜色，可以对人体产生不同的影响，它们可像药物一样，用于治疗各种不同的疾病，这已为世界上许多医学家所证实。但是，不同颜色为什么能用于治疗不同的疾病，其原理至今尚未完全明了。有人认为，每一种颜色都能发出一种作为主体的电磁波长，通过神经渠道，作用于大脑下的"松果体"和"脑下垂体"，使之分泌激素影响全身，达到治疗目的。也有人认为，色彩影响到人的情绪，进而对疾病起治疗作用，可能是通过定型性的联想来达到的，人们在生活和生产实践中，长期与自然界和社会中带有不同颜色的各种事物及现象接触，产生出这样那样的感受或感觉，如太阳、炉火产生大量热量让人感到温暖，而它们呈红色；月光使人感到清冷、静谧呈白色；森林、海洋让人觉得心胸舒畅呈绿、青、蓝色；婚喜事欢乐、激动用红色；丧亡哀事悲痛、抑郁用黑色、白色等等。天长日久，这些事物或现象与颜色之间的一定关系，很自然地在人的头脑中形成定型性联想，当人们再次接触到这些不同的颜色时，就会条件反射地产生不同感觉，引起不同的情绪及生理变化。

（1）常用方法及其运用：

冷色法：青、蓝、紫、绿色为冷色。治疗时，可选其中一色、二色或多色。冷色可使人感到清凉、宁静、优雅、沉着，并能给人以幻想，具有解热、镇静、定神等功效，可用于阴虚阳亢、种情过激引起的病证，如长期低热、咳血、吐血、烦躁、失眠、心慌、易怒以及狂证、癫证、惊恐证等。

暖色法：红、橙、黄色为暖色。治疗时，可选一色或多色运用。暖色能使人感到温暖、快乐，可激发人的朝气，使人热情、活泼，具有散寒补血、行气化淤，令人兴奋等功效，常用于各种慢性虚寒性病证、气血不足证、神情抑郁证以及痰饮淤血阻滞等证。具体病症如头疼、眩晕、耳鸣、心慌、胸闷、咳喘、胁痛、脘腹痛、嗜睡、痴呆、痿软等等。

黑色法：黑色可以给人严肃、哀痛、暗淡等感觉，具有宁神、致悲、致恐等特殊作用，常用于治疗过喜、易怒、烦躁不寐等病症。白色除具有与黑色相似的功效外，还可使人产生公正、神圣、超脱的感觉，可用于神情易于激动、更年期综合征等病症。

调色补泻五脏法：即根据五行生克理论，按虚实补泻原则来选色。具体运用时，可将众多的颜色划分为五大类，即红色类、青色类、黄色类、白色类、黑色类。对大致相近、深浅不同的同类颜色，一般认为，色浅者为补，色深者为泻。实施色彩疗法，主要从三个方面来进行：一是室内颜色的调配。其中包括墙壁、地面、用具、门窗、陈设、衣被、灯光，甚至医护人员在同病人接触时的衣着颜色等。二是在专门的治疗室内进行"色光浴"。即根据病情的需要，在治疗室内随时打上冷色光、暖色光或其他治疗光线。三是用"颜色仪"，将各种颜色的电磁波放大后，通过电线传导到患者体内产生疗效。

（2）注意事项：

①色彩疗法，无论用什么色调，一般以浅淡为宜。颜色过深，相反会导致异常感觉的产生。如过冷的色调易使人忧郁、苦闷；过暖的色调易使人感到紧张、烦躁等。

②色彩的调和，尽可能准确、明了。颜色过多或杂乱无章，会使人过度兴奋、烦躁。

③色彩疗法的应用，除了以病情为主要依据外，还应考虑到患者的年龄、喜好等其他因素，如儿童喜欢鲜艳生动的色彩，老人喜欢素净的色彩等。

2.音乐疗法

音乐疗法，是用音乐来调节人的性情、协调人体生理功能，从而促使病人身心康复的一种方法。

音乐本是一门艺术，它起源于自然之音响。《吕氏春秋·古乐》说："帝尧立，乃命质为乐，质乃效山林溪谷之音以歌，乃以麋鞈置缶而鼓之，乃拊石击石以象上帝玉磬之音，以致舞百兽。"音乐的一般作用，在于感化，调节人的性情，让人们获得美的享受，即"乐之为务，在于和心"。

音乐与医学的关系相当密切，《灵枢·邪客》篇说："天有五音，人有五脏。"认为五声音阶中的角、徵、宫、商、羽五种不同的音级分别与人体五脏有特定的联系，即肝与角音、心与徵音、脾与宫音、肺与商音、肾与羽音。音乐作为一种养生益寿、防病治病的有效手段，一直受到历代医家的重视，如张子和《儒门事亲》说："好药者，与之笙笛。"把懂得使用音乐疗法的人，看作是擅长治病者。吴师机《理瀹骈文》曰："看花解闷、听曲消愁，有胜于服药者矣。"强调了音乐疗法在防病治病过程中所起到的重要作用。

音乐凭借其节奏、旋律、和声、音响四大要素的有机组合，决定着乐曲松弛（或镇静）、兴奋（或紧张）以及庄严、悲切的不同特性，可唤起人们强烈的感情反应，通过怡情养性，以情制情，促使身心得以康复。音乐具有引起一般情调如镇静、欣喜、凄凉、眷恋等的力量，但不能直接导致特殊情绪如嫉妒、愤怒等的产生。音乐疗法，注重人之整体，可调节情志，调整脏腑功能，促进气血正常运行，并使之协调一致，从而消除心理及身体上的病态，加上情操上的熏陶，哲理上的启迪，极有益于身心健康。音乐疗法所以能防病治病，主要是通过心理作用和物理作用两条途径来实现的。心理作用，是美妙的旋律影响到与情绪密切联系的大脑皮质、丘脑下部、边缘系统以及内分泌系统，改善其功能状态，加强其作用，进而调整了人体内脏组织器官的功能。物理作用,是音响的振动频率、节奏、强度经听觉器官和神经传入人体,与机体内某些组织结构的振动频率相一致,产生共振,使人体内贮存的潜能被激发起来,由静态变为动态。不同的乐曲,因节奏、旋律、和声、音响的不同,可分别起到镇静、兴奋、镇痛以及调整心律和降压等不同的治疗作用。

(1) 常用乐曲种类及其应用:

节奏明快、轻松活泼类:选曲如《喜洋洋》、《新疆之春》、《年轻的朋友来相会》等等。这类乐曲旋律舒展、节奏鲜明、富于动感,具有醒神志、开郁闷、舒畅情怀等功效,可用于抑郁症、多寐症等。

节奏缓慢、优美婉转类:选曲如《彩云追月》、《春江花月夜》、《渔舟唱晚》等。这类曲子节奏舒缓、优美典雅、感情深挚,有宁心安神,顺情除烦的功效,常用于阳盛上扰,心神不宁的失眠、烦躁、头痛、眩晕等症。

曲调低沉、凄切悲哀类:选曲如《二泉映月》、《江河水》、《梁山伯与祝英台》的哭灵片段等等,这类曲子旋律环回萦绕,辛酸凄楚,催人泪下,能收到"悲制怒"的效果,常用于狂躁、易怒、头痛、不寐等情志亢奋诸证。

节奏跳跃、欢快诙谐类:选曲如《回娘家》、《赶花会》、《双合凤》等等。此类乐曲节奏轻巧、旋律动人、生动风趣,能怡情顺志,给人以欣快,喜乐之感,可用以消除焦虑、忧伤、烦闷及紧张的心情。

沉稳有力、庄严雄壮类:选曲如《歌唱祖国》、《在太行山上》、《延安颂》等等。这类乐曲气势豪迈、雄浑壮阔、充满激情,可振奋人的情志,增强信心和决心,使情绪消沉甚至绝望者受到激励和鼓舞。

另外,音乐电疗是近几年发展起来的一种疗法。它将录音磁带中的音乐信号处理、放大后输出,经电极导入人体,改变电流的物理信息为体内的生理信息,起到直接的治疗作用。音乐电流随着旋律的起伏不断变化,形成复杂而有机的调节信息,比其他电疗单调,重复及固定的电子振荡优越,从而能更好地调整气血的运行及脏腑的功能。此法适用于各种神情异常病症、各种慢性痛症、失眠、劳损、痿症等。在进行音乐电疗的同时,如果再用耳机兼听音乐本身,则效果更好。

(2) 注意事项:

①乐曲选择,应以"悦耳"为基本前提,一般忌用狂乱的、不和谐的以及消沉的曲调。

②要认真分析病情,以有关精神情志理论力指导,尽量选用针对性强的乐曲或乐章,即"辨证施曲"。

③应考虑到病人不同的经历、文化素养、兴趣特点等,因人而异,力求选曲客观。

④为了使乐曲发挥最理想的感染力,必须尽可能地让患者了解乐曲在节奏、旋律、和声、音响四大要素组合上的特色,以及作品的时代背景、民族特征、标题含义、作者的创作个性等,以提高病人的欣赏能力。

⑤音乐疗法的施用应有一定规律，一般每日2～3次，每次0.5～1小时。在实施音乐疗法时，应配以相应的色彩、花卉及灯光，创造清雅宁静的，与乐曲特点相适应的环境。

3.香气疗法

香气疗法，主要是通过嗅觉，感受花木或药物的香气以促使病人身心康复的一种方法。

花木及药物的芳香，可以醒脾助运，调畅气血，宁心安神，让病人经常嗅各种香气，使之持续地作用于机体，调节各脏腑组织器官的功能，便可达到康复疾病的目的。

大多数具有特殊香味的花木、草药，通过光合作用，都可从其体内的"油细胞"中分泌出"芳香油"，这种芳香油很容易挥发到空气里，飘散很远。有的花草不含芳香油，但却含有一种"配糖体"，配糖体分解时可散发出大量香味到空气中。由于芳香油的分泌和配糖体的分解，使人借助嗅觉闻到花草浓烈的香味，进而调整神经、内分泌系统的功能，促使疾病向好的方向转变。经大量临床研究发现，香味不同，治疗的疾病也不完全一样。如天竺花的香味可使人镇静、消除疲劳，促进睡眠；白菊花的香味能降低血压；丁香花的香味有较好的镇痛作用；薰衣草的香味对神经性心动过速有一定疗效；香叶天竺葵的香味可以舒张支气管平滑肌治疗哮喘等等。香气对疾病有特殊的治疗效果，这早已被医疗实践所证实，但其具体的作用机理，还有待于进一步研究。

（1）常用方法：

香室法（香园法）：有条件的，可根据病情的不同，在治疗室或庭院内放入具有适合病情香气的花卉或植物，让病人不定时地在室内或院内休息或进行娱乐活动，以经常性吸入一定量的香气。亦可在庭院内种植大量花木，让病人到院内休息或活动，吸入各种香气，这对人体健康也是有益无害的。

香袋法：将具备某种特殊香气的花木或药物研末装入特制香袋，放入贴身衣袋、枕下或床单下，每半月或一个月更换一次。

香枕法：按病情的不同，灵活选用具有独特香气的花木或药物，研末，装入绢袋内，再置于枕内，或直接将花草或药物置于枕内。放置时间，视香气有无及是否潮湿为度。

香瓶法：酌情选择具有特殊香气的花木或药物，研末、装瓶，加盖备用。每日开瓶盖鼻闻数次，或以少许擦手心内用鼻嗅之。

（2）适用范围：香气疗法可用于高血压病、低血压、各种神经官能症、肺结核、习惯性便秘、紧张性头痛、更年期综合征、抑郁症、癔病、失眠症等。

（3）注意事项：

①用走窜性较强的药物，如麝香、冰片、细辛等制作的香袋、香枕、香瓶，孕妇禁用。

②制作香袋、香枕、香瓶时，所用花木或药物种类不宜太杂。
③对花粉或某些气味芳香的药物有过敏史者慎用。

4. 热疗

热疗，是利用热水、炒砂、炒盐、炒豆等物，在人体一定部位进行浴、洗、熨、敷等，以促使病人身心康复的一种方法。

温泉和自然热混、热砂疗法，虽然也同样具有热疗的效果，但它们还有其他物理、化学及生物作用，而且完全来自于自然。

热可祛寒，气血得热则行。热疗的主要作用，在于振奋阳气、温煦脏腑、温经通络、运行气血等。现代医学认为，热疗主要是借助热传导、热辐射两条途径对人体产生作用，因此，热疗所用的物质应该热容量大而导热性差，如砂、盐、豆、石蜡等等。

（1）常用方法：

热浴（洗）法：全身或局部浸浴热水中，或用热水淋浴，使全身微微出汗或局部温暖后出浴。以睡前进行最好。每日2次，每次20～40分钟。

热熨法：将砂粒，或大豆，或盐粒等加热后，装入布包，或将热水盛入热水袋、热水瓶，在病人患部来回移动滚熨。温度以不致烫伤为限，冷则更换。可每日1次，每次20～40分钟。

热敷法：用热水毛巾或加热物质布包敷于患部（不移动），冷即换之。可随时运用。用毛巾浸沸水敷贴患部，称为湿热敷；用盐、豆等炒热布包敷贴患部，称为干热敷。

（2）适用范围：热疗可广泛用于寒性的脘腹痛、腰背痛、四肢酸痛以及痿证、瘫证、痹证、失眠症、慢性头痛、外伤后遗症等等。

（3）注意事项：

①患者应尽量取舒适体位，要注意保暖，防止复感风寒。

②施行热疗前，医护人员应试试温度，避免因温度太高烫伤皮肤，热熨时，注意勿擦伤皮肤。

③热疗后要注意休息。

④有身热、急性炎症、出血、过敏症、皮炎等患者，不宜施行热疗。

5. 冷疗

冷疗，是利用冷水、冰、雪或冷冻石块、玻璃球等物，通过饮用或在病患部位进行浴、熨、敷等，以促使患者身心康复的一种方法。

寒可祛热，血液得寒则凝。冷水、冰、雪等物，其性寒凉，可以清热、止血；其质纯阴，可以保护阴液，因而具有一定的康复治疗作用。

冷疗，一般可使周围神经传导受阻，降低肌肉的张力，能使收缩与松弛的速度变慢；可使组织温度下降，减少周围组织的血流量，使组织细胞的代谢率降低等，因而具有镇痛、解痉、防止水肿等作用，短暂的冷刺激（如冷水浴）对神经系统相反具有兴奋作用，并可增加血管弹性、增加氧气吸入、增强胃肠蠕动等，有助于情绪忧郁患者症状的改善，促进消化吸收，提高机体对寒冷的耐受力，增强机体抗御疾病的能力。

（1）常用方法：

冷浴法：参照泉水疗法中的浴疗法进行。可用自来水、河水、井水等施行全身冷浴、半身冷浴和局部冷浴。

冷饮法：参照泉水疗法中的饮疗法进行。可采用冷水、冰水、雪水等。

冷熨法：取自然或人工冰块、冷石、冷玻璃球，或液氮冷冻探头等，隔着垫物（如毛巾），或直接外熨患处，慢慢移动或轻轻滚动，每日一次，每次20～40分钟。

冷敷法：用冷石、冰袋，或用冷水毛巾直接敷于患处，以物围护，防其移动。每日1～3次，每次20～30分钟。

（2）适用范围：根据方法不同，可分别用于虚热内郁及阳亢上扰之烦躁、头晕、身痛、便秘、消渴、狂证、痹证、肌肉痛无定处、胸腹热痛、热淋以及疣、痤疮角化等皮肤痫。

（3）注意事项：

①空腹、饱食、酒后、疲劳者以及女子月经期不宜进行冷浴疗。

②有严重的内脏疾病者、局部皮肤破溃者不宜用冷疗。

③冷饮法要注意消毒，且不宜在早晨空腹时进行。

④冷疗时，局部皮肤若见暗紫色者，应停止治疗。

⑤冬季要注意保暖，以防感冒。

第三节　中医康复学发展简史

在历史的长河中，中医康复学在历代医学家的不断研究和实践中得到长远发展，其与医家的临床实践密不可分，两者在医疗实践活动中相互补充，为人类健康事业做出了突出贡献。然而在汗牛充栋的古中医书籍中还未发现与康复医学有关的专书。中医康复学的发展概况按照历史发展时期可以分为以下几个阶段：

一、商、周时期

人类在从事生活和生产活动的过程中就总结康复知识。燧人钻木取火，神农氏尝百草而识药性等均与康复学有关。目前从甲骨文中考据，在商朝时期人们就已经掌握了一些康复的知识。例如《山海经》中就记载了多种疾病的名称及其康复治疗的措施。如"有草焉，其状如韭而青华，其名曰祝余，食之不饥"，"爰有嘉果，其实如桃……食之不劳"，"其中有箴鱼……食之无疫疾"。

此外，《周礼·天官》记载，当时的医政制度不仅设有"医师上士二人，下士四人，府二人，史二人，徒二十人"，"掌医之政令，聚毒药以供医事"，还专门设置了

"食医中士二人","掌和王之六食、六饮、六膳,百羞、百酱、八珍之齐",根据四时气候变化不断改变饮食结构,春时羹齐,夏时酱齐,秋时饮齐。并注意食物之间的合理搭配,认为凡膳食之宜,"牛宜稌,羊宜黍,豕宜稷,犬宜粱,雁宜麦,鱼宜菰"。饮食调养是康复的主要手段,《山海经》与《周礼》的记载都说明了早在纪元时期我们的祖先即已积累了相当丰富的康复方面的知识。

二、春秋、战国时期

春秋、战国时期,学术中出现了"诸子蜂起,百家争鸣"的局面,各种学术思想水平都达到了一定的高度。因此康复的学术思想亦应运而生,散见于各家的著作中。据各家的主要论述,可将其归纳为:修身养性、饮食卫生、运动锻炼、起居养生等,它既是病后康复医疗的指导思想和方法,也是养生保健的指导思想和方法。

(一)修身养性

修身养性,是养生康复中调摄精神的重要一环。春秋、战国时期的老子、庄子竭力提倡"返璞归真",并以作为养生康复的指导思想,这对后世的调摄精神法有很大的影响。如老子说:"专气致柔,能婴儿乎?"庄子说:"彼且为婴儿,亦与为婴儿之。"意谓养生者要达到如婴儿那样无欲、无为的境地。他又说:"纯粹而不杂,静一而不变,淡而无为,动而以天行,此养神之道也。"至修身养性,老子还常常告诫人们要"见素抱朴,少思寡欲"。老子还说:"祸莫大于不知足,咎莫大于欲得,故知足之足,常足矣。"这些,当今仍有其现实的意义。孔子亦是非常重视修身的,在《孔子家语》中有:"若夫智士仁人,将身有节,动静以义,喜怒以时,无害其性,虽得寿焉,不亦宜乎?"孔子还说:"君子有三戒,少之时,血气未定,戒之在色;及其壮也,血气方刚,戒之在斗;及其老也戒之在得。"其后的孟子、荀子,在这方面均有精辟的论说。如孟子说:"我善养我浩然之气。"又说:"富贵不能淫,贫贱不能移,威武不能屈,此之谓大丈夫。"培养伟大的人格,树立一身正气。荀子说:"身劳而心安,为之;利少而义多,为之;事乱君而通,不如事穷君而顺……君子贫穷而志广……富贵而体恭……安燕而气血不惰……怒不过夺,喜不过予……君子能以公义胜私欲也。"其核心思想是:陶冶情操,培养公心,克服私心,不管在什么环境中,都要有正确的态度去对待。

(二)饮食卫生

饮食的管理,虽在《周礼》中已有规定,但对饮食卫生,尚无具体说明。后来在《管子》中有原则性的提示:"凡食之道,大充伤形而不臧,大摄骨枯而血沍,充摄之间,此谓和成……老不长虑,困乃邀竭。"孔子对饮食卫生就提得更为具体而明确了。他说:"食不厌精,脍不厌细,食饐而餲,鱼馁而肉败不食,色恶不食,臭恶不食,失饪不食,不时不食,割不正不食,不得其酱不食。"于此可见孔子对膳食方面是非常讲究卫生的,强调所有的食物,不仅要精细,而且要注意色、味,以及必要的调味品,同时也非常重视食物的新鲜和清洁。尤其可贵的是,要求按时进食(不时不食)。食量适中（不多食），"肉虽多，不使胜食气"。对饮酒方面，强调要有节制，不能喝醉。所以他说："唯酒无量，不及乱。"

（三）运动锻炼

关于运动锻炼的养生作用，一般都认为始于华佗，实肇始于子华子。子华子说："营卫之行，无失厥常，六腑化谷，津液布扬，故能久长而不敝，流水之不腐，以其游故也，户枢之不蠹，以其运故也。"其后在《吕氏春秋·尽数篇》中亦有相似的观点："流水不腐，户枢不蠹，动也。形气亦然。"这一认识与伏尔泰"生命在于运动"的论点，实是同一意义。其中说明一条真理，就是人欲得健康长寿，经常性的运动，是不可缺少的。

前人既认识到运动对养生保健的重要，同时在实践中又体会到运动亦不能太过，太过则反会伤身。如孔子就提出："文武之道，一张一弛。"庄子说："形劳而不休则弊，精用而不已则劳，劳则竭。"意谓不论是形体和脑力的劳动，都不可超越限度，不然，便要走向反面。故"劳逸结合"，亦是十分必要的。

（四）起居养生

起居的内容，一般指生活作息，以及居住环境。关于起居养生方面最早提出的可能是孔子所说的"食不语，寝不言"。他还指出不注意生活起居的危害："寝处不适，饮食不节，劳逸失度者，疾苦杀之。"此外《吕氏春秋》亦有具体的说明："室大者多阴，台高者多阳，多阴则蹷，多阳则痿。此阴阳不适之患也。"对穿衣亦重视寒热适度，如说："衣不燀热，燀热则理塞，理塞则气不达。"

以上四方面的有关论述，虽多属于养生的言论，但从康复医疗角度来说，对多数疾病的康复，也是适宜的。在春秋战国时期明显属于康复医疗的论述不多，只有《吕氏春秋·古乐》中有："筋骨瑟缩不达，故作为舞以宣导之。"还有《庄子·刻意》说："吹嘘呼吸，吐故纳新，熊经鸟伸，为寿而已，此导引之士，养形之人，彭祖寿考者之所好也。"

综上以观，可见养生、康复的思想，由来已久。是综合老、庄的道家思想；孔、孟、荀况的儒家思想；管子和《吕氏春秋》的杂家思想。由于这些人物在当时来说都是有很大影响的思想家、教育家、政治家，故他们的言论，在当时的社会里，都有其相当大的权威性。先秦诸子的养生与康复思想，在我国现存的第一部医学理论著作《黄帝内经》中得到全面总结。先秦诸子有关养生的论述充分表明，春秋战国时期以养性、营养、运动、起居调摄等为中心的养生与康复的概念业已初步形成。

《黄帝内经》从中医学理论出发，根据脏腑盛衰及阴阳气血的变化情况，讨论人类的自然寿限，研究人体的衰老机制，并在"天人相应"整体观念的指导下提出了较为系统的养生原则及养生方法，为中医养生学的形成和发展奠定了基础。此外《黄帝内经》中还记载了一些康复原则与多种老年病、慢性病的康复医疗方法。《素问·异法方宜论》中记载的"其病挛痹，其治宜微针……病多痿厥寒热，其治宜导引按蹻"，以及《素问·示从容论》中记载的"夫年长则求之于府"等,即是重要的康复医疗原则,直至今天仍有其指导意义。

三、汉·晋·六朝时期

汉·晋·六朝,历经了长达近800年的时间,其间经过了多次的战争动荡,由于战争的频繁,必然带来疾病的灾难,因而促进了医学家对医药学的研究,推动了医学事业的进步。养生与康复医学,当然亦同时得到了发展。

1975年在长沙马王堆三号汉墓出土的文物中,有《阴阳十一脉灸经》、《却谷食气》、《阴阳脉死候》、《五十二病方》、《导引图》及《养生方》等。可见其时不仅重视养生,同时亦有康复的具体措施。

东汉末年号称"医圣"的张仲景,在他的《金匮要略·脏腑经络先后病脉第一》曾说:"若人能养慎,不令邪风干忤经络;适中经络,未流传脏腑,即医治之。四肢才觉重滞,即导引吐纳、针灸、膏摩,勿令九窍闭塞;更能无犯王法,禽兽灾伤,房室勿令竭乏,服食节其冷热,苦酸辛甘,不遗形体有衰,病则无由入其腠理。"这一简要的论述,可以说是把养生、医疗和康复的原则精神,作了高度的概括。尤其对康复医疗,采用了导引、气功、针灸、膏摩等综合措施,是很有指导意义的。

与张仲景同时的外科名医华佗,在养生与康复医疗中都十分重视体育运动,认为体育运动,具有"谷气得消,血脉流通"的作用,从而可以达到"病不得生"的目的。这是他"动形养生"的思想,同时他还根据《庄子》"吐故纳新,熊经鸟伸"的原则,仿模虎、鹿、熊、猿、鸟五种动物的主要活动姿态创编了"五禽戏",不仅简便易行,而且对养生和康复医疗,都有良好的作用。

《神农本草经》是我国最早的中药专著,该书虽为阐述中药性味功能之书,但从其分类及分述药物功能的字里行间来看,实是药物养生的开端。书中记载的120余种上品药物,在说明其功用中有85种注有"耐老"、"增年"、"长年"、"不老"、"不夭"等字样。例如人参、天冬、麦冬、地黄、枸杞子、黄芪、白术……其后明确提出以药物养生的还有嵇康,在其《养生论》中说:"神农曰:上药养命,中药养性者,诚知性命之理,因辅养以通也。"北齐的颜之推在其《颜氏家训·养生》篇中更具体说明了服食药物养生的良好效果。他说:"诸药饵法,不废,世务也。庾肩吾常服槐实,年七十余,目看细字,须发犹黑。邺中朝士,有单服杏仁、枸杞、黄精、车前,得益者甚多,不能一一说尔。"晋代的葛洪,在其《抱朴子·内篇》中也曾明确提出:人欲得养生延年,必须注重服食养生药物和导引方法。他说:"夫陶冶造化,莫灵于人,故达其浅者,则能役用万物,得其深者,则能长生久视。知上药之延年,故服其药以求仙,知龟鹤之遐寿,故效其导引以增年。"值得一提的是,葛洪在《释滞篇》中倡导房室养生。他说:"人欲不可都绝。阴阳不交,则坐致壅遏之疾,故幽闭怨旷,多病而不寿也;任情肆意,又损年命;唯有得其节宣之和,可以不损。"他还指出:"善养生者,先除六害，然后可以延驻于百年。一曰薄名利，二曰禁声色，三曰廉货财，四曰损滋味，五曰除佞妄，六曰去沮嫉。六者不除，养生之道徒设耳。"他认为养生的功法，应以轻便易行，有益身心为原则，不必有所拘执，他说："或屈伸，或俯仰，或行卧，或倚立，或散步，或吟或息……但觉身体有不理者行之。"

南朝的陶弘景，在医学上众采百家，在养生方面兼收佛、道之精华。他收录了梁代以前各类书籍中所有的养生法，撰写了《养性延命录》，该书中有"教戒篇"、"食戒篇"、"服气疗病篇"、"导引按摩篇"等。其中"服气疗病篇"和"导引按摩篇"，不仅是养生方法，而且也有助康复医疗。如"服气疗病篇"有："心脏病者体有冷热，吹呼二气出之；肺脏病者胸背胀满，嘘气出之；脾脏病者体上游风习习，身痒痛闷，唏气出之；肝脏病者眼疼忧然不乐，呵气出之……以鼻引气，口中呼气……若患者依此法，无有不差。""导引按摩篇"有："摩手令热以摩面，从上至下，去邪气，令人面上有光彩。又法摩手令热雷摩身体，从上至下，名曰浴。令人胜风寒时气，热头痛，百病自除。"前者是说明以气功为康复医疗法，后者是说明按摩的康复医疗功效。

四、隋·唐时期

继汉·晋·六羲之后，随着中医学术的发展，养生、康复理论亦在实践中有了长足的进步。从隋末年巢元方等所撰的《诸病源候论》可见其一斑。在全书五十卷中，内、外、妇、儿各科67类疾病1720个证候之后，大多数附有养生方、导引法。并指出："其汤熨针石，别有正方。补养宣导，今附于后。"这是表明该书既与一般治疗方书的性质不同，又是说明对疾病的防治，必须以养生和康复医疗并重. 特别把导引法附于病后，可以说是属于康复医疗的范畴。其中的方法有：气功、按摩和体育运动等。例如对消渴（糖尿病）的康复医疗，便采用了气功和体育运动。卷五《消渴候》说："解衣惔卧，伸腰摸少腹，五息止。引肾去消渴……导已，先行一百二十步，多者千步，然后食之。"对糖尿病采用运动疗法，至今仍被视为战胜该病的三大法宝之一（饮食、药物、运动），特别对肥胖人的患者更为重要。

至唐代大医药学家孙思邈，对养生学的贡献是较为卓著的。他著有《备急千金要方》和《千金翼方》，在这两部著作中都有关于养生法的专论，内容较为丰富。孙氏这些养生方法的论述，不仅是总结唐代以前的养生方法。而且也总结了他自己的长期的实践经验。孙氏在养生学中的主要成就，可归纳为以下几个方面：

第一继承了《黄帝内经》中"治未病"的预防为主思想。他说："善养性者治未病之病，是其义也。"同时还汲取了秦汉时期的炼丹、服石、神仙术、房中术等有益精华，从而创立了很多养生方法，诸如漱津、琢齿、摩眼、押头、拔耳、挽发、放腰、食讫以手摩腹，每十日一食葵等。

第二创导养生的多种方法。例如他主张静以养性，同时又强调注意运动锻炼；既重视药饵，又主张食补等。这类较全面的养生观点，对后世的养生者，有很大的指导意义。

第三重视食疗。他在"食治篇"开章明义地说："人体平和，唯须好将养，勿妄服药，药势偏有所助，令人藏气不平，易受外患。夫舍气之类，未有不资食以存生。"其在"食治篇"分为果实、蔬菜、谷米、鸟兽四类，并分别论述其性味功能、适应范围、服食禁忌。其中大部分为日常食物。篇名虽为食治，但也有不少是具有补养作用的。这为后世食治和饮食营养学奠定了良好的基础。

第四论述了性生活的养生作用。他在"房中补益篇"中说："男不可无女，女不可无男，无女则意动，意动则神劳，神劳则损寿。若念真正无可思者，则大佳长生也，然而万无一有，强抑郁闭之，难持易失，使人漏精尿浊，以致思交之病，损一而当百也。"他认为性生活应顺应自然，不可强加抑制，但亦不可纵情竭欲。

除《备急千金要方》与《千金翼方》外，王焘的《外台秘要》、孟诜的《食疗本草》、咎殷的《食医心鉴》亦对养生与康复医学的发展作出了贡献。

在此期间，官方还为残疾人专建了"养病坊"，类似现代的康复医院，这些都标志着康复医疗得到进一步的发展。

五、宋·金·元时期

两宋、金元朝，中医界出现了流派争鸣的局面。既活跃了学术空气，又促进了医药学进步，同时亦丰富了养生、康复医学的内容。如金·元医学四大家，他们在养生方面都有一定的贡献。

刘完素注重气、精的保养，尤其重视元气。他认为："人受天地之气，以化生性命也。是知形者，生之舍也，气者，生之元也。精神贵乎保，保则有盈而不耗，故保而养之。"因此他在养生方法上，很重视养气和调气，如用吹气、嘘气、呼气、吸气以及吐故纳新的吐纳术；在药物上创制了内固丹、何首乌丸、大补丸等，亦是从补气固精的观点而制方的。

张子和治病虽强调攻邪，但亦不排斥补养正气。他对养生、康复也很重视。他认为："养生当用食补，治病当用药攻。"对病后的恢复，尤其重视病人的胃气。他说："善用药者，使病者而进五谷者，真得补之道之。"他还提倡进食米粥素净之品，助正气以尽邪，宗《内经》"食养尽之"之旨，故他说："病蠲之后，续以五谷养之，五果助之，五畜益之，五菜充之。"对养生方面，还重视"节饮食"、"戒房劳"、"慎言语"、"君子贵流不贵滞"等。

李东垣对养生亦是重视元气的，同时更重视脾胃的功能。他说："气乃神之祖，精乃气之子，气者，精神之根蒂也……积气以成精，积精以全神。"又由于他认为元气是产生于脾胃的，故他特别强调节饮食、少欲念、省言语、慎劳欲等，都是着眼于保护脾胃，并有"脾胃将理法"的专论。

朱丹溪的养生在其"阳常有余，阴常不足"的思想指导下，很重视护阴养精。因此他非常强调节欲，著有"色欲箴"；亦重视节饮食，著有"饮食箴"。此外，还特别重视老年人的养生，著有"养老论"。这些论著，具载于他的晚年著作《格致余论》。

在这一时期内，还有一些养生方面的著作。如宋代陈直的《养老寿亲书》，蒲虔贯的《保生要录》，元代邱处机的《摄生消息论》，忽思慧的《饮膳正要》，其中值得一提的是《养老寿亲书》，可以说是老年医学的专著，后经元代邹铉的增补，更名为《寿亲养老新书》，较系统地论述了老人的保养，饮食的调治，适合老人服用的药物，以及对老人保养的方法等。《饮膳正要》，是我国古代较完备的营养学著作；该书的内容有：饮食卫生，各种滋补食物的烹调法，各种补药的服食方法，有关食禁、食物中毒等方面的知识，至今仍有很好的参考价值。

养生学的发展，从明代徐春圃《古今医统》所载，可知宋时的医学分科在其十三科中，就有养生的专科。

在这一时期内，康复医疗也有相应的发展，如宋代的《圣济众录》和《太平圣惠方》中，均有关于康复医疗的内容。《圣济众录》载有食治伤寒后诸病、治虚劳、治脾胃弱、治产后诸病等。还有以针灸治痹证、腰痛、胸痹等病的康复医疗，如按摩、导引、体育疗法、气功等。《太平圣惠方》的食治论，亦记载了对虚男、偏枯不起、中风、脾胃气弱不下食、水肿等的康复医疗，作者注意采用药物与食物相结合的方法，列有各种药酒、药粥等。这些对现在的康复医疗仍有实用价值。

宋代整理的《正统道藏》及其辑要本《云笈七签》虽属道家书籍，但其中的导引、按摩、气功的方法，对康复医疗的发展，具有重大的价值。

六、明·清鸦片战争时期

时至明清时期，养生和康复医疗都有了很大的发展，特别是养生的专论和专著大量涌现。关于养生方面的著作，据《中国图书联合目录》统计，约有60多种。

明代赵献可、张介宾，在重视"命门真火"的医疗思想指导下，张介宾提出"阳强则寿，阳衰则夭"的论点；张氏还重视对形体的保养，为此写了"治形论"。李中梓的《寿世青编》一书中重视对五脏的调养，强调调神、节食、保精等对调养五脏的密切关系。此外，李梴《医学入门》中的"保养学"，龚廷贤《寿世保元》中"老人"、"延年良箴"、"衰老论"、"摄养"、"呼吸静养妙诀"、"六字气诀"等文，对于养生学均有一定的贡献。至于饮食调养，在李时珍的《本草纲目》中记载了非常丰富的内容，集中在谷、菜、果部和虫、介、禽兽部，在这些内容里除了说明其医疗作用外，也介绍了补养作用。

其时养生学专著有冷谦的《修龄要旨》，主要论说有：四时调摄、气功、导引等具体养生方法。还有高濂的《遵生八笺》，该书集明代以前养生学中的精华，分八个方面论述，故名"八笺"其中以"清修妙论笺"、"起居安乐笺"、"延年却病笺"的实用价值最大，其余的"四时调摄笺"、"饮馔服食笺"、"灵秘丹药笺"、"燕闲清赏笺"、"尘外遐举笺"也有一定的参考价值。

迨至清代,叶天士、徐大椿等在其医著中均有关于养生的观点。从叶氏《临症指南医案》的314例老年病病案中得出养生的结论是:中年对应注重"阳明"的保养,六十岁以后以"补肾"为主。徐氏在其《医学源流论》"元气存亡论"一文中,强调谨护元气是养生治病的首要问题;此外,还指出要保养肾精。

清代对养生学方面贡献最大的为乾隆年间隐士曹廷栋所著的《老老恒言》,该书又名《养生随笔》,可说是全面论述养生的专著。他参阅了300余家有关养生的论述,进行了弃粗取精的筛选,再结合自己的实践经验编写而成的,所以每述一种养生法,都有其个人的见解。该书论养生的特点是把养生方法,贯串于生活起居诸方面,如衣、食、住、行等方面的养生;又十分强调动静结合,创立式、坐式、卧式的导引法。书中对古代服用的所谓长生药、炼丹药以及修炼家"纳气通三关结成丹"等,都持批判态度,而提倡用药粥养生,认为药粥尤宜于老年,他将药粥编成粥谱,分为上、中、下三品,但其三品划分的含义与《神农本草经》不同。

康复医疗至明代,除内科、外科、妇科、儿科外,更涉及眼科、口腔科等。如薛己的《口齿类要》中口腔护理的内容,傅仁宇的《审视瑶函》中的"动功六字诀"等。

至清代康复医疗的方法亦日趋增多,可以说从精神调摄到饮食起居,药物疗法至导引按摩等,凡传统的康复疗法,靡不具备。如从内容看,已初步形成体系,但属这类的专著,尚属阙如,一般都是散见于各家医籍之中的专章或专论。即如《古今图书集成·医部全录》,亦只是对某些疾病列出康复疗法。例如对瘫痪、虚劳、手足麻痹、肿胀、积聚、消渴等一类病证,分别采用了针灸,或按摩,或练习气功等,对改善和恢复健康都有一定效果。其后,沈金鳌的《杂病源流犀烛》中,在其卷首,列有"运动规法",是说每种疾病的病后,皆可用导引运动之法。稍后俞根初的《通俗伤寒论》有"调理诸法"的专章。"调理"的概念,是指疾病瘥后言的,其方法有;药物、食物调理,气候调理(指四季中的生活注意事项),起居调理等,其中都含有丰富的内容和具体的方法。在道光年间(公元1795—1857年)日本人丹波元坚搜集中医古籍300余种,编纂的《杂病广要》,在内科杂病中,列有"调摄法"一节(如水气、消渴、黄疸等),其中"调理"、"善后"等论述,都属于康复医疗的范畴。

综上所述,中医学的养生、康复学,自商、周始,历经春秋、战国,一直至清代,在这数千年的历史长河中,经历代的医家、养生家不断的探索、实践,由不完整到完整,使其理论和方法均得到不断的充实和提高。

中华人民共和国成立后,在党和政府重视中医学的前提下,于发展中医药的同时,养生与康复医疗亦同样得到发展,尤其在80年代中期,不少养生学的书籍得以整理出版,如林乾良、刘正才合编的《养生寿老集》,曹希亮的《中医健身术》,张奇文主编的《实用中医保健学》等,均是反映近代水平的养生学专著,其中以《实用中医保健学》影响较大。全书四篇二十章,全面而系统地介绍了各科保健方法,不同年龄、性别的保健要求和特点，临床各科疾病的防治保健，是一部较为全面的养生学专著，其中也含有康复医疗的方法。

在康复方面有陈可冀主编的《中国传统康复医学》，全书分上、中、下三篇，共计33章，内容全面丰富、系统翔实。还有由中国医学康复研究会主编《康复医学》，该书虽以西医的康复为主体，但也汲取了中医康复的内容。医学百科全书中有《康复医学》分册。

近年来，为了适应医学发展形势的需要，广大人民群众恢复健康的需求，在全国各省、市有条件的地区都相继建立了康复医疗机构，以及中小规模的独立的康复中心，此外有些综合医院、疗养院中还设立了康复部等。卫生部为了有效地健康地发展康复医学，于1983年3月，批准筹建"中医康复医学研究会"，又于1984年12月在石家庄召开了全国性的首届康复医学学术讨论会，会上成立了三个专题委员会，即：康复医学教育、康复医学工程、中医和西医结合委员会。为了开展这方面的学术活动，并发行了杂志、报纸，还利用电台、电视台等进行广泛的宣传。于此可见，中医的康复学已摆到重要的位置。

国家教委和国家中医药管理局有鉴于养生、康复医疗引起社会上的广泛重视，深感培养这类专业人才的重要。首先要求全国的中医高等院校有条件的设立针灸、推拿专业，中医本科生亦适当开设针灸、推拿、气功、中医营养和传统体育课程等；至1989年又批准了南京医学院、北东中医学院设立养生康复专业，培养这方面的专门人才。1989年7月，已正式招生。预计在不久的将来，将培养出一批从事于养生康复的专业人才，从而使我国中医的养生康复事业，不断地结出丰硕的成果，为中国人民和世界全人类的保健事业，作出应有的贡献。

第二章　中医康复学的基础理论

第一节　阴阳五行论

北宋周敦颐著《太极图说》中说："太极动而生阳，动极而静，静而生阴，静极复动。一动一静，互为其根。"这是在阴阳的概念中，明确提出"互根"的观点。明代医家赵养葵联系人体的生理活动阐明了阴阳互根的重要，他在《医贯·阴阳论》中曰："阴阳又各互为其根，阳根于阴，阴根子阳；无阳则阴无以生，无阴则阳无以化。"其实质是阐明了阴精（一切营养物质）是生理功能活动的物质基础；阳气（一切功能活动）必须依赖阴精的资助，如果没有阴精的资助，生理功能活动便无以产生，而阴精的生成，又必须有阳气为之生化，如果没有阳气为之生化，也就不能形成阴精。这种互相依赖的作用，便可称为互生互长。反之，则孤阴不生，独阳不长。

健康的身体，从阴阳的角度而言，必须保持阴阳双方的平衡，故《素问》中就提出"阴平阳秘，精神乃治"的观点。又说："阴阳匀平，以充其形，九候若一，命曰平人。"从而说明了阴阳平衡，是保持健康和恢复健康的必要条件。而这种平衡，又必须是互生互长的动态平衡。保持阴阳的平衡，在各种不同年龄具有不同的特点，幼年时期，阴阳俱不足，称为"稚阴，稚阳"，壮年时期阴阳俱充，自四十以后，阳阳渐衰；故《素问·阴阳应象大论》说："年四十而阴气自半也，起居衰矣。"所以养生与康复医疗，必须保持"阴平阳秘"的平衡状态。在生命过程中，体内阴气平顺，阳气固守就能保持人体的健康。而养生、康复的目的之一，就是不断地谋求人体的阴阳平衡。对此，张介宾提出了"阳非有余，阴亦不足"是致病致衰的主要机理，故而他的养生和对老年病的治疗，都是阴阳并重的。而在阴阳并重的思想指导下，亦重视对阴精的培补。故他倡言："善养生者，必宝其精。"又说："无论阴阳，凡病至极……总由真阴之败耳。"意谓即使是阴阳两虚，仍当注意补益真阴，由于人的气化过程，是阳根于阴的，故补阳亦须补阴，补阴亦须补阳，观他所创制补阴的左归丸、左归饮，补阳的右归丸、右归饮，都是补阴补阳药并用的。只是有主次的区别。从而获得补阴者阴得阳升而泉源不竭，补阳者阳得阴助而生化无穷的效果。阳生阴长，阴生阳长，可望重振生机，延年益寿。

第二节　脏腑经络论

　　五脏坚固，坚是指五脏坚强；固是指五脏能发挥其藏精的作用。若从养生、康复而言则脾肾两脏功能的正常发挥更为重要，因肾为先天之本，脾（胃）为后天之本。五脏坚固的观点，对养生、康复的重要作用，在《素问》和《灵枢》中都有论述，尤其是《灵枢》的《本藏》和《天年》两篇中论述更多，关于五脏坚固，是强身关键的论述，如《灵枢·天年》说："五脏坚固……故能长久。"《灵枢·本藏》说："五脏皆坚者，无病。"亦有从反面论证五脏坚固的重要，例如《灵枢·根结》说："五脏无气，予之短期，要在《终始》。"又说："五脏空虚，筋骨髓枯，老者绝灭，壮者不复矣"。《灵枢·本藏》说："五脏皆脆者，不离于病。"《灵枢·天年》说："五脏皆虚，神气皆去，形骸独居而终矣。"由此可见，人体之所以患病，或体弱多病，或发痈疡，甚至生命死亡等，无一不关系到五脏。

　　五脏之强、弱，所以有如此巨大的关系，以五脏虽居体内，但与外在的筋骨血脉肌肉、皮毛等五体；眼、耳、鼻、舌、口、前后二阴等五官、九窍等均有密切的关系，且功能的发挥又莫不源出于五脏，即情志的活动，亦与五脏有密切的关系，所以《灵枢·本藏》将这种关系概括为："五脏者，所以藏精神血气魂魄者也。"《素问·阴阳应象大论》更明确地说："人有五脏化五气，以生喜、怒、悲、忧、恐。"并将五志和五脏的特定关系作了进一步说明。五脏的功能，更重要的由于能藏精气，精气是增强抵抗能力的物质基础。故而能适应自然界的变化，抵御外邪的入侵，《灵枢·本藏》对此功能概括为："五脏者，所以参天地，副阴阳，而连四时，化五节者也。"

　　五脏之中又强调以脾肾为本。因人的生长发育由乎肾，而人的衰老亦是从肾开始的，由肾衰而后导致其他脏器的相继衰退。这在《素问·上古天真论》中有具体的论述。这是古代医者对人体生命过程中的变化规律，作了长期的观察，从人体的外在组织器官的变化而得出的结论。人衰老的外在表现如发白、齿落、耳聋、目花、腰弯背屈等，莫不与肾衰有关，故欲使幼儿期生长发育正常，壮年后推迟衰老的到来，培补肾阳，固护肾精，实是重要的一环。脾主中州，其主要功能为运化，由于脾运功能的正常，才能保证人体各部分所需的各种营养物质，以及足够的能量，故有"得谷则昌，失谷则亡"之说；脾又是气血生化之源，气血是人体生命活动最基本的物质基础，所以说："人之所有者，血与气耳。"

　　脾肾先后天之间，又存在相互资助的作用，唐容川曾将这种关系，归纳为："未生之前，先天生后天，既生之后，后天生先天。"培养后天，在养生和康复医疗中都有其重要作用。因培养后天的同时，能使先天的精气，得以不断的充壮，这是由于既生之后，肾中的精气，必须得到后天水谷精微的不断的滋养。对此，李东垣曾指出："元气之充足，皆由脾胃之气无所伤，而后能滋养元气。"更可贵的是，张介宾认为即使是先天不足之人，也可通过后天培养而转弱为强。"人之自生至老，凡先天之有不足者，但得后天培养之力，则补天之功，亦可居其强半。"事实上确实如此，凡是高寿之人，虽养生之道或有不同，但无不是脾胃健运者，从这一点来看，又可悟"土生万物"之义。故脾胃健，实为养生之根本。

从康复医疗来说，调补脾肾亦是重要的一环，一般慢性病之重疾沉疴，虚损衰弱者，从病机来说，大多与肾有关，正如张介宾所说的，"五脏之伤，穷必及肾"。但从康复医疗的角度来说，又首先应重视脾胃，若脾胃不健，而骤进补肾药，实际上起不到补肾的作用，相反更会影响脾胃的功能，故从治疗的效果与预后来说，均取决于脾胃之盛衰，故胃气竭者，汤药纵下，胃气虚不能纳，脾气虚不能运，虽有灵丹妙药，亦不能发挥其应有的作用。

第三节 经气流通，血脉和调

经脉在人体结构中占有重要的作用，由于经脉中的十二经脉是内属于脏腑，外络于肢节的，经络遍布于全身，从而沟通表里，贯穿上下使人体形成了有机的整体。经脉在人体具有"行气血而营阴阳，濡筋骨，利关节"的作用。所以养生和康复医疗，都有使经气流通的要求。对此华佗曾有精辟的论述，他说："人体欲得劳动，但不当使极耳，动摇则谷气得销，血脉调和，病不得生，譬如户枢，终不朽也。"他虽是论述劳动对养生的作用，但其中血脉流通，应是对养生防病所起的主要功效，基于这样的认识，所以他炮制"五禽戏"的体育锻炼，其目的就是促进血脉的流通。

经气和调，血脉流通，之所以和康复医疗也有重要关系，主要由于不少疾病的发生、发展，都与经脉有关。因经脉既是病邪传变的途径，又是血脉瘀阻的所在。表现在病邪的传变途径，如外邪之内传脏腑，内在脏腑的相互传变，内脏病变反映于体表等均是。血脉瘀阻所产生的病变，如各种痹症，痿厥瘫痪，关节不利等，所以内、外、妇、儿以及骨伤科中的有关病变，均有由经气失调，血脉不通所造成的。特别是痛证，故有"不通则痛"、"通则不痛"的论点，所谓通与不通，无不与经气之和调与否有关。

经脉与脏腑密切相关，经脉之气源于相应的脏腑，故有"脏腑为本，经脉为标"的论说。所以经脉的病变，多与内脏有关，而内脏有病后，又往往在其相合的经脉的循行部位反映出来，如肝气郁结，气滞失疏，常有胁肋疼痛等；总之，内在脏腑发生了寒、热、虚、实的病变，多会在其经脉部分反映一定症状和体征。此外，十五别络亦各有虚、实的病变。更有邪气入侵，常由脏虚而经气运行不畅，使邪气留滞，滞于经脉出入的枢机穴位，如《灵枢·邪客》篇说："肺心有邪，其气留于两肘；肝有邪，其气留于两腋；脾有邪，其气留于两髀；肾有邪，其气留于两腘窝。"这也是说明内在五脏受了邪气的侵袭，会影响其所属经脉、经气的运行，不能逐邪外出，故可出现关节不能屈伸，或为拘挛，或伤经络而致疼痛。

第四节　精、气、神

葆精，是指精液的珍贵并应加以保护；养气，是对气的保养和培养。养生和康复医疗所以强调要葆精养气，是因为精和气，都是人体性命生存的必需物质，不能使之匮乏，更不能须臾脱离。

精和气在人体的重要，早在《素问·金匮真言论》就指出"夫精者，生之本也"。精有先天和后天之分。先天之精是与生俱来，禀受于父母，故《灵枢·本神》说："故生之来，谓之精。"《灵枢·决气》说："两神相搏，合而成形，常先身生是谓精。"此精是生命的原始基础，人的生成，必从此精开始，而后生成身形五脏，皮肉血脉筋骨等。后天之精，谓既生之后，由水谷之精微所化，其生成，有赖于脾胃功能的正常，故人需日进饮食，精液得以不断充养，从而维持人体正常的生命活动，人身之精，从其来源说有先天和后天之分，但从其发挥作用来说，两者是混为一体，因先天之精在人既生之后，必须有后天之精的不断充养。故《素问·上古天真论》说："肾者主水，受五脏六腑之精而藏之，故五脏盛乃能泻。"其言五脏六腑之精，实为脾胃水谷精微所化之精华，此精充足，方能输之于肾而为肾精，故精不足者，必补之以味。

养气，指培养元气，因元气即是微小的精微韧质，是一切功能活动的动力。故对人的生命活动，亦至关重要，所以《难经·八难》说："气者，人之根本也。"张介宾说："人之所赖者，唯有此气耳，气聚则生，气散则死。"人体能生化不息，有赖原气之充盈，从而获得气化活动的正常，使脏腑、经络等组织器官功能的正常。若原气一有亏耗，则生命力便相形减弱，精神萎靡，气血乖乱。因此培养原气，在养生和康复医疗中都是不可忽视的一环。清·徐大椿对此有深刻的认识，他认为：培养元气，为医家第一活人要义，"若元气不伤，虽病甚不死，元气或伤，虽病轻亦死"。若是"有先伤元气而病者，此不可活者也"。由此可见，精和气的葆养，二者不可有偏。且精和气在生理活动中，又是互生互化的。故有"精食气"和"精化为气"之说。精食气，是指精能资助元气的作用，精化为气，则是精液转化为元气。至于气之于精，亦同样具有互生互化的作用。故有"气归精"和"气虚无精"之说。气归精，即气能生精，气虚无精，这是从病态反证了气能生精和助精的作用。故在生理和病理的过程中，充分地体现了其间的相互关系。常见精盈则气盛，精少则气衰，气聚则精盈，气弱则精失，我们在实践中，对养生，必须重视精与气的保养，而对于康复医疗，又当审视精与气的盈亏，进行适当的调补。

五藏之精，除肾精属先天之精外，余如心肝之阴血，脾藏营，肺之津液，均为阴精的范畴；故从葆精来说，肾精固宜保藏，而余藏之精亦宜保养，以从"五藏之精藏而不泻"的生理规律。气，除元气之外，脏腑亦有脏腑之气，脏腑之气中以胃气最为重要，因胃为六腑之本，为水谷之海，又为十二经之海，为后天精气之源泉。故胃气一衰，百病由生；胃气一盛，诸病难起。所以有"有胃气则生，无胃气则死"，"得谷则昌，失谷则亡"之说。因此养气除元气外，亦应重视胃气的保养。

在葆精养气的方法上，应注意到先天和后天相互关系，尤其康复医疗，除重视脏腑精气盛衰外，更应重视肾精和原气的调补，因为一般慢性病缠绵日久，必定损及先天之精气。即张介宾所谓："五脏之伤，穷必及肾。"同时可悟赵养葵治慢性病，善用八味丸，六味丸之真谛。这是因为五脏六腑之阴阳精气不足，若补之不愈，必须从温补肾阳（气），滋补肾阴（精），方能奏效。对此作用，张介宾和徐大椿都说过；五脏之阴气，非此不能滋，五脏之阳气，非此不能发。这一认识，对临床实践，颇有指导意义。

第五节　情志论

致病有多方面的因素，外在的气候因素是六淫、疫疠之邪，为外感、传染性疾病的因素；七情、饮食失宜、劳逸失当，常为内伤病的因素；此外，刀伤、烧烫伤、冻伤、虫兽咬伤等，为外伤性疾病的因素。所以张仲景说："五脏元真通畅，人即安和，客气邪风，中人多死，千般疢难，不越三条。"此三条，至后世发展为三因学说。作为养生者，重要的是要防止这些致病因素的侵袭，而其中预防七情伤人又是最重要的。而在康复医疗中，调节情志，使脏腑器官能得以协调，从而尽快恢复康复对象的正气也是十分重要的。

在养生、康复医疗中之所以首重七情，是因为内伤病，多数由七情过激而引起的。因七情生于五脏，而七情太过，又能损伤五脏，《素问·阴阳应象大论》说："怒伤肝，喜伤心，思伤脾，忧悲伤肺，恐伤肾。"这是指出七情对五脏的损伤；而《素问·举痛论》更指出了七情太过引起内脏功能的紊乱，说："百病生于气也，怒则气上，喜则气缓，悲则气消，恐则气下……惊则气乱……思则气结。"其所致的病证，在《素问·举痛论》、《上古天真论》和《灵枢·本神》等篇中，都有概括的论述。而七情过激为病中又以大怒和过度忧思伤人为多，而怒之伤人又以郁怒为甚，故有人说"肝为百病之贼"，此肝字，实即为怒。清·李冠仙《知医必辨》说："五脏之病，肝气居多，而妇人尤甚。"因"肝一病即能延及他脏"。故"治病能治肝气，则思过半矣"。揆诸临床，凡内科杂病，确实涉及肝郁、肝气失疏而变迁为他病者，比比皆是，故清代王旭高在其《西溪书屋夜话录》中有治肝三十法，可证肝怒，肝郁为病之多了，其次则为忧思致病。世之善忧之人，常自扰于忧患之中，正如清·费伯雄所形容的那样：未事而先意将迎，既去而尚多留恋，则无时不在喜怒忧思之境中。思有情思、悲思等，凡久思不解则伤脾，由思而病者甚多。这在古今医案中有不少记载，即现实的社会中亦屡见不鲜。于此可见七情过激致病之多。现据调查长寿的老人中也证实了这一点，1982年有人综述了以往对长寿老人的研究，全国所有的长寿者中性格开朗者占43%。事实说明七情对养生康复有着极大的影响。相反，有些老人一旦失去配偶，或丧至友，由此而不能自抑，产生了孤独、颓废、忧郁，往往因之而相继去世。也有人对此作过调查对比，丧偶老人在居丧第一年内死亡者有12.2%，而无丧偶的老人在一年内死亡率仅1.2%。

其他由七情中悲喜惊恐而致病者，当然亦不是绝无仅有，相比之下，当比郁怒、忧思者较少。且所患者多数属精神性疾病。

七情太过之为病，能够损伤五脏，导致多种疾病，严重影响人体的健康，故欲养生防病，须加调摄而勿犯；既已犯病者，亦应善自调摄，方有利于疾病的康复。调摄之法，唯宜调心。以心为君主之官，主藏神、主神明。心神能统领五志。《内经》说："心为五脏六腑之大主。"又说："悲哀愁忧则心动，心动则五脏六腑皆摇。"又说："主明则下安，主不明则十二官危。"凡此均是说明心神的指导作用，也就是说若人的理智能控制不良情绪的刺激，便能杜绝情志病的发生，有病亦能随之而康复。对此喻嘉言《医门法律》曰："心为五脏六腑之大主，而总统魂魄，兼赅志意，故忧动于心则肺应，思动于心则脾应，怒动于心则肝应，恐动于心则肾应，此所以五志惟心所使也。"

因此在养生与康复医疗中要注意充分调动心神的主宰作用，努力减少不良刺激对机体的影响，以增强养生与康复医疗的作用。

第三章 中医康复学的基本观点

第一节 整体康复观

（一）人与自然一体观

中医学认为人体是一个统一的整体，人在自然界里活动，必然也要受到大自然影响，也就是古人提出的"天人相应"思想。大自然是万物生、长、化、收、藏的基础，为人类提供生产生活的必需物质，日月运行，地理环境，四时节气，晨昏昼夜，都会对人类活动和人体生理及病理产生影响。例如，一年有四时节气的变化，夏季天气炎热，人的阳气外泄，气血运行较快，浮于肌表，脉浮，汗多尿少。冬季天气寒冷，人的阳气收敛，气血运行迟缓，趋向于里，脉沉，汗少尿多。大自然在病理上对人体也存在着相当重要的影响，如在临床上常见的时令流行病，区域地方病种，春季多流感，阴雨天风湿病加重，地方性甲状腺肿大等都是与自然环境密切相关。故而常说"一方水土养一方人"，每个人的体质存在差异，在临床治疗上也存在"同病异治"、"异病同治"等。

（二）人自身的形神一体观

形，是指人体的脏腑、筋骨、经脉、气血津液等有形营养物质；神，是指人的精神、意识思维及整个生命活动的外在表现。《素问》中说"形体不敝，精神不散"，形则是神之宅，是神的物质基础，形体的完备，则能产生正常的精神活动。神则是形体之大主，对生命活动起到主宰作用，精神和畅，阴平阳秘，则能促进脏腑功能，是身体的必要条件。正常的人应该是身体强健、精力充沛、思维敏捷的统一，形神合一。

中医康复医疗的主要对象是具有身心功能障碍的患者。临床实践证明，患者的形体残损或功能活动障碍，在个人的心理存在障碍，常有自卑感，封闭自己，缺乏信心。例如，毁容的患者，在于别人交流的过程中常表现精神萎靡，自卑胆怯，甚至悲观厌世。这些不良的情绪反作用对疾病的治疗也是不利的。长期处于忧郁悲伤，恐惧恼怒，高度紧张的精神状况下，比精神状态积极稳定的人更容易患病，如消化道疾病、心血管疾病、内分泌紊乱、精神病等。因此中医康复学注重形神共养。

第二节 辨证康复观

在中医学理论的指导下康复医学也遵循辨证施治的原则。在临床诊断治疗的过程中，综合考虑患者的体质差异，生活的气候环境等，然后制定适合个体具体情况的康复治疗方法。

（一）体质异同，辨质康复

生活中每个人都存在个体差异，表现在身体素质和心理素质上有个子的特殊性。体质的差异，就应具体问题具体考虑，制定不同的方案。

"体质"是在中医理论的形成发展过程中产生的概念，以为个体的脏腑、经络、气血、阴阳等因素的影响而形成的生理病理特征，医家认为这种个人特征往往决定着对致病因子的易感性和产生病变类型的倾向性。所以，有针对和选择的利用康复医学，弥补体质上的某些偏颇或缺陷，对于提高生活质量、延缓衰老意义重大。中医康复医学历史悠久，方法种类很多，贯穿于人们的衣食住行。如在饮食上的辨证选择，阴伤者润之，阳虚者温之，湿重者利之，血瘀者化之，偏颇者调之，气虚者提之，血虚者补之。在精神上的调理也是很关键的，气郁患者多抑郁忧愁，闷闷不乐的，在去精神上应积极向上的引导。阴虚体质者，大多烦躁不安，在精神上要叮嘱冷静处理事情，再三思考等。

（二）病证结合，辨证康复

"病"，即疾病，指有特定的病因、发病形式、病机、发展规律和转归的一种完整的过程，如感冒、痢疾、疟疾中风等。"证"，即证候，是机体在疾病发展过程中某一阶段或某一类型的病理概括，它包括病因、病位、病性以及病势，故它比症状更能全面、更深刻的解释疾病的本质，也是中医学确定治法、处方遣药的依据。中医康复学主张辨病与辨证相结合，辨病于辨证都是认识疾病的过程。辨证是对证候的辨析，以确定证候为目的，从而来确立治法。辨病是对疾病的辨析，是用来确定疾病的诊断，为治疗提供依据。相对于康复治疗来说，中医康复更加注重证的异同，故中医学的基本特点中有辨证论治，也有"同病异治"、"异病同治"的思想。例如感冒，其发病时期不同，表现的证候也就不一样啊，故其执法也就不同，暑天外感，就应当一祛暑湿为主，与辛温解表、辛凉解表不同。胃下垂、脱肛、子宫下垂等不同疾病，都可以用补中益气的方法进行治疗。

在康复辨证要重视"病证结合"，充分的了解疾病产生的原因、机理、发展趋势以及治疗经过，从而制定合理的康复计划，取得疗效的最大化。

（三）杂合以治，疗养兼顾

"杂合以治"是在中医学辨证论治的基础上，要求康复的措施要以辨证论治为基础，针对不同的体质和病情，采取综合性的康复手段。

当前，人的平均寿命不断延长，年老体衰，易患慢性病、老年病，老年人的功能障碍会逐年加重，整个社会的发病状况也日渐趋于慢性化、老年化，病情趋于多样化、复杂化，常常表现为多因素致病、多病理改变、多层次受累、多功能改变，因而大多需要疗养兼顾，这就越来越显示出中医学"杂合以治"的优势。

（1）"杂合以治"有利于整体康复：人是一个有机的整体，康复的对象也不应该是局部器官和肢体，而应是整个人体。生理功能减退、慢性病残、老年病残患者多属疑难杂证，且往往同时患有多种疾病。因此，单一的康复方法多难以奏效。而"杂合以治"从整体观念出发，充分注意病残者的整体状态，运用综合性康复治疗手段，可形神兼顾，标本同治。

（2）"杂合以治"更切合个体实际状态：中医辨证论治原则非常注重个体差异，要求因人、因病制宜。康复的对象往往个体差异较大，如体质的强弱、肥瘦、生活经历的变迁、精神状态等，均有不同。因此，固定而单一的方法多难以奏效。"杂合以治"可充分注意因地理环境、气候条件、风俗、饮食习惯等所形成的个体差异，集"五方之法"，分别选用药物、针砭、艾灸、导引、按摩等疗法，"杂"中选优，针对性强，最能切合病残者的实际。

（3）"杂合以治"最便于疗与养的结合：康复的对象大多以精气神不足、脏气衰弱、阴阳俱虚为其特征。养护的周期长，获效慢。因此，必须注意疗与养的结合。"杂合以治"可集疗与养于一体，许多方法都具有"有病治病，无病健身"的综合功效，如健身药物、药膳、太极拳、保健气功等，都能发挥人体的自我调节能力和自我修复能力，将自疗与医疗有机地结合起来，是家庭化、社区化康复的理想手段。

总之，康复医学必须以辨证论治为基础，从整体观念出发，疗养兼顾，"杂合以治"，"各得其所"。

第三节　功能康复观

功能原则就是以加强或恢复脏腑组织功能，加强或恢复生活和职业能力为目标的康复原则。

康复医学的目的在于减轻或消除因病残带来的身心障碍，最大限度地恢复受损功能，发掘潜在功能，利用残存功能，补偿缺损功能，以恢复生活和职业能力。可见，功能原则是中医康复学的重要原则之一。

（一）恢复脏腑组织功能

人体是一个以五脏为中心的完整统一的整体，任何外在组织器官的生理功能都是整体功能的组成部分；任何外在组织器官的功能失常，也都是内在脏腑功能失调的外在表现。因此，维护或调整脏腑功能，使其保持或恢复正常的生理活动，是中医康复学的首要任务。例如，中风后遗症之偏瘫，表现为肢体瘫痪，但病机却在脏腑，多由肝肾阴亏、肝阳上亢，或气虚血瘀，或脾虚痰阻所致；小儿五迟五软，表现出来的都是外在器官的功能不足，根源却是脏腑亏虚，多为肾精不足或脾虚血亏。可见，任何局部组织器官的功能失常，都不能单从局部治疗，而应着眼于整体，着眼于内在脏腑组织的功能失调。

（二）恢复生活及职业能力

康复医学的最终目标，在于减轻或消除病残者功能上的缺陷，帮助患者在其身体条件许可的范围内，最大限度地利用和强化残存的功能（包括经过训练而恢复的部分功能），以提高日常生活和劳动能力，重返社会。因此，功能恢复并不是单指器官组织生理水平上的恢复，而是个体生活能力、家庭生活能力、社会生活能力和职业工作能力等综合能力的恢复。综合能力的恢复需要综合性的康复措施，除辨证康复治疗外，还要进行生理、心理、智能、体力、运动技巧等方面的功能训练，如衣、食、住、行及个人卫生等基本动作和技巧训练；职业工作所必需的体力、技能、智能以及心理等方面的训练等。

在进行功能训练时，要坚持因人制宜的原则。对青少年要重视学习能力、职业工作能力和参与社会生活能力的训练；老年人则应进行日常生活能力的训练。对体力劳动者，重在肌力、耐力和关节活动能力的训练；脑力劳动者，则重在判断力、理解力、记忆力等智能方面的训练；对下肢瘫痪者，要加强上肢功能的训练；偏瘫者，要加强健侧肢体功能的训练。这些代偿性和适应性措施，可以使患者灵活利用和强化残存的能力，充分参与社会生活。

（三）功能补偿

补偿的原则只适用于康复领域。当患者身体组织结构或功能出现重度缺损，严重影响日常生活能力和职业工作能力，这些缺损既不可能通过训练恢复，又不可能由其他残存能力，则需要功能补偿。常用的补偿方法有装配和使用假肢、矫形器、轮椅、手杖和生活辅助器等。

中医传统的康复医学，对于可逆的功能障碍的治疗具有较大的优势，但对不可逆的、完全的功能障碍进行功能补偿，则缺乏必要的技术和手段；而对于民间普遍运用的生活辅助器，如手杖、支撑凳之类，又没有给以足够的重视，更没有深入研究，当然也谈不上将其纳入自己的医学领域之中。这是中医康复技术方面的严重缺陷，有必要通过中西医结合或其他方式，来填补这一空白。

第四节　综合康复观

综合康复的治疗对象多为残疾者、老年病证、慢性病证、精神病证及急性热病瘥后诸症等，其病多为复杂的疑难杂病，以达到最高的康复目标，恢复康复对象最佳功能状态，同时运用众多种康复疗法杂参，也即《素问·异法方宜论》中所提："圣人杂合以治，各得其所宜。"该法基于辨证康复，在康复治疗过程中，根据不同病情而应用不同手段的综合治疗方法。

在辨病和辨证的前提下，综合治疗亦应本着标本结合，动静结合和医疗与自疗相结合的原则。

（一）标本结合

标与本，是一对相对的概念。"标"，一般指疾病的现象；"本"，一般指疾病的本质。临床上"标本"用于说明各种疾病过程中矛盾的主次、先后、轻重缓急等关系。如从发病的先后来说，先病为本；后病为标；从病因症状关系来说，病因为本，症状为标；从病变部位来说，内脏为本，体表为标；从正邪关系来说，正气为本，邪气为标；从病的内外因来讲，内因为本，外因为标等。

疾病的发生发展复杂，病情随之不断变化。因此，标本缓急也随之而改变。在治疗中正确应区分病情先后缓急，抓住主要矛盾。现把标本缓急治疗三原则分述如下：

（1）"急则治其标"，是在标证甚急，危及患者生命或影响本病治疗时采用的一种急救法则。如暴发型脑膜炎患者，出现面色苍白、四肢厥冷、血压下降等休克表现时，中医认为是热厥亡阳证，治疗上则以回阳救逆为当务之急，清热解毒则退而居其次；再如肺痨咯血、时，止血为当务之急，滋阴或健脾则退居其次，这些都是急则治其标的具体运用。

（2）"缓则治其本"，适用于一般标证不急的病症，要求抓住疾病的本质，多用于慢性病患者。如哮喘、慢性支气管炎患者，临床常见咳喘、痰多、乏力、遇寒和劳累后加剧等症是标，一般在标症不太急时，治疗重点为培补脾肾，以固其本，以达到提高机体抗病能力的目的，减少疾病的发生次数及症状。

（3）标本兼治，适用于在标本俱急，病情严重，不允许单独治标或治本的情况；亦适用于标本都不严重，病情允许采取标本同治，而且可以提高疗效，缩短疗程者。前者如原患肾炎兼见全身浮肿、不得卧、腰痛、小便不利，又有外感风寒见恶寒无汗、胸痛咳喘等症状者。该病本在于肾虚水泛，标即在于风寒束肺，治疗时应解表宣肺与温阳化水同用。后者如病人素有气虚，又患感冒，标本都不严重，治疗时应解表与益气两法同用，方能收效。

（二）动静结合

动与静，属阳与阴，阴阳平衡，则功能复，故动静宜，也有利于疾病的康复，功能的恢复。《医学入门·保养说》认为"精神极欲静，气血极欲动"，"故动以养形，静以养神"。而中医康复中，要想达到较佳的康复效果，应做到动中求静，静中求动，即阴中有阳，阳中有阴，机体处于平和状态，以利功能恢复。

（三）医疗和自疗相结合

医疗，是指医生采取的康复治疗，如针灸康复，中药康复。自疗，即医疗自助，以患者为主，家属辅佐，取得自身的康复的医疗，如太极拳，自我按摩。

由于康复的对象属于较特殊人群，康复过程需要持之以恒，才能得到最好的效果，故在自疗中，更强调患者的毅力。

第五节　康复预防观

中医康复预防原则，是在中医理论的指导下，从预防观点出发，通过研究人类健康与病残发生、发展和预后的规律，探索并采取积极有效的综合措施，以预防病残的发生，或将病残减低到最低程度的系统理论。康复预防不同于一般意义上的疾病预防，其着眼点在于预防可导致残疾病变的发生以及将残疾降低到最低限度。与导致残疾无关的疾病预防不应称之为康复预防。

人体各部分的功能障碍，可以是潜在的，也可以是现存的；可以是可逆的、部分的，也可以是不可逆的、完全的。在与疾病的关系上，可独立存在，可同时存在，也可以病后存在。因此，康复治疗开始的时间，也不应局限于功能障碍出现之后，而应在此之前，在发病之前或发病过程中，就应采取一定的措施，以防止病残的发生，或把病残降低到最低程度。

康复预防是中医康复的重要原则之一。坚持这一原则，不仅可以有效地预防某些病残的发生，而且可以通过早期康复诊断和康复治疗，以防止病残的恶化和再次致残。

（一）未病先防

先天残疾古称"胎病"。中医胎教学说认为，孕妇的精神、情志活动对胎儿具有重要的影响，若有大惊卒恐等剧烈的情志刺激，可导致胎儿精神上的残疾。因此，要求孕妇谨守礼仪，尽量减少各种不良的精神刺激。同时，古人还认为，在恶劣环境、情绪不良或酒后受孕，常常导致胎儿精神或形体上的残疾。其中特别强调"男女同姓，其生不蕃"，这对于优生优育、防止先天残疾均有十分重要的意义。

（二）既病防变

对于易致残疾病的预防是防止后天残疾发生的关键。对此，中医学提出许多防病残于未然理论和措施。例如，脑血管意外的致残率甚高，后遗偏瘫是现代康复医学的主要对象之一。为了预防中风所致的残疾，古人总结出中风的先兆症状，提出在先兆出现时要及时采取预防性措施。如《针灸大成》说："中风一二月前或三四月前，不时足胫发酸重麻，良久方解，此将中风之候也。便宜急灸三里、绝骨四处各三壮。"医学实践证实，早期治疗高血压、动脉硬化、高脂血症、糖尿病等，对于防止脑血管意外引起的残疾有重要意义。

当致残疾病、损伤发生后，要及时采取预防性康复措施，以防止残疾的发生，或将残疾，或将残疾限制在最低程度。例如，脑卒中发病早期，在不影响临床抢救的前提下，应尽早介入预防性措施。如保持正确体位，经常进行体位变换，可以有效地防止肌肉弛缓或痉挛带来的特异性病理模式，防止因长时间安静卧床引起的继发性功能障碍，最大限度地保持各关节的活动范围，并为将来积极主动地训练做好准备。

（三）瘥后防复

当残疾发生后，要积极采取康复措施，限制残疾的发展和残势的恶化，尽量避免发生永久性的或严重的残疾。同时，还要防止疾病的再次复发，以免再次致残。对此，中医积累了较多的经验，提出许多指导性原则和具体措施，如"热病"患者要防止"食复"、"劳复"；中风偏瘫患者要防止"复中"；骨痹患者要防止"复感于邪，内舍于肾"的残势蔓延和恶化，以避免"尻以代踵，脊以代头"等重度残疾的发生等。

总之，防重于治。当病残尚未发生之前，要采取一定的措施，防止病残的发生；病残发之后，要早期诊断，并尽早介入康复措施，以防止病残的恶化、蔓延和再次发生。

中篇
常用康复技术

第四章 物理康复技术

第一节 运动疗法

运动疗法，是指病患自身力量或利用器械、徒手等，通过某些运动方式（主动或被动运动等），使病患获得全身或局部运动功能、感觉功能恢复的训练方法。康复医学所要解决的最常见问题是运动功能障碍，因此运动疗法已成为康复治疗的核心治疗手段，属于物理疗法重要组成部分之一。

运动疗法主要采用"运动"这一机械性的物理因子对病患进行治疗，着重进行躯干、四肢的运动、感觉、平衡等功能的训练，包括：肌力训练、关节功能训练、平衡训练、有氧训练、易化训练、移乘训练、步行训练。运动疗法是为了缓解症状或改善功能而进行全身或局部的运动以达到治疗目的的方法，是物理疗法的主要方法之一。

运动的益处是肯定的，但运动疗法潜在的副作用也应引起重视。由于运动加重心脏负担，因此可能使高血压或心脏病加重，引起心功能不全或心律不齐。也可能诱发心绞痛甚至心肌梗死而发生死亡。病患本身血压过高，而运动后反而会发生体位性低血压。若视网膜出现病变者，运动后视网膜出血的可能性会增加，造成视网膜病变进展。糖尿病肾病的病患，运动会减少肾血流量，使尿蛋白排出增加，可能加重肾脏病变。一部分糖尿病病患，尤其 I 型糖尿病病患，在没有很好控制血糖的情况下，运动会使血糖上升，尿检出现酮体，甚至酮症酸中毒。使用胰岛素或磺脲类药物治疗的病患，在运动中易发生低血糖。

鉴于上述潜在的副作用，专业人员在指导病患运动时应按不同病情选择适当的运动量和运动方式，尤其对于老年病患，更要严格掌握适应证。

一、医疗体操

医疗体操是运动疗法中最常用的方法，能按所需运动速度、方式、动作的程度、协调性与肌肉的力量进行训练，做到循序渐进。医疗体操可以是局部性的，也可是全身性的，或全身性与局部性相结合。在进行医疗体操时可徒手，也可使用器械。分为主动运动即依靠病患自身主动进行，被动运动是依靠外力来增大关节的活动范围及肌肉力量。医疗体操可用于预防疾病，以促进身体健康，可用于损伤及疾病的治疗，根据疾病及伤残的特点、功能状况和治疗目的，有针对性地选择合适的医疗体操进行训练。可选用不同的方式，例如呼吸训练、耐力训练、关节活动度的训练、肌肉力量的训练、放松训练、平衡运动等。关于活动范围、运动量、运动强度，应根据病患对运动的耐受情况，及时予以调节。

二、有氧训练

有氧训练是以增加人体代谢和使用氧气能力为目的的耐力性训练。也是提高机体代谢能力的健身方法。此种训练方法易行简单，运动方式对技巧的要求不高，易于推行，其运动方式有原地跑、自行车、步行、健身操、游泳、登楼梯、跳绳等。人体生理负荷量是由训练的次数、锻炼的强度、每次锻炼持续时间等决定的，而人体可以自我监督的训练，因而安全有效。一般采用中等强度的耐力性训练，对心肺功能有良好作用，可提高耐受量，增加代氧能力，并且对改善机体氧气的分解代谢与合成代谢的进程有促进作用，还可以增加肌肉的张力。

三、民族形式的体疗

有步行、推拿、武术、气功、跑步、保健体操、五禽戏、八段锦、太极拳、钓鱼、爬竿等许多方法，应用器械健身的有拔河、跳绳、踢毽子、荡秋千、划龙舟，以及武术中使用的刀、枪、剑、棍、棒等。

四、体疗处方

医师根据病患的全身功能状态以及整体健康状况，提出适宜的医疗体育方法及运动量，并指出在进行医疗体育活动时的注意事项等，即是体疗处方。为使体疗处方更为合理，开体疗处方前应进行体疗处方讨论或体疗查房，由主治临床医师与体疗医师共同协商、讨论。因主治临床医师了解病情，而体疗医师则掌握针对病情的体疗知识，有利于开出更合适的体疗处方。须得全面询问病情及健康状况，病患有无参加运动的禁忌证，必须进行全面体格检查、功能检查与评定。对接受体疗的心脏病病患，要作运动试验；对骨关节功能障碍或神经肌肉疾病者，要进行关节活动度及肌力检查与评定，有条件者应做肌电图及神经传导速度等检查。病历须完备书写，包括主诉、现病史、家族史、个人生活、职业、心理及社会交往史、体格检查、功能检查及功能评估、综合性功能检查与评估。

第二节　物理疗法

应用各种物理因素，达到防治疾病的方法，称为物理疗法，简称理疗。物理治疗开始于医学的非药物治疗方法，它是利用人体对物理刺激所作出的反应来达到治疗目的。物理治疗是透过物理媒介及原理，利用水力、电能、光波、冷冻、热能、磁力，运动等方式，配合应用生理、心理、病理和解剖等科学，从而达到治疗疾病、恢复身体活动功能，提升身体活动能耐，提高及加强日常生活或工作能力，预防疾病，提高生活质量的目的。物理疗法有悠久的历史，特别是近 30 年，扩大了理疗的适应证，提高了理疗效果。随着现代物理学的发展，更有效的物理疗法，将不断充实到理疗学科中来。

一、电疗法

包括射频疗法、直流电疗法、静电疗法、低频电疗法、电离空气疗法、中频电疗法、高频电疗法、超高频电疗法、特高频电疗法、离子导入疗法、电水浴疗法等。

二、磁疗法

包括低频磁场疗法、静磁场疗法、中频电磁场疗法、脉动磁场疗法、高频电磁场疗法等。

三、光疗法

包括激光疗法、红外线疗法、可见光疗法、紫外线疗法等。除此之外，还有拔罐疗法、冷冻疗法、超声波疗法、水疗法、传导热疗法、电子生物反馈疗法等。

四、自然物理因素的疗法

包括矿泉、气候、空气、日光、海水疗法等。上述疗法有治疗充血、消炎、镇痛等作用。此外还有如低频电流引起肌肉收缩；直流电流的电解、电泳，能将药物离子导入体内；紫外线促进维生素 D 的形成；超声波的振荡雾化功能；高频电可使人体组织内部产生"内生热"；高能量激光治疗疣、胎痣、血管瘤等皮肤疾病；紫外线刺激皮肤细胞及杀菌；超高频电场促使偶极分子振荡。

五、理疗方法的综合应用

（一）复合疗法

即同时在同一病患或同一部位，进行 2 种以上的方法。

（二）联合疗法

先后连续应用 2 种及以上的理疗方法。

（三）交替结合疗法

是两疗法间隔时间较长的联合作用，也即是交替结合应用。

六、加剧反应的发生及处理

在某些理疗过程中，出现症状及体征恶化现象，这种加剧反应一般不需特殊处理，多在理疗进行中自然消退。局部加剧反应如持续 1 周以上，或症状进一步加重，则宜减少剂量，延长间隔时间，或停止理疗。全身加剧反应时应停止治疗数日，从小剂量开始或更换其他理疗方法。

七、适应症和禁忌症

（一）适应症

应选择适当的理疗方法，针对治疗某种病证，理疗适用范围包括各种骨伤科疾病、炎症、神经系统疾病、心血管系疾病等。

（二）禁忌症

严重的心脏疾病、动脉硬化、有出血倾向、恶病质及可刺激肿瘤细胞生长的物理因素，均属禁用范围。

第三节　作业疗法

作业疗法是让病患参与不同的作业，参加不同的生产劳动，从而治疗疾病的一种方法。本疗法又称劳动疗法，简称"工疗"。作业疗法不仅能促进病患身心健康、减轻或纠正病态状况，为将来重返生产岗位作准备，还可以恢复与加强病患社会性活动的能力，学习一定的生产技能，帮助病患建立一个良好的社会环境，使病患感到生活丰富多彩、幸福愉快，从而促进身体健康，加快疾病康复。作业疗法的特点在于强调在完成作业方面，要对病患进行心理教育、指导和训练；并强调应用器具作为帮助。作业疗法的范围包括下列各项治疗和训练或处理：

（一）日常生活能力训练

如穿着衣物、使用餐具进食、个人清洁卫生、洗浴、整容、用厕等。训练病患用新的活动方式、方法或应用辅助器具的帮助和使用合适的家用设施，以完成日常生活活动。

（二）职业技巧训练

主要是基本劳动和工作的技巧，如木工作业、车缝作业、机械装配、纺织作业、办公室作业等，作业主要目的是恢复工作前或就业前的训练。

（三）家务活动训练

如家具布置、备餐、烹调、洗熨衣服、居室清洁装饰、家用电器使用、幼儿抚育等作业的训练，并指导病患如何省力、减少家务活动的能量消耗，如何改装家用设备以适应病患的功能康复水平。

（四）工艺疗法

应用手工艺进行治疗，如泥塑、陶器、工艺编织（藤器、竹器、绳器等），具有身心治疗价值，既能提高手的细致功能活动，训练创造性技巧，又可转移对疾病的注意力，改善病患情绪。

（五）文娱疗法

组织病患参加有选择的文娱活动，改善身心功能，促进健康的恢复，常用的文娱项目包括旅行、舞蹈、戏剧表演或欣赏、划船、钓鱼、棋艺音乐表演或欣赏。

（六）工作疗法

组织病患在专人指导下参加适当的工作和生产劳动，以转移病患注意力，调整精神和心理状态及进行社会能力的训练，多用于精神病病患的康复。

（七）书画疗法

中国传统作业疗法，通过书法练习和绘画改善精神和心理状态，抒发情感，用一般慢性病和抑郁、焦虑等病患。

（八）感知训练

对周围及中枢神经系统损害病患进行触觉、实体觉、运动觉、感觉、运动觉的训练。

（九）家居环境

根据瘫痪或其他严重功能障碍病患的具体情况，为病患提供有关出院后住宅条件的咨询（包括房屋建筑布局、进出通路、设备等），提出必需的装修意见。

（十）就业咨询

根据病患的专长、技能、身体功能状况、兴趣和就业的可能性，向病患提供有关就业的意见和建议。

（十一）职前训练

在正式从事职业工作前，先进行技能、心理等方面的训练。

以上作业治疗项目须由康复医师和作业治疗师根据治疗目标和需要设备技术的条件进行选择。

（十二）适应证

作业疗法的适应证十分广泛，凡需要改善手的运动功能（特别是日常生活活动和劳动能力）、身体感知觉功能、认知功能和改善情绪心理状态、需要适应住宅、职业、社会生活条件，都适宜用作业疗法进行训练。目前，作业疗法多用于以下几个方面：

（1）内科和老年病方面：脑血管意外的遗症、关节疾患、老年性认知功能减退。

（2）骨科方面：骨关节损伤后遗症，如手外伤、截肢后、脊髓损伤、周围神经损伤等。

（3）儿科方面：肢体残疾、发育缺陷、学习困难或残疾、类风湿性关节炎等。

（4）精神科方面：精神分裂症康复期，焦虑症、抑郁症、情绪障碍等。

第五章 中医药康复疗法

第一节 中医心理康复法

中医心理康复法传统称之为情志疗法，是康复工作者运用中医心理学的理论和方法，通过语言或非语言因素，影响或改善疾病给病患带来的不良认知和异常情志，使心情平和，以减轻功能障碍，促进病患全面康复的一类康复方法。中医学对心理现象的认识，集中在情志学说之中。情志是人对感受到的客观事物是否符合自身需求而产生的内心体验和意志过程，即包括认知、情感、情绪、意志在内的心理过程。关于心理康复，我国古代医学家早已有了深刻的认识并付诸临床实践，所提出的形神统一理论正是世界上最早身心医学的概念。中医学认为，人体是一个形神相互为用、相互制约的统一体。在病理状态下，形伤可引起情志失调，精神情志的失调又会加重形体损伤。正如《景岳全书·郁证》中所述"凡五气之郁，则诸病皆有，此因病而郁也；至若情志之郁，则总由乎心，此因郁而病也"。情志和疾病之间存在着"因病而郁"和"因郁而病"的相互关系。在躯体遭受疾病致残后，病患的心理通常要经历震惊、否认、悲痛、抑郁或愤怒、过分依赖，直至适应等几个阶段。而在疾病康复期，由于长期的病痛折磨和社会适应困难，其心理状态更是复杂多样。这些心理反应直接影响着病患的健康，若不能到达最后的适应阶段则会导致病情的加重，甚至危及生命。因此，心理康复在整个康复医疗过程中都具有举足轻重的作用。自古以来中医学即强调，医者必须充分重视心理因素才能有效地帮助病患康复。

一、情志相胜法

情志相胜法是根据阴阳五行的制约关系，用一种情志纠正其所制约的另一种情志的反常活动，从而改善或消除这种异常情志所导致的身心疾患，又称以情制情疗法。这是中医心理治疗中最系统、最具特色的心理康复法。按其所依据的理论不同，情志疗法可具体分为五志相胜疗法及阴阳情志制约法两类。

（一）五志相胜法

根据五行制约关系确立的情志相胜法，即五志相胜法；五志归属五行，构成了悲—

金、怒—木、思—土、恐—水、喜—火的对应关系。情志相胜的思想源于两千多年前《素问·阴阳应象大论篇》曰："怒伤肝，悲胜怒……喜伤心，恐胜喜……思伤脾，怒胜思……忧伤肺，喜胜忧……恐伤肾，思胜恐。"金元医家张子和在《儒门事亲·九气感疾更相为治衍二十六》中又做了进一步的详细阐述："悲可以制怒，以怆悴苦楚之言感之；喜可以治悲，以谑浪亵狎之言娱之。恐可以治喜，以遽迫死亡之言怖之；怒可以治思，以污辱欺罔之言触之；思可以治恐，以虑彼忘志此之言夺之。"使之广泛应用于临床。悲胜怒通过引发病患的悲伤情绪来纠正其愤怒太过的方法。本法常用于兼有情绪激昂的病证，如眩晕、狂证、痫证等。喜胜悲通过语言、影视等方法使病患喜笑颜开来克制其悲哀太过的方法，临床上各种悲伤证、脏躁证和由悲哀过度所致的病证都可以使用喜法治疗。如《儒门事亲·内伤形》记载："息城司侯，闻父死于贼乃大悲哭之，罢便觉心痛，日增不已，月余成块状，若覆杯，大痛不住。药皆无功，议用蟠针炷艾，病患恶之，乃求于戴人。戴人至，适巫者在其旁，乃学巫者，杂以狂言，以谑病者，至是大笑不忍，回面向壁。一二日心下结块皆散。戴人曰：《内经》言，忧则气结，喜则百脉舒和，又云喜胜悲。"另外，凡心理障碍表现为抑郁等病证也可应用此法；但表现为亢奋、狂躁等病证禁用。疝气、出血证、脱肛、妊娠等，均不宜用喜法引起大笑。

恐胜喜通过危言使病患恐惧来收敛其因过喜而耗散的心神，恢复心神功能的方法。常用于喜笑不止、心气涣散的病证和因过喜而致的情志失调。思胜恐通过使病患深思明辨来克制其过于惊恐的方法，常用于惊恐证的康复医疗，以消除病患的恐惧情绪。怒胜思通过激发病患大怒来减轻其思虑太过、气机郁滞的方法。适用于长期忧思结节、气结成痰或情绪异常低沉，或用喜法治疗无效的病证，如郁证、失眠、癫痫等。《儒门事亲·内伤形》曾记载："一富家妇人，伤思虑过甚，二年不寐，无药可疗；其夫求戴人治之，戴人曰：两手脉俱缓，此脾受之也，脾主思故也。乃与其夫以怒而激之，多取其财，饮酒数日，不处一法而去。其人大怒汗出，是夜困眠，如此者，八、九日不寤，自是而食进，脉得其平，但怒法只能是权宜之法，不可久用，且要用喜法来善后。"凡病患表现为肝阳上亢、肝火易升、心火亢盛和阴虚阳亢等证禁用怒法。情志相胜法的治疗原理与情志对人体气机的影响有关，"怒则气上，喜则气缓，悲则气消，恐则气下……惊则气乱……思则气结……"如气之消沉可抑制气之上逆，故悲可胜怒；气之下夺可抑制神气的涣散不收，故恐可胜喜。现代神经心理学认为，情绪反应属于神经系统的暂时联系，它可以被新的暂时性联系取代。因此，以情制情疗法是具有临床治疗意义的，但临床运用时应注意灵活掌握、因人而异，不可简单照搬。

（二）阴阳情志制约法

依据阴阳对立统一原理，将阴阳属性相对立的情志进行组合，选择一种情志反向调节异常过激的情志，从而治疗疾病的方法，称为阴阳情志制约法。人类的情志活动是相当复杂的，往往多种情感互相交错，很难明确区分其五脏所主和五行属性。然而情志活动可用阴阳属性来分，如怒与思、怒与恐、喜与悲、喜与怒、惊与思、喜乐与忧、喜与恶、爱与恨等，此即现代心理学所称的"情感的两极性"。性质彼此相反的情志，对人体阴阳气血的影响也正好相反。因而相反的情志之间，可以互相调节控制，使阴阳平衡。即喜可胜悲，悲也可胜喜；喜可胜恐，恐也可胜喜；怒可胜恐，恐也可胜怒等。《古今图书集成·医部全录》记有明代医家徐迪"以笑制怒"医案。现代心理学则将笑视作一种愉快心境或轻松情绪的体现，对改善焦虑、抑郁、恐惧等情绪状态十分有益。《奇症汇·卷四》里记载一医案，病患由于儿子步步高升大笑不已，开始还是偶尔发作，后来通宵达旦不能停止，历时十年。医者让其儿子捎信回去说自己死了。病患大悲，悲属阴，正好用来调节喜，但大悲是阴盛于阳，于是儿子又捎信回来说病治好了。最后病患阴阳平和，疾病痊愈。

二、情志引导法

情志引导法是指通过语言或其他方式来启发病患，使其逐渐认识到原有的认知、情绪表现的错误。从而建立起健康的认知，能够用以克服情绪、行为等方面不良表现的方法。情志中的"思"是情绪和认知的混合体，不局限于七情；"思"既有认知上的"思考"之义，又含有情感上的"思念"之义，而在思虑致病的中医案例中，思虑兼有认知和情绪两种成分，说明中医早已认识到人的认知和情绪是相互作用的。"思"的运用是通过疑问、比较、观念移植、实景验证、语言疏导等具体方法，作用于病患认知和情绪心理层面，治疗认知不当引发的身心障碍，相当于西方心理学中的认知疗法。

（一）顺情疗法

顺情疗法是指顺从病患的某些意愿，满足病患的身心需求，以找出病患心理病因，改善病患不良情感状态的一类心理疗法，又称顺情从欲法。相当于现代心理学的支持疗法。主要适用于外界条件所限，或因个人过分压抑、胆怯、内向而情志意愿不遂所引起的身心疾患。张景岳曾强调，"若思虑不解而致病者，非得情舒愿遂，多难取效"。清代医家程文囿治疗一呕吐之症的室女时，亦认为其症必待婚嫁后，求偶意愿得尝方会自愈。在客观条件下，同情、尊重、体谅、迁就病患的情绪，创造条件，适当满足病患的愿望，包括正常的求偶婚配意愿、被压抑的求知和社交意愿、某些生理性欲望如食欲、性欲，以及提高儿童的安全感等，都具有明显的正性心理效应，有助于疾病的治疗。

运用此疗法，要求医生具有敏锐的判断力，能察言观色地洞悉病患的各种意愿，正确地分析其合理与否、利弊怎样、客观条件允许与否，对于病患某些不合理或者客观条件尚不允许的意愿要求等，则又要配合疏导说服工作。在临床上医者常常会遇到偏执、多疑、不明事理的病患，或某些精神病病患，不可采用说理、解释、分析等方法，犹如对牛弹琴。例如癔病的病患，总是顽固地认为身体上的不适是因为体内有水、有虫、有鬼或者其他常人意想不到的东西。如果医生简单地批评他们无知，或是苦口婆心地向他们宣传科学道理，其疗效自然不好。在临床上不妨顺水推舟，用病患的"歪理"

来实施医生的"正治",这也是顺情疗法的灵活运用。又如"奔豚气"是一种典型的癔病,很多病患将其描述为"有老鼠在内乱跑",并固执地认为是真的老鼠钻入体内。此时医生不能简单地说为荒诞,应顺其思路告诉病患,医生的中药或针灸是专门驱逐(或杀死)体内老鼠的,非常有效,等等。待其痊愈后再告知其真正病因,或向其家人说明原委。

(二)移情疗法

移情疗法即转移注意力的方法,是通过语言等行为,或改变所处的环境因素等方法,转移病患对病痛的注意力,改变病患思想中心的指向性,排遣负性情绪,借以调整气机,使精神内守、疾病痊愈的一种心理疗法。在身心疾病病理过程中,一些导致或影响疾病的情景,常成为病患身心功能的刺激点,它反复地作用于身心功能使之日趋紊乱,而这种紊乱又强化着这类刺激作用,形成恶性循环,使病证难以治愈。对此,可有意识地转移病患的病理性注意焦点,以消除或减弱它的负性刺激作用。凡病患过分关注自己的病痛,以至心理活动有碍于疾病治疗和康复时都可以选用。如《续名医类案·目》曾记载:"杨贲亨治一贵人,患内障性暴躁,时时持镜自照,计日责效,数医不愈。召杨诊,曰公目疾可愈。第服药过多,毒已流入左股,旦夕间当发毒,窃为公忧之。既去,贵人日夕视左股抚摩,惟恐其发也。久之目渐愈而毒不作贵人以杨言不验,召诘之。对曰,医者意也。公性躁欲速,每持镜自照,心之所属,无时不在于目,则火上炎,目何由愈。故诡言令公凝神于足,则火自降,目自愈矣。"这样的病患急躁焦虑,治疗者用巧妙机智的言语,将其对眼疾的病理性过分关注,转移到其他部位,促进了病患眼疾的痊愈。"古之治病,惟其移精变气"的关键在于使病患"心机一转","乐此而忘彼"。对待病患因生理疾病产生的焦虑反应,采用移情疗法是比较有效的心理康复方法。但在使症状转移或症状转换时,要注意转内病为外病,转重症为轻症,转要害部位的症状至非要害部位。除利用巧妙的语言转移病患的注意力之外,医生还可引导病患采用琴棋书画等行为方式,影响情感、转移情志、陶冶性情,起到移情易性的作用。古代医家归纳出澄心静坐、读义理书、与良朋益友交谈、学法贴字、看山水花木、登城观山、浅花种竹、听琴玩鹤、寓意弈棋等,皆有助于移易性情,修养身心。情绪不佳时,听合适的音乐,观赏幽默的相声或喜剧,均可使苦闷顿消,精神振奋。

在疾病康复过程中,临床医生更要有针对性地改变病患的心态,对愤怒者要疏解其怒气,对悲痛者要使其脱离产生悲痛的环境,对屈辱者要增强其自尊心,对有迷信观念者要用科学知识消除其愚昧的偏见等。应鼓励病患用意志战胜身体的功能障碍,促进康复。

(三)语言疏导法

语言疏导法是针对病患的病情及其心理状态、情感障碍等,采取语言交谈方式进行分析劝诫,以此来缓解或解除不良情绪和情感活动状态的一种方法,或称为说理开导法。对病患而言当出现不良情绪时,向家人、医生倾诉、朋友、宣泄心中郁闷,主动接受劝解疏导，可以借此化解或排遣不良情绪；临床医者则可以常常自觉或不自觉地运用此法。故其应用范围极广，是中医心理康复的重要方法之一。安慰、鼓励、解释、保证是一般语言疏导法最常用的方法。《灵枢·师传》曰："人之情，莫不恶死而乐生；告之以其败，语之以其善，导之以其所便；开之以其所苦，虽有无道之人，恶有不听者乎？"即提出了此法的基本原则，并说明了疏导法的四项主要内容：一是"告之以其败"，即以广泛搜集完整、可靠的病史为前提，为病患实事求是地分析病因及发病机制、病情的轻重，以引起病患对疾病的注意，使病患有认真对待疾病的态度。至于真实病情应告知到病患什么程度，应视疾病的性质、病患的个性特点而定，不可一视同仁。对于不配合治疗的病患，应抓住"人之情，莫不恶死而乐生"的心理状态，"告之以其败"，使其重视自身疾病，以达到积极主动配合治疗的目的。对那些敏感、心理压力极大的病患，则应指明其消极心理状态对疾病康复的不利影响；对那些通情达理者，应适当地说明病情，使之更能自觉地配合医生的工作。二是"语之以其善"，即提出对病患有利的观点，启发病患自我分析，指出只要措施得当，调节及时则可以避免不利的情况，恢复正常的状态。三是"导之以其所便"，即讲明调养的具体措施。四是"开之以其所苦"，即帮助病患解除紧张、恐惧等消极的心理状态，调整情绪，从而达到治愈疾病的目的。人类的语言对大脑皮质发生影响，再通过大脑皮质而作用于躯体的强有力的刺激，是心理治疗最为有力的工具。病患常由于不了解自身病证的关键所在，总是被动地接受医生的治疗。若及时积极地加以说明，则其每能主动地从心理、行为上配合治疗，故此疗法对于身心病证治疗具有普遍的意义。而病患在进行劝说开导时，应掌握语言的技巧，取得病患信任，以便针对不同性格、不同病证的病患采取不同的疏导方法，争取获得最佳的治疗效果。医家张子和让病患明白病因，用经典文献使病患信服，让病患建立起健康的信心，治疗了10年难治的心病，在这个案例中病患很好地理解了病因，医者用开导劝慰法就可以取得很好的效果。在施行此方法过程中，医者要斟酌自己的语言，多用明确果断的语气，避免模棱两可、含糊不清、迟疑不决的词汇，以免给病患造成没有把握的错觉。

（四）暗示引导法

暗示引导法是指采用婉转、间接的方式，对病患的心理状态施加影响信息，诱导病患不经过充分的理性思考和判断，无抵抗地接受医者的治疗性意见和信念，并做出相应反应从而达到治疗目的的一种心理康复疗法。本疗法可采用言语、手势、表情、动作和环境进行。暗示有着惊人的力量，"望梅止渴"的故事，正是曹操利用语言暗示而收到止渴之效的范例。早在先秦时期，古代医家已能有意识、有目的地应用本疗法来提高疾病治疗效果。《素问·调经论篇》就载述了通过暗示的方法以获取最佳针刺效应的实例："按摩勿释，出针视之曰，我将深之，适人必革，精气自伏，邪气散乱，无所休息，气泄腠理，真气乃相得。"医者暗示要深刺，使病患集中注意力，使针刺疗效得到提高。暗示引导的成功与否要具备两方面条件：一方面，病患有尽快解除病痛折磨的迫切需求，所谓"病急乱投医"，这就给外来影响留出了心理暗示，使得其受暗示性增强，为医者的暗示提供了机会。另一方面，医生的医术高明、地位和威望，亲和而又自信的态度，则打开了医患之间暗示的通道，这两方面的条件必须正相吻合，也就是说，只有当病患觉得医生比自己高明，自己应该接受对方的影响时，他才会在不知不觉中用自认为比自己强的医者的智慧，取代自己的思维和判断，从而达到暗示的成功。暗示与说理的区别就在于某种意识进入自我观念是否经过理性思考，如果说理劝导是从正面通过理性思考后进入思维。那么暗示则是未经理性思考而直接进入思维的。一般说来，个性不强、随和者及女性和儿童易受影响。当然，任何人都会存在缺乏"主见"的一方面，为弥补这一缺欠而接受暗示。因此，找到病患缺乏的主见点，甚至可利用其坚持自我的那部分心理内容为突破口，顺其情而导之，施加积极暗示，则正是暗示引导法的实施技巧所在。同时，医者的言行举止对病患都有潜在性的影响，历代医家都十分注重医生这方面的修养。《内经》中强调医者当"诊有大方，坐起有常，出入有行，以转神明"。后世医者也认为"凡为医之道，必先正己，然后正物。正己者，谓能明理以尽术也"。包括"性存温雅，志必谦恭，动须礼节，举乃和柔"，"疾小不可言大，事易不可云难"，以及"言无轻吐，目无乱视"等。因此，医务工作者除了必须注重品行医德修养外，在诊疗疾病时神态端庄、亲切热情、言行审慎，不但可避免某些消极的不良暗示，而且可由此产生病患的信任感而获得充分合作。运用此法的医者必须具备一定的权威性和影响力，以及较强的分析推理力，掌握相当的社会学和心理学知识，方能使暗示更有趋正性、稳固性、持久性和巧妙性。

暗示可分为他人暗示及自我暗示两类，他人暗示法主要是由医者施予暗示以达到治疗目的。自我暗示法则是由病患通过意念活动，塑造某种意识形象，或进入某种情景，以心理影响其生理，从而达到防病治病、保健强身等目的。如《道枢·枕中》中引孙思邈所述"瞑目内视，使心生火，想其疾之所在，以火攻之，疾则愈矣"，就是借助于入静存想的方法，以暗示导引治病的一种自我暗示疗法。在肿瘤和免疫系统疾病的康复中，自我暗示法是有效的辅助治疗法。按照作用结果的性质，暗示可分为积极暗示及消极暗示，即产生正面效应、积极结果暗示称为积极暗示；产生负面效应、消极结果的暗示称为消极暗示。在临床上，积极暗示可使疾病向愈发展；相反，医疗工作者不慎的言语和行为带给病患的消极暗示，或病患的自我消极暗示，则会使病情加重。按照实施的形式，暗示引导法包括语言暗示、借物暗示、祝由、催眠四种类型。

（1）语言暗示：语言可改变意识，医者的思维可以通过语言暗示病患，甚至可以设计使病患"无意中"了解到疾病的有关情况，从而解除疑心，树立起战胜疾病的信心，改善消极的情绪状态。语言暗示不仅包括词句语言，而且还包括行为语言，如医生的表情、神态、动作等均具有暗示作用。若能巧妙而综合地加以运用，每可取得更为理想的疗效。如《儒门事亲》记载："庄先生治某喜乐之极为病者，切其脉，为之失声；佯曰：我取药去，数日更不来。病者悲泣，辞其亲友曰：病属不治，吾不久矣。庄知此情，再予慰之，喜乐所致之病遂愈。"这是康复医学行为语言暗示的例子。

（2）借物暗示：借物暗示指借助于一定的药物或物品，暗示出某些事情，以解除病患心理症结的方法，中国古代有"假借针药疗心病"的暗示医案。对待某些顽固性疑心病的病患，用语言劝诫开导说明道理往往无效，甚至引起病患反感，此时应顺意假用药物或针灸来治疗他所疑心的疾病，解除病患的疑团则可治愈疑心病。如《名医类案》曾载："一人在姻家过饮，醉甚，送宿花轩，夜半酒渴，欲水不得；遂口吸石槽中水碗许，天明视之，槽中俱是小红虫，心陡然而惊，郁郁不散，心中如有蛆物，胃脘便觉闭塞，日想月疑，渐成痿膈，遍医不愈。吴球往视之，知其病生于疑也。用结线红色者分开，剪断如蛆状，用巴豆两粒同饭捣烂，入红线丸十数丸，令病患暗室内服之。置宿盆内放水。须臾欲泻，令病患坐盆，泻出前物荡漾如蛆，然后开窗，令亲视之，其病从此解，调理半月而愈。"这是借物暗示的典型病例。进行此法的医生必须谨慎从事，认清病情，切不可令病患看出任何破绽，否则难以收到理想效果。再如，北宋名医王况曾治一豪商，因见新颁布的盐税法而失惊吐舌，而致舌伸不得复入，多日食不能下咽，羸瘦日加，虽遍请京师名医而不得治。王氏应诊，心知常法断难奏其功，忽然大笑不已。家人怪诘之："可笑京师之大，竟无人能治此些微小恙。"并请家人取来银针漫检之，恰有一穴主治要应，便对家人说：你们须立契约给我，万一不治不得责怪，我一针见分晓。家人无奈，遂立契约。王氏急针舌底，袖针之际，病舌已伸缩自如。王氏先以调侃嬉笑方式暗示其病并非不治之症；复以取针灸、立契约等行为暗示其治疗有据，以坚定其信心。随即进针病所，一针而治。此医案虽兼暗示和针刺两法，但其中精心设计的医疗情景起到了重要的暗示治疗作用。

（3）祝由："祝由"一词语出自《素问》曰："黄帝问曰：余闻上古之治病，惟其移精变气，可祝由而已。"自《内经》成书至明代，祝由一直为中医学的主要学科，即古代的"十三科"之一。在历史变化过程中，祝由可归纳为两种基本类型：即符咒式祝由和病由告知。符咒式祝由是指一定权威性的人物，如巫医在祈祷神灵等仪式中，诉说病患发病的原由，使病患绝对信从以至精神内守，情感改善，病态得以调整。"祝，咒同；由，病所从生也"故曰祝由。《灵枢》中有"因鬼神而猝然发病者，治以祝由之说，其所从来者微，视而不见，听而不闻，故似鬼神，先巫因知百病之胜，先知其病之所从生者，可祝而已也"，就是对祝由法的叙述。一些世界各地的传统医学，如印度医学、拉丁美洲医学等，都存在着与我国学祝由、占卜等相似的疗法，它的存在是有一定社会历史文化背景的，这种文化具有渗透性，不可能人为地在短时间内取消。现在必须采用时可先从心理上抓住病患的某些信念，并加以利用来治愈病情。这样做常有较强的心理效应，往往能够调动起病患的抗病意志。病由告知简称"告由"，自清代取消了祝由科，而此期的吴鞠通则扬弃了祝由中的玄奥成分，提出应该"告知病由"的理论，即病患向医生倾诉病情。在他的《医医病书》中明确提出："祝，告也；由，病之所以出也，吾谓凡治内伤者，必祝由。详告以病之所由来，使病患知之，而不敢再犯；又必细体变风变雅，曲察劳人思妇之隐情，婉言以开导之，壮言以惊觉之，危言以悚惧之，必使之心悦情服，而后可以奏效如神。"即搞清病因并给以解释，此处的病由多为缺乏理性认知之成。吴鞠通提出以"婉言"、"壮言"、"危言"等不同会话方式，引发病患不同的心理效应，从而取得疾病的治愈。

（4）催眠疗法：催眠法是使用一定的催眠术使人进入催眠状态，并用积极向上的思想暗示病患的身心状态和行为，以解除和治愈病患躯体疾病或心理疾病的一种心理治疗方法。这种疗法运用暗示施加对人心理、生理的影响，是在催眠条件下进行的。这是有别于其他暗示疗法的地方。对于那些长期患有慢性疾病的病患，采用激发其想象的手段，可以促使其病态心理向良性积极方面转化，增强与疾病作斗争的信心，对疾病的治疗有一定帮助。

三、行为疗法

中医行为疗法是指采用中医治疗手段帮助病患消除或树立某些适应性行为，从而达到治疗目的的一种中医康复方法。人们的情志心理活动与外在的行为密切相关，病态心理往往出现反常行为。由于病伤残疾本身以及由此而造成的对社会生活环境不适应，很容易导致病患各种病态及不良行为的产生，如自戕、自责、厌食、自杀、烟瘾、厌世、酒瘾、药瘾等。医生针对病患的不同身心状态，可按康复计划，分别采用厌恶、奖惩、习见习闻、劳动等措施指导其异常行为，康复其身心。奖惩法是对病患能坚持强化某种正常行为进行奖励、对不良病态行为予以某种"惩罚"，以达到加强良性行为、康复身心目的的治疗方法。主要适用于情志心理失常、智残或弱智以及染有某些恶习的康复医疗。对于伤残、小儿和老年病患，尤宜多采用奖励方法，以增强其康复的信心，促进康复计划的顺利实施。

（1）厌恶法：厌恶法是现代行为治疗中的厌恶疗法，是一种通过惩罚来纠正不良行为的治疗方法。中医行为疗法的厌恶疗法把可以令病患产生厌恶情绪的感觉刺激与其病态行为紧密结合起来，使之产生强烈的躲避倾向及明显的身体不适，从而纠正其病态行为的方法。本法主要适用于嗜烟酒、吸毒、嗜异症等沾染恶习者的康复医疗。《世医得效方》中记载一个嗜酒如命的酒鬼，家人把他手脚捆绑起来，放一坛酒在其口边，"其酒气冲入口中，病者急欲就饮，坚不与之"。一会儿病患吐出一块癖血，家人将癖血放入酒中烧煮，癖血形状难看，又散发出恶臭味。这个嗜酒如命的人"自后虽滴酒不能饮也"。

（2）习见习闻法：中医行为疗法中的习见习闻法，是通过反复练习使易惊、敏感的病患对刺激习惯而恢复常态的心理疗法，相当于现代行为治疗中的系统脱敏疗法。《素问》中提到"惊者平之"，张子和治疗受惊病患的案例就是使用系统脱敏疗法的典型例子。《儒门事亲》中记载："卫德新之妻，旅中宿于楼上，夜值盗窃入烧舍，惊堕床下；自后每闻有响则惊倒不知人，家人辈蹑足而行，莫敢冒触有声，岁余不痊；诸医作心病治之，人参、珍珠及定志丸皆无效。戴人见而断之曰：惊者为阳，从外入也；恐者为阴，从内出也。惊者为自不知故也，恐者自知也。乃命二侍女执其两手按高椅之上，当面前下置一小几。戴人曰：娘子当视此。一木猛击之，其妇人大惊。戴人曰：我以木击几，何以惊乎？伺少定击之，惊也缓。又斯须连击三五次，又以杖击门，又暗遣人击背后之窗。徐徐惊定而笑曰：是何治法？戴人曰：《内经》云惊者平之。平者，常也。平常见之，必无惊。是夜使人击其门窗，自夕达曙，一二日，虽闻雷而不惊。"该医案体现了系统脱敏疗法的三个基本步骤：首先，了解到病患的焦虑和恐惧是由精神突然遭受刺激所致；第二，指导病患在引发焦虑的刺激出现时，做出抑制焦虑恐惧的放松反应；第三，由弱到强、击茶几、击门窗，使之逐步适应引起其焦虑恐惧的刺激，"平常之见，必无惊"之意，病患从开始时收到惊吓到习惯了不再对木棒猛击茶几的声音感到恐惧，遂快速疗效。

（3）劳动疗法：劳动疗法是让病患参加有医疗意义的劳动或工作来治疗疾病的一种中医行为疗法。劳动疗法不仅能减轻或纠正病患的病理状态，为将来重返工作岗位做准备，而且可以恢复和加强病患参与社会活动的能力，学习一定的生产技能，帮助病患建立一个良好的社会环境，使病患感到生活丰富多彩，心情愉快，从而促进病患健康，促进疾病康复。劳动内容可分为室内劳动和室外劳动两种，室内作业如刺绣、油漆、做花、编织、雕塑、缝纫、糊纸盒、做儿童玩具、磨豆腐、糊纸袋、做家具、做糕点等；室外作业如种植树木、花草、蔬菜和饲养鸡、牛、兔、羊，及作田间劳动等。采用劳动疗法，应根据病患的年龄、性别、职业、爱好、志趣、体力、文化水平等具体情况，确定具体的、符合病情需要的生产劳动在劳动疗法中，医生和亲友要做好精神鼓励和思想工作，并注意劳动安全。《四川医林人物》中记载："肖文鉴，南充人；一室女患郁症，形销骨立，鉴嘱女结伴锄菜园蔓草，日刈草二背；女初不耐，久习为常；如是一百日，体渐强壮，面生华泽。"文中病患是个室外活动极少的"室女"，需要加强户外活动，故医生采用结伴割草来治疗抑郁症。

四、色彩疗法

古代把青、黄、赤称为彩，把黑、白、玄称为色，合称色彩。色彩疗法是根据古代五色配五脏理论，让病患目睹各种相应颜色，从而发挥治愈疾病、康复身心作用的疗法，简称为色疗。中医学认为各种色彩对人体脏腑功能均有影响，《素问》中提到："东方青色，入通于肝；南方赤色，入通于心；中央黄色，入通于脾；西方白色，入通于肺；北方黑色，入通于肾。"多年来，五色配五脏理论一直卓有成效地指导着临床实践。近年国外专家对色彩疗法的研究也很重视，国外学者认为，色彩具有治疗功效；如黄色可治胰脏疾病，红色可治小肠和心脏部位的疾病，绿色可治肝胆疾病，蓝色可以治大肠和肺部的疾病，与中医五色配五脏理论异曲同工。

（一）色彩疗法的作用机制

色彩对人的神情影响，一方面是色彩本身直接作用于人的视觉器官，经过神经—内分泌系统影响身心功能；另一方面则是通过联想来影响人体的心理、生理功能，如太阳、炉火为红色，让人感到温暖；月光为银白色，使人感到清冷、宁静；森林为绿色，海洋为蓝色，让人觉得心胸宽广、心情舒畅等。

（二）色彩疗法的处方原则

色彩疗法使用简单，对某些疾病疗效显著，临床反应较好。开处方时应依据两个原则，一是制约平衡，即根据五行生克理论，通过搭配不同的颜色，以调节五脏之间的失衡，如脾虚者用青色以抑其肝郁之强；肝虚病证者可用黑色补其母，以滋水涵木等。二是生化助益，即取不同的颜色对相应脏腑的增强功效，以加强相应脏腑的功能，如用青（蓝、绿）色疏肝解郁、用黄（橙、茶）色培益脾土等。常用的色彩处方及其适应证如下：

暖色方以橙色为主，包括红、黄系列。给人以温暖、愉快、健康、活力之感，具有驱寒、养血、使人兴奋的功效。适用于慢性虚寒证、气血不足证及郁证、痿证、嗜睡、癫证、痴呆等疾患。具体而言：橙色——能产生活力感，具有诱发食欲的作用；粉红色——给人以温柔之感。据研究，粉红色能使人的肾上腺激素分泌减少，从而使情绪趋于稳定；因此发怒的人观看粉红色，情绪会很快冷静下来；孤独症、精神抑郁者也适宜经常接触粉红色。红色——是一种较具刺激性的颜色，它给人以火热之感；但过多注视大红颜色，不仅会影响视力，而且易使人产生头晕目眩之感；所以心肝火旺、虚火上炎之证的病患宜避免过多注视红色。

冷色方以蓝色系为代表，包括青色、绿色、紫色，给人以清凉、理智、深邃之感，具有清热、镇静安神、松弛紧张情绪的功效。适用于阴虚阳亢、阳热内实诸证及失眠、吐血、烦躁、咳血、易怒、低热、惊恐等病证。具体而言：蓝色——是最冷的色，但纯净的蓝色并不意味着情感的冷漠，而是给人以平静、理智和纯净之感；但应注意的是患有精神衰弱、心情忧郁的病患不宜接触蓝色，以防加重病情。绿色——给人以稳重、舒适之感，具有降低眼压、镇静神经、解除视觉疲劳等作用。自然的绿色还对晕厥、疲劳、恶心和消极情绪有一定的作用。但长时间在绿色的环境中，易使人感到冷清，影响胃液的分泌，使食欲减退。淡雅的蓝、绿色除了具有上述的基本功能以外，还可以使人感受到恩惠、慈善的启迪，这种意识很有利于病患的康复，医院、诊所适宜采用此色调来装饰医疗空间。

喜色为红色、粉红色，具有养性、怡情，使人愉悦、抑怒制悲的功效；主要用于易悲泣、情绪低落、抑郁不乐、易怒及血虚证等。悲色为黑色为主，亦可用白色，或兼少许黄色；具有克制过喜之情的功效，用于情绪过喜；易恐色黑色有抑制过度喜乐的功效，主要用于狂证、喜笑不休等证。思色为黄色、浅蓝、淡绿，有利于情感思维，用于脾虚、精神不集中、思虑过度等证。化瘀色为绛红、紫色、枣红、黄色；具有促进血液循环的功效，主要用于瘀血阻滞的经脉诸证。临床上具体应用时可据病情需要适当配伍，单色、淡色、复色、浓色，灵活选择。

（三）色彩疗法的操作方法

色彩疗法的实施，主要是对病患接触居所、环境的颜色加以科学设计、合理搭配。如居室、墙壁、窗帘、用具、家具、衣被、陈设、灯光以及与病患接触的康复医护人员的衣着，均按病情所需的治疗颜色布置和穿戴。在医院或疗养院设置色彩疗法康复室，进行"色光浴"。根据病患病情需要，室内可设置冷色光或暖色光，让病患沐浴在色彩之中，同时可配合音乐疗法。每日2次，每次30～60min，进行色彩治疗，10天为1个疗程。

（四）色彩疗法的注意事项

应用色彩疗法应根据中医五色配五脏理论，注意补虚泻实原则。深浅不同的同类色彩称为类色，色较深者起泻的作用，色较淡者起补的作用。在临床上可根据病患病情需要适当配伍，或用单色，或用复色，或用浅淡色，或用深浓色，灵活搭配。运用色彩疗法进行康复时，切忌颜色过多或杂乱无章，否则会使病患产生兴奋、烦躁之情。此外，除了以病情为主要依据外，还应考虑到病患的年龄、喜好等其他因素，如少儿喜欢鲜艳生动的色彩，老人喜好安静的色彩等。有的色彩应具体应用因人而异。如黄色具有双重特性，对健康者具有稳定情绪、增进食欲的作用；对情绪压抑、悲观失望者则会加重这种不良情绪。

第二节　中药康复法

中药康复法是指在疾病康复的过程中，采用已制成各种剂型的中药来进行内服和外用，以减轻和消除病患形神功能障碍，促进其身心康复的方法，是中医康复技术中最常用同时也是内容最丰富的方法之一。在康复医学领域，合理使用中药和方剂，是至关重要的内容。临床以辨证康复的观点为指导，正确运用中药和方剂，减轻和消除病患心理和生理的功能障碍，促进其身心康复。

中药在康复医学中的应用，主要体现在预防疾病，以及在疾病发展过程中改善脏腑功能失调和疾病后期功能障碍等方面。通过中医的整体观念和辨证施治，并结合西医学对疾病的认识，对某些可能引起疾病的前期表现或危险因素进行中药干预，可以预防这些疾病的发生和发展，起到"不治已病治未病"和未病先防的作用；在疾病的发展期，可以调整脏腑功能，促使疾病有良好的转归；在疾病的后期，通过培补正气、活血化瘀等治法，使正气恢复，邪去正安，促进神形的早日康复。

中药康复法，分为内治法和外治法，两者在吸收药物的方式上有所差异，内服的药物通过消化道吸收，而外用的药物则是通过体表的渗透作用吸收。两者都是以中医理论为指导，合理地选择药物和用药方式，以达到调理阴阳和协调脏腑功能的目的，促进机体功能障碍的早日恢复。

一、中药内治法

中药内治法是一种根据病患疾病的具体情况，辨证处方，形神兼顾，合理选用丸、丹、汤、膏、散等剂型内服，以达到协调阴阳和恢复脏腑经络气血功能的中药康复方法。

（一）中药内治的主要疗法

1. 汗法

汗法是通过开泄腠理、调畅营卫、宣发肺气等手段，使在表的外感六淫之邪随汗而解的一类治法。汗法不以汗出为目的，主要是通过出汗使腠理开、肺气畅、营卫和、血脉通，从而祛邪除病，正气调和。所以，汗法除了治疗外感六淫之邪所致的表证外，凡是腠理闭塞、营卫郁滞的寒热无汗，或腠理疏松、有汗但寒热不解的病证，皆可用汗法治疗。

2. 吐法

吐法是通过涌吐的方法，使存在于咽喉、胸膈、胃脘的痰涎、宿食或毒物从口中吐出的一类治法。适用于中风痰壅，宿食壅阻，毒物尚在胃脘；痰涎壅盛之癫狂、喉痹，以及霍乱之吐泻不得等病位居上、病势急暴、内蓄实邪、体质壮实之证。因吐法极易伤胃气，故妇人新产、体虚气弱、孕妇等均应慎用。

3. 下法

下法是通过泻下、荡涤、攻逐等方法，使存在于胃肠的宿食、冷积、燥屎、瘀血、痰结、停水等从下窍而出，以祛邪除病的一类治法。凡邪在肠胃而致大便不通、燥屎内结、热结旁流，以及停痰留饮、瘀血积水等形症俱实之证，均可使用。因病情有寒热，正气有虚实，病邪有兼夹，故下法又有寒下、温下、润下、逐水和攻补兼施之别，并与其他治法结合运用。

4. 和法

和法是通过和解或调和的方法，使半表半里之邪，或脏腑、阴阳表里失和之证得以解除的一类治法。《伤寒明理论·诸药方论·小柴胡汤方》说："伤寒邪在表者，必渍形以为汗；邪在里者，必荡涤以为利；其于不内不外，半表半里，既非发汗之所宜，又非吐下之所对，是当和解则可矣。"所以，和解是专治邪在半表半里的一种方法。至于调和之法，戴天章的《广瘟疫论·和法》说："寒热并用之谓和，补泻合剂之谓和，表里双解之谓和，平其亢厉之谓和。"由此可见，和法是一种既能祛除病邪，又能调整脏腑功能的治法。它无明显寒热补泻之偏，性质平和，整体兼顾，适用于邪犯少阳、肠寒胃热、肝脾不和、气血营卫失和等证。和法的应用范围较广，分类也很多，其中主要有和解少阳、透达膜原、分消上下、疏肝和胃、调和肠胃、调和肝脾等。

5. 温法

温法是通过温里祛寒以治疗里寒证的一类治法。里寒证的形成有外感和内伤的不同，或由寒邪直中于里，或因失治、误治而损伤人体阳气，或因素体阳气虚弱以至寒从中生。同时里寒证有部位浅深、程度轻重的差别，故温法又有温中祛寒、回阳救逆和温经散寒的区别。由于里寒证在形成和发展过程中，往往阳虚与寒邪并存，故温法又常与补法配合运用。

6. 清法

清法是通过清热、泻火、凉血、解毒等方法，以清除里热之邪的一类治法。适用于里热证、火证、热毒证和虚热证等里热病证。由于里热证有热在气分、营分、血分、热壅成毒或热在某一脏腑之分，因而在清法之中，又有清气分热、清营凉血、清热解毒、清脏腑热等不同。因热证最易伤阴，大热又易耗气，故清热剂中常配伍生津、益气之品。

7. 消法

消法是通过消食导滞、行气活血、化痰利水、驱虫等方法，使气、血、痰、食、水、虫等渐积而成的有形之邪渐消缓散的一类治法。适用于气滞血瘀、饮食停滞、癥瘕积聚、水湿内停、痰饮不化、疳积虫积和疮疡痈肿等病证。消法与下法虽同是治疗内蓄有形实邪的方法，但在适应证上有所不同。下法所治病证，大多病势急迫，形症俱实，邪在肠胃，必须速除，且是可以从下窍而出者。消法所治主要是病在脏腑、经络、肌肉、腠理之间，邪坚病固而来势较缓，属渐积形成，且多虚实夹杂，尤其是气血积滞而成的癥瘕痞块、痰核瘰疬等，不易迅即消除，必须渐消缓散。消法也常与补法、下法、温法、清法等其他治法配合运用，但仍以消为主要目的。

8. 补法

补法是通过补益人体气血阴阳，主治各种虚弱证候的一类治法。补法的目的在于通过药物的补益，使人体气血阴阳虚弱或脏腑之间的失调状态得到纠正，复归于平衡。此外，在正虚不能祛邪时，也可用补法扶助正气，并配合其他治法，达到扶正祛邪的目的。虽然补法有时可收到间接祛邪的效果，但通常是在无外邪时使用，以避免"闭门留寇"之弊。补法的具体内容很多，既有补益气、血、阴、阳的不同，又有分补五脏的侧重，但常用的治法分类仍以补气、补血、补阴、补阳为主。

上述八种治法，适用于表里、寒热、虚实等不同证候。对于多数疾病而言，病情通常是复杂的，不是单一治法能够达到治疗目的的，往往需要多种治法配合运用，才能治无遗邪，照顾全面，故虽为八法，配合运用之后则变化多端。正如程钟龄《医学心悟·医门八法》中说："一法之中，八法备焉；八法之中，百法备焉。"为此，临证处方必须针对具体情况，灵活运用八法，切合病情，方能收到满意的疗效。

（二）中药内治的常用剂型

汤剂把药物混合，放入砂锅，加水浸泡后（有时会根据需要加黄酒或白酒浸泡）煎煮一定时间，去渣取汁，作内服用。其特点是吸收快，作用较迅速，针对性强。适用于各种慢性疾病的康复，如中风后遗症常用的方剂补阳还五汤。

散剂有内服和外用两种。内服散剂是将药物研成细末，用茶汤、米饮或酒、醋等调服，根据病情需要和药物作用而定。散剂能对胃肠发生直接作用，且服用方便，如五苓散、行军散等。外用散剂是将药物研成极细末，撒布或调敷患处，如外科的生肌散、金黄散等，多用于烧伤等疾病的治疗。

丸剂分蜜丸、水丸、糊丸、浓缩丸数种，是将药物研成细末，用蜜、水或米糊、面糊抑或药汁等作为赋型剂制成的圆形固体。特点是药力持久，吸收缓慢，体积小，易贮存，服用方便。适用于长期虚弱疾患，宜于久服缓治者的康复，如六味地黄丸、肾气丸等。

膏剂是将药物用水或植物油煎熬浓缩而成的制剂，分内服和外用两种。内服膏剂有流浸膏、浸膏、煎膏三种，特点是质稠味甘，药性和缓，服用方便。流浸膏和浸膏是采用提取药物的有效成分，通过低温蒸发的办法，将液体浸出后制成，特点是浓度高，体积小，剂量小。浸膏可以制成片剂、丸剂或装入胶囊后使用。煎膏又称膏滋，是将药材反复煎煮到一定程度后，去渣取汁，浓缩后再加入适当的辅料，煎熬成膏。

药酒是以酒作为主要溶剂，再加入具有滋补、保健等治疗功用的食用中药，经过一定时间的浸泡后服用，以防治疾病、保健强身、延缓衰老、益寿延年的一种疗法，可内服或外用，多用于风寒湿痹证、血瘀等疾病的治疗和康复，如红兰花酒等。

二、中药外治法

中药外治法是指针对病患的具体病情，适当地选择中药，再经一定的炮制加工后，对病患全身或病变局部进行体外治疗的方法。中药外治法的应用在我国历史悠久，积累了丰富的经验。马王堆汉墓出土的成书于战国时期的《五十二病方》中记载了熏洗疗法的临床应用，《仙授理伤续断秘方》也介绍了外治疗法在骨关节损伤中的应用，《千金要方》中记载了中药蒸气熏蒸法、淋洗法、浴洗法、坐浴法、浸洗法等多种外治法，宋代《太平圣惠方》、《圣济总录》全面系统地介绍了中药外治的方药，其中《太平圣惠方》记载熏洗方剂 163 首。直至清代，吴尚先完成了中药外治疗法专著—《理瀹骈文》（又名《外治医说》），提出"外治之理，即内治之理；外治之药，即内治之药，所异者法耳"。从古至今，中医一直将中药外治法作为疾病的治疗和康复的重要手段。中药外治的主要疗法有如下几种：

（一）膏药疗法

膏药疗法，古称"薄贴"，是将药粉配合香油、黄丹或蜂蜡等基质炼制而成的硬膏，再将药膏摊涂在一定规格的布、皮、桑皮纸等上面而成。膏药黏性较好，使用方便，药效持久，便于贮存和携带，适合治疗多种疾病。

（1）外用膏剂又分为软膏和硬膏两种：

①软膏又称药膏、油膏，是用适当的基质与药物混合制成一种容易涂于皮肤、黏膜的半固体外用制剂，具有一定的黏稠性，涂于皮肤或黏膜上能渐渐溶化，有效成分可被缓慢吸收，持久发挥疗效。

②硬膏又称膏药，系用油类将药物煎熬到一定程度，去渣后再加入黄丹、白蜡等收

膏，呈暗黑色，涂布于布或纸等裱褙材料上，用于贴敷皮肤的外用剂型，亦称黑膏药。常温下呈固体态，36～37℃时，则溶化而释放药力，起到局部或全身的治疗作用，同时亦起机械性保护作用。

（2）膏药应用于中医康复医学，根据其功效可分为两类：

①改善形体功能类：这类膏药具有祛风除湿、温经通络、消肿止痛、坚骨续筋、活血化瘀的功能，能消除肢体、关节、筋骨的运动功能障碍。主要用于伤筋、骨折、痹证、痿证等病证的恢复期，以促进其功能的恢复。例如，风寒湿痹、肢体拘挛麻木、关节屈伸不利者可选用万应膏、宝珍膏、狗皮膏、温经通络膏、舒筋活络药膏以及麝香追风膏等；跌打损伤而致筋伤者，可选用伤药膏、损伤风湿膏、损伤膏、消肿止痛膏、跌打风湿膏药等；损伤与风湿合并出现者，可选用伤湿止痛膏、麝香止痛膏；骨折恢复期，可选用乌龙膏、接骨续筋膏、万灵膏以及坚骨壮筋膏等；风瘫、肢体痿废不用者，可选用风痰膏、祛风愈瘫膏及健步膏等；陈旧性损伤所致血脉郁滞、筋膜粘连、软组织硬化者，可选用化坚膏、膜韧膏等。

②调理脏腑虚实类：这类膏药补虚扶弱或祛除病邪，具有协阔脏腑气机，消除阴阳偏盛偏衰而恢复脏腑功能的作用。例如，肺热咳嗽可用清肺膏；心虚有痰火，神志不安者，可用养心安神膏；脾阳不运、完谷不化或噎塞饱闷者，可用健脾膏；胃寒不纳、呕吐泄泻、痞胀疼痛者，可用温胃膏；男子阴虚火旺，妇人骨蒸潮热，可用滋阴壮水膏；元阳衰耗、脾胃寒冷者，可用扶阳益火膏。

（二）熏蒸疗法

熏蒸疗法是利用中药煎煮后产生的温热药气熏蒸病患身体，以达到治疗目的的一种方法。其通过温热与药气共同作用于病患体表，致毛窍疏通，腠理开发，气血调畅，使郁者得疏，滞者得行，而起到温经散寒、活血通络、化瘀消肿、宣水利湿的功效。

临床应用时根据不同症状、不同部位选取不同方药，灵活应用。如风寒湿痹证可选用风湿痹痛方；痿证、瘫证、痹证、伤筋等可选用活血化瘀方。若周身多处疼痛痿软，则可熏蒸全身，某一肢体或局部为患则宜熏蒸局部。凡患有心脏病、高血压病、肺结核、肝炎、肿瘤等疾患或孕妇、女子月经期间，均不宜采用熏蒸疗法。

（三）烫洗疗法

烫洗疗法是指选配某些中草药制成煎剂，趁热进行局部或全身浸洗，以促进病患康复的方法，又称药浴疗法，古称浸渍法。它既具有热水浴的作用，又包括了药物的治疗功用。其浸洗、沐浴方式与矿泉浴基本相同，但以坐浴和局部浸浴为主。常趁药液温度高，蒸气多时，先熏蒸，然后当温度下降到能浸浴的温度时（一般为37～44℃）再烫洗。一旦药液温度低于体温，即应停止。一剂药液通常可反复加温使用5～6次。烫洗时间可视具体病情而定，一般以20～25分钟为宜。常用烫洗方及适应证如下：

（1）蠲痹止痛类：主要用于慢性风湿病、类风湿性关节炎、慢性腰痛等。如八仙逍遥汤、防风根汤，可用于风寒湿痹、软组织损伤后的肿痛；乌附麻辛草姜汤、腰伤二方，可用于风寒湿痹证及慢性腰痛；五宝浴液，可用于风湿性关节炎、坐骨神经痛等。

（2）和血理伤类：主要用于软组织损伤所致瘀肿疼痛、筋肉拘挛、骨折或关节脱位后期筋肉挛痛等。如散瘀和伤汤、海桐皮汤，可用于治疗跌打损伤瘀痛；骨伤科外洗一方，可用于治疗损伤后筋肉拘挛、关节活动不利、肢体酸痛麻木；骨伤科外洗二方，可用于治疗损伤后期肢体冷痛、关节功能欠佳；化坚汤，可用于陈旧性损伤所致的局部软组织粘连、筋膜增厚，或软组织钙化，或骨质增生而出现的筋膜板硬、拘挛不舒、关节僵硬、摩擦弹响、运动障碍等。此外，还有风瘫方，可用于瘫证、痿证；罗布麻叶方，可用于高血压病。

（四）熨敷疗法

熨敷疗法是指用中草药熨敷于患部或一定的穴位，在热气和药气的双重作用下，以温通经脉，畅达气血，协调脏腑，达到康复目的的一种方法。使用方式有两种，一是直接将加热的中草药敷于患部或穴位，外加包扎，如变凉则用热熨斗熨之；二是以两个布袋盛装蒸热或炒热的药物，一袋温熨之，待冷则换另一袋，两袋交替加热使用。一般每日1～2次，半月左右为一疗程。常用的熨敷方药及适应证有：熨风散，可用于风寒湿痹所致的筋骨疼痛；保元熨风方，可用于寒痹麻木肿痛，或遍身肩背骨节痛；御寒膏，可用于风冷肩背腰膝痛证；葱白方，可用于小便不通；韭菜叶方，可用于胁痛等。此外，还可采用葱熨法、蚕砂熨法、盐醋熨法等。

（1）葱熨法：取新鲜大葱白500g，捣烂炒热，用布包熨患处或胳膊、胸腹部等部位，适用于癃闭及痹、瘫等疾病。

（2）蚕砂熨法：取蚕砂适量，分2～3袋，蒸热，以布袋盛装外熨患处，冷即易之，适用于手足不遂、关节不利诸症。

（3）盐醋熨法：先将青盐500g放入锅内爆炒，再将陈醋一碗洒入盐内，边洒边炒均匀，趁热用布包好，外熨患处或脐下，适用于跌打损伤、寒湿痹痛，尤其对烧伤后遗症、筋骨拘挛、肢体不遂者有较好的辅助医疗作用，少腹冷痛、癃闭等亦可用之。

（五）药枕疗法

药枕疗法是中医康复学的一种传统治病方法，是将具有芳香开窍、活血通络、镇静安神、益智醒脑等作用的药物碎断成块状或研粗末装入布袋内作枕头，用以防治疾病和延年益寿的一种自然疗法。药枕疗法融芳香醒神、辟秽行气于一体，将治疗融入日常生活中，既经济又无痛苦，适用于各种经络阻滞、气血不通、瘀血内停等病证，如颈椎病、失眠、郁证、胸痹、心痛等。

（1）药枕疗法的作用机制：

①调理经络：经络是"内属于府藏，外络于肢节"，沟通内外上下表里的大部分经络不仅在颈项部循行、经过，而且还有许多腧穴分布于此。药枕疗法就是利用机械和药物等多种刺激，以激发经络之气，促进感传，使经络疏通，气血流畅，从而起到补虚泻实、调整阴阳、防病保健的目的。

②调节血管神经：颈项部位分布着极其丰富的血管和神经。药枕直接作用于血管和神经的分支区域内，能够对其产生良性影响。所以，药枕疗法在调理经络的同时，通过机械刺激和药物作用，刺激颈部的皮肤感受器或神经干，使之处于活跃、兴奋或抑制状态，从而调节血管、神经，使局部微循环改善，血流加快，肌肉松弛，促使机体内环境保持相对的稳定。

（2）药枕疗法不仅具有机械刺激的治疗作用，而且还能够通过药物芳香走窍、镇静止痛等作用直接作用于官窍、皮肤，渗入血脉之中，沿血循环到达病所，调节气机，协调脏腑功能，从而发挥防病治病的作用。如药枕中许多药物含大量挥发油或磁性成分，可直接作用于局部皮肤黏膜，起到镇静止痛、扩张血管、醒脑健脑等作用。此外，药枕疗法还能改变病患的身心状态和对居处环境起到良性的心理调节作用，并具有提高机体免疫力、调节内分泌等功能。

药枕的制作方法因其种类不同而稍有差异。一般而言，根蔓、木本、藤类药物多需晾晒或烘干，再粉碎成粗末即可；花、叶类药物多需晾晒后搓碎即可；矿石类、角质类药物多需打碎成小块和米粒大小，或制成粉类，再装入枕芯；冰片、麝香等贵重和易挥发类药物多混入药末之中，不需另加炮制。诸药混匀后，装入由纱布或棉布缝制的枕芯中，底层枕芯可加塑料布一块，防止药物渗漏而遗失。枕芯多选用松、柔、薄、透气良好的棉布、纱布，忌用化纤、尼龙类。枕形有圆柱、方柱、扁柱、三角柱等多种。一般枕长以 60～90cm，枕宽 20～35cm 为宜，如需要可做成特殊形状的高枕。清代曹庭栋《养生随笔·枕》有云："侧卧耳必着枕，其长广如枕，高不过寸，中开一孔，卧时加于枕，以耳纳入。耳为肾窍，枕此并杜耳鸣耳塞之患。"此外，硬式药枕外面多套以棉质薄布料，以减少硬枕的副作用并保护药枕，延长使用时间。药枕疗法由于在制作方法和使用上的局限性，临床应用时，必须注意以下问题：

药枕不使用时最好用塑料包封，防止有效成分散发，并置于阴凉干燥处，防止霉变。一般使用 2～3 周后，应当置于阳光下晾晒 1 小时，以保持药枕形状及药物的干燥度。药枕在使用前一般多要求病患松衣，饮温开水，以防止芳香类药物耗伤阴津。并要求病患全身放松，息心宁神。对在使用药枕过程中，原发病加重或无改善者，应及时到医院诊治，采用其他行之有效的中、西医疗法，严格防止单用药枕而延误病情。

（六）中药离子导入疗法

中药离子导入疗法是利用直流电使中药离子进入人体以达到治疗目的的方法，称为中药离子导入疗法。它是一种操作简便、作用独特、行之有效的治疗方法。中药离子导入疗法多应用具有疏通经络、活血止痛作用的中药，同时结合临床辨证，配以具有补气血、益肝肾、祛风湿、强筋骨之类的中药，针对症状和证候来治疗。

中药离子导入疗法的治疗作用是由直流电和中药离子两部分的作用综合而成。直流电具有镇静兴奋、扩张血管、促进局部血液循环、改变组织含水量、改善局部营养和代谢的作用。中药具有自身独特的性味和功效，当中药离子被导入人体后，可在局部或全身发挥中药本身的治疗作用。具体机制如下：在局部直接与组织发生反应在皮肤内形成离子堆，与直流电共同构成对皮肤感受器的刺激物，引起轴突反射及皮肤、内脏反射，对人体产生一定的作用。被血液或淋巴液带到全身而引起反应集中在对该离子有亲和力的器官，发挥特殊的治疗作用。当中药离子导入腧穴部位时，可以通过腧穴来激发经气，从而发挥调节阴阳、扶正祛邪、活血止痛等治疗作用。中药离子导入疗法的作用特点，导入体内的中药离子是有治疗作用的化学成分，而不是混合物。中药离子直接导入治疗部位，使局部有较高的药物浓度，适合于浅部治疗，同时离子导入不损伤皮肤，不引起疼痛或胃肠刺激。不过本疗法有一定局限性，导入药物量小，不能精确计算导入剂量，作用较慢，不易深达。

第三节　针灸康复法

针灸学是传统医学的重要组成部分，常用的针灸疗法主要有针法、灸法、拔罐及其他特种治疗方法，广泛应用于痛症、脑血管意外后遗症、神经系统疾病、骨关节病等领域的康复治疗中。针灸康复重在调节失常的气血津液以及脏腑经络功能，纠正机体的阴阳偏盛偏衰，使之建立正常平衡，恢复缺失的功能。针灸康复主要用于精神病、老年病、慢性病、残疾病，以及许多急性病证愈后的康复治疗；如截瘫、中风偏瘫、面瘫、骨折后期、高血压病、软组织损伤、退行性骨关节病、冠心病、遗尿、尿失禁等疾病。

一、针灸疗法

针刺疗法是指使用不同的针具刺激人体的穴位，运用各种方法激发经气运行，以调整人体功能，达到防治疾病的常用疗法。针刺疗法多种多样，诸如毫针、颈针、手针、耳针、头针、火针、足针疗法等。近年来针刺疗法与其他治法相结合，又创造出许多新的针法，如针刺与电刺激相结合而成为电针疗法，与药液相结合而成为穴位注射疗法等。

1. 毫针疗法

毫针是临床上应用最为广泛的一种针具，是针刺疗法的主要组成部分。为了适应不同穴位和病情的需要，毫针有长有短、有粗有细；临床治疗时强调辨病证而取穴，注重采用相适应的手法，以增强疗效。毫针疗法具有调节全身气血阴阳、疏通经络、扶正祛邪等作用，操作方便、起效迅速。

毫针操作时，持针之手称为"刺手"，另一手爪切、按压所刺部位或辅助针身进针称为"压手"。刺手的作用主要是掌握针具，施行手法操作。进针时将腕、臂、指之力集于刺手，使针尖快速透入皮肤，然后行针。押手的作用主要是固定腧穴的位置，夹持针身，协助刺手进针，使针具能够有所依附；保持针身垂直，不致摇晃和弯曲，力达针尖；减少疼痛和协助调节、以利于进针、控制针感；进针时，刺手与押手配合得当，动作协调，可以减轻痛感；行针顺利，并能调整和加强针感，提高治疗效果。在针刺操作中，正确掌握针刺角度、方向和深度，是施行补泻、获得针感、发挥针刺效应、提高针治效果、防止针刺意外发生的重要方面。针刺作用的基础首先要得气，即使病患产生针刺感应。得气，古称气至，近称针感，是指针刺入腧穴一定深度后，施以提插或捻转等行针手法，使针刺部位获得酸、麻、涨、重等"经气"感应，谓之得气。行针得气并施以或补或泻手法后，将针留在腧穴内者称为留针。留针是毫针刺法的一个重要环节，对于提高针刺治疗效果有重要意义。通过留针，既可以加强针刺感应和延长刺激作用，还可以起到候气和调气的目的。针刺得气后留针与否以及留针时间的长短，应视病患体质、病情、腧穴位置等而定。如一般病证只要针下得气并施以适当补泻手法后，即可出针，或留针 10～20min。但对一些特殊病证，如顽固性、慢性、痉挛性疾病，可适当延长留针时间。

2. 电针疗法

电针是指在针刺入人体穴位得气后，在针具上通以接近人体生物电的脉冲电流，利用针与电两种刺激相结合，以防治疾病的一种疗法。电针能比较准确地掌握刺激参数，代替手法运针，节省人力，并提高对某些疾病的疗效。电针的选穴与毫针刺法治疗大致相同，但应选取两个穴位以上，一般以取用同侧肢体 2～3 对穴位为宜。电针的选穴，既可按经络选穴，又可结合神经的分布，选取有神经干通过的穴位及肌肉神经运动点加以针刺。电针的适应证基本与毫针刺法相同，故其治疗范围较广。临床常用于各种痹证，痛证，痿证，心、胃、肠、胆、膀胱、子宫等器官的功能失调，癫狂，肌肉、韧带、关节的损伤性疾病等，并可用于针刺麻醉。

二、艾灸疗法

艾灸疗法是用艾绒做成艾炷或艾条，点燃后熏灸穴位或患处，借助温热的药物作用，以温通经络，调和气血，燥湿祛寒，回阳救逆，消肿散结，达到治疗疾病的目的。临床上常用的有艾条灸、艾炷灸等。

（一）艾条灸

点燃艾条一端，燃端距应灸穴位或局部 2～4cm 处，熏灸使局部有温热感，以不感烧灼为度。每次灸 15～30min，使局部皮肤红润、灼热为度。中途艾绒烧灰较多时，应将绒灰置于弯盘中，避免脱落在病患身上，以防烫伤。在腹、背部较平坦处行艾灸时，可用灸盒；即病患取平卧或俯卧位，将点燃之艾条放于盒内纱隔层上，灸盒放在应灸穴位的部位，加盖后可使其自行燃烧，达到艾灸局部的目的。

（二）艾炷灸

将艾绒制成大小适宜的艾炷，点燃置于施灸部位而治病的方法称为艾炷灸。临床分为直接灸和间接灸。直接灸是将大小适宜的艾炷，直接放于病患皮肤上施灸的方法。若施灸时需将皮肤烧伤化脓，瘉后有瘢痕者，称为瘢痕灸；若不使皮肤化脓烧伤，不留瘢痕者，称为无瘢痕灸。间接灸也称隔物灸，临床上较为常用的是隔姜灸、隔蒜灸，根据需要准备切成薄厚0.2～0.3cm，直径2～3cm的鲜姜片或鲜大蒜头数片，放于穴位并上置艾炷，点燃待病患感灼热时即更换艾炷，连灸3～5壮。脐部也可敷食盐后，置艾炷灸之，称隔盐灸，或在穴位放其他药物如附子片等，统称为间接灸法。

（三）艾灸疗法在中医康复中的应用

脾虚寒性胃痛灸中脘（隔姜灸）、内关、足三里；脾虚型腹泻灸天枢（隔姜灸）、神阙（隔盐灸）、足三里、肾俞、脾俞；虚脱、四肢厥逆灸百会、神阙（隔盐灸）、涌泉；虚寒型痛经灸关元、中极、三阴交、足三里；虚寒性腰痛肾区放灸盒；风寒湿痹灸局部关节临近穴位。

三、其他针灸疗法

（一）耳针疗法

耳针是指使用针刺或其他方法刺激耳穴，以诊治疾病的一种方法。古代医著中就有"耳脉"、耳与脏腑经络的生理病理关系，以及借以耳穴诊治疾病的理论和方法等记载。近几多年来，通过大量的临床实践及实验研究，耳穴诊治方法已迅速发展，目前已初步形成了耳穴诊治体系。耳穴在耳廓上的分布有一定的规律，一般与头、面部相应的穴位多分布在耳垂和对耳屏；与上肢相应的穴位多分布在耳舟；与躯体和下肢相应的穴位多分布在对耳轮体部和对耳轮上、下脚；与腹腔脏器相应的穴位多分布在耳甲；与胸腔脏器相应的穴位多分布在耳甲腔；与消化道相应的穴位多分布在耳轮脚周围；与耳鼻咽喉相应的穴位多分布在耳屏四周。耳针法临床常用的处方选穴原则主要有：

（1）辨证处方选穴法，根据脏腑、经络学说，选取相应耳穴，如骨痹、耳聋耳鸣、脱发等取肾穴；因肾主骨，开窍于耳，其华在发，故取肾穴主之；又如偏头痛，取足少阳胆经的循行部位，可取胆穴治之。

（2）按部位处方选穴法，即根据病患患病部位，选取相应耳穴；如胃病取胃穴，目病取眼穴，肩痹取肩关节穴等。

（3）根据现代医学理论取穴法，如月经不调，可取内分泌穴位；消化道溃疡取皮质下、交感穴等。

（4）根据临床实践经验取穴法，如神门穴有较强的止痛、镇静作用；耳尖穴对外感发热、血压偏高等有较好的退热、降压效果等。耳针法的刺激方法很多，目前临床常用的有压籽法、埋针法、毫针法、温灸法、刺血法等数种，根据病情需要选用。上述耳针处方选穴原则既可以单独使用，亦可配合互用。选穴时要掌握耳穴的共性和特性，用穴要少、要精。耳针在临床康复治疗的疾病很广，不仅用于治疗许多功能性疾病，而且对部分器质性疾病，也有一定疗效。

（二）头针疗法

头针疗法是在头部特定的穴位进行针刺治疗疾病的一种方法。其理论主要依据中医的脏腑经络理论和西方医学的大脑皮质功能定位在头皮的投影理论,从而选取相应的头穴线来治疗疾病。标准头穴线均位于头皮部位,按颅骨的解剖名称分顶区、颞区、额区、枕区4个区,14条标准线。如顶颞前斜线上1/5治疗对侧下肢和躯干瘫痪等相关病症,中2/5治疗上肢瘫痪等病症,下2/5治疗中枢性面瘫、运动性失语、流涎、发声障碍等。头针治疗时还可以和其他方法配合应用。

(三) 火针疗法

火针法是将特制的金属针用火烧红后,迅速刺入一定部位并快速退出以治疗疾病的一种方法。本法具有温经散寒、通经活络、祛腐生新等作用。施治时既可刺入穴位,亦可刺入某些病变的局部;临床常用于治疗痈疽、瘰疬、风寒湿痹、腱鞘肿痛、乳腺炎、脓肿已成及瘘管等病证。采用火针时要注意防止感染等副作用。

(四) 穴位埋线疗法

穴位埋线疗法是将羊肠线埋入特定穴位,利用羊肠线在经络穴位内的持久刺激作用而治疗疾病的一种方法。一般应结合病证选穴,通常采用穿刺针埋线法、三角针埋线法、切开埋线法、穴位结扎法等方法埋线,主要用以治疗哮喘、胃痛、腹泻、遗尿、癫痫、痿证等病证。

(五) 穴位注射疗法

穴位注射疗法是选用中、西药注射液注入相应穴位中,以发挥经穴和药物对疾病的综合效能而达到治病目的的一种方法。常用药物如丹参、红花、当归、黄芪、板蓝根、丁公藤等注射液,维生素C注射液、维生素B12注射液,生理盐水、注射用水等。穴位注射疗法应用范围较广,凡针灸的适应证大多可用本法治疗。

(六) 穴位敷贴疗法

穴位敷贴疗法是在中医经络学说指导下,对人体穴位施以外用药物刺激的一种穴药相结合的治疗方法。药物一般选择辛窜通窍、通经活络之品,如麝香、冰片、大蒜,或味厚攻伐之品如生南星、甘遂、巴豆、砒霜等,制剂包括散剂、膏药、药饼等,如用膏药敷贴肺俞等穴治疗哮喘即是,主要用于腹痛、哮喘、咯血、跌打损伤、痹证、内脏下垂等病证。

(七) 皮肤针疗法

皮肤针疗法是用皮肤针叩刺皮部以治疗疾病的方法,是古代扬刺、毛刺、半刺等刺法的发展。采用皮肤针叩刺皮部,通过孙脉、络脉和经脉以调整脏腑功能,平衡阴阳,通行气血,从而达到内病外治的目的。常用5支短针的梅花针、7支短针的七星针、18支短针的罗汉针叩刺病变局部,用于治疗内、儿科多种疾患和皮肤科常见病证。

四、针灸康复机制

中医经络内属脏腑,贯穿上下,外络肢节,通达内外,犹如网络,遍布全身,将人体各部分联结成一个有机的整体。它是人体气血运行的通道,具有"行血气而营阴阳，濡筋骨，利关节"的作用，以利于人体的正常生理功能。针灸作用于各经络腧穴，可以行气活血，疏通经络，调节脏腑功能，达到调理身体、治愈疾病的目的。针灸康复治疗是在辨病、辨证的基础上，根据病患年龄、身体虚实和机体功能障碍情况，在相应病变所属经脉及其相关经脉上选取腧穴，并进行相应虚实补泻刺激，以调整经络气血运行，促进脏腑、肢体功能恢复和改善。临床治疗中，针灸主要有以下几方面的作用：

（一）行气活血，通经活络，调节经络功能

疾病发生，气血不和，外邪入侵，经络闭塞，不通则痛，就会产生疼痛、麻木、肢体不遂等一系列症状。如《素问》指出："血气不和，百病乃变化而生。"通过腧穴经络的良性刺激，增强经络运行气血的能力，经筋、皮部、肌肉、骨骼和机体各部得以正常濡养，各组织器官的功能由此得到改善或恢复。如针灸对中风偏瘫、痹证等的治疗主要是疏通经络、增强气血循环、恢复肢体运动功能。

（二）补虚泻实，调畅气血，调节脏腑功能

疾病的发生、发展及其转归的整个过程，是正气和邪气相互斗争、此消彼长的结果。脏腑功能与人体正气功能有直接关系，中医的脏腑包括五脏、六腑及奇恒之腑；有受纳排泄、化生气血、贮藏精气的功能。当脏腑功能失调或衰退，则受纳有限、生化无源、难以排泄，而致正气虚弱、邪气壅盛。脏腑疾病可以反映在经络腧穴上，经络肢体气血运行不畅也可以导致脏腑功能的失调。针灸作用于人体相应的经络腧穴，可以起到调和脏腑的作用。如心绞痛、高血压病、心律失常等心血管疾病，常有胸痛、胸闷、心悸、气短及情志不畅等症状，可通过针灸心经、心包经及肝经的腧穴进行治疗。而妇科疾病如月经不调、经前期紧张症、痛经、闭经等，可针灸肝经、肾经及任脉、督脉、带脉的腧穴进行治疗。同时，针灸治疗对脏腑功能具有双向调节作用，通过脏腑功能的调整，使机体处于良好的功能状态，有利于激发机体内的抗病因素，达到扶正祛邪的目的。

（三）舒筋通络，滑利关节，恢复肢体功能

诸多疾病均可造成肢体运动功能的障碍，使病患不能正常活动。针灸可以通经活络，强筋壮骨，舒筋活血，使经筋、皮部、肌肉和骨骼得以濡养，使相应功能得以改善或恢复。如痹证所致的颈肩腰部疼痛、麻木和关节活动不利等都可以采用针灸相应经络腧穴进行康复治疗；中风后遗症的肢体功能运动障碍、肌肉萎缩、肢体无力等病证的康复，针灸疗法有肯定的疗效。

（四）醒脑开窍，宁心安神，调节神志

神志功能包括人的精神、意识和思维活动，其正常与否与心、脑关系密切。针灸在调节人的神志方面有明显的优势，针灸相应的穴位，尤其是心经、心包经的井穴和督脉的百会、水沟等穴有醒神开窍、益智健脑和宁心安神的作用，可以使病患的神志功能恢复正常。如失眠、健忘可以通过针刺心经等相关腧穴进行治疗，有改善睡眠、消除健忘的功效。另外对儿童精神发育迟滞、小儿脑瘫等证，针灸疗法可有效地促进神经功能的

形成和发展。

【附】现代研究

针灸疗法是中医康复医学的重要康复手段，同时也是现代康复医学中一门公认的有效治疗方法。现代研究证实，针灸可以从多方面改善机体功能，促进残障恢复。目前针灸康复治疗最多的疾病是神经系统疾患，有研究发现缺血性中风病患电针治疗足三里、外关等穴后，能显著升高再灌注；运用头针刺激小儿脑瘫病患，可提高病灶血流量，改善大脑皮质的缺血状态，提高脑组织的摄氧能力，迫使处于休眠状态下的脑细胞苏醒，促进受损的神经元修复和再生，激发大脑的代偿功能，使病患得到不同程度的康复。针灸治疗具有良好的镇痛效应，如治疗坐骨神经痛能够促使病变部位加快血液循环，提高神经细胞的氧利用率，减轻炎症刺激，减少纤维瘢痕的形成，为神经功能和组织功能恢复提供了有利的条件；另外穴位电针刺激对损伤的面神经修复有促进作用。

在动物实验研究中发现，针刺"足三里"穴，使脾虚大鼠血清中胃泌素、皮质醇的水平升高；针刺足三里对胃肠功能起双向调节作用，既可促进胃肠蠕动治疗消化不良，又可缓解胃痉挛而止痛；针刺天枢穴既可促进便秘病患的肠蠕动，又可使腹泻病患肠蠕动减缓。针刺能够调节自主神经的功能性，研究发现可有效降低功能性消化不良病患机械性胃扩张的内脏敏感性。

在临床研究中发现，艾灸对血压有双向调节作用。如灸百会、气海等穴可使虚脱病患的血压回升，温灸病患足三里、石门等穴可降压；针刺曲池、足三里、风池、太溪等穴均有明显的降压作用；在缺血再灌注损伤过程中对线粒体超微结构影响的研究结果中显示，电针动物"内关"、"郄门"穴可明显减轻线粒体超微结构的病理变化，在一定程度上对缺血再灌注损伤心肌起到了保护作用另外呼吸针刺治疗可提高不同病情程度哮喘病患的肺功能。

在免疫系统方面，实验研究发现，针刺小鼠任脉"膻中"、"玉堂"、"紫宫"、"华盖"、"璇玑"、"天突"六穴可以提高应激状态下小鼠的细胞免疫功能，其作用机制主要是通过对胸腺的影响，进而提高小鼠的 NK 细胞活性和白介素 -2 的活性，从而显现出针刺的促防卫免疫效应。电针刺激"足三里"穴，可提高正常大鼠和免疫抑制大鼠的细胞免疫功能及红细胞免疫黏附功能。针刺治疗可以提高机体免疫力，其机制可能与相应脑啡肽的合成和释放增多有关，并通过这些免疫递质对神经—内分泌—免疫调节网络发挥调节作用；艾灸有显著的抗炎作用，研究进一步发现海马—多巴胺系统是灸疗免疫调节与抗炎作用中一条重要的神经体液性途径。针刺足三里、脾俞、肾俞、太溪等穴能提高女性血清雌激素水平；针刺大赫等穴可以改善女性的黄体功能，促进排卵，治疗月经不调和不孕；灸肾俞、足三里、大椎、关元等穴能增强甲状腺、垂体的合成分泌功能，促进机体代谢等作用。

第四节 康复推拿法

推拿又叫做为按摩，古称"按跷"、"案扤"，是一种用手或身体的其他部位或借助工具在人体经络腧穴上施行刺激来防治疾病的方法。推拿疗法属中医外治法，由于其疗效显著、安全性高、操作方便使人们容易接受，在疾病的康复中也被广泛应用。《内经》中记载了推拿可以治疗痿证、痹证、口眼㖞斜和胃脘痛。如《素问》中就记载："中央者……其民食杂而不劳，故其病多痿厥寒热，其治宜导引按跷。"《素问》："寒气客于肠胃之间，膜原之下……按之则血气散，故按之痛止。"汉代张仲景在《金匮要略》中说："若人能养慎，不令邪风干忤经络，适中经络……即导引、吐纳、针灸、膏摩，勿令九窍闭塞。"晋代葛洪在《肘后方》中也记载了捏脊疗法治疗小儿疳积，指针疗法抢救昏迷不醒病患，颠簸疗法治疗小儿腹痛等。清代《医宗金鉴》将推、拿、接、摸、端、提、按、摩列为伤科八法。对跌仆损伤，除用手法治疗外，还设计了许多治疗器具。对推拿的适应证和治疗法则也有了比较系统和全面的阐述。

推拿疗法的临床应用一直以传统的中医学理论为指导，随着医学发展和推拿现代研究的深入，对推拿的作用和机制有了更进一步的认识。推拿对机体的整体调整作用主要是通过下列的途径来实现的：

（1）舒筋活络，行气活血：推拿手法作用于人体经络腧穴，不仅可引起局部经络反应，起到激发和调整经气运行的作用，而且通过经络亦可影响到所连属的组织、脏腑、功能活动，以调节机体的生理、病理状况，使机体恢复正常生理功能。

（2）调整脏腑功能：推拿通过手法刺激相应的腧穴、痛点，并通过经络的传导作用，对内脏功能进行调节，使疾病康复。

（3）提高局部组织温度：推拿手法通过直接的机械刺激和间接血管舒缩活动以及少量的组胺释放的作用，能提高操作部位皮肤温度，这种改变可相应地增加局部血流量，引起一定程度的外周血管扩张，渗透性增加，使组织物质交换增加，改善组织代谢及局部微循环障碍。

（4）理筋整复，改变关节的微细结构：推拿可以通过手法的作用进行理筋整复，恢复关节及肌肉间正常解剖位置，使各种组织恢复到正常的生理位置，有利于缓解软组织痉挛、恢复关节功能。推拿疗法根据施术对象的不同分为成人推拿手法和小儿推拿手法。

一、推拿手法

（一）成人推拿手法

成人推拿手法主要是指应用于成人的一类手法，如点法、滚法、一指禅推法、压法、扳法等。推拿疗效的产生主要依靠操作者的手法，而熟练的推拿手法是产生疗效的基本保证。有效的推拿手法必须具有持久、有力、均匀、柔和、深透的基本特点。

（1）均匀：指手法的运用要有节律性，不可时快时慢；手法的力度一般来说要保持相对稳定，不可忽轻忽重。当然，具体操作还要因人而异，需要灵活调整。

（2）持久：指操作能够持续手法足够长的时间而不变形，始终按照规定的动作要求进行手法，保持操作的连贯性。

（3）有力：指手法必须具备一定功力、力量和技巧力。力量是基础，功力和技巧力需通过功法训练和操作练习才能获得。应用时必须根据治疗的患者、施治部位、病证虚实而灵活掌握。其基本原则是既保证治疗效果，又避免发生不良反应。

（4）柔和：指施行操作时动作外形及用力要缓和，用力轻而不浮，重而不滞，并讲究技巧性。变换动作要顺畅，使病患感到舒适，乐于接受，避免粗暴僵硬的动作影响治疗效果。

（5）深透：指操作动作的刺激感应不只在体表，而是达到深部、组织深处的筋脉、肌肉、骨骼，要使推拿手法的作用深透，必须有扎实的基本功，通过刻苦训练达到深透效果。

1. 摆动类手法

摆动类手法是通过关节有节律的摆动，使手法产生的力量轻重交替、持续不断地作用于体表的一类手法。其特点是手法轻柔，力量放松，具有可持续操作性，适应证广泛。主要包括一指禅推法、滚法和揉法。

（1）一指禅推法：用拇指桡侧偏峰、拇指端或拇指罗纹面吸定于一定的部位或穴位，操作者应沉肩、坠肘、悬腕，运用腕部摆动带动拇指指骨间关节做屈伸运动，使所产生的力轻重交替、持续作用于操作部位，称为一指禅推法；手法频率应控制在每分钟120～160次。本法主要适用于颈项强痛、头痛、腰痛、胃脘痛、失眠、面瘫、近视、冠心病、泄泻、便秘、月经不调等内、妇科疾病及关节酸痛等的治疗。

（2）滚法：用手背第五掌指关节或手掌尺侧缘吸定于操作部位，通过腕关节的屈伸运动和前臂的旋转运动，使小鱼际与手背在操作部位上做持续不断地滚动，称为滚法。主要适于肩周炎、颈椎病、腰椎间盘突出症、半身不遂、痛经、糖尿病、高血压病、月经不调等病证，也是常用的保健推拿手法之一。

（3）揉法：用手掌大小鱼际或全掌、掌根、手指罗纹面、前臂近端或肘尖着力，吸定于体表操作部位，做轻柔和缓的左右、前后、上下，或环旋动作，称为揉法。本法具有舒筋活络、祛风散寒、活血化瘀、宽胸理气、消肿止痛、消食导滞等作用。主要适用胸闷胁痛、便秘、脘腹胀痛、泄泻、头痛、眩晕及儿科病证等，亦可用于头面部及腹部保健。

2. 摩擦类手法

摩擦类手法是指用手的掌面或指面及肘臂部贴附在施治部位，做直线或环旋移动的一类手法。根据其运动形式的不同分为擦法、摩法、搓法、推法、抹法等手法。

（1）摩法：用指或掌在施治部位做环形或直线往返摩动，称为摩法，分为指摩法和掌摩法两种。操作时肩臂部放松，肘关节屈曲，摩动的节律、力度宜均匀。本法具有消肿止痛、行气活血、温经散寒、舒筋活络、理气和中、消积导滞、调畅气机等作用，主要用于消化不良、脘腹胀满、泄泻、便秘、咳嗽、月经不调、气喘、阳痿、痛经、遗精、外伤肿痛等病证。

（2）擦法：用指或掌贴附于体表施治部位，做较快速的直线往返运动，使之摩擦生热，称为擦法，分为指擦法、掌擦法、大鱼际擦法和小鱼际擦法。主要用于呼吸系统、消化系统及运动系统疾病，如气喘、胸闷、咳嗽、慢性支气管炎、肺气肿、软组织肿痛、风湿痹痛、消化不良、慢性胃炎、不孕、阳痿及四肢伤筋等病证。

（3）推法：用掌、指、拳或肘部着力于体表施治部位或穴位上，做单方向的直线或弧形推动，称为推法。成人推法以单方向直线推为主，又称平推法。主要用于失眠、头晕、头痛、腰腿痛、腰背部僵硬、风湿痹痛、感觉迟钝、胸闷胁胀、烦躁易怒、便秘、食积、腹胀、软组织损伤、局部肿痛等病证。

（4）搓法：用双手掌面托夹住肢体或以单手、双手掌面着力于施术部位，做交替搓动或往返搓动，称为搓法，包括夹搓法和推搓法两种。本法具有温经散寒、祛风通络、舒筋活络、调和营卫等作用，主要用于肢体酸痛、关节活动不利等病证。

（5）抹法：用拇指罗纹或掌面在施治部位做上下或左右及弧形曲线的抹动，称为抹法。抹法为一指禅推拿流派的辅助手法，主要分为指抹法与掌抹法两种。主要用于感冒、头痛、面瘫及肢体酸痛等病证。

3. 振动类手法

用较高的频率进行节律性的轻重交替刺激，产生振动、颤动或抖动等操作形式，称为振动类手法。

（1）抖法：用双手或单手握住病患肢体远端，做小幅度的上下连续抖动，称为抖法，一般以抖上肢、抖下肢及抖腰法常用。本法具有舒筋活络、活血化瘀、滑利关节的作用；主要用于肩周炎、颈椎病、髋部伤筋、腰椎间盘突出症等肩、颈、臂、腰、腿部疼痛性疾患，为辅助治疗手法。

（2）振法：用掌或指在施治部位施以振动的方法，称为振法，分为指振法和掌振法两种。振法能促进血液循环、松弛肌肉、调理脏腑功能、消耗皮下脂肪、增强肌肤的弹性和光泽，临床主要用于失眠、头痛、胃脘痛、胃下垂、咳嗽、气喘、痛经、月经不调等病证。

4. 挤压类手法

挤压类手法是用指、掌、肘等部位吸定于施治部位或穴位上，做垂直于人体的按压动作或对称性挤压动作，包括按压和捏拿两类手法。

（1）按法：用指或掌按压体表，称按法。《医宗金鉴》曰："按者，谓以手往下抑之也。"根据施治部位的不同分为指按法和掌按法两种，本法具有舒筋活络、镇静止痛、健脾和胃等作用；常用于腰背痛、头痛、下肢痛等各种痛症以及风寒感冒等病证。

（2）压法：用拇指罗纹面、掌面或肘关节尺骨鹰嘴突起部着力于施治部位进行持续按压，称压法，分为指法、掌压法和肘压法。操作时要持续均匀用力，开始时由轻而重，结束时再由重而轻。治疗作用基本与按法相同，刺激性较强的肘压法主要用于腰肌劳损、顽固性腰腿痛等疾病。

（3）点法：点法主要用于各种痛证，用指端或屈曲的指骨间关节部着力于施治部位，持续地进行点压，称为点法。点法具有着力点小、刺激强、操作省力简便等特点，包括拇指端点法、屈拇指点法和屈示指点法等。点法的操作用力要由轻到重，稳而持续，要使刺激充分达到机体的组织深部，并有酸、麻、重、涨等"得气"的感觉，但以病患能忍受为度。

（4）捏法：主要用于疲劳性四肢酸痛、颈椎病等疾病。用拇指和其他手指在施治部位做对称性的挤压动作，称为捏法；因拇指与其他手指配合的多寡而有三指捏法、五指捏法等名称；本法具有舒筋通络、活血行气等作用。

（5）拿法：常用于颈椎病、四肢酸痛、头痛等疾病。用拇指和其余手指相对用力，提捏或揉捏肌肤，称为拿法。即"捏而提起谓之拿"，根据拇指与其他手指配合数量的多寡，而有三指拿法、五指拿法等；本法具有祛风散寒、舒筋活等作用。

（6）捻法：常用于指骨间关节扭伤、类风湿关节炎、屈指肌腱腱鞘炎等；用拇、示指夹住治疗部位进行搓揉捻动，称为捻法，为推拿辅助手法。

（7）拨法：拨法刺激性较强，主要用于落枕、肩周炎、腰肌劳损、网球肘等疾病；用拇指垂直按压至组织深部，进行单向或往返的拨动，称为拨法，又称指拨法、拨络法等；操作时按压力与拨动力方向互相要垂直，应带动肌腱、肌纤维及韧带一起拨动。

5. 叩击类手法

叩击类手法是指用手掌、拳背、手指或特制的器械有节律地叩击、拍打施治部位的一类方法，主要手法有拍法、击法和叩法。

（1）拍法：用虚掌拍打体表，称拍法。拍法可单手操作，亦可双手同时操作，常用于肩背部、腰骶部和下肢后侧。本法具有活血化瘀、舒筋通络、解痉止痛等作用，主要用于腰背筋膜劳损和颈肩痛等疾病。

（2）击法：用拳背、掌根、掌侧小鱼际、指尖或桑枝棒击打体表一定部位，称为击法，包括拳击法、掌击法、侧击法、指尖击法和桑枝棒击法；本法具有舒筋通络、调和气血的作用，主要用于颈腰椎疾患引起的风湿痹痛、肢体酸痛和麻木、疲劳酸痛、肌肉萎缩等疾病。

（3）叩法：在击法的基础上减轻击打力度，使其作用传达于皮下组织、肌肉；并加快击打频频率使之达到每分钟 80～100 次。

6. 运动关节类手法

使关节做被动性活动，使其在生理活动范围内进行旋转、屈伸或内收、外展等运动，称为运动关节类手法。主要包括拔伸法、摇法和扳法。

（1）拔伸法：固定关节或肢体的一段，牵拉另一端，应用对抗的力量使关节及肌肉得以拉伸称为拔伸法；拔伸法又称牵拉法、牵引法、拉法和拔法，可分为肩关节拔伸法、颈椎拔伸法、腕关节拔伸法、指骨间关节拔伸法、腰椎拔伸法、骶髂关节拔伸法、踝关节拔伸法；本法具有舒筋通络、解痉止痛、整复归位等作用，在骨科临床主要用于骨折及关节脱位，而推拿临床则常用于软组织损伤和关节脱位。

（2）摇法：使关节做被动的环转运动，称摇法；分为颈项部、腰部和全身四肢关节摇法。摇动时施力要协调、均匀、稳定，速度宜慢，幅度要在人体生理活动范围内进行，由小到大，逐渐增加；本法具有舒筋通络、滑利关节、解痉止痛的功能，主要适用于各种软组织损伤性疾病及运动功能障碍等疾病。

（3）扳法：使关节做被动的扳动，称为扳法，分为颈椎旋转定位扳法、颈部斜扳法、关节旋转扳法、扩胸牵伸扳法、胸椎对抗复位扳法、扳肩式胸椎扳法、腰椎斜扳法、仰卧压肘胸椎整复法、直腰旋转扳法、腰椎旋转复位扳法、腰椎后伸扳法和肩关节的前屈扳法、外展扳法、内收扳法及肘关节扳法等；操作时不可粗暴用力和使用蛮力，不可超过关节运动的生理范围，不可强求关节弹响，以免造成不良后果；此外，老年人伴有较严重的骨质增生、骨质疏松者慎用扳法，对于骨结核、骨肿瘤者禁用扳法。此法具有矫正畸形、纠正解剖位置的失常、松解粘连的作用，主要用于肩周炎、落枕、颈椎病、寰枢关节半脱位、腰椎间盘突出症、脊椎小关节紊乱、四肢关节外伤后功能障碍等疾病。

7. 注意事项

（1）体位的选择：手法操作前要选择好合适的体位。对病患而言，宜选择感觉舒适，肌肉放松，既能维持较长时间，又有利于医生手法操作的体位；对医生来说，宜选择一个手法操作方便，并有利于手法运用、力量发挥的操作体位。

（2）手法刺激强度的把握：一般来说，青中年肌肉发达，手法的力度可适当地加大，以增强刺激，加强效果；老年人或儿童等肌肉松软者，手法力量应减轻，以免造成不必要的组织损伤。软组织损伤的初期，局部肿胀充血，疼痛剧烈，手法的压力宜轻；久痛、劳损或感觉麻木者，手法刺激宜强；久病体弱者，用力以轻为宜；初病体状，用力应适当加大。

（3）手法操作过程中的施力原则：就一个完整的操作手法过程而言，一般应遵循前后轻、中间重的原则，而具体在某一部位操作时，又需注意手法操作的轻重交替，以及点、线、面的结合运动。不可在某一点上持续性运用强刺激手法。

（4）手法的变换与衔接：一个完整的操作手法过程往往由数种手法组合而成，操作时需要经常变换手法的种类，手法变换要做到自然、连贯而不间断，如同行云流水般一气呵成。

（二）小儿推拿手法

小儿推拿手法既有与成人手法相同之处，又有其不同于成人推拿手法之外的特殊的操作手法，小儿推拿常用手法与某些成人推拿手法在操作、名称、动作要领等方面并无严格的区分，如擦法、揉法、掐法、捏脊法等，只是在手法运用时刺激节律、强度、速率等方面存在差异。由于儿童的生理病理特点决定了小儿推拿手法操作除要遵循成人推拿手法的基本要求外，还必须做到轻快柔和，平稳有力。小儿推拿手法与成人推拿手法的区别主要在于复式操作法，复式操作法是一种组合式手法操作，为小儿推拿所特有。其理论基础源于小儿特定穴，小儿穴位具有点、线、面三方面特点。这既决定了小儿推拿手法中复式操作法的产生和运用，也决定了小儿推拿和小儿穴位密不可分的关系。小儿推拿在小儿康复治疗尤其是脑瘫的康复中有重要作用。小儿推拿常用手法清代张振鋆首次将"推、运、掐、揉、按、摩、搓、摇"列为小儿推拿八法。随着小儿推拿的发展，许多成人推拿手法也变化运用到小儿推拿疗法中来，成为小儿推拿常用手法。

1. 小儿推拿常用手法

（1）推法：用拇指或示指、中指的罗纹面着力，贴附于患儿体表的腧穴或部位上，做单方向的直线或环旋移动，称为推法。根据操作方向的不同，可分为旋推法、分推法、直推法、合推法。操作时，一般需要加以介质，如少许清水、葱姜汁或麻油等，随蘸随推。此法适用于小儿推拿特定穴中的线状穴位和五经穴，多用于头面部、四肢部、脊柱部等部位。

（2）揉法：用手指的指端或罗纹面、手掌大鱼际、掌根着力，吸定于施治部位或腧穴上，做轻柔和缓的环旋揉动动作，并带动该处的皮下组织一起揉动，称为揉法；操作时着力部分不能与小儿皮肤发生摩擦，而是在吸定后带动该处的皮下组织一起揉动。此法适用于全身各部位或穴位。

（3）按法：用拇指或中指的指端或罗纹面、掌根着力，吸定于一定的腧穴或部位上，逐渐用力向下按压，一压一提地持续进行，称为按法；根据着力部位不同，分为指按法和掌按法；操作时，按压的方向要垂直于受力平面向下用力，力量要由轻到重，逐渐增加，一压一提；此法适用于全身各部的经络和腧穴。

（4）摩法：用中指、示指、环指及小指的指面或掌面着力，附着在小儿体表一定的部位或腧穴上，做环形而有节律的抚摩动作，称为摩法；根据施术部位的不同，分为指摩法和掌摩法两种。操作时，肘、肩、腕关节放松，前臂主动运动，通过腕关节形成摩动，动作和缓协调，用力轻柔，此法主要适用于胸腹部。

（5）掐法：用拇指爪甲切掐患儿的腧穴或施治部位，称为掐法，又称切法、爪法、指针法。操作时，医生手握空拳，拇指伸直，指腹紧贴在示指中节桡侧缘，以拇指指甲着力，吸定在小儿需要治疗的腧穴或患病部位上，垂直用力进行切掐；掐法强刺激较强，不宜长时间反复应用；适用于头面部和手足部的穴位。

2. 小儿推拿复式操作法

复式操作法是患儿推拿疗法中的特定操作方法，它是用一种或几种手法在一个或几个穴位上按一定程序进行特殊的推拿操作方法，下面介绍几种常用复式操作法：

（1）双凤展翅：医生先用两手示指、中指夹患儿两耳，并向上提数次后，再用一手或两手拇指端按、掐患儿眉心、太阳、听会、水沟、承浆、颊车诸穴，每穴按、掐各3～5次，提3～5次。本法具有祛风寒、温肺经、止咳化痰作用，用于外感风寒、咳嗽多痰等上呼吸道疾病。

（2）揉耳摇头：用双手拇指、示指罗纹面着力，分别相对捻揉患儿两耳垂后，再用双手捧小儿头部，将患儿头颈左右轻摇；揉耳垂20～30次，摇头10～20次；本法具有开窍镇惊、调气和血作用，用于治疗惊风等病症。

（3）按弦走搓：患儿坐位或家长将患儿抱坐怀中，将小儿两手交叉搭在对侧肩上，医生面对患儿而坐其身前，用两手掌面着力，轻贴在小儿两侧胁肋部，呈对称性地搓摩，并自上而下搓摩至肚角处50～300次；本法具有理气化痰、健脾消食作用，用于治疗咳嗽气喘、痰积、饮食积滞、胸胁不畅、腹胀、腹痛、肝脾肿大等病证。

（4）揉脐及龟尾并推七节骨：患儿仰卧位，医者用一手中指或中指、示指、环指三指罗纹面着力揉脐；然后使小儿俯卧位，医者再用中指或拇指罗纹面揉龟尾穴；最后再用拇指罗纹沿龟尾穴向上推至命门穴为补，或自命门穴向下推至龟尾穴为泻，操作50～300次；此法具有调理脏、通调任督、止泻导滞作用，用于治疗泄泻、痢疾、便秘等疾病。

（5）双龙摆尾：小儿仰卧位或坐位，医生用一手托扶小儿肘部，另一手拿住患儿示指和小指，向下扯摇，并左右摇动，似双龙摆尾之状，扯摇5～10次；本法可开闭通塞，用于治疗气滞、大小便闭结等疾病。

3. 小儿捏脊法

小儿捏脊法由捻法、捏法、提法、推法等多种手法动作复合而成，常施于脊柱及两侧。捏脊法为儿科常用手法，对治疗"积滞"一类疾病有奇效，故又称捏积法。小儿捏脊法分为拇指前位捏脊法和拇指后位捏脊法两种。

（1）操作方法：

①拇指前位捏脊法：双手半握空拳状，腕关节略背伸，以中指、示指、环指和小指的背侧置于脊柱两侧，拇指前按伸直，并对准示指中节处；用拇指的罗纹面和示指中节的桡侧缘捏起皮肤，并进行提捏，两手拇指要交替前按，前臂主动用力，推动示指桡侧缘前行。

②拇指后位捏脊法：两手拇指伸直，两指端分置于脊柱及两侧，指面向前；两手示、中指前按，腕关节微屈；以两手拇指与示指、中指罗纹面将皮肤捏起，并轻轻提捏，然后再向前推行移动，在向前移动的捏脊过程中，两手拇指要前推，两者相互配合，而示指、中指则需交替前按，从而交替捏提捻动前行。捏脊法每次操作一般均从龟尾穴开始，

沿脊柱两侧向上终止于大椎穴为一遍，可连续操作3～5遍，一般以局部皮肤潮红或深红为度；为增加刺激量，常采用三步一提法，即每捏捻3次，便用力向上提拉1次。

（2）动作要领：

拇指前位捏脊法要以拇指罗纹面同示指桡侧缘捏住皮肤，腕部一定要背伸，以利于前臂施力推动前行；拇指后位捏脊法要以拇指和示指、中指的罗纹面捏住皮肤，腕部宜微悬，以利于拇指的推动前移；捏提肌肤多少和用力要适度，如捏提肌肤过多，则动作呆滞不易向前推动，过少则宜滑脱；用力过大宜疼痛，过小则刺激量不足。需较大刺激力时，宜用拇指前位捏脊法；需较小或一般刺激力时，宜用拇指后位捏脊法。捏脊法包含了提、捻、捏、推等复合动作，动作宜灵活协调；若掌握得法，操作熟练，在提拉皮肤时，常发出较清晰的"嗒、嗒"声。

适用部位：脊柱及其两侧。

作用：疏经通络、调节阴阳、促进气血循环、改善脏腑功能以及增强机体、提高抗病能力，在健脾和胃方面的功效尤为突出。

临床应用：小儿捏脊法主要应用于小儿腹泻、积滞、夜啼、疳证以及便秘、佝偻病等病证。

（3）注意事项：

本疗法一般在空腹时进行，饭后不宜立即操作，需休息2小时后再进行。施术时室内温度要适中，手法宜轻柔和缓。体质较差的患儿每次推拿数不宜过多，每次时间也不宜太长，以3～5min为宜。

在应用此法时，可配合针刺、刺四缝、开四关、药物、敷脐等疗法，以提高临床疗效。

4. 小儿推拿应用原则

小儿推拿手法操作一般来说以推法、揉法次数为多，而摩法时间较长，掐法应注意快、重、少，在掐后常继用揉法，而按法和揉法也常配合应用。在临床应用上，小儿推拿手法经常是与具体穴位结合在一起的，如旋推肺经穴可补肺经、直推肺经穴可清肺经、掐水沟、揉中脘等。拿、掐、捏等强刺激手法应放在最后操作，以免刺激过强使患儿哭闹，影响后面的操作治疗。在操作手法时，常用一些介质，如滑石粉、葱姜水、姜汁、蛋清等。用介质不仅有润滑作用，防止擦破皮肤，还有助于提高临床疗效。

二、推拿手法在康复学中的应用

推拿对疾病和机体功能的康复作用，主要通过调节脏腑功能，促进气血循环，舒筋活络，从而起到消肿止痛，松解粘连，加速创伤修复，滑利关节，改善皮肤营养，防止肌肉萎缩等功效。推拿适用于各科疾病所致身心功能障碍的康复，特别是对运动功能障碍的康复具有特别疗效。

（一）神经系统功能障碍

神经系统功能障碍多见于小儿偏瘫、截瘫、痴呆、脑瘫、失眠、健忘等病证，推拿具有疏经活络、醒神开窍、活血化瘀、宁心安神、镇静止痛的作用。如肢体功能障碍为主要症状的中风后遗症，以舒筋活络、行气活血为治则，多采用滚、抹、推、按、搓、扫散、揉、捏、拿、拍等手法，取百会、印堂、风池、肩井、太阳、风府、曲池、合谷、膈俞、肝俞、心俞、背俞、环跳、委中、承山、太溪等穴。

（二）消化系统功能障碍

消化系统功能障碍多见于消化不良、胁痛、胃痛、便秘、腹泻、慢性肝胆病变等疾病，推拿具有健脾和胃、疏肝理气、调和中焦、通调腑气的作用。如便秘，以调理三焦、通调腑气为治则，多采用一指禅按、拿、推、捏、揉、摩等手法，取天枢、关元、中脘、胃俞、支沟、大肠俞、八髎、上巨虚、承山等穴。

（三）呼吸系统功能障碍

呼吸系统功能障碍多见于急慢性支气管炎、支气管哮喘等疾病，推拿具有调理肺气、宽胸理气、止咳平喘、调整呼吸的作用。如咳喘，以止咳平喘、调理肺气为治则，多采用拿、按、平推、揉、捏等手法，取合谷、曲池、风门、大椎、风池、肺俞、脾俞、中府、鱼际、膻中、大椎、丰隆等穴。

（四）心血管系统功能障碍

心血管系统功能障碍多见于心痛、高血压、心悸、脉管炎、低血压、心律不齐等疾病，推拿有活血化瘀、通脉止痛、培补心阳、调整血压的作用。如冠心病，以活血化瘀、温通心阳、通脉止痛为治则，多采用摩、揉、抹、捏、按、轻拍等手法，取鸠尾、心俞、至阳、膻中、内关、神门、足三里、三阴交、涌泉等穴。

（五）精神系统功能障碍

精神系统功能障碍多见于中风后抑郁、抑郁症等疾病。推拿具有镇静安神、调畅情志、疏肝解郁的作用。如抑郁症，以疏肝解郁、调畅情志为治则，多采用一指禅推、摩、推、揉按、扫散等手法，取风池、百会、太阳、神庭、肝俞、心俞、期门、膻中、内关、神门、丰隆、三阴交、太冲、太溪等穴。

（六）泌尿系统功能障碍

泌尿系统功能障碍多见于癃闭、遗尿、小便淋漓不尽等，推拿具有补益肾气、通调三焦气机、通利小便的作用。如小便不利，以补益肾气、通利小便为治则，多在下腹部和腰骶部采用振、按、摩、揉、滚和擦等手法，取命门、中极、关元、气海、肾俞、三焦俞、次髎、阴陵泉、水泉、涌泉等穴。

（七）运动系统功能障碍

运动系统功能障碍多见于因骨折、肌肉肌腱等软组织损伤及骨骼病变等所致的运动功能障碍，如肩周炎、腰椎病变、颈椎病、痛风、类风湿关节炎、扭伤、网球肘、骨关节病、痉挛性斜颈等。推拿具有行气活血、化瘀止痛、舒筋通络、通利关节、理筋整复的作用。颈椎病以活血化瘀、舒筋活络、理筋整复为治则；推拿手法以牵拉、拔伸为主，揉、按压、拿捏为辅；取风府、风池、肩井、曲垣、天宗、肩中俞、手三里、曲池、小海、外关、后溪等穴。肩关节病以活血化瘀、消肿止痛为治则；采用揉、滚、推、按、弹拨、摇和抖法，取肩髎、肩贞、肩髃、肩前、肩井、肩中俞、天宗和曲池等穴。腰椎病以整骨复位、舒筋活络、活血化瘀、通络止痛为治则；手法以按、揉、接、滚、拿、擦、拉、伸和扳等为主，取肾俞、腰阳关、命门、腰眼、大肠俞、承扶、殷门、环跳、委中、承山、昆仑等穴。

第五节　体育康复法

我国古代的康复体育运动是被养生家和体育史学家所称的导引。"导"，指宣气导血；"引"，本意开弓，引申为伸展，伸展肢体之意。主要是以主动的肢体运动，配合呼吸运动或自我按摩而进行锻炼，相当于现今的气功和体育疗法。它以养生保健和"治未病"的医疗预防观点为理论基础，以古代传统的健身法作为自我锻炼和康复的方法，以达到延年、益寿、强身、防病、祛疾的体育和医疗的目的。

一、八段锦

八段锦是指八节运动肢体的气功，由古代导引总结而成，可谓是古代医疗保健体操。动作简单易学，作用显著，效果明确，一直流行于民间，深受人们欢迎。据说隋唐以后就有此名，多认为是南宋初年创编。在长期流传中，又形成了许多派别，如北派托名岳飞所传，以刚为特色，动作繁杂；南派所谓梁世昌所传，以柔为特点，动作简易。八段锦在流传中，为便于传诵，又编了歌诀，经过不断修改，至清代光绪初期逐渐定型为七言诀即："两手托天理三焦，左右开弓似射雕，调理脾胃须单举，五劳七伤往后瞧，摇头摆尾去心火，两手攀足固肾腰，攒拳怒目增气力，背后七颠百病消。"概括了此功的基本要领和作用。常练此功不但可筋骨柔软、养气壮力，而且可以行气活血，调理脏腑。

（一）练习方法

（1）两手托天理三焦：松静站立，两足分开同肩宽，宁神调息，气沉丹田，舌抵上腭，鼻吸口呼。两手出小腹前十指交叉，掌心向上。随吸气，缓缓屈肘上托，经前正中线的任脉，双臂抬至肩部，肘、腕部相平时；在胸前天突穴处翻掌，掌心向外向上，双臂逐渐伸直继续上托，并抬起脚跟，至头顶时仰头目视手背，稍停片刻。随呼气，松开交叉的双手，自两侧向下划弧，慢慢落于小腹前，仍手指交叉，掌心向上，恢复如起式。稍停片刻，再如前重复练6～8次。上焦为胸腔主纳，中焦为腹腔主化，下焦为盆腔主泄；即上焦主呼吸、中焦主消化、下焦主排泄。三焦概括了人体内脏的全部，因而进行三焦调理、对内脏功能均有影响，特别是对肠胃虚弱者作用尤为明显。上举吸气时，胸膛位置提高，增大膈肌运动，胸廓较一般深呼吸可增大1～3cm，从而加大呼吸深度，减少胸腔内压，有利于静脉血回流心脏。此外，上举吸气使横膈下降，由于抬脚跟站立，使小腹内收，从而形成逆呼吸，使腹腔内脏得到充分的自我按摩；呼气时上肢下落，膈肌向上松弛，腹肌亦同时松弛，此时腹压较一般深呼吸要低得多，这就改善了腹腔和盆腔内脏的血液循环。

平时人的两手总是处于半握拳或握拳状态，由于双手交叉上托，使手及颈项部、腰背部的肌肉、骨骼、韧带等能得到拉伸；此式对腰背痛、背肌僵硬、颈椎病、眼疾、便秘、下肢脉管炎等有一定的防治作用。总之，此式是舒胸顺气，消食通便，固精补肾，强壮筋骨，解除疲劳等的较佳方法。用于治疗痔疾和脉管炎时，要取高抬脚跟的做法，每次要反复练习 20min。

（2）左右开弓似射雕：放静站立如前，起式左足向左横跨一步，双膝屈膝下蹲成马步站桩，两膝做内扣状，两足做下蹬状，臀髋部呈下坐状，想象如骑在奔驰的马背上；两手握空拳，屈肘放于两侧髋部，距髋约一拳许；随吸气，两手同时向胸前抬起，与乳相平，左臂弯曲为"弓手"，向左拉至极点，意如拉紧千斤硬弓，开弓如满月。同时右臂向右侧伸出为"箭手"，手指做剑诀（即示、中二指并拢伸直，其余三指环曲捏拢），顺势转头向右；通过剑指，凝视远方，意如弓箭待机而发，稍停片刻，随呼气将两膝伸直，两手收于胸前，再向上向两侧划弧，缓缓下落于两髋外侧，同时收回左腿；还原为站式，再换右足向右横跨，重复如上动作，如此左右交替做 6～8 次。这一动作可以屈腿、扩胸、动臂，有宽胸理气的作用。同时可使颈椎、胸椎和腰椎的左右旋转运动，改善了上述部位的血液循环，尤其是改善了头、颈部的血液循环，可使大脑清醒，缓解疲劳。

（3）调理脾胃须单举：放静站立如前，两臂下垂，掌心下按；手指向前两手同时向前向内划弧，顺势翻掌向上，指尖相对，在小腹前呈提抱式站桩；随吸气翻掌，手心向下，左手自左前方缓缓上举，手心上托，指尖向右，至头上左方将臂伸直。同时右手下按掌心向下，指尖向前，手臂向下伸直于右侧，上、下两手用劲；随呼气，左手自左上方缓缓下落，右手顺势向上，双手翻掌，手心向上，相接于小腹前，如起势。如此左右交替做 6～8 次。

这一动作主要作用于中焦，肢体伸展宜柔宜缓。由于两臂交替一手上举另一手下按，上下对拔拉力，使身体两侧肌肉特别是肝胆脾胃等脏器受到牵拉，从而促进了胃肠蠕动，增强消化功能。长期坚持练习，对上述脏器疾病有防治作用。熟练后亦可配合呼吸，上举吸气，下落呼气。

（4）五劳七伤往后瞧：安静站立如前，先将左手掌劳宫穴贴在小腹下丹田处，右手掌贴左手背上（女性相反），配合顺腹式深呼吸，吸气使小腹充满；随呼气，转头向左肩背后看去，想象内视左足心涌泉穴，并以意领气至左足心；稍停片刻，再吸气，同时将头转向正面，并以意领气，从足心经大腿后面上升至龟尾，再到命门穴；随呼气，再转头向右肩背后望去，如此左右交替做 6～8 次。此式动作实际上是一项全身性的运动,尤其是腰、头颈、眼球等的运动。由于头颈的反复拧转运动,加强了颈部肌肉的伸缩能力,改善了头颈部的血液循环;有助于解除中枢神经系统的疲劳,增强和改善其功能,此式对防治脊柱疾病、眼病有效;练习时要愉快精神,面带悦色,乐自心生,笑自心内起;此外,此式不宜只做头颈部的拧转,要整个脊柱甚至两大腿也参与拧转。

(5)摇头摆尾去心火:放松站立如同前,左足向前跨一步成马步,上体正直,二目平视,两手反按膝上部,臂肘做外撑劲。呼气,以意领气由下丹田(小腹)至足心,意守涌泉穴。吸气,同时以腰为轴,将躯干转至左前方,头与左膝呈一垂线,臀部向右下方做撑劲,目视右足尖,右臂绷直,左臂弯曲,以助摇摆,过正中线时开始吸气,意念同上,同时向反方向摇摆,动作同上。如此左右摇摆6~8次。此式以解除紧张,强调放松,使头脑清醒外,还必须强调平心静气,俗谓"静以制躁"。"心火"为虚火上炎,可表现为烦躁不安的症状;此虚火宜在呼气时以两手拇指掐腰。

(6)两手攀足固肾腰:放松站立如同前,两腿绷直,两手叉腰,四指向后托肾俞穴。先吸气,同时上身后仰,然后呼气,同时上体前俯,两手顺势从腰部沿膀胱经下摩至足跟,再向前攀足尖,意守涌泉穴。然后直腰,手提至腰两侧叉腰,同时以意引气至腰间,意守命门穴。如此反复6~8次;腰是全身运动的关键部位,这一势主要运动腰部,也加强了腹部及各个内脏器官的活动。中医认为,"腰为肾之府"、"肾为先天之本"、"藏精之脏",命门是元气之根本,五脏六腑的本源。命门穴在腰部,第二腰椎棘突下凹陷中,为督脉上的穴位,它是督脉沟通肾经的门户,命门的功能与肾阳关系密切,故常练此式可补肾壮阳、强腰健骨。

(7)攒拳怒目增气力:放松站立如同前,吸气,左足横出变马步、两手提至腰间半握拳;拳心向上,两拳相距三拳左右,两臂环抱如半月状,意守下丹田或命门穴;随呼气将攒紧的左拳向左前方冲出,变拳心向下,同时右拳向后拉,使两臂争力,头顺势稍向左转,瞪目虎视,过左拳凝视远方;稍停片刻,松开虚拳,两拳同时收回原位,随吸气两手向上划弧经两侧缓缓下落时呼气,收回左足还原为站式;左右交替做6~8次。此式动作要求两足趾用力抓地,两拳握紧,聚精会神,舒胸直颈,瞪眼怒目;此式通过四肢肌肉松紧交替并配合呼吸及意念锻炼,可调理全身气机,促进气血循环,增强全身筋骨和肌肉的功能。

(8)背后七颠百病消:放松站立如同前,膝直足并,两臂下垂,平掌下按;指尖向前,意守丹田;随吸气向上提起足跟,稍停后,随呼气足跟下落着地,手掌下垂,全身放松。提足时,用意念将头向上顶提,使神气贯顶、气贴于背;落地时,使头稍微受到振动。如此反复6~8次。最后恢复松静站立,自然呼吸10次收功。此式通过肢体导引,吸气两臂自身侧上举过头,呼气下落,同时放松全身,并将"浊气"自头向涌泉引之,排出体外。"浊气"是指所有愤怒、紧张、抑郁、委屈等不良情绪感受和污浊病气,古人谓之"排浊留清"或"去浊留清"。由于脚跟有节律性地弹性运动,使气机震荡,气血运行畅通而百病不生。

（二）康复作用及临床应用

研究认为，这套功法能改善体液神经调节功能，加强血液运行，对腹腔脏器有柔和的按摩作用，能够激发各系统器官的功能，纠正机体异常的反应，对多种疾病都有医疗康复作用。长期坚持练习八段锦可增强体质，减少疾病；"两手托天理三焦"法可舒胸顺气，调理脏腑，补肾固精，强壮筋骨，解除疲劳，滑利关节等。"左右开弓似射雕"法可宽胸理气，行气活血。通过扩胸伸臂可以增强胸肋部和肩臂部肌力，加强呼吸和血液循环，缓解疲劳，有助于纠正书写等姿势不正确所造成的病态。"调理脾胃须单举"法可调理脾胃，健脾益气，有助于促进胃肠蠕动，增强脾胃功能，防治胃肠病。"五劳七伤向后瞧"法可消除疲劳，活血行气，健脑安神，调整脏腑功能，防治颈肩酸痛。

"摇头摆尾去心火"法可强身健肾，不仅治疗虚火上炎病患，而且对颈、腰椎关节进行锻炼。"两手攀足固肾腰"法可增强腰部及下腹部的力量，补肾壮阳，强腰健骨，但高血压病和动脉硬化病患，头部不宜垂得太低。"攒拳怒目增气力"法可调理全身气机，激发经气，促进气血循环，增强全身筋骨和肌肉的功能。"背后七颠百病消"法可疏通背部经络，通畅气血，调整脏腑功能。

二、太极拳

太极拳运动中的立体螺旋运动模式与现代康复医学中 Bobath 技术、PNF 技术等训练中某些运动形式十分相似。在运用现代康复技术的基础上，太极拳广泛地运用于偏瘫等疾病的康复治疗中。

（一）练习方法

太极拳的种类很多，其中流传较为广泛、特点较为显著的有陈式太极拳、杨式太极拳、吴式太极拳、武式太极拳、孙氏太极拳五派；近年国家为方便大家练习，综合上述五派特点先后创编了 24 式简化太极拳、48 式简化太极拳和 32 式简化太极拳。此外，有人近年根据有些病患及老年人不适宜练习复杂、过长的套路，创编了定式太极拳及各种站桩练习法；因为上述套路及动作均较为普及，故不做详细介绍。

（二）康复作用及临床应用

1. 太极拳运动特点与现代康复原理的联系

（1）太极拳的运动方式：太极拳是由练意、练气、练身三者结合而成，是一种"周身一家"、"劲走螺旋"的整体立体化运动。螺旋或对角线型运动可以增加对运动神经元的刺激，提高兴奋性。太极拳强调意念运用的重要性，这与现代康复强调有意注意不谋而合。太极拳十分重视眼法的运用，这有助于偏瘫病患有意注意的形成和视空间能力的提高；在康复训练时配合太极拳呼吸训练法很重要，呼吸应深、长、匀、缓，并与动作协调配合。太极拳特别注重腰的训练，要求以腰为主宰，以身带臂；现代康复也十分强调腰和躯干的训练，强调由近而远的训练原则。总之，太极拳的运动方式是比较合理的康复运动方式。

（2）太极拳的内劲训练：太极拳要求在特定的意识支配下，使身体各个部分的活动达到高度协调；产生整体的"内劲"，可以把内劲理解为合理的运动模式。没有经过训练的人，在日常生活中形成了种种不合理的用力方法，太极拳称之为"爝劲"。为此太极拳设计了"催僵化柔"的训练方法，将这些不合理的、僵硬的运动模式"柔化"为合理的、放松的运动模式；这种训练对偏瘫的康复同样有意义。太极拳的劲力分多种类型，如沾、粘、连、随、掤、挤、按、捋等；在偏瘫康复中，使用最多的是"掤劲"和"挤劲"，其次是"按劲"和"捋劲"的训练。

（3）站桩训练：站桩是保持一定的姿势，在意识指导下进行的静力训练。现代康复也注重偏瘫病患的站位训练；如站位平衡训练，患侧负重练习等。常用的太极拳站桩式有收势、起势、无极桩、半马步、川字桩、侧推桩、朝阳桩、金鸡独立、大字桩、丁步、开合桩、升降桩、一字步等。

2.太极拳训练在偏瘫康复中的应用

太极拳与康复的训练重点都是恢复正确的运动形式和控制能力，而不是力量和速度。太极拳特别强调肢体活动的流畅和连贯，动作柔和、缓慢，动作运行路线处处带有弧形，对偏瘫病患的功能改善很有帮助。

（1）训练原则：太极拳训练顺序为，头和躯干是脊、顶、腰，上肢是肩、腕、肘、手、手指，下肢是髋、膝、足、踝、足趾。训练以脊、腰、躯干为先，侧重手部及上肢的功能训练。上肢应以伸肌群运动为主，屈肌为辅，下肢应以屈肌群运动为主，伸肌为辅；加强肌力和平衡的训练，肌肉协同和牵拉技术的运用。

（2）训练方法：

①上肢运动功能训练：医生训练病患"身手放长"、"意气运动"，诱导患肢运用（手背向上、向外展的动作，即上肢伸肌群的劲力活动）进行弧形运动。在患肢稍有力时可灵活掌握抗阻力训练，也与现代康复的神经—肌肉本体感觉促进技术相结合。

②平衡训练：主要结合太极拳"无极桩"进行，自然呼吸，身体自然端正站立，两膝微屈，两脚横开与肩同宽，两臂自然下垂身侧；两掌心贴大腿外侧，五指自然伸展、散开，目视前方；病患做患侧下肢负重练习，健侧和患侧下肢重心转换。身体重心由一条腿过渡到另一条腿上时，要求速度均匀缓慢，细心体会双下肢的感觉才有效果。要适当掌握时间和运动量，注意膝关节保持微弯，不能有膝过伸。

③步态训练：多数偏瘫病患用健侧下肢持重，建议其配合太极拳的桩功训练，结合太极拳弓步、行步练习。

④单势训练：太极拳的许多招势有不同的训练侧重，在应用时可以根据病患的实际情况，选择相应的招势，进行单势练习；常选用的招势包括"云手"、"白鹤亮翅"、"野马分鬃"等。

（3）太极拳训练在偏瘫各期康复中的方法选择：

①软瘫期（早期）：以训练躯干为主，主要是床上翻身训练，以腰脊旋转为主；上

身在先，下体在后，以腰为主导，腰脊用力旋转；肩背及上肢向体前上方尽力前伸，下肢随上体运动而动，运动顺序是髋、膝、踝部。

②痉挛期：主要是将太极拳的内劲引入康复训练，病患做握手、前伸或上举，尽最大可能将双肘伸直，身体前伸至极限，使肢体尽可能地放长。

③偏瘫恢复期：可根据不同的功能障碍，选择不同的运动方法，如内劲训练、单势、站桩等；单个动作特别推荐"云手"这一拳势。

④太极拳运动对康复医师的要求：在训练中医生的手不离开病患的手或身体部位，细心体会病患的用力模式；灵活运用"沾、连、粘、随"等太极拳方法，诱发病患潜能和引导病患活动；太极拳训练，特别强调动作缓慢，通过练习以调整身心"催僵化柔"；训练者应让病患全身放松，注意力集中于正确的运动形式，抑制错误的运动形式，适当示范。让病患体会到"劲"的感觉，反复学习。太极拳刚柔相济、快慢相间，使身心和肢体各部位得到均衡的锻炼。

3. 太极拳对其他系统病症的康复作用及应用

研究发现，太极拳运动对神经系统功能的改善起着重要的作用；通过降低交感神经紧张性、安定心神、平衡大脑皮质兴奋与抑制功能，从而达到保健功效。太极拳运动对于心血管系统疾病病患有较好疗效，并有预防心血管疾病的作用；太极拳运动者在练习中全身肌肉有节奏的收缩与放松以及毛细血管反射性的扩张，从而使周身气血畅通，减轻了心脏负担，起到增进和恢复健康的功能。此外，对呼吸及消化系统功能也有明显促进作用，能提高肺活量，增加胃肠蠕动，促进消化液分泌，从而有利于营养物质的消化、吸收，增进消化功能，防治便秘等。长期练习太极拳的老年人，其肌肉的控制力、力量、耐力均有明显提高，骨矿物质含量、骨密度显著高于一般老年人；且由于太极拳对呼吸、消化、循环等系统功能的提高，使得骨骼肌肉系统得到充分的营养供应，故对防治中老年人常见的骨质疏松、骨折等疾病具有积极作用。

三、洗髓易筋经

洗髓易筋经，原为西竺达摩祖师著；本功法在元以前仅流传于少林寺僧众之中，自明清以来，才日益流行，且演变为不同流派；内练曰洗髓，外练曰易筋，所以说洗髓易筋经是内外兼修、动静结合的气功强身法；内练为内功，可养精气神；外练为外功，可壮筋骨皮。

（一）练习方法

所谓内功、外功实不可分，练外功时，必须配合内练行气之法。外功分十二势，每势都要精神内守，力贯全臂，默数呼吸。吸气时，暗示有气从下丹田而起，以意领气缓缓上升至胸，直上咽喉；呼气，自觉此气由咽喉经胸腹降至下丹田，如此一呼一吸为一个循环，每势可练6～16循环，即6～16次呼吸。呼吸要细缓无声最妙、均匀，犹如抽丝一般。切不可用力鼓腹憋气，否则不但无益，且易出偏；姿势摆正后，必须灌劲于手臂，意想气贯两手，否则效验不显；如手臂虽用力，但却要平心静气地运气；易筋经以十二势传播最广，刻本也很多，现介绍如下：

（1）韦驮献杵一势：两足并立，相距二拳，挺胸收腹，头项正直，二目平视；左手并指翘掌，掌心向右，提至胸前，距胸一拳 3 右手并指翘掌；掌心向地，用力下按，置于下丹田，距腹一拳。歌诀曰："立身期正直，环拱手当胸；气定神皆敛，心澄貌亦恭。"其运劲运气已如前述。

（2）韦驮献杵二势：接前势，双掌合十，掌心向下，向前推平，成侧平举，足趾抓地，两手灌劲。歌诀曰："足趾挂地、两手平开、心平气静、目瞪口呆。"

（3）韦驮献杵三势：按前势，掌心向外，翘掌，使手指麻胀，产生气感；再从两侧上举至头上，虎口相对，两手掌心向上，呈圆月状；目视指尖，默数呼吸。歌诀曰："足尖着地立身端，力周骸胁浑如植，掌托天门目上观，咬紧牙关不放宽；鼻能调息觉心安，舌可生津将腭抵，两拳缓缓收回处，用力还将挟重看。"

（4）摘星换斗势：接前势，左臂从左侧下落，移向后背，尽量沿后背提高左手。右臂仍上举，将手向左前方推出，勾掌，随上半身左转，目视掌心；再换右臂移向后背，左右调换姿势；歌诀曰："只手擎天掌覆头，更从掌内注双眸，鼻端吸气频调息，用力收回左右眸。"

（5）九皂拔马刀势：接前势，两足并立，收回右腿，掌心向外，左手放于背后；头向左转，右手掌心贴耳抱头，颈项与手争力，互相对抗。默数6～16次呼吸后，左右调换姿势进行；歌诀曰："抱顶及颈，自头收回，侧首弯肱，左右相轮，弗嫌力猛，身直气静。"

（6）三盘落地势：双手下垂，接前势，呈马步桩，左腿向左横跨半步，膝向外开，足尖内扣，力灌全腿；双肘酬，指尖向内，掌心向下，双手悬叉于腰前；瞪眼闭口，舌抵上腭，以意用力咬牙，双手下接腿部，两手翻掌，默数6～16次呼吸后，向上托起如千斤重，两腿同时收直。歌诀曰："张眸意注牙，上聘坚撑舌，手按猛如挚，足开蹲似踞，两掌翻齐起，千斤重有加，瞪睛兼闭口，起立足无斜。"

（7）饿虎扑食势：接前势，右足向前迈出一大步，呈弓步；上身前俯，左腿后伸绷直，昂首前视，两手五指分开着地，挺胸塌腰。默数6～16次呼吸后，左右调换姿势。歌诀曰："两足分蹲身似倾，屈伸左右骸相更，昂头胸作探前势，背腰还似砥平；指尖着地赖支撑，降龙伏虎神仙事，鼻息调元均出入，学得真形也卫生。"

（8）打躬势：接前势，起身两足并立，收回左足，直膝弯腰俯首，两手十指交叉抱后头部，使头尽量接近两膝。歌诀曰："两手齐持脑，头惟探胯下，垂腰至膝间，口更啮牙关，掩耳聪教塞，舌尖还抵腭，调元气自闲，力在肘双弯。"可见练此势要咬牙切齿，两肘夹抱头侧，舌抵上腭，两劈紧掩双耳，鼻息还要调匀。

（9）躬尾势接：前势，两手十指交叉，托至胸前，翻转掌心向外向上，掌心向上，伸臂托天；弯腰俯身，旋即掌心向下，足跟抬起，尽量双手触及足尖，昂首瞪目。歌诀曰："推手自地，膝直膀伸，瞪目昂头，凝神壹志；左右伸肱，起而顿足，二十一次，以七为志，更作坐功，盘膝垂，口注于心，息调于鼻，定静乃起，厥功维备。"

（10）大鹏展翅势：接前势，直腰；两臂向两侧平举，翘掌，使腕关节与前臂呈90°；旋臂使掌心向上，可使力灌全臂，默数呼吸6～16次。

（二）康复作用及临床应用

正是由于易筋经内可以养气练气，外可以强筋壮骨，老、弱、病、残者等可作为锻炼、康复手段。但应量力而行，循序渐进，持之以恒，一般3～6个月即可收效，有增进饮食，改善睡眠，强筋健骨的功效。

1. 对内脏疾病的康复

（1）神经衰弱：练功后有较好的改善心悸、耳鸣、头晕、气短、健忘等症状的作用。

（2）慢性胃肠病：可促进胃肠蠕动、增进食欲、增强消化吸收功能、促进溃疡愈合。

（3）心脑血管病：各势皆顺其自然，练时宜用意不用力，不必勉强，注意掌握好运动量及呼吸、次数，也是安全而有效的康复手法。

（4）呼吸系统疾病：可改善肺功能，应着意于调息运气，增强呼吸道抵抗力，提高代偿能力。

2. 骨关节疾病的康复

颈、腰椎病患重点练习三、四、六、七、九、十、十一势；可改善脊椎、关节功能，加强周围肌肉的保护支撑能力，增加韧带的柔韧和弹性。

3. 肿瘤病患的康复

肿瘤疾病病患由于受肿瘤细胞侵袭及各种治疗的副作用影响，常常是元气大伤，体质一般都比较虚弱；卧床时间一般比较长，关节强直，常会出现肌肉萎缩，生命质量降低，器官组织功能减退；且由于机体免疫功能和抗病能力低下，进而危及生命，使肿瘤病易于复发或恶化，所以肿瘤病病患康复期应重视体育锻炼。但肿瘤病康复期因大病初愈，元气伤、体质差，恢复体育锻炼必须分适应阶段和巩固阶段。前阶段应以心理锻炼为主，体力锻炼为辅后，严格掌握运动负荷量，阶段则可在前一阶段锻炼的基础上，逐渐过渡到充分的有氧锻炼。洗髓易筋经动静结合、内外兼修，早期以内练内功为主，可养精气神，后期外练外功，可壮筋健骨，此特点正好符合肿瘤病患运动康复的要求。所以，肿瘤病患如果手术后及放疗、化疗后体质较弱，不耐肢体运动时可重点练习内功，以调心、调息为主；通过锻炼改善病患的情绪，使之摆脱孤独、苦闷、恐惧等不良心理，从而增强战胜肿瘤病的信心；待此后逐渐恢复体力，可选择几种合适的动作进行循序渐进的锻炼，以内外兼修；具体动作选择可结合病情选择，如乳腺癌根治术后的病患，可多做以上肢运动为主的动作，以防患侧上肢浮肿和活动障碍。部分肺切除术后的病患，应多做呼吸功能锻炼，使残肺组织充分发挥代偿功能。胃肠道肿瘤切除术后的病患,可练全套易筋经,开展全身性活动,以调动全身的积极因素,促进胃肠道的消化吸收功能。

四、五禽戏

五禽戏是一套动功保健疗法,通过模仿动物的神态和动作达到强身防病的目的。五禽戏又称五禽气功、五禽操、百步汗戏等,最早记载"五禽戏"名目的是陶弘景的《养性延命录》,而将五禽戏整理总结成一种疗法的是我国古代著名医家华佗;《三国志》已载:"吾有一术,名五禽之戏,一曰虎,二曰鹿,三曰熊,四曰猿,五曰鸟;亦以除疾,兼利蹄足,以当导引;体有不快,起作一禽之戏,怡而汗出,因以着粉,身体轻便而欲食。"它是一种动中求静、动静兼备、外动内静、有刚有柔、练内练外、刚柔并济、内外兼练的仿生功法。

（一）练习方法

五禽戏由5种动作组成,分别是虎戏、猿戏、熊戏、鹿戏及鸟戏,每种动作都是模仿了相应的动物动作。每种动作都是左右对称地各做一次,并配合气息调理。

（1）熊戏:身体自然站立,两脚平行分开与肩同宽;双手自然下垂,两眼平视前方;先右腿屈膝,身体微向右转,同时右肩向前下晃动,右臂亦随之下沉,左肩则向外舒展,左臂微屈上提。然后左腿屈膝,其余动作与上左右相反,如此反复晃动,次数不限。

（2）虎戏:脚跟靠拢,两臂自然下垂,两眼平视前方,成立正姿势;左式:两腿屈膝下蹲,左脚虚步,重心移至右腿,脚掌点地,靠于右脚内踝处;同时拳心向上,两掌握拳提至腰两侧,眼看左前方;右脚随之跟进半步,左脚向左前方斜进一步,重心坐于右腿,左脚掌虚步点地;同时拳心向后,两拳沿胸部上抬,抬至口前两拳相对翻转变掌向前按出,掌心向前,高与胸齐,两掌虎口相对,眼看左手。右式:左脚随之跟至右脚内踝处,重心坐于左腿,右脚向前迈出半步,右脚掌虚步点地,两腿屈膝,同时两掌变拳撤至腰两侧;拳心向上,眼看右前方;与左式同,唯左右相反;如此反复左右虎扑,次数不限。

（3）猿戏:两臂自然下垂,脚跟靠拢成立正姿势,两眼平视前方;左式:左脚向前轻灵迈出,两腿屈膝,同时左手沿胸前至口平处向前如取物样探出,将达终点时,手掌撮拢成钩手,手腕自然下垂;左脚向后退步,右脚随之退至左脚内踝处,脚掌虚步点地,同时左手沿胸前至口平处向前如取物样探出;右脚向前轻灵迈出,左脚随至右脚内踝处,脚掌虚步点地,同时右手沿胸前至口平处时向前如取物样探出,将达终点时,手掌撮拢成钩手,左手同时收至左肋下;最终成为钩手,右手同时收回至右肋下。右式:动作与左式相同,唯左右相反。

（4）鹿戏:两臂自然下垂,身体自然直立,两眼平视前方;左式:右腿屈膝,身体后坐,左膝微屈,左腿前伸,左脚虚踏;左臂微屈,左手掌心向右,右手置于左肘内侧，左手前伸，右手掌心向左；左手绕环较右手大些，两臂在身前同时逆时针方向旋转，同时要注意腰胯、尾骶部的逆时针方向旋转；久而久之，过渡到以腰胯、尾骶部的旋转带动两臂的旋转。右式：动作与左式相同，唯方向左右相反，绕环旋转方向亦有顺逆不同。

（5）鸟戏：两臂自然下垂，两脚平行站立，两眼平视前方。左式：右脚随之跟进半步，脚尖虚点地，左脚向前迈进一步，掌心向上，同时两臂慢慢从身前抬起，与肩平时两臂向左右侧方举起，随之深吸气；两臂自侧方下落，掌心向下，右脚前进与左脚相并，两臂在膝下相交，同时下蹲，掌心向上，随之深呼气；右式：同左式，唯左右相反。

练习五禽戏要做到全身放松，意守丹田，呼吸均匀，形神合一。练熊戏时要在沉稳之中寓有轻灵，将其剽悍之性表现出来；练虎戏时要表现出威武勇猛的神态，柔中有刚，刚中有柔；练猿戏时要仿效猿敏捷灵活之性；练鹿戏时要体现其静谧恬然之态；练鸟戏时要表现其展翅凌云之势，方可融形神为一体。

（二）康复作用及临床应用

五禽戏能使人协调平衡、动作灵敏，改善关节功能及身体素质，不仅有利于冠心病、高血压病、高脂血症等的防治，而且对癌症病患的康复有较好的医疗保健作用；常练五禽之戏，可活动壮腰健肾，腰肢关节，补益心肺，疏肝健脾，从而达到祛病延年的目的。五禽戏运动全面而周到，一动百动，从四肢百骸到五官九窍，从而也带动着脏腑进行活动；通过锻炼，气血循环通畅，增强肌肉力量，有疏通经络、活跃生理功能等作用；根据中医的脏腑学说，五禽配五脏，虎戏主肝，能疏肝理气，舒活筋络；鹿戏主肾，能壮腰健骨、益气补肾；熊戏主脾，能充实两肢、调理脾胃；猿戏主心，开窍益智，能养心补脑；鸟戏主肺，能调畅气机，补肺宽胸。因为人体是一个有机的整体，脏相辅相成。所以，五禽戏中任何一戏的演练，可以主治一脏的疾患，又兼顾其他各脏，达到祛病强身、延年益寿的功效。

第六节　气功康复法

气功是指通过调息呼吸、意念调心、调身姿势相结合的练气和练意的功夫；气功康复法是病患用意识不断地调整呼吸和姿势，循经运行，增强元气，以意引气，调和气血及脏腑功能；恢复机体的阴阳平衡，从而增进身心康复的方法；它是中医康复学中独特的锻炼气、精、神的自我身心康复法。由于医疗气功具有内练精气神、外练筋骨皮、自我调控、神形兼顾的作用，故应用范围很广，所谓"有病治病，无病强身"，老弱病残者可用于摄生防病、治病强身。气功的功法很多，可分为动功和静功两大类：常用的静功有内养功、放松功、强壮功、站桩功等，以练功时不做肢体运动为特征动功多种多样，以导引运动、保健气功为主；练功时必须做肢体运动，而保健功又称按摩拍打功；它是气功中的辅助功种，既可疗疾又能健身，尤其适用于老年体弱病患。

一、放松功

（一）练习方法

练功姿势立、坐、行、卧均可练习；民谚说"立如松，行如风，坐如钟，卧如弓"，其实质是要求在放松的状态下保持脊柱正直和自然的曲度，并贯穿一种敏捷、振作、稳健的神态和气势，在这种意念支配下保持一定的姿势，就能逐渐做到"形正体松"，气运自然，经络通畅；呼吸方法尽量顺其自然，自然呼吸为主；现代研究认为缓慢深长的腹式呼吸，是最有利于放松和入静的呼吸方法；练放松功的基本呼吸方式是默念呼吸，即吸气时心里默念"静"，叫默念"松"字。意念这是练功的关键，主要是发挥自我暗示的作用，以良好的心理状态影响生理状态；以轻松愉快的心情，在动与静、松与紧的对比中，充分体验"静景"和"松感"，逐步达到高层次的气功态境界。操作时闭上眼睛，想象自己随波逐流地漂浮在水面上，全身放松地躺到床上，或如一朵白云在天空飘荡。尽量把这种松感无限地延伸下去；"静"和"松"往往是互相促进的，在高度放松状态下，也很容易入静，好像自己也不存在了，往往会觉得自己与广阔无垠的宇宙融为一体了，已经溶化，这就是所谓"忘我"的入静境界，古人称为"坐忘"。这种无外无我的入静态是一种高级的气功态，有利于养生保健、祛病延年。

（二）康复作用及临床应用

放松功是以吸气时默念"松"字，呼气时默念"静"字为引导方法，有步骤、有节奏地依次注意身体的各部位；逐步把全身调整得轻松、自然、舒适，使身心都处于一种放松状态，进而解除精神紧张和形体疲劳，让紧张与松弛趋于平衡。同时，应逐步集中注意力，摒除杂念；如高血压病病患可以想象如洗淋浴一样，呼气时如流水似的从头松到脚，这样下行放松，可以引导气血下行，有利于休息放松和降低血压；如果血压偏低或低血压病患，可以想象如躺在流水里仰泳一样，呼气时从脚一直松到头好像河水从足向头上流过；这样倒行放松，可引导气血上升，有利于体弱者补养气血和血压恢复正常。临床应用于预防高血压、中风、低血压、中风后遗症、胃及十二指肠溃疡、冠心病、哮喘、青光眼、内脏下垂、神经衰弱、焦虑症以及精神紧张所引起的各种慢性疾病的治疗。

二、内养功

内养功是一种静功，它通过特定的呼吸、姿势和意念的调练；使形体松适，呼吸调和、意念恬静，从而起到复元固本、静心宁神、协调脏腑等作用；该功法的特点是在调息、调心上多法合用，帮助凝神聚气，使真气内养，心静神宁，故名内养功。内养功在调息上，并用节律呼吸法、腹式呼吸法和动舌呼吸法；在调心上，并用默诵法和意守法；这种多法并用的方式能有效地控制凝神定志，心神外驰，使练功者易于进入心神静、脏腑动的境地；从而达到培补元气、调和气血、清心宁神、疏通经络、协调脏腑之功，促进慢性虚损疾病的康复和老弱病残者保健延年。

（一）练习方法

（1）练功姿势分为仰卧式、侧卧式、坐式和壮式四种。侧卧式：侧卧于床上，左右均可；以右侧卧为例，平衡地置于枕上，头略向前低，左臂自然伸直，放在同侧躯干之上，掌心向下，置于髋部；手指自然伸开，右臂屈曲，掌心向上，放在枕上，距离头部约2寸许；腰部略向前屈，左腿屈曲约120°，右腿自然伸展，放在右腿上。仰卧式：头颈端正，仰卧于床上，枕高25cm左右，肩下垫高5cm左右，两足相并，两腿自然靠拢，两上肢自然伸直，各贴于同侧躯干外侧面；坐式：两腿自然分开，身体端坐凳上，宽与肩同；两膝弯曲90°，两小腿平行垂直于地面，两腿着地落实；两手掌心向下，自然放在两大腿的中1/3处，两肘关节自然弯曲并放松。壮式：基本要求与仰卧式同，唯需将枕垫高8寸许，肩背呈坡形垫实，不宜悬空。两脚并拢，脚尖向上。两手掌心向内，紧贴于大腿两侧。

（2）呼吸方法内养功有三种呼吸法，要求以"呼"（呼气）、"吸"（吸气）、"停"（呼吸暂停）为节律，同时配合舌体起落和默念字句；默念字可由三个字开始，以后逐渐增加，但不应超过九个字，常用的字句有"通身松静"、"自己静"、"脏腑动大脑静"、"自己静坐好"、"坚持练功能健"。第一呼吸法：呼吸方式为鼻吸释呼，呼吸节律为"吸—停—呼"；行此法时，轻合口唇，以鼻吸气，以意领气下入丹田；然后呼吸暂停，使气暂住丹田，随后将气由鼻徐徐呼出；本法与舌体动作及默念字句的配合如下，患者吸：舌体上抵于腭，默念"通"字；停：保持舌抵上腭不动，默念"身松"字；呼：舌体下落，复于原位，默念"静"字。第二呼吸法：呼吸方式为鼻吸口呼或鼻吸口呼，呼吸节律为"吸—呼—停"。本法与舌体动作及默念字句的配合如下，吸：舌体上抵上腭，默念"通"字；呼：舌体下落复于原位，默念"身"字；停：舌体不动，默念余下的"松静"两字。

第三呼吸法：呼吸方式为鼻吸鼻呼，呼吸节律为"少吸—停—多吸—呼"。本法与舌体动作及默念字句的配合如下，少吸：吸气少许，同时舌抵上腭，默念第一个字；停：保持舌抵上腭不动，默念第二个字；多吸：吸气多，用意引入小腹，舌仍抵于上腭，默念第三个字；呼：紧接上式，不停顿，将气徐徐呼出，舌体下落复于原位。

（3）练功要领练功时按选定的姿势宽解衣带，平心静气，摆好体位，建立练功意识；然后有意识地将颈、躯干、头、四肢的肌肉渐次放松，使身心处于一种松静状态；呼吸法的选择要适合自身的具体情况，阳虚者可用第一呼吸法，阴虚者可用第二呼吸法，气血双亏者可用第三呼吸法；两种呼吸法不能并用，亦不能交替使用；练功时以意念协调呼吸节律、舌体动作和默念字句，既要合乎法度，又要顺其自然，循序渐进，先易后难；默念字句贵在意读，切忌出声，字与字的间隔要均匀一致，不可贪功而有意延长时间，以免发生憋闷胀满的副作用；内养功的意守部位有三，即丹田、膻中和脚趾，以丹田最为常用。练功时，意守具有集中精神，意守部位是意念集中的场所，排除杂念的作用；呼吸节律、舌体动作和默念字句等都必须与意守紧密联系，使意念在练功中自始至终不离开意守部位，而神凝气聚，强身健体，以达到康复目的。不论意守何处，都应在自然的基础上轻轻意守，做到似守非守，但也不可无意守处。

（二）康复作用及临床应用

内养功侧重呼吸锻炼，配合意守，通过意守和呼吸锻炼，达到大脑静、脏腑动的目的。具有调理脏腑、宁心安神、培补元气作用，对神经、循环系统，尤其是对消化系统和呼吸系统功能活动都有很好的调整作用；临床应用于治疗慢性病证为主，如泄泻、胃脘痛、痛经、眩晕、便秘、消渴、胁痛、月经不调、癌症等；凡心悸、心痛、出血诸证和高血压性心脏病、冠心病、心律不齐、风湿性心脏病、心房纤颤等，皆属禁用之列。

三、强壮功

强壮功是将民间以及道、儒、佛三家用于呼吸养生的练功方法的精华，综合整理而成的一种功法，20世纪50年代初与内养功同时推广应用。其特点原理与内养功相似，但在入手功夫上，内养功侧重调息，而强壮功侧重调心。强壮功的姿势通常分为坐式、站式和自由式，在呼吸方法上采用深呼吸法、静呼吸法和逆呼吸法，加强了本功法的强壮作用；同时在调身、调息的基础上，着重调心，即着重调整练功意识；意守丹田遵循"似守非守，绵绵若存"的原则，诱导深度入静，进而由静生动，增强气血运行，起到防病健身、康复治疗、延年益寿、开发智力等作用。

（一）练习方法

（1）练功姿势分为坐式、站式、自由式三种。

①坐式：有自然盘膝、单盘膝和双盘膝三式。自然盘膝：臀部着垫，两小腿交叉放在大腿之下，足掌向后外；身直头正，含胸松颈，臀部稍向后，头微前倾，两眼轻合，两臂自然下垂，两手相合或相叠，放在小腹之前大腿之上。单盘膝：双腿盘坐，左足背贴在右大腿上，左小腿置于右小腿上，足心朝上；或者右小腿置于左小腿上，右足背贴于左小腿上，足心朝上。双盘膝：两腿盘坐，右足置于左大腿上，两小腿交叉，左足置于右大腿上，两足心朝上。

②站式：自然站立，两足平行分开与肩同宽；膝关节微曲，脊柱正直，头微前趋，松肩垂肘，两眼轻闭，前臂微曲；两手拇指与其他四指自然分开如捏物状，置于小腹之前；也可稍将前臂抬起，两手置于胸前呈抱球状；站式练习在室内外均可。但最好选择空气新鲜、环境清静之处，以利入静。

③自由式：自由式是指不采取特定的姿势，使姿势与周围环境相适应；坐、行、站、卧，不拘一格，抽空练功；本式适于舟车旅行或工作间歇时练习。

（2）强壮功的呼吸方法有静呼吸法、深呼吸法和逆呼吸法三种。

①静呼吸法：即自然呼吸法，不要求练习者有意识地改变呼吸方式，任其自然。

②深呼吸法：吸气时胸腹均隆起，呼气时腹部凹陷，练习时用意念调整呼吸，使之逐渐达到静细、深长、均匀。

③逆呼吸法：吸气时胸部扩张，腹部凹陷，呼气时胸部回缩，腹部外凸，练习此法必须循序渐进，不可急于求成，以免发生偏差。

强壮功的呼吸和内养功一样，要求用鼻呼吸，舌头轻抵上腭，但鼻通气不良者也可张开一点，用口辅助呼吸。深呼吸和逆呼吸法在饭后不宜进行，静呼吸法饭前、饭后均可。练功要领练强壮功时，要选择空气新鲜、环境安宁、光线柔和的地方。根据辨证施功的原则，正确选用呼吸方法，如初学者、年老体弱者可选用静呼吸法，失眠、心悸或大便秘结者可选用深呼吸法。练功时必须意守丹田，即两目微合，意守丹田，目光向下，不可用劲。舌尖抵住上腭，口唇闭合，唾液多时，宜分次咽下，切勿吐出。练功中不要急躁，如出现杂念干扰，不可产生急于排除杂念的心理，继续气沉丹田，应当见如不见，杂念就会逐渐消失；初学者也可运用随息法、数息法等帮助入静。练功日久，有人会产生热气团或热流，自丹田下尾闾，沿督脉上升头顶，然后沿任脉复归于丹田，古称"小周天"。对于这种现象，不要刻意追求，应顺其自然，有之勿喜，无之勿忧。事实上，只要练功能掌握要领，持之以恒，无论"小周天"是否形成，都能取得一定的疗效。相反的，过分追求"小周天"，往往引起偏差，影响气功的效果。

（二）康复作用及临床应用

强壮功是在内养功的基础上进一步锻炼的静功，具有养气壮力、培元固本、健身防病、延年益寿的作用，临床应用于病后眩晕、体弱、失眠、耳鸣、健忘和便秘、月经不调等证。

四、站桩功

站桩功是一种动静相兼、形与神合、内外兼练的锻炼方法。站桩使整个躯干、四肢肌肉放松，中枢神经系统处于松静的自然状态；使得人自然而然地在轻松的气功状态中改善精神状态、消除疲劳。站桩功大致分为练气型、养气型、发射型三类。这里主要介绍养气型，因为养气型功法以养气为主，内养真元，调理气血，桩式平稳简易，轻松自然，其代表功法是乾坤养生桩。

（一）练习方法

（1）预备势：身正直，头平正，两脚平行，同比肩宽，两眼平视，两手自然下垂，舌抵上腭，全身放松，自然呼吸。

（2）练功势：脸带微笑，双目垂帘，膝自然下沉，屈膝不超过足尖，含胸拔背，虚灵顶颈，收腹提肛，心气渐足，双手呈龙爪形，缓慢上提，手狩呈圆形，如同抱球，双掌心向下，提至丹田前，拇指、示指相对。

（3）收功势：放松全身，目视双足，两手由左右双侧升起，合向头顶，两手沿任脉下降，头顶与手掌两气相接后，将头部和胸胁的气下降于两足涌泉。

此桩的特点是练习时双手掌心向下，虎口相对，置放在丹田前，拇指斜对向丹田，巧妙地利用肺经的经络之气，有效地形成了对丹田的渗透，加强了丹田之气的收聚；在意识上，全身放松，意在全身毛孔的舒展，体现了肺其华在毛、开窍在鼻的生理功能，顺呼吸，调动内气，开腠理，养真元，达到养生的目的。该功法中形即姿势、意即意念、气力即支撑力互相联系、互相制约。形：站立放松；意：收心摄神；气力：虽说全身关节放松，但肌肉、骨骼保持相应的支撑力，气到力到，力到气至，故有"力不练自生，气不行自行"一说。站桩有利于调整气息，使气血运行不受丝毫压制和影响，气的运行可直达五脏六腑、四肢末梢。直立姿势有助于下肢的平衡稳固，有助于形成上盘轻灵、下盘稳固，而进入气沉丹田的境界、气功上虚下实，能壮大丹田之气，加快丹田之气凝聚。

（二）康复作用及临床应用

站桩功是一种内外兼练的基础功夫，通过练习可使经气旺盛，元气充沛，四肢百骸得到气血充分的濡养和润泽，而使人生机旺盛，祛病延年；临床上既可用于体弱及病后虚损病患康复锻炼，也可用于喘证、失眠、哮证、腰痛、胃痛、郁证、水肿、痹证等病患。

五、保健功

保健功都是以简单肢体运动和自我按摩为主的动功，是在传统导引功法基础上编制的一种健身益寿、防治疾病的锻炼方法，又称保健操。

（一）**练习方法**

保健功共有18节，具体做法及功效如下：

静坐两腿盘膝坐，含胸，轻闭双目，舌抵上腭，两手四指轻握拇指，置于两侧大腿上，意守丹田，用鼻呼吸50次；初练者可采用自然呼吸，以后呼吸逐渐加深，也可以采用深呼吸或腹式呼吸。通过静坐的锻炼，可以平静呼吸，安定情绪，放松肌肉，排除杂念，为以下各节做好准备。

耳功即"鸣天鼓"，用两手分别抚摸耳轮18次，然后以两手鱼际处掩住耳道，手指放在后脑部，用示指压中指并滑下轻弹后脑部24次，可听到咚咚响声；按摩耳轮可以刺激耳部穴位，对相应腧穴脏器起到调节作用，鸣天鼓可使鼓膜受到轻度振动刺激，能增强听力，防治耳鸣、耳聋。

叩齿功即思想集中，上、下牙齿轻叩36次，不要用力相碰，叩齿法可以改善牙齿，刺激牙齿和牙周围的血液循环，保持牙齿坚固，预防牙病。

舌功即"搅海"，用舌在口腔内上、下牙齿外运转，左、右各18次，口内产生的唾液不要咽下或吐掉，接着漱津，漱津闭着嘴，将舌功所产生的唾液鼓漱36次，分三小口咽下，咽下时用思想诱导着唾液慢慢到丹田。舌功和漱津可改善脾胃功能，激发津液的分泌，增进食欲。

擦鼻功即两手拇指指背先擦热，然后用两手拇指指背夹鼻，以迎香穴为中心，轻轻地擦鼻翼两侧各18次。肺开窍于鼻，此功可有预防感冒，增强上呼吸道抵抗力和治疗慢性鼻病的作用。

目功轻即轻闭两眼，拇指微曲，用两侧指关节处轻轻擦两眼皮各18次；再用两拇指指背轻擦眼眉各18次，再轻闭两眼，眼珠左、右旋转各18次；此功可加速气血运行，促进眼的活动，防治目疾，增进视力。

擦面即将两手掌互相摩擦发热，用两手掌由前额经鼻两侧往下擦，直至下颌，再由下颌反向上至前额；一上一下，如此反复进行，共36次。此功可促进面部气血循环，长期练习可使面色红润光泽。

项功即两手指相互交叉抱后颈部，仰视，两手与颈争力3～9次。此功可治疗肩痛、头痛、头昏等症。

揉肩即以右手掌揉左肩18次，再以左手掌揉右肩18次。此功可滑利关节、舒筋活络，用于防治肩部疼痛，缓解活动障碍等。

夹脊功即两上肢弯曲，两手轻握拳，肘关节呈90°；前后交替摆动18次，长练此功可促进肩关节及其周围肌肉活动；该动作同时使胸廓运动，可增强脏腑功能。

搓腰即"搓内肾"，先将两手互相搓热，以热手搓腰部两侧各18次；此功可促进腰部气血循环，调理腰部气机，用于防治腰痛等疾病。

搓尾骨即用两手的示指和中指揉搓尾骨部，两侧各36次；此功可促进局部气血循环，用于防治脱肛及痔疮等疾病。

擦丹田即擦小腹，将两手搓热，先用左手手掌沿着大肠蠕动方向绕脐做圆圈运动，即由右下腹至右上腹、左上腹、左下腹而返右下腹，如此周而复始100次；再将两手搓热，用上法以右手擦丹田100次；擦丹田能健运脾胃，培补元气。如有阳痿、遗精、早泄病，可用一手兜阴囊，一手擦丹田，左右手各擦81次，有强精固肾的作用。

揉膝即用手掌揉膝关节，两手同时进行各100次；此功可强筋健腿，用于防治关节病。

擦涌泉即用左手示、中指擦右足心100次，再用右手示、中指擦左足心100次，长练此功引热下行，可调节心肾，用于治疗头晕目眩等疾病。

织布式即坐式，两腿伸直并拢，手掌向外，足尖向上，躯干前俯，两手向足部做推织姿势，同时并配以呼气；推尽即返回，此时手掌向里，配以吸气；如此往返30次，使全身多关节得以活动，可通利关节、舒筋通络。此式腰部活动范围较大，可用于防治腰痛、腰酸。

和带脉即两手胸前相握，自然盘坐，上身旋转，自左而右转16次，再自右而左转16次，探胸时吸气，缩胸时呼气。此功可和脾健胃，强腰固肾，帮助消化吸收。

（二）康复作用及临床应用

此功法具有舒利关节、调和营卫、疏通经脉、畅通气血、健筋壮骨等作用，临床应用于心脏疾患、高血压病、腹胀、慢性肝炎、便秘、慢性胃炎、闭经、腰痛、痛经、子宫脱垂等疾病。

六、五行掌

五行掌是由五台山流传而来的养生祛病功法,其特点是动静兼练、三调并用、虚实变换、刚柔相济、松紧相辅、全面运动;五行掌包括预备活动和推、拓、扑、捏、摸五种功法,可根据病证或四季养生,选练相应功法,也可按顺序全套练习。

(一)练习方法

(1)功前预备活动宽衣松带,全身放松;轻轻叩齿36次,舌在口内搅动3~5次;分3次吞津,以意念送至胳下丹田处;以手指梳头数次,双掌相对搓热,然后干洗面36次。

(2)推法属木,与肝相应,默念"嘘"字。两足平行,站立,与肩同宽,两臂下垂,两膝微屈,屈腕,指尖相对,掌心向上,靠近小腹;以鼻缓缓吸气,意念暗示清气从两足拇趾沿大腿内侧的肝经上升至两胁;与此同时,两手如托物状,缓缓上移,至胸前与肩平行时吸气尽;随呼气默念嘘字,暗示浊气尽出,清气由两胁沿肝经降至足拇趾;同时反掌,指尖向上,掌心向前,随呼气双手缓缓向左前方推出,呈弓步,左脚随之向左前方迈出一步,重心在前屈的左腿上,右腿伸直;至呼气尽时反掌,指尖相对,掌心向上,向下收回至小腹前;同样重心后移至右腿上,伸左腿屈右膝,再开始吸气,如此反复5~10次,收回左腿;再换右脚向右前方迈出一步,并重复5~10次;做推法时,动作宜缓慢,目光注视双手,配合柔和自然的呼吸,屈腕稍用力,使指尖有得气感,意念暗示气血沿肝经循行路线升降,吸气时拇趾微微上翘,而使得气容易。

(3)拓法属火,与心相应,默念"呵"字;预备姿势及动作基本同推法,但吸气时暗示清气从小指内侧沿心经路线至胸中;呼气时默念"呵"字,暗示浊气尽出,清气沿心经散至小指。同时,推出的双掌如拓碑帖状,由左向右缓缓移动,至呼气尽时,直腰双腿下蹲,掌心向上,指尖相对,双手向下收至小腹前。再开始吸气如初,并重复5~10次;收回左腿,再出右腿,从右向左拓,也重复5~10次。做拓法呼气时,除默念"呵"字外,要意守掌心劳宫穴和小指尖内侧的少冲穴,并使手指伸直用力上翘,以产生酥麻的气感,腰要正直,躯干随双手左右升降做划圆运动。

(4)扑法属土,与脾相应,默念"呼"字;预备姿势同推法,尽量上抬大腿,随吸气左腿屈膝,足尖向下,暗示清气从足跗趾内侧沿腿内侧的脾经上升至腹部;同时掌心向上,左手屈肘,五指并拢自然微曲,从小腹右侧向上,以肘关节为轴,向左划弧运动,吸气尽,至与视线平时,掌心转向面部;暗示浊气尽出,随呼气默念"呼"字,清气沿大腿内侧的脾经下降;同时左脚向前迈出一步,左掌转向前方、向左,向下划圆,又反掌向上,降至小腹前,铙于右手背下;换右手,再吸气时,右腿动作同开始,如此交替地做 5～10 次，再后退做 5-10 次。做扑法时，头、手、眼、腿、呼吸、意念要配合好。

（5）捏法属金，与肺相应，默念"丝"字。呈弓步，左脚向左前方迈一大步，左臂向左前方伸，五指收拢如捏球状，掌心向上；掌心向下，右臂抬起，向后屈肘垂腕，五指亦如捏物状，屈肘 40° 左右，手置胸前，使肩、肘、手部相平；伸直左腿，随吸气，屈曲右腿，重心右移，臀向后坐；同时左臂屈肘收回，右臂在左臂上方向左前方伸出。两掌相对经过后，双双反掌，左掌向下，右掌向上；同时，暗示清气从拇指经臂内前缘的肺经吸入肺中；随呼气，左臂向前伸出，右臂屈肘收回，腿也呈前弓后箭，重心移向左前方，同开始动作，同时默念"丝"字，暗示浊气尽出，清气沿肺经散至拇指，如此反复 5～10 次后，再换右臂右腿向右前方迈出，也往复 5～10 次；做捏法时，躯干前后移动，动作应缓慢轻柔，而胸腰则左右扭转，以扩大肺活量。

（6）摸法属水，与肾相应，默念"吹"字。呈前弓后箭步，左脚向左前方迈一大步，两臂自然下垂，掌心向下，肘微屈，指尖向前，置于小腹左前方平脐；双手由左向右、向后收回，随吸气，做划圆的抚摸动作，收至右下腹时吸气尽；同时右膝屈曲，左腿伸直，重心后移至右腿上，左足尖微微上翘，足跟着地，暗示清气从足心涌泉穴沿大腿内侧的肾经上升至腰部两肾；暗示浊气尽出，随呼气默念"吹"字，清气沿肾经降至涌泉穴；同时向前摸出，意守掌心，双手向左，手指微微上翘，以产生气感；同时屈左膝，伸右腿，重心前移至右腿上；呼气尽时，再开始做上述动作，如此反复做5～10 次，再换右腿向右前方迈出，亦做 5～10 次。做摸法时，躯干要保持正直，双掌与地面平行划圆，高不过脐，如磨豆腐一般，腰部随呼吸及双掌动作转圈，这可加强对肾俞等穴的意守。

以上动作虽然简单，却能使脊椎和上、下肢各关节都得到充分活动；五行掌既可用于养生保健，也可用于临床康复治疗，其应用范围是很广的，是一种基本功法。

七、六字诀

六字诀自先秦流传至今已两千多年，六字诀养生法为吐纳法，它是通过六种不同的口型、发音，使舌、唇、齿、喉产生不同的形状和变化，从而造成胸腹腔内产生不同的内压力，影响不同的脏腑。其特点是以默念嘘（xu）、呵（ke）、呼（hu）、呬、（si）、吹（chui）、嘻（xi）六字字音进行呼吸练习，用于调整内脏功能和通经活络。

（一）练习方法

预备式自然站立，自然呼吸，两膝放松似屈非屈，双脚与肩同宽，含胸拔背，松腰塌胯，沉肩坠肘，平目而视，逐步进入微微绵绵状态，大脑入静，呼吸法一律采用顺腹式呼吸，即吸气时腹部自然隆起，呼气时腹部自然放松。练习时先吐后纳，以念字为吐，呼气时开口读字，呼气尽；并用提肛收腹缩肾之力压出各脏腑之浊气。初练时，为了调整口型，可大声读出；待口型熟练能调动内气时，则呼气读字诀，不使耳闻，吐气微微，将该经络中浊气全部吐尽，则口唇轻闭，舌抵上腭，用鼻吸入清新空气。稍事休息，吸气尽可能用一个短呼吸，再做第二次呼气读字，每个字连做6次，做一次调息。"嘘、呵、呼、咽、吹、嘻"六字与肝、心、脾、肺、肾、三焦存在着联属关系，根据清代江慎修所著《河洛精蕴》中五音五行五脏的论述，六字诀与脏腑的关系应为：呵对应心、咽对应肺、嘘对应肝、呼对应脾、吹对应肾、嘻对应三焦。吸气时默念六字音则为补，全身放松并适当延长呼气，同时默念六字音则为泻。

注意事项，自然松静是练六字诀的基本要求，从预备式到收功，每个动作都是在松静自然状态下进行的。"静"是指大脑，入静，避免因七情等因素对人体的干扰。"松"是肌肉、关节放松，使外周神经的兴奋性降低，相应地支配肠胃、内分泌的自主神经兴奋性增高，从而加强胃肠的蠕动及其消化吸收功能，内分泌功能也同时增强。由于加强了脏腑功能，提高了机体的免疫力，起到强身健体的作用。"自然"，即一切按照人体的生理规律进行锻炼，指各个动作放松自然，这样会起到调节脏腑功能的作用，脏腑功能协调一致，从而预防和治疗疾病。

（二）康复作用及临床应用

运用六字诀时，应对患有不同疾病的病患进行辨证施功。如对表现有阳气逆上、小便癃闭、胸胁胀满、心烦易怒、食欲不振者则用"嘘字功"以平肝气；对表现有口渴尿赤、心火上炎、口舌生疮、咽喉肿痛、心烦不安、心悸失眠者则用"呵字功"去心火、滋心阴；对表现有呕吐腹胀、浮肿、四肢无力、泄泻、消化不良者则用"呼字功"培脾胃；对表现有肩背痛、咳喘、气短、怕冷者则用"晒字功"以理肺气；对表现有脱发落齿、腰膝酸软、多梦、眼花、尿急、易惊、尿频、阳痿遗精、月经不调者则用"吹字功"以强肾固精等；"嘻字功"用于三焦不畅而引起的耳鸣、眩晕、喉痛、腹胀、小便不利等病症。也可在全面练习六字诀的基础上，对表现有不同证候的病患再加练其相应的某一个字，这样即表现了整体调理原则，又体现了中医辨证论治的特点。

第七节　饮食康复法

饮食康复法是在中医基础理论的指导下，根据食物的性味、归经、功效，选择具有康复治疗意义的食物或食物与药物配合的药膳，按照饮食调理的原则，以促进身心康复的一种康复方法。饮食康复法所形成的康复食谱有别于日常食谱，其作用表现为：具有康复身心的作用，如《千金要方·食谱》说"食能排邪而安脏腑，悦神爽志以资气血"；具有延年益寿的作用，如《素问·生气通天论篇》云"谨和五味"则"长有天命"；具有病后调理的作用，《医宗金鉴·伤寒心法要诀》说："新愈之后，藏府气血皆不足，营卫不通，肠胃未和，惟宜白粥静养。"

饮食康复法，一般分为饮食疗法和药膳疗法两种，适用于多种病证的康复。

一、饮食疗法

饮食疗法简称食疗、食治,是利用食物来影响机体各方面的功能,使其获得健康或愈疾防病的一种方法。由于康复病患元气亏损,气血不足,脏腑功能衰减,气机郁滞,阴阳失调,而食疗与中药治疗疾病一样可因其寒、热、温、凉属性的不同而功效各异。如《本草求真·卷九》说:"食之入口,等于药之治病,同为一理。"所以,在辨证的基础上,可施用食疗以扶正补虚、协调阴阳的偏盛偏衰。正如《养老奉亲书·序》说,是以一身中之阴阳运行,五行相生莫不由于饮食也。如羊肉味甘性温热,有补虚温中、益肾壮阳之效,故能治疗脏腑虚寒一类病证,以调整脏腑功能,恢复阴阳平衡。

(一)基本原则

食物作用于人体,需根据一定的原则来应用。食物虽然作用平和,仍有一定的偏性,故要根据不同食物的特点进行灵活取舍,并应强调合理利用。即根据个体需要,选用相应食物,或合理搭配,以符合人体健康需要。具体应坚持如下原则:

1. 整体性

人体的生理、病理受多方面因素的影响,如春夏秋冬气候的变迁、东南西北地势的高下、个体长幼体质的差异等。因此,饮食养生必须根据具体情况区别对待,掌握因人、因时、因地制宜的整体性原则,灵活选食。

2. 因人制宜

即重视饮食的个体特异性,根据体质、年龄、性别等不同特点来配制膳食。以体质而论,阳虚阴盛之体,宜食温热而不宜寒凉;阴虚阳盛之体,宜食清润而不宜辛辣;痰湿体质的人,宜食清淡利湿之品,少吃肥甘油腻;素体脾胃虚者,宜食温软之品,忌吃粗硬生冷;过敏体质之人,又应慎食海腥、鱼虾之类,以免诱发风疹、哮喘等病。从年龄而言,老人生理功能减退,脾胃功能多虚,只宜茹淡平补,五味不宜太过,厚腻炙煿、辛辣生冷等食物皆应慎食或节食。因此,老人饮食以素为主,清淡可口,烹调上要做到熟、细、软、烂,进食宜少吃多餐,最好是多食些粥类,因为粥能推陈致新,养胃生津,极易消化,可培育后天,令五脏安和,对老年人的脏腑尤为相宜。小儿脏腑娇嫩,脾胃未健,气血未充,但生机蓬勃,发育迅速。因而,为了满足小儿生长发育的需要,饮食营养必须丰富、全面、合理。婴儿期,提倡母乳喂养,注意"乳贵有时",正确掌握哺乳的时间、方法、数量及断奶的时间。断奶后,在保证充足营养的基础上,要注意"食贵有节",即饥饱适度,不能纵口填腹,否则小儿饮食过多,更伤脾胃,致使消化、吸收障碍,营养不能为机体所用,从而形成营养不良,或营养过剩导致肥胖。正如《格致余论·慈幼论》所说:"惟务姑息,畏其啼哭,无所不与,积成痼疾,虽悔何及。"

在性别方面,主要是女子以血为用,有经、带、胎、产的生理特点。如经期前后饮食宜温,切忌寒凉酸冷,以适应气血喜温恶寒的特性。若恣意进食生冷瓜果或酸凉饮料,可使胞宫经脉拘急,血液运行不畅,发生痛经、闭经等。当然,若过食辛辣,亦能生热动血，导致经量增多或经期延长。妊娠期间，出于胎儿生长发育的需要，应增加营养，但不可偏嗜，一般认为产前宜清补，有"产前一盆火，饮食不宜暖"之说。分娩后气血多虚，且血液上行化为乳汁，故当用血肉有情之品补益气血，并宜温补。因产后体质多属虚寒，故又有"产后一块冰，寒物用当心"的说法。

3. 因时制宜

一年四季有寒热温凉之别，食物性味也有清凉、甘淡、辛热、温补之异，故饮食摄养宜顺应四时而调整。《饮膳正要·卷二·四时所宜》中明确指出："春气温宜食麦以凉之，夏气热宜食菽以寒之，秋气燥宜食麻以润其燥，冬气寒宜食黍以治其寒。"

春三月，气候渐温，万物复苏，人体肝气当令。《千金要方·食治·序论》中有"省酸增甘，以养脾气"之说，其意是要求少吃酸味食物以制肝木旺盛，多吃甜味食物以增强脾的功能。一般认为春宜甘温平淡，再适当地配合具有清肝疏肝作用的食物，如小白菜、油菜、胡萝卜、芹菜、菠菜、荠菜、荸荠等。夏三月，暑气当令，气候炎热。人体消化功能下降，食欲普遍不振。因此，夏季饮食应以甘寒清淡、富有营养、易于消化为原则，并少吃肥腻、辛辣、燥热等助阳上火、积湿生热之品。食西瓜、黄瓜、绿豆、扁豆、玉米、薏苡仁、豇豆、豌豆、冬瓜、丝瓜、西红柿、枇杷等清淡的饮食能清热、防暑、敛汗、补液，还能增进食欲。此外，夏季出汗较多，津液亏乏，故多吃些新鲜蔬菜水果，既可满足所需营养，又可预防中暑。肥腻食物一般难以消化，特别是在长夏季节，易致湿困脾虚，因而忌食。

秋三月，炎暑渐消，金风送爽，气候偏于干燥，且肺气当令。故在饮食方面多选择甘润性平的食物，以生津养肺，润燥护肤，如梨、柿子、香蕉、甘蔗、菠萝、百合、银耳、萝卜和乳品、芝麻、糯米、蜂蜜等。此外，秋季人体肠胃内虚，抵抗力较弱，是胃肠疾病的多发季节。此时要特别注意饮食卫生，防止病从口入，虽然天气尚有余热，也不可多食瓜果，贪凉饮冷，以免损伤脾胃。

冬三月，气候严寒，万物凋谢，朔风凛冽，冰冻虫伏，易伤阳气，故饮食宜选温补的食物，以助人体的阳气，尤其是要补助肾阳，如选择牛肉、羊肉、狗肉、桂圆、红枣、核桃仁等食物。在调味品上，也可多吃些辛辣之品，如辣椒、胡椒、葱、姜、蒜等。不过，冬令饮食虽以温热为宜，但亦要注意到人体内在的生理变化。因为气候虽冷，但人体腹内较温，故温热的食物亦不宜吃得过多，否则有耗阴伤精之弊。又由于冬季人体生理活动处于抑制状态，新陈代谢相对较低，且人的消化能力有所增强。所以，根据中医学"冬藏精"的自然规律，冬月进补才能使营养物质转化的能量最大限度地贮存于体内，以滋养五脏，培育元气，提高人体的抵抗力，为来年健康的体魄打下良好的基础。

4. 因地制宜

不同的区域，有不同的地理特点、气候条件，人们的生活习惯也不相同，故应采取相适宜的饮食养生方法。例如，我国西北地区，地处多高原，气候较寒冷、干燥；

东南地区，地势偏低洼，气候较温热、潮湿。根据这一特点，在饮食上应有所选择，以适应养生的需要。通常是高原之人阳气易伤，宜食温性之品以胜寒凉之气；又由于多风燥，耗损人体阴液使皮肤燥裂，故宜用滋润的食物以胜其干燥。而平原之人阴气不足，湿气偏盛，要多食一些甘凉或清淡通利之品，以养阴益气，宽胸祛湿。总之，根据地区的不同，正确选择对身体有益的食物。

5. 辨证施食

所谓辨证施食，即指根据不同的病证来选配食物。因此，在疾病治疗过程中，食物的选配应在辨证施食的原则下进行，如虚证宜用补益之物，实证宜用祛邪之品，表证宜用发散之品，里实证宜用通泄之品，里寒证宜用温里之品，里热证宜用清泄之品。针对同一种疾病，在临床上可表现出多种不同的证候，在选择食物时亦有差别。如同为泄泻，属湿热内蕴证，宜食马齿苋；属食积中焦证，宜食山楂、萝卜；属脾胃虚弱证，宜食莲子、藕；属气滞胃脘痛，宜食橘子，但不宜食柿子；属胃阴不足应食含水分较多的水果，不宜食干果。

6. 辨病施食

一种疾病的发生、发展、变化，在病理和生理上具有其独特的内在规律，尽管在不同人体和不同阶段，其证候的表现有异，但它固有的变化规律依然存在，在治疗中必须注意到疾病的特殊性，故食疗也讲究辨病施治，如遗精病，无论何证均宜用莲子；消渴病，宜食用南瓜、山药。在食物选配时，既要注意证候的多样性，又要重视疾病的内在特殊本质，在疾病的诊断确立后，辨明其证候是正确选用食物的前提。掌握每一食物的性能特点，有针对性施用，是保证治疗效果的重要基础。辨证与辨病，两者相辅相成，不可顾此失彼。

7. 合理调配

由于食物的种类多种多样，所含营养成分各不相同，只有做到合理调配，才能保证人体正常生命活动所需要的各种营养。

8. 谨和五味

五味，指辛、甘、酸、苦、咸五种味道。五味与五脏的生理功能有着密切的关系，对人体的作用各不相同。《素问·至真要大论篇》说："夫五味入胃，各归所喜，故酸先入肝，苦先入心，甘先入脾，辛先入肺，咸先入肾。"说明五味对五脏有其特定的亲和性，五味调和则能滋养五脏，补益五脏之气，强壮身体。正如《素问·生气通天论篇》所说："谨和五味，骨正筋柔，气血以流，腠理以密，如是则骨气以精。谨道如法，长有天命。"当然，五味偏嗜甚至太过，久之也会引起相应脏气的偏盛偏衰，导致五脏之间的功能活动失调。如《素问·五藏生成篇》说："多食咸，则脉凝泣而变色；多食苦，则皮槁而毛拔；多食辛，则筋急而爪枯；多食酸，则肉胝䐜而唇揭；多食甘，则骨痛而发落。此五味之所伤也。"可见，五味对五脏具有双重作用，不可偏颇，应五味和调有节，才有助于饮食营养的消化吸收。

根据现代药理学研究，适当吃些酸食，可健脾开胃，促进食欲，并增强肝脏的功能，提高钙、磷元素的吸收。但过量服食可引起胃肠道痉挛及消化功能紊乱，故脾胃有病者宜少食。苦味具有除烦燥湿、清热解毒、泻火通便、利尿等作用，但多食将会引起腹泻、消化不良等。甘味具有补养气血、解除肌肉疲劳、调和脾胃、缓解疼痛、解毒等作用，但过食甜腻之品，则会壅塞滞气、助湿生痰，甚至诱发消渴病。辛味可发散、行气、活血，能刺激胃肠蠕动，增加消化液的分泌，还能促进血液循环和机体代谢、祛风散寒、解表止痛，但食之过量会刺激胃黏膜，故患有痔疮、肛裂、消化道溃疡、便秘和神经衰弱的病患不食为好。咸味能软坚润下，有调节人体细胞和血液的渗透压平衡以及正常的水钠钾代谢作用。在呕吐、腹泻及大汗后，适量喝点淡盐水，可防止体内微量元素的缺乏，但过食可诱发水肿、高血压病、动脉硬化等。

9. 粗细结合

粗细结合是指主食中的五谷相杂。五谷，是稻、麦、薯及豆一类食物，含有丰富的碳水化合物，为人体提供了必需的热量和能量。所谓五谷相杂，是说人们每天的主食，不可单一化，应粗粮与细粮相结合，才能符合人体的营养结构，满足人体气、血、津液等物质生成的需要。在五谷中，一般认为上等的粳米、面粉为精细品，而高粱、玉米、大麦之类为粗粮。近年来，随着人们生活水平的不断提高，不少人只把营养视为肉、鱼、奶、蛋、精米、白面，忽视了营养丰富、保健力强的粗粮。其实，从营养学观点来看，所谓精品其营养价值反而不如粗粮高。据现代营养学测定，同样1kg粮食，供给热能较多、蛋白质含量较高的是莜麦面、糜子面，其次为小米、玉米和高粱，而大米、白面的含量最低。小米、玉米中的钙相当于精细米的2倍，铁为3～4倍。维生素及纤维素的含量，精品更比粗粮少。不少粗粮还有防病治病的特殊功效，如玉米富含木质素可使体内巨噬细胞的吞噬功能增强2～3倍，谷胱甘肽的抗氧化能力比维生素E还强500倍，能有效地清除自由基。而甘薯含有一种令癌细胞凋亡的化学武器——去氢表雄酮，其抗癌功力远比茶叶为强。至于米糠、南瓜、马铃薯等，均能分别提供大量的胡萝卜素、多种维生素以及硒、镁等矿物质和微量元素，是祛病防病的重要物质。因此，无论从营养学角度，还是从防病延年的角度来看，都应五谷相杂，粗细结合，否则不仅不能满足人体营养的需要，严重的还会产生脚气病等营养缺乏症。

10. 荤素搭配

荤素搭配是指进食菜肴时，当有荤有素，合理搭配。荤指肉类食物，素指蔬菜、水果等。中医养生学历来是讲究素食，如《遵生八笺·延年却病笺·饮食当知所忌论》说："蔬食菜羹，欢然一饱，可以延年。"但讲究素食，并不等于不吃荤菜，因肉类对人体尤其是青少年的生长发育，也有着重要的作用。清代医家章穆的《调疾饮食辨·鸟兽类·豕》说："大抵肉能补肉，故丰肌体、泽皮肤，又能润肠胃、生津液……内滋外腴，子孙繁衍。"指出肉类对内滋养脏腑，对外润泽肌肤，并有利于生殖后代。不过，若偏嗜膏粱厚味，反而有害无益，容易助湿、生痰、化热，导致某些疾病的发生。如"消瘅仆击、偏枯痿厥、气满发逆"等病的病机，是由于"肥贵人则高粱之疾也"（《素问·通评虚实论篇》）。"广脾瘅"的病因是由于"数食甘美而多肥"，以致口甘、内热、中满，甚至转为消渴（《素问·奇病论篇》）；还有痈肿的发生也与多食肥甘有关，所谓"高粱之变，足生大丁"（《素问·生气通天论篇》）。这与现代医学认为动物性脂肪中含有大量的饱和脂肪酸和胆固醇，过食可能形成高脂血症、动脉粥样硬化、冠心病、糖尿病、胆结石、肥胖症等观点是一致的。因此，历代养生家都强调，肥浓油腻之品太过，即成腐肠之药，提倡要多食"谷菽菜果，自然冲和之味，有食人补阴之功"（《格致余论·茹淡论》）。

从现代营养学的角度看，也主张既要荤素搭配，又要以素为主。因荤素食的合理搭配，能满足人们的营养需要。而素食不但有补益的功能，还有疏通胃肠、帮助消化的作用。素食中含有较多的维生素C、维生素E和大量的纤维素。维生素C可促进细胞对氧的吸收，有利于细胞的修复维生素E能促进细胞分裂，延缓细胞衰老；而纤维素可促进胃肠蠕动，有利于通便，成为防治胃肠疾病的重要因素。曾有人总结了素食的五大优点，即增加营养有助消化，防止某种营养缺乏症的发生，防止肥胖，有利于血管的疏通，防癌治癌。尤其是新鲜的蔬菜、干果、浆果等，生物活性极高，是延年益寿的良好食物。一般而言，比较合理的菜肴是蔬菜的总量要超过荤菜的1倍。通过长寿地区的实际调查，证明了以食各类蔬菜瓜果为主者，多获得高寿。在我国百岁以上的老人中，大多数人的饮食习惯也都有荤素搭配，以素为主的特点。

11. 寒热适宜

寒热适宜，一方面指食物属性的阴阳寒热应互相调和，另一方面指饮食入腹时的生熟情况或冷烫温度要适宜。食物除五味外，还有寒热温凉等不同的性质。《寿世保元·饮食》说："所谓热物者，如膏粱、辛辣厚味之物是也，谷肉多有之；寒物者，冰水、瓜桃生冷之物是也，菜果多有之。"属于前者的还包括姜、椒、蒜、韭等，属于后者的还包括鱼、鳖、蟹、贝类水产等。张介宾《景岳全书·杂证谟·饮食门》指出"饮食致病，凡伤于热者，多为火热，而停滞者少"，可见阴虚痰热、胃脘灼痛、热结旁流等证，外可见疮疡痈肿等。"伤于寒者，多为停滞，而全非火症"，常见食滞腹胀、腹痛、泄泻，甚至飧泄滑脱、手足厥冷等。

此外，进食时食物的寒热也要讲究，应适合人体的温度。《灵枢·师传》说："食饮者，热无灼灼，寒无沧沧。寒温中适，故气将持，乃不致邪僻也。"孙思邈《千金翼方·养性·养性禁忌》更进一步指出："热无灼唇，冷无冰齿。"意即进热食时，口唇不能有灼热感；吃寒食时，也不能使牙齿感觉冰凉。这是因为过食温热之品，容易损伤脾胃之阴液；过食寒凉之物，容易损伤脾胃之阳气，从而使人体阴阳失调，出现形寒肢冷、腹痛腹泻，或口干、口臭、便秘、痔疮等病症。故《寿亲养老新书·饮食用暖》说："饮食太冷热，皆伤阴阳之和。"现代医学认为，人体中各种消化酶要充分发挥作用，其中一个重要的条件就是温度。只有当消化道内食物的温度和人体的温度大致相同时，各种消化酶的作用才发挥得最充分。而温度过高或过低，均不利于食物营养成分的消化和吸收。

（二）饮食类型

食物服用方式主要分为"饮"和"食"两大类。其常用饮食类型式有：米饭：一般以粳米为主，蒸食用，具有补气益脾、养血作用。粥食：多以粳米、糯米、玉米、小米为主，加水煮成半流质状，适用于病后、身体虚弱进行调补。汤羹：多以肉、蛋、奶、鱼、银耳为主，主要起补益滋养作用。菜肴：多以蔬菜、肉类、禽蛋、鱼虾进行凉拌、蒸、闷、炒、卤、烧、炖、汆等。汤料：是以某种物质加入多量的水进行煨、炖而成，如排骨汤、银耳汤。饮料：是将某种原料和干燥糖粉制成干燥颗粒状散剂，如橘汁精、菠萝精。酒：一般以粮食或葡萄经发酵制成。酒具有散寒、活血、温胃、利尿、助药力的作用。粉：是将食物研末晒干，临用时加水冲服，如糯米粉、荸荠粉。蜜膏：将食物切碎，熬取汁液，浓煎，加入蜂蜜或白糖收膏，如雪梨膏。多具有生津止咳、滋养的功效。

蜜饯：以水果加水煎煮，快煮开时加入蜂蜜，小火煮透即成。多具滋养和胃、润燥生津的作用。糖果：以糖为主，加水熬炼至稠状，再渗入其他食物的汁液、浸膏或粗粉搅匀，熬至不粘手为止，冷却后成块。饼干：用面粉、糖、油、乳品、香料、疏松剂等原料加水调和成面团，经过辊压成薄片成形，烧烤而成的一种疏松干制食品，便于携带，随用随取。

（三）适应证

主要适用于老残病证和瘥后诸证以及慢性虚损痼疾，如心痛、眩晕、消渴、虚损、失眠、健忘、癃闭、头痛、心悸；痿痹、脏躁、五迟五软；遗精、阳痿、早泄、肥胖、老人咳喘、妇人漏下等。

（四）注意事项

饮食疗法应掌握一定的食物禁忌，否则会导致身体出现偏差，甚至引起病变。如《金匮要略·禽兽鱼虫禁忌并治篇》指出："所食之味，有与病相宜，有与身有害，若得宜则益体，害则成疾，以此致危，例皆难疗。"食物禁忌有如下几项：

1. 疾病禁忌

指患有某种疾病，某些食物在此期间不宜食用，如久患疮疡、皮肤疾病患不宜食发物，如公鸡、鲤鱼及辛辣之品；阴虚热盛者应忌辛辣动火之品，虚寒泄泻不宜生冷、寒凉之品。一般来说，患病期间凡属生冷、黏腻、腥臭及不易消化之物均应避免食用。

2. 配伍禁忌

一般情况下，食物都可以单独使用，有时为了矫味或提高某方面的作用，常常将不同食物搭配起来食用，其中有些食物不宜在一起配合应用，即所谓配伍禁忌，如柿子忌螃蟹、葱忌蜂蜜、鳖忌苋菜等。但古人对某些禁忌因经验性成分较多，应灵活分析，或运用现代科学技术做进一步研究。

3. 胎产禁忌

妇女胎前、产后饮食应有不同。妊娠期由于胎儿生长发育的需要，机体的阴血相对不足，而阳气则偏盛，故凡辛热温燥之物不宜食用，即所谓"产前宜凉"。若有妊娠恶阻者，则更应忌用油腻、腥臭及不易消化的食物。产后随着胎儿的娩出，气血均受到不同程度的损伤，机体常呈虚寒状态，同时多兼见瘀血内停，此时凡属寒凉、酸收、辛酸、发散之品均宜禁食，故有"产后宜温"之说。

4. 时令禁忌

四季气候交替，人类必须顺应自然规律而不可悖。春夏阳气旺盛，万物生机盎然，应尽量少食温燥发物，如春夏之际忌食狗肉，少食羊肉；秋季气候干燥，万物肃杀，人们常常出现口干舌燥、鼻出血，此时应尽量少食辛热食物，多食含水分较多的水果；冬季严寒应少食甘寒伤胃的食物，宜进食温热性食物。

5. 食物质变禁忌

《金匮要略·禽兽鱼虫禁忌并治》曾指出："凡饮食滋味，以养于生，食之有妨，反能为害……不闲调摄，疾病竞起。"意思是说人们之所以进食各种食物，是为了滋养身体，但吃了不相适宜的食物，反而会危害人体，导致疾病的发生。因此，饮食康复也应重视其禁忌。例如，"肉中有如米点者，不可食之"，"六畜自死，皆疫死，则有毒，不可食之"，"诸肉及鱼，若狗不食，鸟不啄者，不可食"等（《金匮要略·禽兽鱼虫禁忌并治》）。

6. 偏食当忌

五味各有所偏，适时适量搭配食物有益于身体健康，过食易致弊，如经常食用猪肉者易发胖、多痰。

二、药膳疗法

药膳疗法是用药物与食物相配合，经过烹调而形成的具有康复治疗作用的药膳处方治病的一种方法。药膳既有营养，美味爽口，又能防治疾病、保健强身。食药同源，皆以性味功效疗疾，只要合理调配，烹调有方，食药性味与五脏病性结合，就能产生康复的养治作用。如《素问·藏气法时论篇》说："毒药攻邪，五谷为养，五果为助，五畜为益，五菜为充，气味合而服之，以补精益气。此五者，有辛酸甘苦咸，各有所利，或散或收，或缓或急，或坚或软，四时五藏，病随五味所宜也。"尤其是老残虚弱者，"真气耗竭，五脏衰弱，全仰饮食以资气血"，从而康复脏腑和形神功能。

药膳疗法能充分发挥药物和食物的康复作用，是饮食康复中最常用的治疗方法，广泛地用于各类康复病证。

（一）制作方法

药膳疗法的康复饮食调理配方、制作方法多取法于日常饮膳，常用的有煎、煮、熬、蒸、煨、炖、炸、烩、炒、烧等。其制成品主要有膏、粥、饼、面、酒、胶、醴、糖、汤、饮、汁、蜜饯、罐头、糕粉、膳食及菜肴等。

（二）药膳类型

针对常见康复病证的需要，其药膳调理大体可分为七类。

（1）补益类：本类药膳有滋补强壮、延缓衰老、益寿之意。针对气虚、血虚、气虚血亏、阴虚、阳虚的不同要求，在补益类中又分为补气类、补血类、气血双补类、补阴类、补阳类，其中补气类如人参酒、黄芪膏；补血类如地黄酒、红枣黑木耳汤；气血双补类如参枣汤、归参鳝鱼羹；补阴类如枸杞子酒、五味子膏；补阳类如海马酒、鹿茸酒等，可结合具体脏腑选用。

（2）安神类：本类药膳有养心安神、养血镇静、强身健脑、益智的功效，如核桃仁粥、枣仁粥、龙眼肉粥等。

（3）理血类：本类药膳主要有活血化瘀、通脉止痛等作用，如丹参酒等。

（4）止咳祛痰平喘类：本类药膳有止咳、祛痰、润肺平喘的作用，如燕窝汤、银耳羹、秋梨膏、枇杷叶粥、糖渍陈皮等。

（5）祛风除湿类：本类药膳多具有祛风湿、强筋骨的作用，如五加皮酒、虎骨酒、川乌粥等。

（6）理气、消导类：本类药膳有消积导滞、理气止痛、快胃除满、温中止呕、健脾燥湿等诸方面的作用。常用的有橘饼汤、香砂糖、青盐陈皮、山楂粥、藿香粥、五香槟榔等。

（7）润下类：本类药膳有润燥、通便的作用，如瓜蒌饼、牛乳粥、紫苏麻仁粥、芝麻粥等。

（三）适应证

主要宜于慢性病、老年病、伤残病证及精神疾患的康复，如遗精、阳痿、早泄、肥胖、老人咳喘、各种虚损、小儿五迟五软；心痛、心悸、眩晕、消渴、失眠、健忘、癃闭、便秘；截瘫、痿痹、中风后遗症、夜盲、耳聋；脏躁、癫狂痫、郁症等。

（四）注意事项

饮食要适度，忌太过与不及，做到饮食有节。不可偏食，不仅要注意五味不可偏嗜，而且过食寒凉或温热之品，贪食生冷、肥美、瓜果等，亦在禁忌之列。进行药膳的配方制作时，应注意到药物与食物、食物与食物之间的配伍宜忌问题，如食鲫鱼、鲤鱼忌猪肝；食桃、李忌白术；食参、芪等滋补药忌莱菔子等。但古人的经验，应在康复实践中不断验证和探讨。要注意制作药膳的器具，凡煎煮熬制以砂锅为宜。药膳调理疗程的考虑，要区别情况，具体分析。一般康复治疗，疗程宜短，通常病愈即止；食补调理，不但要因人而异，而且要注意季节、地域方宜，时间可稍长；营养调理，则日常进行，必须持之以恒，方见效益。

第八节 自然康复法

自然康复法是利用自然界具有康复或治疗作用的天然化学、物理因素影响机体，促进疾病痊愈和身心健康的一种方法。其中利用自然之物如泥土、矿泉、砂石的康复治疗作用，侧重于治病；利用天然环境如空气、日光、海水、森林、洞穴等，侧重于养病自疗，适宜于老弱病残者。"天地，含气之自然"，而人与自然生生相通，人们借助自然界中具有治疗意义的天然之物，针对某些康复病证进行疗养，可以达到治病、防病和养病的目的。如《本草纲目》所言："人乃地产，资禀与山川之气相为流通，而美恶寿夭，亦相关涉；金石草木，尚随水土之性，而况万物之灵者乎。"

一、矿泉疗法

矿泉疗法系指应用一定温度、压力和不同成分的矿泉水，促进人体疾病痊愈和身心康复的方法。矿泉水有冷、热两种，冷泉常属饮用，热泉多入浴，由于沐浴的矿泉水多有一定的温度，故矿泉浴又称为温泉浴，古书中称温泉为沸泉、汤泉。矿泉不同于井水和一般泉水，它是一种由地壳深层自然流出或钻孔涌出地表、含有一定量矿物质的地下水。与普通地下水相比，具有温度较高，含有较高浓度的化学成分和一定的气体等特点。矿泉水性味甘平，多有补养之功，《本草纲目》中有："土为万物之母，水为万化之源，饮资于水，食之于土；饮食者，人之命脉也，而营卫赖之。"人体脏腑气机的升降出入赖于水以濡润，则营卫和、阴阳调，故《本草纲目》又提出"人赖水土以养生"，如饮用矿泉水"令人体润，毛发不白"，并以此延年益智、养生长寿。矿泉水对病患的康复治疗意义主要体现在以下三个方面：第一是由矿泉水本身的性味功效所决定的，如泉质气味甘平，"人饮之者，瘤疾皆除"；外浴泉水，气味辛热，"其水温热若汤，能愈百病"。第二是矿泉水所含矿物质不同，对机体的影响亦异；且泉质"性从地变，质与物迁"，而产生不同的治疗意义，如"泉虽温而不离其母气，惟下有朱砂泉者气最正，廉可愈风湿之疾"。说明疗效各殊，水土不同。第三是由矿泉水的水压、温度、浮力等自然物理因子刺激人体，怡神畅志，鼓动阳气，流畅气血，温通经络，故能促进疾病的痊愈和身心的康复。

（一）康复方法及分类

我国古代关于矿泉浴健身防病的文献记载很多，对矿泉的分类也做过很多探索；李时珍在《本草纲目》中对我国 600 多处矿泉做了记载和分类，记述其不同作用，他将当时的矿泉分为雄黄泉、硫黄泉、矾石泉、朱砂泉、砒石泉等。现代的矿泉分类方法目前尚不完全一致，一般做以下分类：

1. 温度分类法

（1）冷泉：水温在 25℃以下，手浸有冰凉感，具有滋阴清热的作用。

（2）微温泉：水温在 26～33℃，手浸有温暖感，具有镇痛、安神镇静等作用。对兴奋型神经症及脑出血后遗症引起的瘫痪等有一定疗效。

（3）温泉：水温在 34～37℃，手浸有温热感，具有疏通经络、镇心安神、温经散寒的作用。适用于复发性神经根炎、坐骨神经痛、神经衰弱、高血压病、慢性类风湿关节炎、静脉炎、脑血管意外后遗症、精神分裂症、腰肌劳损、肩关节周围炎、动脉炎、冠心病、动脉硬化症、糖尿病、内分泌功能障碍、支气管哮喘、支气管炎、胃及十二指肠溃疡等。

（4）热泉：水温在 38～42℃，手浸有热感，具有活血化瘀、温通经络、杀虫解毒的作用。常用于肌肉劳损、慢性风湿病、皮肤病、各种神经炎、下肢溃疡、褥疮、湿疹、牛皮癣、皮肤瘙痒症、慢性附件炎、不孕症、慢性盆腔炎、慢性前列腺炎、慢性附睾炎等。

2. 化学成分分类法

（1）碳酸泉：一般是指含游离二氧化碳每升在 1000mg 以上，含固体成分每升不足 1000mg 的地热水；此透明、水无色，且味道爽口，具有降血压、调理气血、强心的作用，作为饮水使用时能健脾除湿。

（2）碳酸土类泉：水中含二氧化碳和团体成分的总量在每升 1000mg 以上，其主要成分阴离子是碳酸，阳离子是镁、钙，具有活血化瘀、清热杀毒的作用。

（3）碱泉：水中含重碳酸钠每升 1000mg 以上，水无色透明，味道良好；泉水有肥皂的作用，可使皮脂乳化，使皮肤显得光滑；且浴后体温易放散。有清凉感，故常有人称其为"冷水浴"。

（4）食盐泉：是指地热水中含食盐量每升在 1000mg 以上的泉水，以含盐多少可分为食盐泉、弱盐泉、强盐泉，浴后温暖感很强；这是由于钙、钠、镁等的氯化物附着在皮肤上形成一个保温层，可阻止体温放散；食盐刺激皮肤活血化瘀，可增进体表气血循环，增强脾胃运化。常用于神经痛、慢性风湿病等。

（5）硫黄泉：水中主要含硫化氢，具有祛痰止咳、活血化瘀、杀虫解毒的作用；常用于动脉硬化症、冠心病、脑血管意外后遗症、高血压病、咳喘、疥、癣等皮肤病。但要注意不可饮用。

（二）适应证

矿泉疗法在康复治疗应用上主要有外浴和内饮两种方法。

1. 矿泉浴法

（1）浸浴法：

①全身浸浴法：全身浸浴法是矿泉浴中最常用的沐浴法，浴者可静静地仰卧浸泡于浴池或浴盆中，水面不要超过乳头水平，可配合浴中按摩或浴中训练；全身浸浴是实施肢

体活动自我锻炼的好方法,康复疗效显著,可分为微温浴、低温浴、温浴和高温浴四种。

②半身浸浴法：淋浴时上身用大毛巾覆盖以免着凉,下半身浸泡在矿泉水中,水面平脐或腰,可视病情而采用温浴、冷浴、热浴加水下按摩。具有强壮、振奋阳气和镇静安神的功效。

③局部浸浴法：将人体某一部分浸泡在矿泉中,如足浴、坐浴、手臂浴等；根据局部病变情况,分别选用温、冷、热或冷热交替的方法,每次 15 ~ 20min。局部浸浴对治疗机体某一局部病变,有良好的缓解疼痛、舒筋活络效果。

（2）其他：

①淋浴：具有清洁皮肤、强壮体质作用,但疗效不如浸浴更好。

②淋浴：利用淋浴设施,用矿泉水分冷、热或冷热交替淋浴；适于体弱者锻炼皮肤、强壮体质。

③喷浴：属传统水溃方法中的淋射法,现代多用水压适中的特制水管喷射病患特定部位。舒筋活血者多选用温泉水,消肿止血者等多用冷泉水。

④肠浴：是用泉水灌肠,以治疗肠道疾病的方法。

2. 矿泉饮法

用泉水饮用的方法称泉饮法,泉质是养生康复的关键,以井泉水、醴泉、乳穴泉水为上品。如《本草纲目》指出："常饮醴泉,可除痼疾、久病。""温汤主治筋骨挛缩、肌皮顽痹、手足不遂,眉发脱落以及各种疥癣等症……即可烹茶,洗浴亦好。"可见用泉水内服能治疗多种疾病,具体应用时李时珍《本草纲目》则主张："治病以新汲水为好。"饮用优质泉水素有养生妙药之称,故嵇康《养生论》主张"润以醴泉",以此养生长寿；凡有此种功效者,民间则称"长寿泉",饮用的泉水大多性味甘平无毒副作用,饮之甘美爽口,故人们称之为清泉、甘泉。

（1）冷饮法：医者根据病患体重、病情处方,一般饮用 100 ~ 300mL 新汲优质冷泉水较为适度；若肠胃疾病,可选用优质井泉水,以消肠胃积邪。

（2）温饮法：多用于脾胃虚寒者,方法是将冷泉水加温,饮用适量。

（3）煮食法：用优质泉水作泡茶、日常饮水或康复食疗用水、煎中药用水,多有滋补强壮作用。

（三）注意事项

1. 矿泉浴法

空腹和饱餐后不宜沐浴,一般以食后 1 ~ 2h 沐浴最适宜；每次入浴时间不宜过长或过短,以浴后感觉舒适为度；矿泉温度要根据个体差异和体质不同,治疗目的不同而选择适宜的温度,不宜过高或过低。在沐浴中,对老年、体弱和特殊体质的病患要特别注意时间和水温,防止感冒和发生意外。

2. 矿泉饮法

饮水量要因人因病而异,切不可把它看成一般的饮水而草率行事。饮疗初期

（3～5d内），可能会在全身或局部出现一过性（一般数天）健康状态低下或疾病加重的现象，称为矿泉反应。反应症状轻微时，可服用维生素C，反应稍重可暂停几天矿泉治疗，如反应重或持续时间较长，则不属矿泉反应，而是不适宜此法而使病情恶化的指征，要及时停止施用该疗法。

二、日光疗法

日光疗法是利用天然的日光照射身体来治疗疾病的一种方法。《素问》中就有利用日光治病防病、养生延寿的记载，记载有夏天要"夜卧早起，无厌于日"，冬天应"早卧晚起，必待日光"等。唐代著名医学家孙思邈在《千金要方》中提到："凡天暖无风之时，令母将儿于日中嬉戏，数见风日，则血盈气刚，肌肉牢密，堪耐风寒，不致疾病；若常藏在帷帐之中，重衣温暖，臂犹阴地之草木，不见风日，软脆不堪风寒也。"指出了日光能强身健魄，防病治病。清代医家赵学敏的《本草纲目拾遗》中，专门列了"太阳火"一节来论述日光浴疗法的作用，说能"除湿止寒，舒经络，痼冷以体曝之，则血和而病去"。故以天然之阳气补人体阳气是日光疗法的根本机制。

（一）康复方法

日光疗法的具体康复方法主要分背光浴、面光浴和全身日光浴三种。背光浴是指病患体位或坐或卧位，以阳光照晒病患背部的方法，以吸早晨日光之精为最佳时间。面光浴即病患仰面让日光照晒面部，或闭目或戴上墨镜，每次适度为限。全身日光浴即全身晒法，不时变换体位，以上下、左右通身依次吸收日光热气为法。

（二）适应证

日光疗法主要用于阳气虚弱一类病患，尤其是肾阳不足、久病虚寒病证，如肾虚头痛、眩晕、腰痛、健忘、五迟五软、鸡胸、龟背等，也可用于面部痤疮。

（三）注意事项

风湿病病患采用日光浴，宜用较强、温度较高的日光照射，宜在夏天中午时局部照射；伴有活动性肺结核、系统性红斑狼疮光过敏者、心力衰竭及发热性疾病时禁用日光浴疗法。在进行日光浴时，气温不能太低，日光浴最好在饭后30min进行，不应在空腹时进行。照射中或照射稍后，如有呕吐、恶心、眩晕、体温上升等症状时，应立即停止照射，以后要减少照射量；每次照射后要给以足够的水分作为预防。日光浴数日后，如发生失眠、疲劳、全身不适、食欲不振等，可能是日光的蓄积作用和刺激过强的反应，应暂停日光浴治疗。在进行日光浴治疗时，应遵照循序渐进的原则，照射由小到大，如皮肤红肿则为烧灼特征，应中止治疗。

三、空气疗法

空气疗法是接触沐浴自然界中的新鲜空气，以达到防病摄生的目的一种康复方法。如明代医家张景岳在《类经》中说："吸阴阳之气，食天地之精，呼而出故，吸而入新。"清代徐灵胎的《洄溪医案》也指出："避风太过，阳气不接，卫气不固。"说明人体只有经受大自然中风寒的刺激，才能有益摄生、锻炼体魄。如果长居室内，不接触新鲜空气，就会使人体弱多病。人体和室外空气接触后，可使肺活量增加，随着氧气对身体的作用和冷空气的刺激，改善肺泡通气，提高肺泡中氧气张力，从而使血液中的氧气增加；医疗气象学家研究表明，露天的自然氧气密度较室内高出10%～15%，故多在室外呼吸新鲜空气，对加强身体各部分的功能，尤其是提高心肺的容量，非常有益。

（一）康复方法

空气疗法包括空气外浴法和呼吸法两种。呼吸法是通过呼吸道呼出"浊气"，吸入"清气"，以养五脏而补气。空气外浴法是让天然空气尽量接触皮肤，进行空气浴时最好在清晨、空气新鲜的地方，尽量少穿衣服，体强者可只穿单衣、短裤；也可同时配合做深呼吸、扩胸运动或慢跑、散步、太极拳、体操等活动；每次时间可从10min开始逐渐增加到1～2h，要根据体质和气温而定；在天气寒冷或有大风时，可在室内或暂时停止进行冬季沐浴时间宜短，以不出现寒颤为度，浴后要用毛巾擦身和按摩皮肤至发热。

（二）适应证

主要用于虚损诸证，肺痨病患尤为适宜。对于老弱病残者养病期间的皮肤锻炼也具有积极的养生预防意义。

（三）注意事项

由于近几年大气污染仍比较严重（尤其是工矿城市），故进行空气疗法时，必须避开雾天和污染高峰期，尽可能地远离车辆较多的公路。

四、砂浴

砂浴疗法是将身体的局部或大部浸埋在热砂之中，利用热砂的温度和机械作用来治疗疾病的一种方法，海滨和江河流域有砂地区均可使用本法。《本草纲目》中有："风湿顽痹不仁，筋骨挛缩，冷风瘫痪，血脉断绝，六月取河砂，烈日曝令极热，伏坐其中，冷即易之，取热彻通汗，随病用药，切忌风冷劳役。"因为砂浴疗法方便经济，简单易行，且疗效较好，故一直为民间所乐用。据科学家研究，砂里含有氧化钙、三氧化二铁、二氧化砂、三氧化二铝、氧化镁和钠盐、镁盐等，治疗用的疏松、容热量大、吸附性能强、传热性能好、吸湿能力强等特点；砂浴通过温热和机械的综合作用，能增强机体的代谢过程，促进排汗，同时也使血液循环和呼吸功能加强，促进骨组织的生长。

（一）康复方法

在进行砂浴疗法之前，要先备好砂，一般选择直径为0.25mm的砂粒最好，选好之后，要过筛晾干或晒干，清理干净；然后加热砂子，砂子的加热方法有天然加热法和人工加热法两种，天然加热法宜在天气炎热、日光充足的夏天进行，在干燥平坦的石板上或土地上或木板上铺上布单,将选好的砂子平摊在布单上,放在阳光下曝晒,当砂子的温度达到 40～45℃时,即可用于治疗;人工加热的方法很多,少量的可用柴草点火烘熏加热,或用大铁锅炒砂加热,用量较大者,可用土炕加热,冬天有暖气的房间,也可在暖气片上加热。砂疗有全身浴法、局部浴法和砂袋敷法三种。

1. 全身砂浴疗法

病患卧在热砂上,身上再覆 5～10cm 厚的热砂,头、颈、胸等治疗部位露在外面,腹部砂应薄一些,外生殖器用白布遮盖,头部及心前区冷敷,最后用布单将剑突以下部位盖起来。初次进行全身砂浴时,砂的温度不宜太高,一般以 40～47℃为宜,以后逐渐增至 50～55℃,但最高不超过 55℃;治疗时间第一次也不宜过久,一般以 10～15min 为宜,以后逐渐增至 40～50min;治疗结束后,用 37℃的温水冲洗,卧床休息 30min;隔日治疗 1 次,或连治 2 天休息 1 天;全身砂浴法适用于全身多关节肿痛的寒型痹证。

2. 局部砂浴疗法

(1) 四肢局部砂浴:将上肢或下肢放入热砂中,再用热砂覆盖,最后用棉被或毛毯覆盖保温。治疗结束后,用 37℃的温水冲洗;每日或隔日治疗 1 次,每次 2 小时,30 次为 1 个疗程。

(2) 腰部砂浴:病患仰卧位,腰部放在热砂中,然后再依次将床单、油布、棉被、布单裹在病患身上,头颈、胸背及四肢露在包裹之外。治疗温度为 50～60℃,每次治疗时间为 30～40min 每日治疗 1 次。治疗结束后,用 37～40℃温水冲洗,15～20 次为 1 个疗程。

3. 砂袋敷法

将砂加热至 55～60℃,装入砂袋中,将口扎好,覆盖在身体患处,每日 2～4 次,每次 5～10min;砂袋要用粗棉布或厚毛料缝合而成,缝线要稠密而结实,以免热砂流出烫伤皮肤。

(二) 适应证

适用于寒湿腰痛、痿证、风寒湿痹证、四肢麻木不仁等病症。

(三) 注意事项

本法只适用于寒痹病患,热痹者、体质极度虚弱者禁用;砂子的温度要适中,温度过高,超过了病患的耐受程度,会出现恶心、出汗多、头晕、心慌等症状;温度过低,会影响疗效。治疗时间要适当,时间过长也容易出现上述反应;时间较短,疗效不佳。砂浴一般会出汗,故治疗后要适当休息,饮一些果汁、糖盐水或白开水,治疗后不要用凉水清洗,以免受凉。

五、海水浴

海水浴是利用海水的化学成分、温度,对人体产生特殊的影响,促进疾病痊愈及身心康复，从而达到养生长寿的目的。海水的温度和它对机体的静水浮力、压力和海浪的冲击作用，都能直接影响人体的产热和散热过程，激发酶促反应，促进物质代谢和能量交换；提高人体对环境温度变化的适应能力，并能显著地引起神经、循环、骨骼、呼吸、肌肉、内分泌代谢及血液成分的变化。海水中富含大量无机盐类及多种微量元素，如氯化钙、氯化钠、碳酸钙、硫酸镁、碳酸镁、氡、铀、镭等微量元素。这些化学成分对人体能够发生多方面的作用和影响。在海水浴的同时也可接受日光浴、空气浴，还可兼作海沙浴。李时珍在《本草纲目》中记载的海水浴是取海水加热到一定温度，放入盆池中进行沐浴以治疗各种皮肤病的方法。

（一）康复方法

全身浸浴法适用于健康人及无禁忌证的人员；半身浸浴法将人体腰部以下或膝关节以下浸泡在海水里，适用于体弱者沐浴。坐浴法即坐在海边浅水，用海水冲洗，按摩身体各部，适用于老年人及体弱者。在开始进行海水浴时，时间宜短，每次15~20min，最长不超过30min；每日1次，或隔日1次，以不觉疲劳为宜。

（二）适应证

经常进行海水浴可锻炼身体、增强体质，对腰腿痛、早期高血压病、慢性气管炎、神经衰弱、慢性关节炎、术后恢复及营养性肥胖症、胃肠功能障碍等疾病均有治疗作用。

（三）注意事项

在进行海水浴之前，应做全面的体格检查，严格掌握海水浴的适应证和禁忌证，对海水有过敏史者禁用；空腹或饱餐后不宜进行海水浴，以餐后1~1.5h为好；入浴前做好准备活动，如体表多汗，擦干后再入浴；在海水浴休息时，要用遮阳伞等防晒用具，防止强光长时间曝晒人体，发生日光性皮炎和烫伤；在进行海水浴时要具备安全设施。2级以上高血压病、身体过度虚弱、脑血管意外、肝炎、心脏病、妇女月经不调、癔病、癫痫及各种精神病病患，禁止应用海水浴。

六、森林浴

森林浴是指在森林疗养地、森林公园，或人造森林中较多地裸露身体，尽情地呼吸，利用森林中洁净的空气和特有的芳香物质，以增进健康和防治疾病的一种方法。森林浴的主要作用表现为：

（1）空气的洁净作用：森林中树木的枝干、叶片大量吸附尘粒，能使空气中的飘尘减少50%以上；每10000m2的阔叶林每日可制造出36万升的氧气，可供1000多人呼吸氧气的需要，树叶还能大量吸收、氟化氢、处理二氧化碳、氮气等有害气体。

（2）消除噪声：繁茂的树叶可以减弱、消散声波，能消除或大大改善由于长期生活在噪声环境中所产生的中枢神经和自主神经功能紊乱的各种病证。

（3）森林中特有的芳香类物质作用森林植物的叶、干花等散发的一种称为芬多精的挥发性物质，可以防止害虫、杂草等外来生物侵害树体、杀死空气中的细菌、微生物，也可控制人类病原菌。

（4）负离子对人体的生理效应：大森林中还含有大量的负离子，如果人体吸收了充足的负离子，在肺脏中通过肺通气和肺换气，进入血液循环，就可输送到全身各部位的组织细胞中，有效地促进新陈代谢，恒定血压，使大脑皮质的功能得到改善，调节中枢神经系统的兴奋和抑制，提高机体免疫能力，间接治疗神经衰弱、心脏病、高血压病、呼吸系统疾病等。

（一）康复方法

森林浴可使多种自然因素作用于人体而发挥效应，容易掌握，方法简单。根据地理环境和森林状况灵活应用，就可取得防病治病的效果。进行森林浴最理想的时间是5～10月的夏、秋季节，在这个时间，太阳辐射强，树木的光合作用好，且森林中的气温、温度也十分适宜人体的生理要求。每日的行浴时间，以阳光灿烂的白天最为理想，一般以上午10时为宜。行浴时，要求穿宽松衣服，先在林中散步10min左右，做深长舒缓的呼吸运动以增加肺活量；而后在机体适应的情况下，逐渐脱去外衣，最大的裸露面积是穿短衣、短裤；因林中见不到太阳，故不宜全裸行浴方式，既可采用卧于床榻或躺椅上的静式森林浴，也可采用做一般体育活动式森林浴。山区森林浴是在海拔1000～2000m的山地森林中洗浴，山地气候的特点是风大气温低，大气压、大气温度与氧分压降低，对人体的刺激性较大，生理反应也十分明显。平原森林浴即在海拔500m以下的丘陵地带或平原的森林中行浴，平原林区的气候特点是气温凉爽，风力小，空气中含氧丰富，且湿润宜人，对人体作用比较缓和，故适宜性非常广泛。无论是山区森林还是平原森林，第一次行浴时间为20min，其中裸体状态的时间不宜超过10min，半裸以后每次增加5～10min；随着时间的推移，逐步达到每次60～90min，每次1～2次，1个月为1个疗程。

（二）适应证

森林浴宜于慢性宿疾、瘥后诸证，如胸痹、咳喘、心痛、消渴、眩晕等，以肺痨最宜。亦用于精神情志疾患等。

（三）注意事项

最好选择一大片森林，因为森林越开阔，空气的质量就越高；在森林中步行至少3小时以上，直到身体微微出汗，毛细孔扩张，这样才能达到健身效果；在森林中多做深呼吸，尽量将体内的废气排出；衣着以吸汗、透气的材质为佳，穿得太厚或太薄都容易感冒；因森林中树叶的覆盖，太阳辐射不易达到地面，因此长期进行森林浴者，应穿插做些日光浴。对花粉过敏者不宜进行森林浴，因为森林中的花粉比较多。

七、洞穴浴

洞穴浴也称岩洞疗法，是指利用人工洞穴、天然岩洞的特殊环境来影响人体，养生治病的方法，凡配合气功、导引者古称洞府养生法或岩洞导引法。李时珍《本草纲目》称岩洞疗法为"医置山穴中"，用治"病癞"，即为麻风病病患的隔离治疗场所。由于天然岩洞有特殊的环境，洞中不仅景色宜人，而冬暖夏凉，幽雅安静，空气清新，有毒微生物极少，有的岩洞空气中还含有人体必需的微量元素，居住其中，能使人精神振奋，耳目聪明，思维敏捷，心情舒畅，易消除疲劳，改善睡眠，降低血压，增加食欲，增强机体的免疫功能，防止疾病的发生。

（一）康复方法

洞穴浴养病疗疾，可分为病房式和游洞式；病房式于洞口或干燥的通风较好的洞内设置病床，并配备专门的医护人员，指导神志病证一类病患进行综合疗养，每天定时到洞外活动。游洞式是昼住岩洞，夜则出洞入房安睡，洞中可设置简易床位，供病患暂时休养。

（二）适应证

洞穴浴有利于正气虚弱病患，宜于慢性支气管炎、哮喘、皮肤和头痛、失眠、关节病、眩晕等病患的康复治疗。

（三）注意事项

洞内应保持安静、整洁；要注意安全性，对有特殊地质结构的洞穴，要有选择地使用。国外有学者建议，心血管疾病或急性传染病病患不要采用洞穴疗法，因为洞穴内外的气温差异很大，这会给此类病患的器官造成负担。

八、泥浴

泥浴法是指将含有有机物、矿物质、微量元素等的泥类，经过敷于身体，加温后，或在泥浆里浸泡以达到健身祛病的养生保健法，属于一种温热疗法；具有治疗和保健价值的泥类有矿泉泥、煤泥、淤泥、腐殖泥、黏土泥、火山泥等，最常用的是淤泥和矿泉泥。各种泥土的气味、功效以及使用方法的不同，对疾病的康复治疗效果也不同。治疗泥中富含胶体物质、微量元素、有机物质等，有良好的黏附性和可塑性，其散热慢、导热性低、保温时间长；泥浴时在化学、温热、机械刺激的综合作用下，能促进人体的血液循环，增强新陈代谢功能，调节神经系统的兴奋性和抑制过程，并具有良好的镇静、消肿、消炎、止痛和提高免疫功能等作用。根据中医学五行康复原理，脾配五行属土，故凡脾所主疾病，医用泥疗则多有其效。他脏之疾，亦可通过脏腑的五行关系而产生疗效。

（一）康复方法

泥浴包括浸浴和泥包裹两种方法；浸浴又分为全身、半身、局部浸浴，根据需要加以使用。一般从37℃开始，时间10～20min，逐渐达到治疗所需温度，每日1次或隔日1次，疗程据病情而定，浸浴后水冲洗干净，稍作休息后离开；泥包裹多用于局部治疗，取4～6cm厚垫泥，白布包裹，置于患处，泥温45～55℃，时间15～20min，每日1次，15次为1个疗程。

（二）适应证

泥浴适用于痛风、各种风湿性关节炎、关节痛、外伤后遗症及某些神经系统疾病。

（三）注意事项

泥浴前要休息充分，切勿空腹及酒醉后进行；入浴前应该进行必要的体检，如测血压、体温、脉搏、体重等，有心脏病史的病患要考虑做一下心脏检查；泥浴过程中可以用冷毛巾敷住头部，如果出现恶心、头晕、大汗等身体不适症状，要立即停止泥浴，请医护人员帮助检查；泥浴当天应该避免剧烈运动和强烈的日光浴；破损的皮肤在治疗过程中有刺痛的感觉，属正常现象。出浴后要注意休息，注意补充水、糖分及盐分，适当进食高热量、高蛋白质的食物，如肉、蛋、水果等。

第九节　传统物理康复法

传统物理康复法是利用天然物经加工产生的物理因素，作用于人体的形神，达到协调气血、经络及脏腑的功能活动，促进疾病痊愈、身心全面康复、保健祛病养身。其收效快，病患无痛楚，且无毒副作用，经济简便，疗效持久，是常用的康复方法。

一、冷疗法

冷疗法是利用水、冰、雪、石等寒冷之物的凉性特点，通过内服、外用刺激机体，以促进疾病康复的治疗方法。冷疗法是根据《内经》"寒因寒用"和"热者寒之"的治疗原则而创立的。"热者寒之"有疏通经络、清热镇静、运行气血、调节脏腑之功。《万病回春》载"一妇人发狂，逾屋上垣，弃衣而走，狂言乱语，不识亲疏，人拿不住，龚令家人将凉水乱泼，不计其数"而愈。说明凉水冷的物理刺激，具有安神镇静、清热泻火的作用；王孟英《医门法律》说："世人但知血寒则凝，而不知血热则结也血结于脏腑、经络之间皆可成为瘀血，血瘀则荣虚，荣虚则发热。"在此发热之际，《景岳全书》有"治热之法，凡微热之气，宜凉以和之；大热之气，宜寒以制之；郁在经络者则疏之发之"。故以寒治热，能使瘀血得化，气血经络和畅。"寒因寒用"的治法，其机制仍在于调畅气血、疏通经络。《华佗临症秘传》认为冷浴有反激之力，"初极冷，继极热，足以清毛管，除废料，有经络肌肤为寒温所困，不能发汗者，冷浴最效"。说明采用冷疗法确有流通气血、调和经络脏腑之功。

（一）康复方法

冷疗的应用方法有两种，一为内用，包括冷饮、冷食；二为外用，包括冷熨、冷浴、冷敷及居止寒处等。

（1）冷饮法：冷饮法以腊雪冬霜、新汲并水及夏冰所化之水内服，主要适用于痈证、痰热狂证、消渴、热痹关节疼痛、外愈热病瘥后余热未尽者，或痔漏、热淋、急性病瘥后津亏者。中医认为冰、雪、霜水三者疗效更好，今人多以冰箱制备，不受地理、气候条件限制，甚为方便；无冰箱者仍可采用水冷饮法，或清凉饮料，温度应在20℃以下，注意饮冷卫生。除病变急性发作期间、早期康复要急饮外，一般宜"少少与饮之"，以自觉舒畅为度；不能一次暴饮大量冷水，防止酿成"冷积"；若病情要饮量大或长时期饮水者，应掌握适量标准。

（2）冷食法：冷食法主要采用可食用的冷物，或家用冰箱自制的冰冷之物内服，冷物均宜保持在20℃以下，才具有冷疗意义；适用于慢性病病患、内有郁热喜食冷物者。

（3）冷浴法：冷浴法是置病患于专门治疗的水池中，进行全身冷浴和局部冷浴的方法；《素问》所谓"气寒气凉，行水渍之"即指本法，冷浴法的水温应控制在20℃以下，治疗时间选在睡前，洗浴时间以30～60min为宜，5～7次为1个疗程；浴后应以毛巾擦干身上的水，然后再入睡。适用于痫证、狂证、情志或其他精神疾患，以及肌肉筋骨疼痛、阳亢眩晕、虚损郁热、烧伤等证。此外，风瘾疹癣选用海水冷浴，目赤、痱疮可选用腊雪水、冬霜水、冰水外洗外擦，痔漏可选用坐浴。有严重心、肺、肝、肾疾病者禁用，年老体弱者慎用。

（4）冷熨法：冷熨法是选用寒冷的金属块、石块，外熨胸、头、脐、腹等施治部位部位，现代可利用冰箱对所用物进行冷却应用，温即易之，每次20～40min，10～15次为1个疗程。适用于头痛、痹证、筋骨疼痛、冻结肩、郁热内伏心烦、局部热痛等证。

（5）冷敷法：冷敷法是将毛巾或布浸于20℃以下的冷水中浸透，然后拧干交替敷于脐、胸、头、腹等施治部位部位，或用冰袋、冰块外敷于关节灼痛部位，温即易之。每次20～30min，3～5次为1个疗程；适用于鹤膝风、热痹和康复对象为急性病变期间所产生的热性病证等。

（6）冷居法：冷居法历代多采用将病患置于阴凉通风处或用冰置于室内，现代还可采用空调降温；每次治疗时间与疗程不可太长，适用于康复对象病变期间出现的高热证、心中烦热等病证。

（二）注意事项

冷浴时间不应超40min，局部的温度必须维持在15℃以上，否则有可能造成组织的坏死。有高血压的病患在冷疗时血压可能会升高，必须在冷疗期间监测血压；冷疗最明显的危害是冻伤，严重时可导致暂时的或永久性的神经功能障碍，因此在治疗中一旦出现麻木就应终止治疗。需要注意非治疗部位的保温，以防感冒，加重病情。

二、热疗法

热疗法是利用火烤或温热的物理作用，作用于人体，以促进身体康复的一种理疗方法。热疗法是根据《内经》"寒者热之"和"热因热用"的治疗原则而创立的，其对人体有通阴助阳，温通经络，使气血"得热则行"的作用。正如《素问》说："血气者，喜温而恶寒；寒则泣而不能流，温则消而去之。"因为寒为阴邪，其性凝滞，热疗能使经络疏通，气血运行，从而调和阴阳，使慢性痼疾渐次康复。热疗目的即在恢复人体阳气，此外热疗亦具有"热因热用"，从治法原理、从治其本，以求其属。老弱病残者得热则气血流畅，瘀去痰散，经络脏腑功能协调，则虚热自消。

（一）康复方法

（1）热浴法：热浴法是以具有一定温度的药剂、水或某些特定的物质为介质，以沐浴的方式防治疾病的一种自然保健方法；如《本草纲目》中："患风冷气痹人，热汤能通经络，以汤潄脚至膝上，厚覆取汗周身。"借热气以治之，针对不同疾病，采用全身淋浴或局部浸渍，用于风寒湿痹慢性疾病的治疗和康复。

①全身浸浴：将病患全身自上以下浸浴于澡盆中，或以热水淋浴全身，令其微汗出为度；适用于风寒湿痹筋骨挛缩、失眠等病证。

②半身热浴：患者下半身自胃部浸入热水中，上半身以毛巾薄盖；或将双上肢浸浴于热水盆内，或将双下肢浴于热水桶内；适用于中焦虚寒所致胃痛、伤残、四肢痿痹及手术后康复，或老年阳虚或慢性腹泻等病证。

③坐浴：将褥部及会阴部慢慢浸于温热水中，要求水温高于体温，先熏后洗，浴后用毛巾擦干水分；一般坐浴时水温应保持在 40～50℃，每次浸浴 20～40min 为宜，每日 1 次，入睡前浴之；适用于痔漏及会阴诸证。

（2）热熨法：热熨法是将热物在病患一定腧穴或患部慢慢地来回移动滚熨的方法，常用的有药熨、汤熨、盐熨、砖熨等法；适用于慢性虚寒型胃痛、腹泻、腹痛、偏瘫、痿证、腰痛及咳嗽、哮喘、跌扑损伤等疾病。

（3）热敷法：热敷法是指将热物固定不移敷于患部或腧穴处的方法，温度应保持在 50～60℃，以防止烫伤皮肤；适用于跌打损伤或慢性虚寒腹泻、腹痛、胃痛及偏瘫、痹证、痿证、寒湿身痛、腰骨痛等病症。

（4）热熏法：热熏法是取具有舒筋活络、祛风除湿的中草药煎汤置于特制的药煲内，上留一小孔，将患处特定腧穴置于其上熏蒸的方法。适用于痹证、半身不遂、痿证等病症。

（5）热饮法：热饮法是病患直接饮用热汤或热食的方法，用于素体阳虚而患有各种慢性病者。

（二）注意事项

热浴时间不宜过长，空腹及饱餐后不宜进行热水浴；患有高血压病、心脏病等严重器质性病变者慎用此法。治疗时要随时询问病患的感觉，有无不良反应，如恶心、头晕、多汗、心慌、疲倦等症状；对儿童治疗时，要注意温热的介质要低于成人治疗的温度，对感觉障碍及血循环不良者亦应注意温热介质的温度。治疗期间饮食应增加蛋白质、盐类、水分、糖和维生素等物质。

三、蜡疗法

蜡疗是指以加温后的液体石蜡作为导热体，敷盖于疼痛部位以促进形体康复的一种治疗方法。石蜡是高分子的碳氢化合物，具有热容量大、导热性小的特点，其主要治疗作用是温热效应和机械压迫效应；前者可使局部血管扩张，增进血液循环，有利于消肿、消炎并有明显的止痛作用；后者因石蜡与皮肤接触，使热的传导深入而持久。《本草纲目》称其具有"生肌止血定痛，补虚续筋接骨"之效，因其质地滑腻，又可润肤美容，消除瘢痕。

（一）康复方法

溶贴法是将蜡溶化后贴于患处的方法，溶贴法要将蜡溶化后趁热贴敷于所治部位，冷即易之，每日1次，每次15～20min。《本草纲目》载："头风掣疼，用蜡二斤，盐半斤相和，于铁罗中熔令相入，捏作一兜鍪，势可合脑大小；塔头至额，其痛立止也。"适用于头身部位或脘腹长期疼痛病患，以及瘢痕、损伤、手术后遗症等疾病。

（1）溶裹法：将蜡化摊于纱布上，随施治部位大小，趁热缠裹，冷即易之；适用于四肢部位疼痛，如运动损伤的急性期康复、痿证、风湿痹证、损伤后遗症和关节强直的治疗，冻疮亦可用。

（2）冷贴法：将蜡溶化放冷，摊于纱布上，贴于患处系定，3天换1次，适用于金疮伤痕、烫火伤等疾病的康复。

（3）灌注法：将所患部位以湿面固定，捻钱厚一饼盖之，上着艾火令化，待艾烬去之；适用于慢性疮疡，久不敛口和犬咬蛇伤等疾病。

（二）注意事项

不能直接加热溶化石蜡，因直接加热易使蜡氧分变质，刺激皮肤，产生炎症；治疗部位如有破损，应先涂上消炎药膏，敷上纱布，再做蜡疗；注意蜡内不能混入水分，以防烫伤皮肤；治疗部位要裸露，注意保温，防止受凉。

四、磁疗法

磁疗法是应用磁石所产生的磁场作用于人体的官窍、穴位或患部，以促进身心健康、治疗疾病的一种物理疗法。传统的磁疗法，分内服和外敷。内服常采用"磁化水"，如《本草本汇精要》谓"磁疗水"能"养肾脏、强骨气，益精、除烦……小儿惊痫，炼水饮之"；外用多采用贴敷、口含等方法，如《本草纲目》治耳聋有"用磁石一小粒，放入病耳内……病耳渐愈"。天然磁石可入肝、心、肾三经，具有聪耳明目、镇静安神、平肝潜阳、纳气平喘等功用。有天然磁石的磁性产生的磁场作用于人体生物磁场，可以调节人体经络的功能活动，促进脏腑的阴阳平衡，达到身心康复的目的。

（一）康复方法

根据临床实践，目前常用的磁疗方法主要有恒磁穴位贴敷法和磁水法等。

1.恒磁穴位贴敷法

恒磁穴位贴敷法是指将磁体贴敷在人体体表穴位处治疗疾病的一种方法，又分直接（体穴、耳穴）贴敷法，间接贴敷法两种。

（1）直接贴敷法：

①体穴贴敷法：将小型磁体或磁片放在剪好的胶布如有些疾病如风湿性关节炎，也可用风湿贴代替胶布，而后使磁片对准腧穴贴敷。也可先将磁片放在腧穴上，而后贴敷胶布。在治疗过程中，遇有对磁片过敏者，应在磁片上垫以薄布、薄棉或纸片再给病患贴敷；如对胶布过敏或需长期贴敷时，可采用间接贴敷法。

②耳穴贴敷法：将直径1~5mm圆形小磁珠或片放于小块胶布上，然后固定于耳穴以取代耳针的一种磁疗方法。一般每次只贴一侧，5~7天换另一侧。

（2）间接贴敷法：间接贴敷法是将大小不同规格的永磁体缝制固定于适应病患不同穴位穿戴的布料、塑料、皮革、不锈钢等制品中，病患穿戴佩用后，磁块上的磁力线，即可通过衣物，透入人体穴位而产生治疗作用；目前，国内制成的永磁磁疗器件已达数十种。其中用得较普遍的有磁性降压表、磁性乳罩、磁性枕头、磁性止痛衣、磁性护膝、磁性腰带、磁性肠胃带等。适用于眩晕、哮喘、失眠、头痛、癫痫及肾虚耳聋、瘫痪、脏躁、痹证、痿证、郁证、慢性眼病等。

2. 磁水法

磁水法是通过内服磁处理水达到治疗疾病的方法，又称磁水疗法；磁处理水是普通水经过磁场处理后而成。常用的治疗方法为：内服磁处理水时，每天服用2000~3000mL，分次饮用早晨空腹服用1000mL，其余分次服用完；儿童服用量酌减，根据年龄情况每天饮用1000~2000mL。疗程的长短，根据患者病情而定，一般2~3个月为1个疗程，个别情况可延长至半年或1年甚至1年以上。磁处理水一般当天制作最好当天饮用，不要存放时间太长，以保持磁新鲜性；磁处理水在服用前可以煮沸，但煮沸时间不要过长，以一沸为宜；夏天也可以冷饮；盛磁处理水时一般用塑料、陶瓷、玻璃、木制或铝制器皿为宜。适用于癃闭、漏下、慢性腹泻等。

3. 内外结合法

外用磁石塞耳中，内服磁化水，称为内外结合磁疗法；一般疗程较长，适用于耳聋、耳鸣、目昏、目盲等病症。

（二）注意事项

磁疗法尚无绝对禁忌证，但对以下情况一般不用或慎用，如严重的肝、心、肺及血液疾病病患；出血及有出血倾向病患；体质极度衰弱病患；磁疗副作用显著，而不能耐受磁疗者；孕妇的下腹部。

五、芳香疗法

芳香疗法是病患通过闻馨香和具有养心安神、芳香开窍、疏肝理气等保健与康复作用的香气，从而促进康复的疗法；香气的程度有淡、浓之分，而作用则有强弱之别。一般说来，香气浓者疗效快而强，如苏合香、麝香之类；香气淡者疗效慢而弱，如菊花、甘松之属。香疗法以取天然香气为其特点，亦有采取多种香料加工制作或复合香气以摄养身心、防治疾病。香气多具辛香走窜之性，故具有疏通经络、醒脑益智、芳香开窍、活血止痛、芳香醒脾等功效。正如《景岳全书》指出："馨香，使气血流通。"尤其是香气浓者，常能芳香辟秽、升清降浊。如《遵生八笺》认为："异香，焚之以助清气。"常用的芳香药物有养心安神类的如合欢花，疏肝理气类的如香橼、玫瑰花、佛手，芳香开窍类如苏合香、石菖蒲、芳香辟秽的如艾叶、佩兰等；主要用于老弱病残者，防病防残，养病康复。可广泛用于多种慢性疾病的康复治疗。

（一）康复方法

1. 佩戴法

佩戴法是选用香气物质加工后，佩带在病患身上，使之充分发挥香气作用的一种方法。根据所选香药不同，则醒脑益智、芳香开窍、调摄情志功效各殊，又因使用方式不同，其功效作用的部位、程度亦异。

（1）香袋：选用具有康复治疗或"芳香辟秽"作用的一类的香料，经制作加工后装入特制小布袋内，令病患随身携带，而产生康复预防和康复治疗的作用；适用于鼻塞、头痛、荨麻疹、智障等证，以及某些疾病的预防。

（2）香衣：使用醒脑益智、馨香愉神的自然香水洒滴适于衣服上，或采取香料熏衣以及香汤洗衣服的方法，使病患穿上香衣既爽适身体，又保持自然纯真之香气。宜于痿痹、神志不宁、智障、郁证、失眠、头痛、健忘、眩晕、急症瘥后等病证和慢性病证，尤长于病后的疗养康复。

2. 香身法

香料物质加工后，让病患洒涂或搽抹于头、身等施治部位，或用之沐浴，使之发挥香气作用的一种方法；根据所选香料的不同，使用的方法亦有所别，故常选用具有爽身悦神、畅通气血、醒脑益智等功效的芳香药物，宜于皮肤瘙痒、荨麻疹、阴痒等皮肤病证及痿、痹等病证的康复，常采用如下方式：

（1）香粉：将香料制成粉末，令病患于洗浴后，扑撒适量于身体，使气血循环畅通，且令人香气不绝的一种方法。

（2）香脂：采用有康复作用的优质香料，遵古法加以制作成香脂，如熏衣草油、茉莉油。让患者擦抹于头面，以使"香气不绝"。

（3）香浴：令病患洗头或身体，将香料加入水中，以使头发香泽、醒脑益智，全身气血和畅。

（4）香瓶法：是指用具有芳香辟秽、芳香醒脑的天然香物加工制成香粉或香脂，盛于小瓶内或置放于居室或随身携带，时时取出闻嗅的一种方法；宜于头痛、鼻塞、荨麻疹、智障等证的预防与康复。

（5）香枕法：使用具有养生康复作用的香料加工制成枕头，宜于健忘、失眠、头痛、眩晕、神志不宁等证及五官残疾等病证的康复。

（6）香居法：是指利用天然香花的形态、颜色、馨香的气息作用于病患的心神；其具体方法多采取让病患观赏以悦目调情，多用于情志郁闷；闻其清香的鲜花气味，以醒脑益智、悦心调神等；选择具有养生康复意义的香花，美化康复医疗环境，如病室、音乐治疗室以及净化空气、配合空气疗法等，宜于手术后遗症及痿、智障、神志不宁、瘫、忧郁症等，广泛适用于各种疾病的康复期，亦可用于康复环境的美化，能令人头脑清醒，精神愉悦。

（7）香漱法：使用无毒副作用的香料，让病患含漱嚼汁，或以香药浸酒或泡水含漱的一种方法；宜于口臭病患，有防治口臭，促进心理康复之效。

（二）注意事项

部分精油有明显的收缩血管等作用，故高血压病、孕妇、青光眼病患慎用；部分精油对中枢神经有强烈的兴奋或抑制作用，要注意控制用量，癫痫、哮喘等病患禁止或限制使用；部分精油有发汗作用，体虚多汗者慎用；活动性肺结核病患慎用。

第十节　娱乐康复法

娱乐康复法就是选择性地利用具有娱乐性质的活动，通过对人体形神功能的影响而促使身心康复的一类方法；从心理学角度看，兴趣是推动人积极从事某种活动的一种内驱力，这种内驱力正是康复治疗得以顺利进行的必要条件。娱乐康复法正是用人们喜闻乐见的形式，以其贴近生活的实施方式，无创伤、无痛的特点，充分调动人们自身康复的主观能动性，直接或间接地改善生理功能，达到提高生命质量的目的。因此，受到普遍欢迎，在越来越多的身心疾病中取得良好的康复效果。

娱乐康复法在实施过程中，既要针对不同的病证选择相应的娱乐方法、辨证处方，又要兼顾到康复对象的生活习惯、年龄、艺术修养、文化程度、个人喜好和欣赏能力等人性因素。其内容丰富多彩，诸如影视戏剧、琴棋书画、音乐、舞蹈、歌咏、游戏疗法等，均具有养心怡情、畅通气血、锻炼形体的功效。

一、音乐疗法

音乐疗法是运用音乐特有的心理、生理效应，通过各种专门设计的音乐行为，使病患处于特定的音乐环境，经历音乐体验，宣调气血，娱神悦性，达到身心康复目的的一种疗法。我国远古先民很早就认识到歌乐和药物治疗的联系，"樂"、"藥"、"療"，三字同源就证明了这一点。"藥"、"療"，均从"樂"得声，"樂"为乐器；音乐借万物灵气、揽天地精华，畅体舒心，宣导经络，流通气血，与药物治疗一样，对人体具有调治之功。《内经》于两千年前更进一步明确提出了"五音疗疾"，《灵枢》中详细地记载了宫、商、角、徵、羽五种不同的音阶调治疾病的内容。唐宋时期，音乐治病已较广泛地应用于实践；欧阳修曾说："吾尝有幽忧之疾，而闲居不能治也；受宫音数引久而乐之，不知疾在体也。"金元时期四大名医之一的张子和，善用音乐治病，如"以针下之时便杂舞，忽笛鼓应之，以治人之忧而心痛者"。至明代，对音乐治病的机制有了进一步的认识，张景岳在《类经附翼》中对音乐治病有专篇《律原》，提出音乐"可以通天地而合神明"。清代医书《医宗金鉴》，更进一步深入地将如何发五音及五音的特点与治病的机制做了详细的说明。

（一）音乐疗法的基本理论

五音十二律五音即声音的五种分类，其含义有广义和狭义之分。广义的五音可泛指常人可听到的声音，如《灵枢》说："肾气通于耳，肾和则耳能闻五音矣。"五音又为古代的声母分类方法，角属牙音，商属齿音，宫属喉音，徵属舌音，羽属唇音；狭义的五音即中国传统音乐中五声音阶的宫、商、角、徵、羽五个音级。相当于现代的音调唱名：1、2、3、5、6，这是最常用的五音的含义。五音的音高不是固定不变的，但是每两个音之间的距离却是固定的，十二律是中国古代的定音方法。"律"，本来是用来定音的竹管，古人用十二个不同长度的律管，吹出十二个高度不同的标准音，以确定乐音的高低，故这十二个标准音也就称为十二律；从低到高依次为：黄钟—大吕—太簇—夹钟—姑洗—中吕—蕤宾—林钟—夷则—南吕—无射—应钟；奇数六律为阳律，称为六律；偶数六律为阴律，称为六吕，合称律吕。

五音通五脏《内经》将五音归属于五行，内应于五志。唐代王冰注五音曰："宫为土音，大而和也；徵谓火音，和而美也；角谓木音，调而直也；商谓金音，轻而劲也；羽谓水音，沉而深也。"《灵枢》曰："天有五音，人有五藏；天有六律，人有六府……此人与天地相应者也。"五音可调五脏，五脏亦可以影响五音。五音疗法丰富了中医的整体观，奠定了中医音乐治疗学的理论基础。《难经》曰："闻其五音，以别其病。"中医将五音、五声和脏腑的配属用于临床诊治。

木	呼	角	肝	怒	圆长通澈，廉直温恭
火	笑	徵	心	喜	婉愉流利，雅而柔顺
土	歌	宫	脾	思	和平雄厚，庄重宽宏
金	哭	商	肺	悲	慷壮哀郁，惨怆健捷
水	吟	羽	肾	恐	高洁澄净，淡荡清邈

音乐基本要素音色、调性、节奏、旋律、和声、曲式等是音乐的基本要素，也是音乐的基本表现形式。音乐是通过基本要素的对比和组合、不断变换，描绘出不同的情境，从而引起欣赏者、演奏者的内心体验，产生各种情绪变化的。一般说来，音乐的响度比较小，会产生平静温柔的感觉；如果音量逐渐增加，人的血压、呼吸、心跳都会产生变快，精神兴奋；当纯音的声压级超过 100dB 时，听起来就会感到很不舒服；所谓标准节奏，大约与人的心跳速度相等，每分钟 60～75 次，快节奏能引起歇斯底里的行为，慢节奏则能催人入眠。旋律则是音乐的灵魂，是决定音乐"好听"或"不好听"的主要因素。音乐的表现形式，犹如药物的炮制方法，同样的乐曲，经过不同的旋律、

音响、乐器、节奏、曲式等的处理，就会有不同的感情表达。

（二）常用的音乐处方

（1）传统的中医音乐疗法是在"五音通五脏"理论的指导下选择相应的音乐进行治疗的，用乐如用药，朱丹溪就明确指出"乐者，亦为药也"。然而，五音疗法绝非单纯以音律中的五音与五行、五脏对应来治病，更主要的是强调通过节奏、乐器、旋律等各种方法表现出五种音乐风格模式，相应调节人体的情志脏腑，从而产生不同的治疗效应，医者妥当应用五音疗法，既可补本脏之虚，又可克制所胜脏腑之过极。

①宫调式乐曲：风格淳厚庄重、悠扬沉静，有如"土"般宽厚结实，入脾；可用古筝、笙竽等乐器演奏，选用《鸟投林》《秋湖月夜》等曲目；适用于思伤脾所致脾气虚、脾胃不和之证，亦可用以治疗因极度恐骇所致情绪不宁、神志错乱的病症。

②商调式乐曲：风格铿锵雄伟、高亢悲壮，具有"金"之特性，入肺；可用铃锣、编钟、号等乐器演奏，选用《黄河大合唱》《阳关三叠》等曲目；适用于忧伤肺所致肺失宣降、肺气虚所致咳喘等证，亦可用于治疗因怒极所致狂躁、神情亢奋的疾病。

③角调式乐曲：构成了万物萌生、大地回春、生机盎然的旋律，曲调亲切爽朗，具有"木"之特性，入肝。可用竹笛、箫等乐器演奏，选用《绿叶迎风》《草木青青》等曲目；适用于肝气郁结、怒伤肝等肝、胆疾病，亦可用以治疗因思虑过度所致神情低沉的病证。

④徵调式乐曲：旋律活泼轻松、热烈欢快，构成层次分明、情绪欢畅的感染气氛，具有"火"之特性，入心。可用古琴等丝弦乐器演奏，选用《百鸟朝凤》《喜相逢》等曲目；适用于心气不足之证，亦可用于治疗因悲哀过度所致精神委靡不振，时时哀叹饮泣的病证。

⑤羽调式音乐：苍凉柔润，凄切哀怨，风格清纯，如行云流水。具有"水"之特性，入肾；可用鼓、水声等表达，选用《塞上曲》《昭君怨》等曲目，适用于肾气虚、肾不纳气所致咳喘之证，亦可用于治疗因过喜所致心气涣散、神不守舍等疾病。

（2）调节情志类音乐可以消除身心疲劳、缓解紧张情绪；音乐声波能引起人体中枢神经系统和内分泌系统的和谐共振，促进有益于健康的酶、激素、神经调质等活性物质的分泌，协调人体的功能活动；因此，聆听韵律安详、节奏缓慢的音乐，使人感到舒畅、轻松；韵律激烈、节拍明快的音乐，使人处于兴奋状态；优美的旋律能调节大脑的兴奋和抑制过程，使之趋于平衡。本类处方是根据情志相胜原理，以情制情，通过施用不同曲目，帮助病患调整情绪，具体又可分为四种。

①宁心安神方：选用旋律柔绵婉转、节奏缓慢轻悠的乐曲以达宁心安神、镇静除烦之功，如《梅花三弄》《春江花月夜》《幽兰》《平湖秋月》《空山鸟语》《平沙落雁》《姑苏行》《烛影摇红》等。可用于消除病患急躁易烦、紧张焦虑的情绪，以及与情志焦躁烦恼有关的各种病证，如失眠、冠心病、高血压病、更年期综合征等病证。

②抒情开郁方：选用旋律流畅、节奏明快、曲调欢快活泼的乐曲，以消除情志郁

结的病证，如《阳关三叠》、《步步高》、《喜洋洋》、《百鸟朝凤》、《金水河》、《假日的海滩》等，以达到舒心解郁的目的，可用于忧郁症病患。

③振奋激昂方：选用旋律高亢激昂、节奏雄壮有力的乐曲，用于治疗与低沉消极、悲观失望有关的病证，如《黄河大合唱》、《满江红》、《松花江上》、《离骚》、《霹雳行》、《义勇军进行曲》、《大刀进行曲》、《马赛曲》等，可用于治疗忧思郁结所致的病证。

④以悲制怒方：选用旋律低沉、节奏缓慢、曲调悲凉的乐曲，达到"悲胜怒"的效果，如《天涯歌女》、《葬花》、《汉宫秋月》、《小胡笳》等；可用于情志偏激易怒以及喜笑不休证，狂躁证者，具有抑制狂躁、愤怒和减轻情绪亢奋的功效。

（3）止痛类音乐减轻疼痛古已有之，如金元医家张子和《儒门事亲》中记载"笛鼓应之，可以治人之忧而心痛者"。中国音乐电针疗法的效果更是处于世界领先位置，我国较早使用音乐疗法镇痛的科目是在音乐作用下的无痛拔牙和无痛分娩；此后不断拓宽运用范围，目前已经在包括骨科疾病在内的大多数疼痛性疾病中广泛应用，并取得较好效果；如减轻术中和术后疼痛，减轻恶性肿瘤病患的痛苦等。此外，针对恶性肿瘤病患不同的性格缺陷，可以选择不同风格的音乐来矫正心理偏差，从而为治疗和康复提供有力支撑。如恼怒所致的头痛，可选旋律缓慢的E调乐曲，可使人安定；还可以根据"悲胜怒"的原理，选择一些悲哀低沉的曲子；若属人体阳气不振，气血不能上荣所致头痛者，则选一些节奏鲜明，能振奋阳气的军乐曲，令人热血沸腾，阳气振奋。

（4）益智类音乐大致可分为少儿益智和中老年益智两大类：

①少儿增智方：语言是促使儿童智力发育的一个直接而重要的手段，而音乐是一种极富感染力和说服力色彩的语言，更容易被儿童所接受；作为一种精神养料，音乐对陶冶儿童情趣，促进儿童大脑发育是不可缺少的；少年儿童时期采用音乐益智，可促进智力开发，国内外的研究都证明了这一点，常用的乐曲有《梦幻曲》、《赛马》、《细雨飞花》、《水仙操》、《杜鹃圆舞曲》、《娱乐升平》、《小桃红》、《鸟夜啼》、《快乐的罗嗦》、《新疆之春》、《小天鹅舞曲》、《春风杨柳》等，这些乐曲也用于弱智、智障、痴呆等患儿的智力开发。

②中老年增智方：本方的特点是选听幼时和年轻时熟悉或喜欢的乐曲，如历史歌曲、民歌等，边听边回忆。这样可唤起失去的记忆，延缓病患大脑的衰老，并有助于痴呆病患的康复；常用乐曲如《草原之夜》、《兰花花》、《南泥湾》、《茉莉花》、《大刀进行曲》、《牧羊曲》、《八路军进行曲》、《康定情歌》、《浏阳河》、《牧歌》、《延安颂》、《解放区的天是明朗的天》、《绣荷包》、《十送红军》、《生产大合唱》、《八月桂花遍地开》、《嘉陵江上》、《我们走在大路上》等。

（三）音乐疗法的操作方法

现在音乐疗法的形式主要有被动疗法、主动疗法、音乐电疗3种形式。被动疗法此法亦称感觉式疗法，是指让病患静心地听一些与病情相应的音乐，以产生情感、情绪的变化，从而调整身心状态，达到治疗目的的一种疗法。主动疗法此法是指让病患根据自己的病情和爱好，参加一些以治疗为目的的音乐教育学习、排练和表演活动，借以激发病患的情感，促进病患与他人建立正常的关系，从而调整身心状态，恢复生理功能。音乐电疗此法是根据病患病情需要，有针对性地选择一些乐曲，使病患在聆听音乐的同时，病患局部或腧穴接受同步的音乐电信号。这种音乐电疗具有声、电两种物理因素的同步刺激作用，既有音乐心理的调节作用，又有音乐电流的刺激作用，使音乐治疗和物理治疗有机地结合，增强疗效。

具体的音乐治疗常常可以分两个阶段，第一阶段"同质导入"，即选择与病患生理、病理状态及性格趋于一致的乐曲来加以引导；第二阶段"异质转移"，即应用治疗性音乐纠正偏差。这是利用物极必反的原理，顺其情而导之，更好地发挥疗效。例如，当病患陷入极度悲哀的时候，对欢快的节奏会表现出抵触情绪，待其情绪中的悲伤宣泄到极点后，故应先以哀婉的音乐疏泄之，物极必反，再予以欢快、明朗的音乐，就能达到较好的效果。康复疗程一般是每日 2～3 次，每次 30～60min，30 天为 1 个疗程。音摄要适中，通常不超过 60 分贝。医疗方式分集体和个人两种，前者多采用多功能音疗机，用立体声耳机收听。后者可配上录音机，购置有关磁带，根据各人具体情况予以实施，较为方便。医疗环境应雅静舒适，没有噪声干扰，并在条件许可的情况下，可配相应的色彩、灯光、花卉等，以增强疗效。医疗开始时，可先由康复医务人员介绍选听乐曲的有关背景知识作语言诱导，以便于病患尽快进入"乐境"。音乐治疗不一定使病患即刻就感到放松、愉快和情况好转，它的目的在于帮助病患跨越潜在的障碍，以获得由外到内的整体彻底康复。

（四）音乐疗法的实施原则与注意事项

平和为贵中国音乐追求的淡、静、清、远的意境，与中医学提倡顺应自然"恬惔虚无"的法则同出一辙，淡则欲心平，和则躁心释，与"和乐"相对。古人相信，不良乐律会导致人体罹患疾病，"邪音"确能致病。现代看来，选用优美精致的音乐确能获得调养效果，一般说来，音色典雅古朴、节奏舒缓适中、曲调柔和温婉、平滑流畅、和声简单和谐、音量轻柔尽现的乐曲，满足了人的内心泰然的需要而达到身心健康的目的；而摇滚乐之类非但对健康无益，对一些心脏病、高血压病病患更是极为不宜的。故"和乐"平心，淫声致病，音乐治疗并非有益无害，关键在于乐曲的选择，这也是我们在音乐治疗中必须遵循的一个基本准则。同时，病患在收听音乐时，应尽可能排除各种干扰，使心身平和，沉浸于乐曲的意境之中；因人制宜音乐疗法应结合个人的习俗、经历和民族、文化、性格、气质、趣味、阶层、职业、年龄等各个方面特点，不应强迫病患反复听一首曲子或听其厌烦的乐曲，或参加其不喜欢的表演及交流活动，否则会使病情加重。《荀子》说："乐者，乐也。君子乐得其道，小人乐得其欲。"组曲配伍音乐亦有配伍，不宜长时间单用一曲，而应选择编辑一组在节奏、旋律、情调等方面和谐一致的多支乐曲或歌曲，如同中药处方中有君臣佐使之分一样。某些乐曲兼具两种以上作用，必须灵活选用，并避免有悖病情的内容。音量控制播放音乐时，必须注意控制音量，一般有40～60分贝即可，用于安神可更低些。

二、歌咏疗法

歌咏疗法是让病患通过歌唱，促进身心康复的方法，是娱乐疗法之一。歌唱是人们抒发感情和内心体验的主要方式，是陶冶性情、愉悦精神、疏解压力的娱乐行为。可用于残疾之后情绪抑郁、伤病、消极者以及与之有关的各种病证的康复期。

歌咏可以改变情绪，怡养性情，除却忧郁和悲伤，增强病患抗病信心和勇气。因此凡伤病、残疾之后情绪抑郁、消极者以及与这种不良情绪有关的各种病证，均可采用歌咏调节情志，所谓"长歌以抒怀也"。从心理学原理来看，人的精神只要陶醉于某种作品的境界，就进入了一种类似于催眠的状态，从而达到精神上的自我疏导的作用。调息聚气歌咏与气功有相似之处，如气功要求调形、调心、调气；而歌咏同样要集中注意力和想象力，以便进入意境，同时要运气发声，调节身体姿势，而传统唱法尤其讲究气运丹田；古人认为要朗诵好一首诗词，唱好一首歌，首先要求调整气息，精神安定，使体内的气流运行通顺畅达，能够随着思想的引导自然前进。其次要求具备特定的感情，激情畅达，气息就会运转自如，情畅而息通。歌咏时的呼吸吐纳，感情的投入，气息的掌握，音调高低的调节，呼吸肌以及其他肌肉的运动，是一种全身心的运动，是对内脏器官的全方位按，这与气功的原理是相通的。康复哮喘歌咏适用于哮喘病患的康复期，由于哮喘病患正常的胸式呼吸受到影响，而借助于腹式呼吸的方法，常人不易掌握，此时通过唱歌训练则有助于解决这一难题。唱歌时，要有意识地加深呼吸，拉长音调至15～25s，使胸腹式呼吸协调发挥作用，这样效果较好，呼吸系统疾病病患均可以此康复。此外，口吃是因不良言语发音习惯导致的一种功能性疾病，歌咏法对于口吃的矫正有特效。当然，歌曲词调以轻松缓慢为宜，开始更不宜用快节奏歌曲。

三、舞蹈疗法

舞蹈是人类最早的娱乐形式，它是通过有节奏的，经过提炼和组织的人体造型、动作来表达思想感情的艺术、行为，也是最早的养生、治疗和康复措施。《论语集注》中言："歌咏所以养其性情，舞蹈所以养其血脉。"跳舞时通过身躯、肢体运动及呼吸的协调，令舞者感到身心轻快。适当跳舞，既可以调和气血、舒筋活络，又可以怡神畅志，达到促进身心健康的目的。舞蹈的康复作用主要有：娱情畅志舞蹈可以抒发欢愉之情，用于情绪悲伤、忧郁、烦恼等情志病证者，或痴呆、弱智、神经衰弱等神经病证患者，可不必追求形体美和技巧性的舞蹈艺术，而只求悦心畅怀，摆脱不良情绪的困扰。舒筋活血形体病证，诸如五软、痿证、偏瘫、痹证、伤筋的康复期以及肥胖症、骨质疏松症和废用综合征均可采用舞蹈疗法，以恢复肢体、消除运动功能障碍，关节的生理功能。所选舞蹈一般有民族舞蹈和流行舞蹈，民族舞蹈在我国有汉族的剑舞、狮子舞、秧歌舞、龙舞、腰鼓舞等，少数民族的蒙古舞、新疆舞、西藏舞、苗族"跳月"舞、高山族"做田"舞等。流行舞蹈则有拉丁舞、华尔兹、街舞、交谊舞等，不同的舞蹈，其节奏和动作也有所不同，故应根据病患的具体情况，灵活予以对症选择。

四、影视戏剧疗法

影视戏剧主要对情志疾病有康复作用，影视戏剧具有很强的情节性，很容易把观众带入剧情。各种角色、情节，有的使人捧腹大笑，有的使人悲哀涕泣，既使人情绪激昂，又可使人心情愉悦，如此产生或喜或悲或愁或乐的情感，达到调摄情志的功效。传统戏剧传统的戏曲和曲艺，是由说唱、表演结合形成的艺术形式。唱腔具有音乐美和诗歌美，表演则具有舞蹈美和形体美，道白则具有吟咏叙事作品的效果，都给人以优美的视觉和听觉感受。我国是戏曲大国，戏曲和曲艺的种类繁多。粤剧、昆剧、越剧、黄梅戏的唱腔和表演柔和，剧情缠绵；京剧、秦腔的唱腔和表演刚劲，剧情雄壮，有阳刚之美就剧情而言，喜剧，宜情绪悲忧者观赏；悲剧，易于引起悲伤情绪，对性格急躁易怒者有较好作用。现代影视传统的戏曲和曲艺是演员通过舞台表演来获得娱乐效果的，受时空条件的限制；现代的录音和电影、录像等电子播映技术，为曲艺和戏曲在保健康复方面的应用提供了极大的便利。今天影像艺术已成为当代最有影响的一门综合艺术，它集美术、音乐、戏剧、文学、摄影、舞蹈等艺术形式为一体，凭借音乐、语言、动作、旋律来抒发人们的各种感情，加上色彩、线条、光影、造型等的空间显现，给人一种身临其境的真实感受，令人忘记自己的客观环境，产生悲哀、思念、欢乐、愤怒、惊恐等多种情感活动，给人以充分的娱乐，起到调节情绪的作用。对于情绪异常的病患，要针对病患的具体情况，选择不同的剧种和戏剧内容，凡情绪抑郁、消沉一类的病患，应选择轻松愉快，或热烈激昂的剧种和戏剧内容如喜剧等。而情绪烦躁、亢奋一类的病患，则应选择恬静优雅的剧种和戏剧内容，如各种正剧。曲艺、戏剧、影视艺术虽然有很强烈的艺术感染力和很好的调节情绪的效果，但是人们在欣赏之际，切勿忘记适度这个原则，否则将会走向反面。当代疾病谱中新添的电视综合征，已敲响了"过度"的警钟。

五、琴棋书画疗法

情趣疗法中尤以琴棋书画倍受重视，历来被视为修性怡神的重要组成部分。琴棋书画疗法是使病患通过习字、弈棋、弹琴、作画这些手指精细动作的活动，来改善大脑血液循环，提高机体新陈代谢，从而促进身心健康的方法。《理瀹骈文》言："七情之病也，看书解闷，听曲消愁，有胜于服药者矣。"

（一）弹琴

弹琴的康复作用是通过"运指健脑"和"安神定志"两方面来实现的，一方面弹琴时的专心致志和恬愉优美的音乐享受，使人轻松愉快，心情舒畅，故有畅快神情的作用。自古即有"弹琴医躁"之说，心情急躁、浮躁，可抚琴疏解。另一方面，弹琴具有练习指掌，使之灵活自如，帮助手指关节恢复活动功能的功效。因此情志愤怒者、抑郁者自可抚琴寄思，以畅心怀，所谓"听之以耳，应之以手"，泄其忧愤。烧伤、痹证、痿证、中风后遗症、伤筋等病证所致手指拘挛、屈指不利等，亦可通过弹琴以消除手指功能障碍。其他乐器的演奏也有独特的疗效，如吹笛疗法，对儿童咳嗽、哮喘和支气管炎引起的障碍性哮喘效果尤佳，每周3次，每次1h，6～8周为1个疗程；吹口琴疗法通过膈肌的升降，对内腔器官进行按摩，对慢性肝炎、肺结核有效。科学家研究发现，弹琴动作本身能促使60%以上的大脑皮质在积极活动，脑部的血液循环量比不弹琴时增加5%～15%。事实上，老年坚持弹琴者大多记忆力较好，可以有效地预防老年性痴呆。

（二）弈棋

棋类活动是一种简单而复杂的文化娱乐活动，下棋时内动外静，需要凝神静气，全神贯注。神凝则心气平静，专注则杂念全消。而棋局的变化可以锻炼人的应变能力，既可以消遣、休息，又可以益智养性、身体虚弱、有慢性疾病的病患，因不宜剧烈的体育活动，弈棋则是其促进身心康复的有效方法。弈棋之时，意守棋局，全神贯注，杂念尽消，保证大脑获得积极休息；故它适合于注意力分散、精力不易集中的病患，日久自见效果。同时，由于"乐在棋中"，则聊以忘忧，有助于解除郁闷，愉快心情。棋盘之上，瞬息之间，变化无穷，只有反复谋略才能得之；所以弈棋是一种"斗智"的艺术，是锻炼智力的很好娱乐活动。两军对垒是智力的较量，所谓"棋逢对手智者胜"这是一种很好的智力训练方法，脑细胞利用率高，有防止大脑动脉硬化、预防老年性痴呆的作用，又可用于小儿智力发育迟缓及老人智力衰减。当然，弈棋不能耗神太多，亦要注意适度，也不能过于计较输赢，而总以遣情益智为要；注意不要情绪太过激动，不要时间过长，饭后不宜立即弈棋，不要挑灯夜战。

（三）书画

在传统娱乐康复法中，书画专指中国国画和毛笔书法；中国国画重在丹青调配，浓淡布局。毛笔书法则重在字的框架结构变幻及笔力、气势。其本质都在于追求神、气、意，讲究章法、布局书画是一种在纸上进行的气功和太极拳。首先书画讲究意念，挥毫书画之前，要求心平气和、全神贯注、排除杂念，也就是练气功前的"入静"阶段。其次，调节呼吸，讲究姿势，要求肩平齐、胸张背直、头端正、提肘悬腕，将全身的力量集中在上肢，实际上已内蕴调息、调心、调形之义。所不同的是，书画练习将身心锻炼寓于艺术娱乐活动之中，更能体验到创作后的欢乐和美的享受，最终达到修身养性的养生目的，故书法绘画被人称为艺术气功；其康复作用及其应用，主要体现在形神两方面：调摄情志不同的书体对人有着不同的影响。楷书端正、恬静，能除人矜躁，适用于烦躁、愤怒为病者；隶书沉重稳健，如人林泉之乐，使人气血平和，情绪稳定，对神经衰弱、高血压病、失眠、头痛、冠心病等病患能起到调节心理状的作用；行草活泼、欢快、潇洒自如，刚柔相间，使人感情奔放，情绪高扬，对身体虚弱、情志抑郁低沉、缺乏生气的人，能激发其热情，增加其生活活力。康复形体书画挥毫之时，悬肘、转腕、运指、牵劈，刚柔相济，动静结合，疏密有致，对肢体功能障碍有很好的治疗作用和康复作用。凡痿证、中风后遗证、痹证、烧伤、伤筋所致手腕、肘、臂等关节肌肉拘挛麻木和屈伸不利等，均可利用书画活动使气血循环，筋脉和畅，有助痊愈。此外，书画还能通过集中思维、巧运手指而达到激发灵感、增进智力的目的，故对弱智儿童、老年健忘、痴呆等可行书画康复疗法；现代研究也表明，绘画对弱智儿童的康复效果颇佳。需要注意的事，书画的康复功能在于身心兼顾，增加情趣，意气相会，神形统一，是"潜移默化"而非"立竿见影"的过程，需要锲而不舍，持之以恒。不要求以书画艺术本身的造诣及成为书画家为目的，而是要将书画的过程作为调摄情志、修身养性、运动形体的手段。并注意劳累、大怒、饭后、病后体虚、惊恐或心情不舒时，不宜立刻作画，以免起到反作用。

六、游戏疗法

游戏不仅可以满足人们身心发展的需要，而且可以促进身心的健康发展。经常进行健康的户外游戏活动，如踢毽子、跳绳、打羽毛球等身体活动，可以促进骨骼肌肉新陈代谢，加速血液运行，增加大脑及全身各组织供氧，从而营养内脏和神经系统，具有疏通气血、畅达经络、调和脏腑、延年益寿的功效。此外，还有许多室内的静类游戏，如回答脑筋急转弯、桥牌、打扑克、动作猜词等，可以促进大脑活动，具有益智健脑的作用。同时游戏当中也富含一定的趣味性，可使人心情愉悦，豁然开朗。总之，游戏活动打开心灵的大门，生动活泼地调动人们的积极性、能动性。在团队协调配合中，增强集体意识，共同受益，共同娱乐，发挥聪明才智，潜移默化地促进身心健康。游戏活动是良好的辅助治疗，不但可以促进机体代偿功能，而且使肢体得到协调运动，对病伤和残疾的机体功能障碍，能给予最大限度的康复。

第六章 心理康复

　　神情伤残，是指职业、疾病、家庭、社会、人际、年龄等因素，引起的一类神情伤残之患。表现为凶残、暴躁、怯弱、自卑、焦虑、无情、忧郁、消极、失望、悲观、羞愧、多疑、厌世、孤寂等神情变化状态。这是一类隐性神情伤残，故其特点是神志语言清楚，行为举动具有目的性。若是行为、神志语言举动紊乱，则属于神情异常病证范围。心理康复，是一项极其细腻的工作，医者当以严肃、真诚、耐心、认真负责的态度和同情心，换取病患及其家属的信任，千方百计地探明伤残原因，尽可能设法排除其原因，并针对表现和原因，采取适当以体育、文娱、音乐、情制情法、香花、色彩、气功，以及其他疗法，杂合应用，逐步改变其不良的神情状态。关于这方面的具体经验与规律，尚待进一步积累与探索，著者应与广大读者共同努力。

第一节　病患心理

　　目前随着人类生活质量的不断提高，社会中的这一特殊人群——心理疾病患者的医疗康复已摆在了重要位置，而心理康复工作中直接影响着病人的愈后。正常人患病后必然会产生相应的心理变化，而心理疾病患者的心理变化最为显著，这种不良的心理贯穿于患者的临床治疗全过程。现在由于患者的心理变化受文化信仰、社会地位、种族宗教、家庭经济、亲戚同事和社会关系的多方面影响。

　　而有千差万别，但是患病初期出现的心态变化是共同的，表现有惊慌、猜疑、恐惧、悲观、紧张、焦虑、绝望等。随之而来多数患者会出现4种变化情况：

　　（1）部分患者能正视现实，积极配合治疗正确、客观地认识生理或心理疾病，有着坚强的求生意志，乐观豁达的精神。

　　（2）部分患者出现悲观、绝望、自暴自弃，采取消极态度，自我摧残甚或走上轻生的道路。

　　（3）小部分病人盲目投医，现在广播电视广告大小报纸、街头宣传品不计其数，误导病人患病后乱投医，不规范的治疗结果是耗尽钱财，贻误宝贵的正规系统的治疗机会。

　　（4）另少数人是文化知识水平较低，综合素质极差，彻底放弃治疗，进行封建迷信活动，求签算命，占卜凶吉，求神拜佛，甚至误入邪教组织。

这些对疾病的无知和偏见在中老年患者群中占较大比例，因此，患病后施予正确的心理康复，亦是临床医务工作者面临的课题。

第二节　心理评估

心理康复护理的成功与否直接关系到临床疗效，病人由发病至康复医疗，最后回归社会这一过程，其心理特点分为三期：惊恐期，适应期，稳定期。

（1）惊恐期：病人突然由健康转为患病，预想不到，不知所措，心理打击沉重，悲痛万分，病人惊恐、焦虑、悲伤，这一时期包括发病初期。病人的心理反应强烈，但是经历时间一般不会很长。

（2）适应期：这一阶段是病人的康复过程中最痛苦，也是经历时间最长的时期。这一时期的病人以情绪低落，失望忧郁，孤独，对生活失去信心等主要心态为主。经过第一阶段心理上的剧烈痛苦之后，患者经过长时间的临床治疗已比较了解自己的病情。因此，对自己未来的生活顾虑重重，情绪很不稳定，甚至有轻生的念头。这一时期主要是康复医疗阶段，也是加强康复护理的主题。

（3）稳定期：经过临床治疗及护理，尤其是正确的心理护理，使病人的情绪逐渐稳定，这一时期的到来说明病人已对自己的疾病有了正确的认识，能面对特殊的人生，此时病人的情绪却容易波动，常有消极心理或心态失衡。这一时期是病人重新回归社会生活的标志。

第三节　心理治疗

患者一旦得知患病后，即存在严重的焦虑、不安、恐惧、绝望等复杂心理，这些不良的复杂的心理活动可变成极大的心理压力，影响病人的生活质量和治疗效果。如何减轻患者的心理压力，就必须进行心理诱导，使其康复。施予恰当的心理支持治疗，其主要步骤：

（1）利用心理学技巧在访谈时了解病人对患病的态度，掌握其忧虑，期望和心理防御特征，采取劝导、启发、同情、支持、消除疑虑，提供保证等心理学技术帮助病人认识问题，改善心境，提高信心，正视现实，从而达到配合治疗，改善生活质量的目的。

（2）根据不同性格特征，采取不同的心理疏导方法，降低焦虑和抑郁，建立正确的心理防御机制。

（3）心理暗示，必要时用精神药物和安慰剂。

（4）必要时实施保护性医疗措施。

（5）家庭及社会配合。国外常用的心理治疗有以下几种方法：教育诱导、行为训练、个体化心理治疗、小组心理干预。目的是激活病人的生存欲望，可以提高患者的生活质量和生存率。

对于如何更好地使病人的不良心态得到康复，我们常用以下的几种方法：

（1）转移心理压力：即心理活动的转移，因为许多人患病后不是被疾病本身击倒而是被恐惧吓倒。应尽量减少不良因素的刺激，如引导患者参加琴、棋、书、画活动，可以提高生活情趣、转移情志、陶冶情操。或参加癌病患者组织的俱乐部，以现身说法的实例来感染，说服患者，增加治疗的信心。

（2）消除痛苦心理：痛苦心理包括躯体的不适，心理的不适，器官功能紊乱，行为改变，甚至会使病情恶化，影响预后消除痛苦的心理，对于晚癌患者来说，疼痛就如信号，随时提醒患者癌症的存在，死亡的临近，更加重患者的失望、恐惧，这些不良的刺激又会增加患者痛觉反应的程度。

对疼痛的定义为：疼痛是一种令人不快的感觉和情绪上的感受。另有对疼痛的解释为：疼痛是对机体组织有损伤或有损伤威胁的刺激引起的。痛苦心理可以存在于癌症诊断治疗的临床全过程。因为癌症的确诊，放化疗对身体的影响，手术所致的紧张心理等都将直接导致和加重痛苦心理。所以消除痛苦心理，控制好癌痛，可以改善生活质量，延长带癌生存率。

（3）建立医患的信任：医护人员的言行直接影响患者的心态，医护人员和蔼、可亲、端庄、得体的语态，认真倾听患者的主诉，对其倾诉给予赞许或同情。均会增加医患间的信任。因为肿瘤病人所表现出的心态，多由他们对疾病的认识所决定，随着对疾病的渐进性的正确认识，患者增加了同肿瘤做斗争的信心和决心，在取得医患间相互信任后，患者可以自觉地有意识地自我调整心态，在整个治疗和康复过程中，患者的心态是不断变化的，让患者拥有良好的心态，是靠医患的相互信任维持的。

（4）心理暗示：患者一旦确诊，即处于强烈的心理应激之中，已就存在不同程度的心理障碍，心理暗示疗法，就是依据患者的具体病情、性格、心态、情绪的不同，利用医护人员自身的医学，心理学知识，使患者信服您的诊治和心理疏导，以削减患者的心理负担，消除恐惧、不安、焦虑，客观正确地认识疾病，重树战胜癌病的信心，使患者的心理障碍得到改善，能够自觉地无意识地接受医护人员的心理暗示。

（5）社会支持：生存是每个患者最基本也是最强烈的要求，患者渴望了解病情和生存时间，对生命的渴求，促使患者忍受治疗中带来的不适或疾病本身的痛苦。这时病人最需要理解，关心和支持，除了希望得到医护人员的重视和理解外，还渴望得到亲朋的安慰、理解和支持，使其减少或忘记疾病带来的心理和肉体上的痛苦，这即是社会支持，在良好气氛的家庭环境中，得到细微的关怀，精心的照顾，其患者生存意志增强，生活质量提高。在我国社会支持主要来自家族成员，因此动员全社会的力量，关心、爱护患者，消除患者的不良心态：悲观、焦虑、绝望等。尽量使患者保持健康，良好的心态，积极配合医护人员完成治疗。医护人员面对患者，不仅需要生物医学的诊疗技术，而且要对患者的不良心理进行康复指导，需有情感的赋予，患者是一个特殊的群体，长期处于一种慢性病的状态中不能根治，随时有疾病复发的威胁，心理受到长期不良因素的影响，存在严重的心理障碍及不同程度的人格缺陷，所以正确恰当的心理康复可以使生活质量提高，生存期延长，缓解患者的临床症状。目前我国对心理患者的治疗措施多侧重于生物治疗，以心理学为指导的心理治疗及护理比较薄弱。鼓励患者抱求生意志，持乐观精神，如《素问》篇云："怒伤肝、喜伤心、思伤脾、悲伤肺、恐伤肾。"病人处于一种长期不良心态的慢性刺激中，可致脏腑功能紊乱，气血不和，阴阳失调，致病情加重恶化，其中医理论和现代的心理学是一脉相承的，求生是人的天性，是生命受到威胁的一种本能反应，只要施予正确的心理学治疗，使患者的心理得到康复，临床治疗就必然起到事半功倍的作用。

第七章　言语矫治

言语不利，包括喉、舌等发音器官的形质损伤和功能障碍，引起的语言蹇涩、声音嘶沙诸证。《灵枢》对发音器官的功能早有认识："喉咙者，气之所以上下也；会厌者，音声之户也；口唇者，音声之扇也；舌者，音声之机也；悬雍垂者，音声之关也。"中医康复治疗，着重于存在发音器官的条件下，尽量促使其发音功能恢复，而对因外伤、手术等使某发声器官缺失，如利用人造喉器发音之类，则非中医康复之范围。

第一节　失语症

失语症是指突然发生不能语言的病证。有由暴惊卒恐，气机一时逆乱所致，有由中风后遗舌强语蹇，为风痰阻滞络道引起，但不包括聋哑病之不语之范围。若由惊恐所致者，多属现代医学所称之癔病性失语，或外伤性失语。当采用以情制情法，通过暗示、释疑、适应等方法促使其恢复。同时配合文娱、音乐、色彩等疗法，使其神情平静、欢快，更增效益。此种病患神情脆弱，胆小气怯，即使语言恢复之后，也要继续一段时间的以情制情法、音乐、文娱等疗法，壮其胆识，解其疑虑，提高适应环境的能力，以免日后受惊复发。在促其语言恢复方面，电针治疗方法颇有效验，其取穴：复溜、内关、外关、风池哑门、人中。其方法：以感应电流刺激，复溜通电 30 秒钟，风池通电 30 秒钟，内关通电 30 秒钟；以直流电刺激，内关与外关两穴对刺激，每次通电各 1 秒钟，反复三次；哑门和人中两穴对刺激通电半秒钟，反复三次；风池，每次通电半秒钟，反复三次。在治疗中正负电极不考虑电流强度，以开至病患能耐受为度。治疗中不断地暗示、引诱病患说话。若是因中风而舌强语蹇，久不复者，可用头针语言区，行针刺或电针。耳针用皮质下、心点等穴位，行埋针、电针等方法。其治疗方法是，取穴：廉泉、通里、合谷、内关。手法：廉泉平补平泻法，即进针后均匀捻转提插，余穴用捻转补泻，捻转幅度小、速度慢，用力轻揉为补，反者为泻；采用疏密波，电流强度逐渐递增，以病患耐受为度，每日 1 次，每次 20 分钟，每次选用上述二穴，交替使用。

第二节 口吃

口吃俗称结巴，表现为说话时声音重复或词句中断，是一种习惯性的语言障碍或缺陷的病证。其特点是病患无法自控有声或无声的重复，或拖长一个音节，有的伴有挤眼、怪脸、踩脚等动作。多由神情紧张，缺乏语言训练，或病后痰热不散引起，小儿则有学口吃"取乐"，久之成习所致者。中医康复治疗，重在松解神情，矫治语言，有的则以清热、化痰、宣窍等法治之。

口吃的检查与治疗如下：

（1）口吃病患，多是神情紧张、着急，尤其说话之时更为突出，治疗上要应用以情制情法、音乐、文娱、香花疗法等使其思想放松，情志宽舒，逐步习成临事镇定，说话不急，慢条斯理地表达自己的思想。

（2）气功疗法对本病很有效。根据导引创制的矫治口吃功法，值得应用。其法是：先吸气后讲话。凡说话前先用鼻子充分吸气入丹田，然后出声。讲话时，尽量把话拉长放慢，要一字一字地清楚柔和地说出；发音时，可轻闭门齿，使说话的气流从较小的口径出来，更好冲激舌尖，增加舌尖运动能力；同时，口吃的成因多数是精神紧张所致，所以，一吸气后，就有镇定思想的感觉，避免了紧张。这样经过一段时间锻炼，口吃即可解除。其他如松静功、五官导引术等，均可应用。

（3）针灸疗法方面，头针取语言区、面区，耳针取神门、肾、皮质下等穴位。体针取合谷、列缺、内关、风府、四渎、廉泉诸穴，用泻法。

（4）如病后痰热不散引起口吃者，可加服清热涤痰，祛风活络之方用钩藤、僵蚕、天竺黄、蝉蜕、瓜蒌、石菖、菖蒲、远志、防风、白薇，各药适量，水煎服。

第八章 假肢、矫形器具及轮椅

第一节 假肢的装配及康复训练

装配方法测量残肢长度与周径，确定假肢支点，据临床采集的数据进行取型、制模、装配、试穿或穿着。锻炼方法掌握假肢穿脱方法，扶拐站立行走。弃拐站立行走功能锻炼。具体适应性功能锻炼，主要包括：平地功能锻炼、陡坡功能锻炼、登楼梯功能锻炼、骑车功能锻炼、复杂地形功能锻炼等。

评估方法早期试配评估：时间为2周，确定试配合适程度。中期使用评估，时间为2个月，确定使用中存在问题，进行假肢零部件修整与调配。全程功能评估，时间为着假肢全过程，确定肢体功能恢复情况。残肢装配假肢是恢复肢体功能的最有效方法。现代假肢工业发展很快。假肢技术科技含量高，几乎对所有不同平面残肢均可以实施假肢装配。

（1）标准截肢部位再认识既往的标准截肢平面是：

①大腿截肢后的残肢：标准位为25cm。最短为15cm。

②小腿截肢后的残肢：标准位为15cm，最短为5cm。

现代战创伤伤情复杂，在多数情况下难以按标准部位进行截肢，尽管骨科医师对残肢长度已倍加注意保留，但仍有一部分肢体要在关节处离断或仅能保留关节以远骨骼3～4cm的长度，似有对残肢功能的康复存在一定影响。随着现代假肢工业高新技术的应用与装配假肢技术上的改进，对标准截肢部位提出了新的挑战。

（2）假肢支点部位新要求传统假肢支点以腔式接触为主，现代假肢技术对支点的要求有了新变化，主要支点是：

①残端支点：以吸着方式装配假肢。

②全腔支点：以插入穿着方式装配假肢。

③骨突支点：以骨突为负重力点装配假肢。

④膑韧带支点：以髌韧带为负重力点装配假肢。

采用上述四种支点装配假肢对残肢功能的恢复十分重要。同时也给骨科医师提出了新的要求。实施手术时应特别注意截肢平面和残断处理，掌握穿着假肢负重力支点，为残肢后续功能康复创造条件。

（3）肢体残断处理新理念标准截肢既往在总体把握上主要是：

①皮瓣设计：位于截肢平面将皮肤设计成前后两块舌状皮瓣，前短后长以后包前闭合切开。

②骨骼处理：以短于截肢平面2cm为适宜长度。

③神经处理：采用神经阻滞麻醉，短于截肢平面以锐刀切断即可。

④肌肉处理：位于截肢平面将肌肉以锐刀切断即完成手术。平战时的各种战创伤伤情复杂。

（4）功能康复训练新方法下肢假肢装配之后既往的康复方法相对简单。主要能使患者站立与行走即完成了康复治疗过程。现在对残肢功能康复尤其是着假肢后的功能康复又有了新的要求与方法，主要康复方法是：

①心理康复法：截肢后的心理创伤是常人难以想象的，尤其是因车祸或爆炸性矿难截肢者，突然失去正常人行走功能，由常人转变为患者心理承受力不足，对未来生存质量顾虑较多，此类患者需进行心理康复，重点采取抚慰心理的干预手段，树立战胜困难的信心，了解现代假肢技术现状，鼓励患者装配假肢，能使残肢获取最大限度功能康复。

②持拐行走康复：即装配假肢后持拐进行适应性功能康复锻炼。消除站立行走怕摔倒恐惧心理，为后续弃拐行走进一步功能锻炼创造条件。

③行走康复：主要进行平地行走康复锻炼，早期以20步/min为宜，时间为5d，中期以40步/min为宜，时间为6~15d；晚期以60~100步/min为宜，时间为16d；在全部行走康复时间段，行走步率循序渐进直至接近正常步履。

④平衡康复：采用睁眼金鸡独立和闭眼金鸡独立法实施康复，逐步达到平衡站立的功能。

⑤特需康复：待假肢功能恢复到一定程度后，为了进一步适应生活和工作的需要。还要进行陡坡、台阶、骑车和复杂地形的功能康复。

（5）穿着假肢后的新评估装配假肢后要进行全程评估，主要评估项目是：

①穿脱假肢评估：检查患者穿脱假肢方法是否正确、穿脱熟练程度、力支点处有无皮肤磨损，必要时给予纠正并加以指导。

②行走步态评估：检查着假肢行走步态大小、步率与步履状况、单肢站立平衡与稳定程度，跟踪指导患者残肢功能进一步康复。

③生活自理评估：检查患者下蹲姿势、弯腰幅度、负重状况、服饰与着鞋等，适时进行生活自理评估。

④特殊功能评估：检查患者陡坡、台阶、骑车和复杂地形的行走状况，评估患者是否已经达到特殊功能需要。

第二节　各种矫形器具

矫形器是指装配于人体四肢、躯干等部位的体外器具的总称，其目的是为了预防或矫正四肢、躯干的畸形或治疗骨关节及神经肌肉疾病并补偿其功能。基本功能主要包括以下几个方面：

（1）稳定与支持：通过限制肢体或躯干的异常运动来保持关节的稳定性，恢复承重或运动能力。

（2）固定与矫正：对已出现畸形的肢体或躯干，通过固定病变部位来矫正畸形或防止畸形加重。

（3）保护与免负荷：通过固定病变的肢体或关节，限制其异常活动，保持肢体、关节的正常对应关系，对下肢承重关节可以减轻或免除长轴承重。

（4）代偿与助动：通过某些装置如橡皮筋、弹簧等来提供动力或储能，代偿已经失去的肌肉功能，或对肌力较弱部分给予一定的助力来辅助肢体活动或使瘫痪的肢体产生运动，是用于改变神经肌肉和骨骼系统的机能特性或结构的体外装置。

矫形器制造装配由来已久，作为一种矫形外科技术几乎是与矫形外科（我国习惯上作为骨科的一部分）同时问世的。过去矫形器名称很多，国际上曾称为支具（Brace）、夹板（Splint）、矫形装置（Orthopedic device）、矫形器械（Orthopedic appliance）、支持物（Supporter）。国内也曾称为支架、辅助器等。20世纪70年代后国际上逐渐统一称为矫形器（Orthosis）。我国近代矫形器技术也是与我国骨科同时产生。60年前当我国刚建骨科时北京协和医院已建立了假肢支具室，直接为临床服务，也为北京地区培养了比较早的一代中国假肢矫形器技师。随着矫形外科、康复医学事业的发展，随着现代材料学、电子学、生物力学的发展使矫形器科研、开发、制造、装配都取得很大进步。同时矫形器技术和服务工作的发展又促进了矫形外科和康复医学的发展。特别是对神经、肌肉、骨骼运动系统疾患病人的治疗，对残疾人的康复医疗，对残疾人回归社会，矫形器装配是十分必要和有价值的。因此国际上一般骨科医院、肢残人康复中心内或附近都设有假肢矫形器车间，所有假肢矫形器车间与医院、康复中心在工作上都有紧密联系。近代康复医学发展以后，人们已把假肢矫形器技术视为与物理治疗（PT）、作业治疗（OT）、语言治疗（ST）一样重要的四项康复技术之一。

我国假肢矫形器行业由于国家改革开放政策，引进、吸收了许多国际假肢矫形器先进技术而有了较快发展。但假肢发展比矫形器发展快得多，致使矫形器装配工作与快速发展的骨科和康复医学工作很不相称，很不适应。可喜的是近年随着全国康复医学和全国残疾人事业的发展，我国政府有关部门和康复医学界对矫形器装配工作给予了很大的关注。国务院批转把装配假肢矫形器作为一项任务指标。在其有关的配套实施方案中明确指出肢体残疾康复工作应注意矫形手术、假肢矫形器装配、功能训练三者之间有机结合和系统服务，要加强与矫形外科有关单位的协作。

第三节　轮椅

轮椅是康复的重要工具，它不仅是肢体伤残者的代步工具，更重要的是使他们借助于轮椅进行身体锻炼和参与社会活动。普通轮椅一般由轮椅架、车轮、刹车装置及座靠四部分组成。世界公认的轮椅历史中，最早的记录是中国南北朝石棺上带轮子椅子的雕刻也是现代轮椅的前身。选用轮椅时最重要的考虑因素是轮椅的尺寸。乘坐轮椅者承受体重的主要部位为臀部坐骨结节周围、股骨周围、腘窝周围和肩胛骨周围。轮椅的尺寸，特别是座位宽窄、深浅与靠背的高度以及脚踏板到坐垫的距离是否合适，都会使乘坐者有关着力部位的血液循环受影响，并发生皮肤磨损，甚至压疮。此外，还要考虑病患的安全性、操作能力、轮椅的重量、使用地点、外观等问题。

一、选用注意的问题

（1）座位宽度：测量坐下时两臀间或两股之间的距离，在加5cm即坐下以后两边各有2.5cm的空隙。座位太窄，上下轮椅比较困难臀部及大腿组织受到压迫；座位太宽则不易坐稳，操纵轮椅不方便，双肢易疲劳，进出大门也有困难。

（2）座位长度：测量坐下时后臀部至小腿腓肠肌之间的水平距离，将测量结果减6.5cm。若座位太短，体重将主要落在坐骨上，易造成局部易受压过多；若座位太长会压迫腘窝部影响局部的血液循环，并易刺激该部皮肤。对大腿较短或有髋、膝屈曲挛缩的病患，则使用短座位较好。

（3）座位高度：测量坐下时足跟（或鞋跟）至腘窝的距离，再加4cm，在放置脚踏板时，板面至少离地5cm。坐位太高，轮椅不能入桌旁；座位太低，则坐骨承受重量过大。

（4）坐垫：为了舒服和防止褥疮，轮椅的椅坐上应放坐垫。常见的坐垫有泡沫橡胶垫（5～10cm）或凝胶垫。为防止座位下陷可在坐垫下放一张0.6cm厚的胶合板。

（5）背高度：背越高，越稳定，背越低，上身及上肢的活动就越大。低背：测量坐面至腋窝的距离（一臂或两臂向前平伸），将此结果减10cm。高背：测量坐面至肩部或后枕部的实际高度。

（6）扶手高度：坐下时，上臂垂直，前臂平放于扶手上，测量椅面至前臂下缘的高度，加2.5cm。适当的扶手高度有助于保持正确的身体姿势和平衡，并可使上肢放置在舒适的位置上。扶手太高，上臂被迫上抬，易感疲劳。扶手太低，则需要上身前倾才能维持平衡,不仅容易疲劳,也可以影响呼吸。

(7)轮椅其他辅助件:是为了满足特殊病患的需要而设计,如增加手柄摩擦面,车匣延伸,防震装置,扶手安装臂托,或是方便病患吃饭、写字的轮椅桌等目前市场上的轮椅种类很多。

二、轮椅发展史

中国最古老的轮椅记载,考古学者在一处约公元前1600年石棺的刻画上,发现有轮椅的图案。

欧洲最早的记载是在中世纪时期的独轮推车。目前世界公认的轮椅历史中,最早的记录是中国南北朝石棺上带轮子椅子的雕刻也是现代轮椅的前身。公元16世纪,文艺复兴时期,西班牙国王菲利普二世因为患中风,而乘坐一部木质的轮椅。近代约在18世纪,出现接近现代造型设计的轮椅。由两个大大的木质前轮与后面单一小轮,中间配上一张有着扶手的椅子所组成。战争带来的进步美国南北战争出现藤制的轻型轮椅,配合金属轮子。一战之后,美国提供伤患所使用的轮椅重约50磅。英国则发展出手摇式的三轮轮椅,不久之后在上面加上动力驱动装置。公元1932年,一位名叫荷波特的截瘫残疾人与他的朋友亨利发明出第一部现代的可折式轮椅,并且创立E&J公司。当时的E&J轮椅骨架由航空金属管材构成,配上帆布式的座椅。二次大战后期,美国开始大量配给伤兵18寸铬钢材质的E&J轮椅。当时尚无轮椅尺寸需因人而异的观念。二次大战后,英国的古特曼开始将轮椅运动当作康复工具的观念,在他的医院获得良好的成效。受此激励,他在1948年举办了不列颠残障退伍军人运动会,1952年成为国际性竞赛。公元1960年第一次残障运动会与奥运在相同地点——罗马举行。公元1964年的东京奥运,首度出现"残障奥运"这个名词。公元1975年保波海尔成为以轮椅完成马拉松竞赛的第一人。随着竞技的需求轮椅的设计朝向强调其功能性、舒适性、耐用性与外观酷炫发展。锂电电动轮椅在经典手推车上叠加了电子操控系统,更加便于操作和人性化。机身高强度、高承重但重量不大,安全舒适,方便您的出行。其科学的设计、新颖的款式,加上合理的价位,很快成为国内外市场最受欢送的新型实用电动轮椅。

第九章　康复护理

中医康复护理，是利用中医传统的技术方法，配合现代康复医学的相应方法，帮助患者恢复衣食住行等方面的生活能力和社会适应能力，促使患者康复的专门护理措施。在中医整体观念指导下的辨证施护是中医护理的突出特点，除了针对患者疾病的医药护理之外，中医护理学还特别注重对患者的全面护理，具体表现为对日常生活起居、精神、饮食、康复环境等各个方面的护理。

护理工作始终贯穿于整个康复过程。在身心医学的时代，康复护理具有其他医疗活动所不可替代的作用。由于患者往往存在着心理和躯体的双重残障，因此他们需要的不仅仅是药物和仪器的治疗，更需要精神和心理上的护理。在康复过程中，对患者给予系统化的全面护理，有助于降低患者心理上的负担，同时也能防止并发症的出现，并调动患者以最佳状态配合治疗，促进其功能尽早恢复。

康复护理有别于其他护理内容，其护理对象主要是存在各种身心功能障碍的患者，如老年病、慢性病和热病瘥后诸证等患者。它不同于中医临床护理，临床护理多需要依靠药物、医疗器械及各种设施才能发挥操作技术，而康复护理多具有"看护"、"养护"、"教护"、"防护"的特点，适合鼓励患者进行自我康复训练，可因地制宜地开展家庭康复病房和各级基层康复护理，指导患者自由支配时间进行康复训练，以促进其早日康复。

第一节　中医康复护理的基本特点

一、整体护理

整体护理是以现代护理观为指导，以护理程序为框架，根据患者身心、社会、文化的需要，提供优质护理，同时必须整体地对待各系统内部与各系统之间的关系。护理的对象是人，每个人与周围环境交换着物质、能量和信息，特别是与周围的其他人相互作用，以及受家庭和所在群体的影响。因而，要想维护机体的平衡，或在失衡时恢复平衡，不能只限于对机体内各系统或各器官功能的协调平衡，更要注重环境中其他人、家庭、社区，甚至更大的群体对该机体的影响，只有这样才能使个体或某一群体的整体系统功能更好地运转。如此整体地对待人体内部与周围环境的关系，正是现代护理学所要遵循的一大准则。

因自然条件施护人体与自然界的变化有密切联系的，一年之中的季节变化、寒来暑往、雾露雨雪等都不可避免地影响着人体的阴阳升降、气血周流及脏腑虚实，因此护理工作必须顺应自然规律。如康复病室应四季如春，清爽宜人。夏季炎热要通气降温，中等亮度，光线柔和，使人愉快恬静，宜用蓝绿色光，冷色窗帘，给人以凉爽舒适的感觉；冬季则要加温保暖，用较强灯光，暖色窗帘；长夏暑湿，应通风去潮；秋冬干燥，应喷雾洒水；春夏宜发散阳气，让患者多做户外活动；秋冬阳气敛藏，多在室内活动。疾病亦有旦慧昼安、夕加夜甚等时辰变化，每种病又有季节性的多发与加重等不同情况，护理皆应顺应四时，主动施护。还可利用本地区自然条件，充分开展自然疗法，如洗温泉、闻花香、听鸟语、游山玩水、钓鱼荡舟，都能使患者心旷神怡，筋骨舒通，利于康复。

因社会环境施护人的社会属性是人类有别于其他生物的一个重要因素，社会环境在人类疾病的发病及疾病的恢复过程中所起的作用越来越为医学界所重视，社会环境的各种因素刺激人的感官，影响人的情志，而对疾病的康复产生或有利或不利的影响。良好的环境因素使患者情志舒畅，促使患者早日康复；负面的环境因素对患者情志产生不利影响，不仅影响患者机体内环境的恢复，严重的还会影响患者对康复训练的主动配合程度。护理人员必须熟悉患者的社会地位、婚恋、家庭、朋友等人际关系，以及经济条件、性格特点、个人喜好等，做细致的思想工作，解除不良心理状态。即使疾病大致相同的人，由于社会条件不同，对待疾病的态度也千差万别，故必须综合各方面条件而施护。

因机体整体施护人体与自然界是一个整体，人体本身也是一个有机的整体，表现在五脏六腑、四肢百骸的密切联系及形神共存的关系上，无论在生理上，还是在病理上，都是紧密联系、互相影响的。精神状态正常使机体处于一个稳定的内环境之中，对于外界环境的变化，能够及时地做出调整，所谓"正气存内，邪不可干"；相反，精神委靡、七情内伤则有碍于疾病的恢复。护理人员必须经常观察患者的精神状态，通过适当的方式避免和消除患者紧张、恐惧、忧愁、绝望等一切不良精神因素，掌握心理护理知识。

人的形体亦是统一整体，如眼疾多有肝气不舒、肝血亏虚等全身病变，宜舒调情志。此外，还要注意人体不同部位之间密切联系的关系，如瘿瘤患者多有胃热阴伤、能食易饥的症状，护理则应给予丰富营养，三餐之间还要配合滋阴清凉饮料。要防止头疼护头、脚疼护脚的局部观点。

二、辨证护理

中医康复护理，是利用中医传统的技术方法，配合现代康复医学的相应方法，帮助患者恢复衣食住行等方面的生活能力和社会适应能力，促使患者康复的专门护理措施。在中医整体观念指导下的辨证施护是中医护理的突出特点，除了针对患者疾病的医药护理之外，中医护理学还特别注重对患者的全面护理，具体表现为对日常生活起居、精神、饮食、康复环境等各个方面的护理。

护理工作始终贯穿于整个康复过程。在身心医学的时代，康复护理具有其他医疗活动所不可替代的作用。由于患者往往存在着心理和躯体的双重残障，因此他们需要的不仅仅是药物和仪器的治疗，更需要精神和心理上的护理。在康复过程中，对患者给予系统化的全面护理，有助于降低患者心理上的负担，同时也能防止并发症的出现，并调动患者以最佳状态配合治疗，促进其功能尽早恢复。

康复护理有别于其他护理内容，其护理对象主要是存在各种身心功能障碍的患者，如老年病、慢性病和热病瘥后诸证等患者。它不同于中医临床护理，临床护理多需要依靠药物、医疗器械及各种设施才能发挥操作技术，而康复护理多具有"看护"、"养护"、"教护"、"防护"的特点，适合鼓励患者进行自我康复训练，可因地制宜地开展家庭康复病房和各级基层康复护理，指导患者自由支配时间进行康复训练，以促进其早日康复。

三、综合护理

康复期病情复杂，对于以后的功能状态影响较大，很多患者留下终身残疾，慢性病患者随时可能发生并发症，有的因疾病影响而致心理障碍。护理必须综合各种因素，了解患者的病情特殊性，根据病残部位，预防挛缩和畸形，预防各种并发症，将多种护理措施综合使用。

一般护理与特殊护理相结合：康复期患者除一般的常规护理外，对于特殊情况还应结合特殊措施进行特殊护理。如偏瘫、截瘫等长期卧床的患者，应抓住预防并发症这一重要环节，如褥疮、肺部感染、二便的处理等。如为了防止老年患者出现便秘，宜按时给服润肠丸之类药物，或中药灌肠；小便功能障碍，易发生泌尿系统的并发症，应服利尿药物，或导尿、热水熏蒸等配合进行；亦可用针刺、按摩、耳针、热熨等方法进行护理，保持大小便通畅。呼吸系统的疾患，除常规护理外，还应及时给患者翻身、拍背、抹胸、指压、针刺，帮助患者排痰；哮喘发作则要紧急护理，药雾吸入、针刺、热熨均可使用。

多种护理方法相结合：康复期患者应采取综合护理，如饮食护理、心理护理、运动健身等，以最大限度地恢复健康。神经系统疾病患者常有失语、吞咽困难、便秘、瘫痪等，同时留下精神创伤，故在护理方面不仅要注意形体的护理，如皮肤清洁的护理，要常翻身擦澡，更换内衣预防褥疮的出现；二便也应特别注意，以免并发其他疾病；还应注意饮食护理，宜清淡饮食，多吃蔬菜瓜果，合理营养，适当摄入蛋白质，增强体质；吞咽困难者，还要耐心喂给流食等食品；要配合适当功能训练，按摩患肢以防止萎缩，或恰当选用艾灸、热敷、药熨、拔罐、耳针等各种辅助护理手段。同时，要重视心理情志的护理，适当安排患者的娱乐活动，增加生活的兴趣。

自我护理、家庭护理与医院护理相结合：自我护理，即从患者自身的角度着手，充分发挥患者的主观能动性，自我护理对促进患者功能障碍的早日恢复有重要作用，主要内容为恬淡怡心、注意饮食起居、积极主动地进行功能锻炼等。家庭护理主要指患者家属对患者的护理，如宋代陈直《养老奉亲书》提出老人住室、床褥、起居、饮食安排、行动需人照顾；元代邹弘《寿亲养老新书·卷二》的古今嘉言善行七十二事；清代石光樨等《仁寿编》中有关对父母、叔侄、兄弟、夫妻等在疾病恢复期的相互照顾和护理等。家属护理不仅要无微不至地照料患者的形体，同时对于患者的精神状态要适当引导，杜绝患者的悲观、绝望情绪，以免影响机体功能的恢复。医院护理是护理的主体，由护理人员担任。康复护理人员需经过专业的训练，具备一定的特殊技能，如各种功能训练、体位摆放等。康复护理人员负责各种康复方法的实施，在一定程度上预防各种并发症的发生，从护理技术操作、功能运动训练，到精神饮食调养等各方面进行综合护理。康复效果不仅与医生的诊断、医疗相关，而且与护理工作实施得当与否也有密切的关系。将自我护理、家庭护理与医院护理有机地结合起来，相互配合与补充，是中医康复护理的特色之一。

第二节　中医康复护理的基本内容

在整体观念指导下的中医康复护理体现在日常生活起居、精神、用药、训练、饮食、康复环境和预防常见并发症等各个方面，一般护理包括生活起居护理、饮食护理、情志护理、功能护理、褥疮护理和外治护理。

一、起居护理

保持良好的康复环境：良好的康复环境有利于患者的治疗和康复，护理人员应为患者创造一个安静、整洁、舒适、有利于治疗和休息的环境。

（1）无障碍设施，即以坡道设施或电梯替代阶梯，从而解决使用轮椅者或其他代步器（如使用拐杖、助行器等）行动困难者的行走障碍。

（2）病室应保持安静，避免噪声。噪声可使患者产生烦躁、惊悸等情绪，对患者的身心健康十分有害，不利于病情的康复。

（3）病室应整洁保持空气新鲜，经常通风，及时排除秽浊之气。应根据季节和室内的空气状况而决定每日通风的次数和每次持续的时间。阳虚和易受风邪侵袭者，在通风时应注意不使其直接当风。病室的整洁有利于患者的康复，室内布置应力求简单、整齐，易于清洁消毒。患者要注意个人卫生的保持。

（4）病室温、湿度应适宜，一般以 18～20℃为宜。阳虚和寒证患者多畏寒肢冷，室温宜稍高；阴虚和热证患者多躁热喜凉，室温可稍低。病室的湿度以 50%～60% 为宜。阴虚证和燥证患者，湿度可适当偏高；阳虚证、湿证患者，湿度宜偏低。

（5）病室应保持光线的充足，以使患者感到舒适愉快。但根据病情的不同，也应适当调节。热证、肝阳亢盛、肝风内动的患者，光线宜稍暗。病室、厕所的房门应当以轨道推拉式门为宜。对偏瘫、截瘫或视力障碍者来说，这样的进出比较方便。

（6）门把手、电灯开关、水龙头、洗面池等的高度均应低于一般常规高度；房间的窗户和窗台的高度也应略低一些，以便于肢体残疾或久病不能站立者在轮椅上进行日常生活活动。此外，窗口位置低一些，可以使轮椅乘坐者直接观望到户外的景色，以减轻心理障碍因素。在厕所、楼道中应设有扶手，以便于功能障碍患者的行走、起立、如厕等活动的扶助。如果条件允许，对高位截瘫者还可以使用"电子环境控制系统"装置，通过用口吹气的气控方法来协助解决开关灯、电视、窗帘等日常生活动作。

另外，遵循科学的生活规律也很重要：

（1）制订合理的作息制度，要因时、因地、因人、因病制订不同的作息时间。作息时间多因季节而异，如春季是万物生发的季节，阳气升发，应晚睡早起，患者睡眠时间宜短；夏季是万物繁茂的季节，阳气旺盛，天气炎热，昼长夜短，应晚卧早起，中午暑热最盛之时应午睡；秋季是万物成熟的季节，阳气始敛，阴气渐长，应早卧早起；冬季是万物收藏的季节，阴寒盛极，阳气闭藏，应早睡晚起，延长睡眠时间。

（2）进行适当的活动和锻炼。在患者病情允许的情况下，凡能下地活动的患者每天都要保持适度的活动。适度的活动能促进气血流畅，使筋骨坚实，提高神经系统兴奋性，增强抗御外邪的能力，有利于机体功能的恢复。尤其对脑力劳动者，适当的运动更有利于疾病的康复。若因患病而偏于安逸，则易使气血郁滞，不仅不利于病情的康复，甚至还能诱发一些并发症的出现。

二、饮食护理

饮食调护是指在治疗疾病的过程中，对患者进行营养和膳食方面的护理和指导。饮食调养不仅是给患者提供足够的营养，更重要的是通过合理的饮食调养，更好地促进康复。中医学十分重视饮食与人体健康的关系，认为科学的食谱和良好的饮食习惯是健康长寿的关键之一。而对于患病之人，饮食的调护更是疾病治疗中必不可少的辅助措施。食物也同中药一样，具有四气五味和升降沉浮的特性，因而许多食物具有治病、补体的作用。利用饮食调护配合治疗是中医学的一大特色。饮食调护得当，可以缩短疗程，提高疗效。尤其是慢性疾病和重病恢复期的饮食调护，对于疾病的康复更是具有举足轻重的作用。

（一）饮食调养

饮食性味要根据病情而定，如根据患者消化系统功能状态分别以流质、半流质、普通饮食等。还要根据辨证和患者习惯，适当调节食物温度，切勿过冷过热。饮食不能偏嗜，这一点在疾病康复阶段更加重要，要根据病情需要合理调配，才能起到促进康复的作用。过食肥甘厚味会化痰生热，易发疮疡；过食辛辣，使胃肠积热，大便干燥，甚至痔疮出血；肠胃疾患康复期或老幼虚弱患者均宜少食多餐。饮食还要注意清洁卫生，易消化而富有营养。

（二）饮食宜忌

疾病有寒热虚实之分，食物也多有偏性。有于病相宜，有于病为害，得宜则补体，为害则成疾。在疾病治疗过程中的食物选择，应根据患者的病情、体质、服药、季节、气候、饮食习惯等诸方面的因素，合理选择饮食。寒证忌生冷、瓜果等凉性食物，宜食温性热性食物；热证忌辛辣、醇酒等热性食物，宜食凉性、津液丰富类食物；阳虚证忌寒凉食物，宜食温补类食物；阴虚证忌温热食物，宜食清补类食物。

三、情志护理

言语开导了解患者的心理状态，通过正面的说理疏导，引导患者自觉地戒除不良心理因素，从而改变患者的精神和身体状况。要及时地解除患者对病情及所面临功能障碍的各种不良情绪，帮助患者多了解一些正面的医疗案例，使其丢掉思想包袱，树立战胜疾病的信心。对于患者遇到的困难，应积极帮助解决。患病之人，其情志也会受到影响，容易出现焦虑、沮丧、恐惧、愤怒等情绪。这些反映和变化，均可加重患者的病情，并影响患者在康复治疗及训练中的主动程度。因此，帮助患者从各种不正常的心态中解脱出来，对于疾病的康复非常重要。

（一）根据情志需要施护

疾病的折磨会使人感情脆弱，感觉过敏，易激怒，故需要更多的关怀、同情与安慰。病后长期卧床，也容易无休止地猜想、思考，会感到烦闷、无聊，产生与世隔绝的孤独感，极需要与人交流。护理人员应每日适时与患者交谈，帮助患者解除思想上的困扰。对于不合理的或现有条件不可能办到的事情，应给以耐心的解释和说服。

（二）根据不同情志特点施护

不同患者，由于文化素养、社会地位、人际关系、经济状况、婚恋家庭、性格特点、习惯喜恶等不同，发病后心理状态差异极大。儿童期、青春期、更年期、老年期的心理状态各不相通，必须根据具体情况选择易被接受的方式。即使是同一病证，心理变化亦相差甚远。同属精神疾患，癫狂患者大多心胸狭窄，性格怪僻，护理人员要语言谨慎，严防刺激患者而诱发狂躁；而惊恐忧郁患者，又疑神疑鬼，怵惕不安，护理人员宜用暗示、宽慰、释疑的语言和行为消除以上状况。护理人员必须要掌握中医情志致病的特点而因人施护。

（三）根据不同病程变化施护

同一患者在疾病的不同发展阶段所遇到的实际问题不同，故心理变化各异。如癌症患者，疾病初期，未确诊之前，主要表现为不安和焦虑情绪；确诊后，患者感到震惊，在不得不接受事实后，则感到悲观、沮丧、绝望，是情绪最恶劣的时刻；随着病情进展，又不得不忍受手术、放疗等痛苦，情绪容易变得抑郁、孤独，不愿再与人谈预后和病情；死亡逐渐逼近，就会变得丧失信心，厌世轻生，产生绝望的心理。护理人员必须了解他们的情志变化，在不同的情绪波动中，给患者以不同形式的安慰和支持，帮助他们平稳、毫无遗憾地度过人生最后历程。

四、功能护理

对于伤残或疾病留下后遗证的患者，应尽量通过康复功能训练，促进患者代偿机制的形成，使之能够生活自理，能独立完成日常生活。无论何种训练，均应在康复护理人员的护理下有程序、有规律地进行，应循序渐进，不能操之过急。

（一）避免过度疲劳

患者病情较严重时应以休息为主，可保持体力，有助于恢复健康；而适当的活动可使经络通畅，气血流通，提高脏腑功能，增强抵抗外邪的能力。因此，病后的适当活动，无论是主动，还是被动，都是十分重要的，但要根据患者的病情轻重、体质强弱、个人爱好而适当安排其休息与活动。不宜过分强调休息，毫不活动，也不可过度劳累。活动少容易导致并发症的出现，活动量过大则加重患者心肺负担，易诱发疾病的再次发作。一般情况下，老年体弱及手术以后等重患者应卧床休息，一切生活活动如翻身、二便等均由护士帮助。大病初愈也应避免劳累；体虚者可多休息，适当做轻度的娱乐性质的活动；慢性病患者每晨应做体操、打太极拳、散步等；心脏病患者要规定适度的活动量，避免剧烈活动。

（二）功能训练护理

对不同的功能障碍应采取不同的护理训练。偏瘫康复期应护理起坐、站立、行走、平衡功能等训练。训练前应给患者按摩肢体，放松肌肉，以提高训练效果。训练时动作用力要适度，每次训练后，辅以针灸、按摩、热熨等方法，使之尽快消除疲劳。外伤后3～4周，肿胀疼痛消失后便可开始功能训练。训练时，护士先轻轻揉搓患肢，以促进局部代谢，再用轻柔和缓的动作帮助患者活动关节，范围由小到大，尽量达到关节活动最大范围，以避免关节挛缩及肌腱粘连。痹证所致关节活动不利者可选用气功、太极拳、八段锦等功能训练。对肺系疾患的康复护理，一方面应教患者学会各种气功呼吸训练方式；另一方面则应做好对症护理，如气短胸闷时，可以抹胸、捶背、按摩膻中穴等。

（三）日常生活能力训练护理

目的是使患者能独立完成日常生活，训练时从每件生活小事入手教起，内容包括起床卧床、洗脸漱口、脱衣穿衣等。先将每件事分解成若干个小动作，依次练习，待分解动作熟练后，再将一系列动作做连贯性练习，练熟后，再用实物如筷子、饭碗等。衣服应该不用纽扣，根据体态缝制合体服装。配装假肢者，则需教护其穿戴假肢和习惯训练。

（四）职业训练护理

应按照患者的功能恢复的程度和将来可能承担职业的类似环境来护理，重在进行进入工作岗位前的训练，训练程序应按照由简单到复杂，由较短时间到较长时间逐步进行。在正常人看来是极其容易的事情，在病残者就可能显得十分困难，故教护需要耐心，长时间反复训练才能成功。我国传统的各种艺术性的职业训练，如工艺品制作、刻字、刺绣、缝制、编织、剪纸等，皆适宜于下肢功能障碍患者的训练，可充分发挥其上肢的功能。智力教育性的职业训练,如阅读、书写、绘画、打字等则能训练患者思维条理,记忆精确。各种娱乐性职业训练,如琴、棋等,可以陶冶情操,训练思维与应变能力。

五、褥疮护理

长期卧床的偏瘫、截瘫及其他重病、慢性病患者,由于单一体位及床上活动的减少而极易发生褥疮。因此,需要护士以高度的责任心和警惕性,预防褥疮发生。一旦发生褥疮,应及时采取积极有效的医疗护理措施,促其尽快痊愈。

1. 褥疮的预防

对易于发生褥疮的部位如腰骶部、臀部等部位予以衬、垫、包、温水洗等方法加以保护。搬动患者时,需将患者先抬离床面,避免拖拉,以免损伤皮肤。勤而有效的翻身、改变体位、肢体关节的被动活动以及应用各型气垫床等,均可取得良好效果。

2. 褥疮的处理

(1)瘀血红润期:受压部位的皮肤每日先用热水浸湿的软毛巾轻轻擦洗,再用纱布蘸10%樟脑乙醇或50%乙醇或当归红花酊在局部做按摩,每日2～4次,重症患者每4h按摩1次,或采用红外线照射、中草药外敷等方法。

(2)水疱形成期:要处理好水疱,防止破溃感染。一般采取在无菌操作下抽出水疱内液体或用针具刺破水疱后将其中液体放出,注意表皮不要除去,留以覆盖创面,防止感染。如创面湿润,可每日照射红外线两次。

(3)溃烂期:要处理好创面换药,进行有针对性的抗感染,以促进局部组织的生长。在全身治疗的基础上,清除创面的分泌物及坏死组织;清洗可用生理盐水、0.2%呋喃西林液或复方秃毛冬青溶液清洗创面和周围皮肤,洗后外敷生肌玉红膏,以去腐生肌。

六、外治护理

(一)热熨法的护理

热水袋的温度不宜超过60～70℃,热熨前局部可先涂上一层凡士林以保护皮肤。用热熨法时要随时观察所熨部位的皮肤颜色,操作方法、部位和时间应严格掌握。操作前应向患者解释治疗的目的,操作中不宜过多暴露患者的肢体,以防感受外寒而加重病情。此外,凡热证、实证、局部感觉障碍者,不宜用热熨。

(二)熏洗法的护理

操作时要注意保暖,熏蒸时药液不可太烫,以防烫伤。对包扎部位熏蒸时,应揭去敷料,熏洗完毕,有伤口者换药后再行包扎,或者更换消毒敷料后再包扎。

(三)贴药法的护理

烘烤膏药不宜太热,以膏药柔软能揭开、不烫手为度,以免粘贴时烫伤局部皮肤及药膏外溢。掺有麝香、丁香等辛香药物时,更不宜多烤,以免失去药效。敷贴膏药周围皮肤如有发红、起疹、水疱、痒痛等状况,一般为过敏所致,应随即取下,暂停敷贴。除去膏药后,局部可随即用有机溶剂擦拭干净。

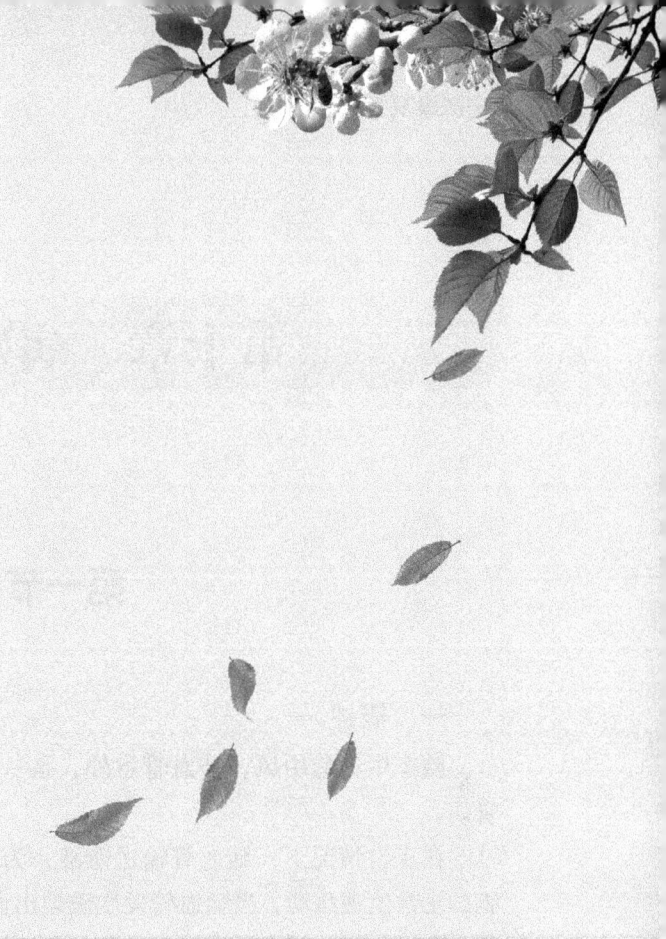

下篇
临床康复

第十章　病残、伤残诸证

第一节　脑卒中

一、概述

脑卒中又称中风、脑血管意外，是一组由于脑部血液循环障碍所导致的急性脑血管病。

在正常情况下，脑血管输送血液，为大脑神经细胞提供所需营养物质，以维持大脑的正常生理活动。当脑血管发生破裂出血或脑血管内血栓形成、血栓脱落堵塞脑血管等异常变化时，就会导致神经细胞的急性缺血坏死。该病因发病急促、变化迅速、来势凶猛，故称为"脑卒中"。中医认为本病多因肝风内动所致，故又称为"中风"。

在脑卒中的急性期，通常指2～3周之后，约90%的患者会出现不同程度的功能障碍，重者可直接影响日常生活。脑卒中引起的功能障碍主要包括运动功能障碍所导致的偏瘫，脑神经麻痹引起的口眼歪斜，自主神经损伤引起的排泄障碍以及感觉、语言、神志等方面的障碍。本节主要从中医康复学的角度讨论偏瘫。

偏瘫即一侧肢体活动困难，又称"半身不遂"、"偏废"、"偏枯"等。轻者仅表现为患者肢体软弱无力、活动不灵活，重者可出现完全性瘫痪。

二、病因病机

偏瘫多为中风后遗症，因此又称为"中风偏瘫"。中医认为，中风偏瘫患者多因素体亏虚，阴阳失调，气血逆乱，或素有痰瘀内阻，经脉不利，或情志失调、饮食劳倦而诱发。现代医学认为，急性脑血管病如脑出血、脑梗塞等均可造成运动神经损伤，而引起对侧肢体半身不遂。由于偏瘫直接影响日常生活能力和职业工作能力，因此针对中风偏瘫发病以及所致功能障碍的特点，应尽早采取预防与治疗措施。对于减轻中风偏瘫的残疾程度，提高日常生活能力和职业工作能力具有十分重要的意义。

三、临床表现与康复预测

在脑卒中发病初期，尽早准确地预测患者将来的恢复情况，正确设定康复目标，制定最佳康复治疗方案。

偏瘫后运动功能的康复受多种因素的影响，如偏瘫的发病原因、发病部位。患者的年龄、既往身体状况、并发症、职业、性格、康复开始时间等。

（一）步行功能康复预测

在偏瘫发病初期，当意识清醒后，通过对下肢简单的运动功能检测，可大致判断将来是否能恢复步行功能（表 10-1）。

表10-1　偏瘫步行功能恢复预测

发病初期俯卧位下肢可独立完成的运动	将来步行恢复的可能性（%）		
	独立行走	辅助行走	不能进行
膝关节空中屈伸：患者髋关节屈曲45度，膝关节可做屈伸运动	60～70	20～30	约10
直腿抬高：患者膝关节伸展位，下肢可离床抬起	45～55	35～45	约10
保持立膝：患者可保持屈髋45度，屈膝90度位，不向左右侧倒	25～30	55～65	约10
以上动作均不能完成	33	33	33

（二）手功能康复预测

中风偏瘫患者手功能的恢复，对于日常生活和职业能力的具有重要的意义。临床可根据手指出现运动的时间，来预测手功能可大体恢复到何种程度（表 10-2）。

表10-2　偏瘫手功能恢复预测

手指能在正常关节活动范围内进行同时屈伸运动的时间	手功能恢复的程度
发病当天就能完成	几乎全部可以恢复为实用手
发病后1个月内完成	大部分恢复为实用手，少数为辅助手
发病后3个月内能完成	少数恢复为辅助手，大部分为废用手
发病后3个月仍不能完成	几乎全部为废用手

（三）影响运动功能恢复的主要因素

运动功能的恢复主要取决于脑组织和脑血管损伤的原因、部位及程度。一般来说，皮层损伤较深部损伤恢复快；大脑后动脉损伤比大脑前动脉损伤恢复得好；脑出血比脑梗死死亡率高，但一般幸存的脑出血患者比脑梗死患者恢复得好；此外，运动功能的恢复还与下列因素有关：

（1）年龄：年龄对运动功能恢复有一定的影响，其中对步行能力恢复的影响尤为显著。年龄愈大步行恢复愈差。但年龄对上肢和手功能恢复的影响较小，各年龄组无明显差异。

（2）既往的运动障碍：既往的运动障碍，如既往脑卒中、关节畸形、类风湿关节炎及神经肌肉的病变等，对运动功能的恢复有较大的影响。例如，复发脑卒中的运动功能恢复率明显低于初发病例，两侧复发偏瘫形成的四肢瘫比同侧再发的偏瘫预后更差。

（3）内科并发症：伴有内科并发症如高血压、冠心病等，常常导致训练中止，并可引起某些继发性功能障碍，因此恢复较差。

（4）康复治疗开始时间：康复治疗开始的时间越早越好，特别是下肢早期适当的康复运动训练，对于运动功能的恢复具有重要的意义。康复开始时间越早，恢复会越好。否则，若贻误康复功能训练的时期，常导致废用综合征，如出现关节的畸形、肌力的低下等。

（5）恢复欲望：恢复欲望是一个重要的预后因素。有些患者虽然具有恢复步行及独立生活的可能性，但如果没有恢复的欲望，不愿意或不积极参与学习和训练，则很难达到预期的目的。对于这类患者，常需要与心理治疗师协同治疗。

（6）失认症、失用症：失认症、失用症与运动功能及日常生活能力的恢复密切相关。特别是伴有重度失认症、失用症的患者，即使进行长时间的训练，也很难恢复实用步行及独立的日常生活能力。

（7）失语症：伴有失语症的患者不能与医护人员进行思想交流，特别是伴有感觉性失语的患者，由于无法听懂治疗师的语言，往往难以配合康复治疗。因此，直接影响功能的恢复。

（8）视野缺损：视野缺损对步行及日常生活能力具有直接的影响。据有关统计，伴有视野缺损的中风偏瘫患者，约有60%不能独立步行。

（四）运动功能恢复过程

掌握偏瘫运动功能的恢复过程，对于正确估计阶段性康复疗效，预测运动功能的发展转归等，都具有十分重要的意义。

偏瘫最初表现为完全瘫痪状态，接着出现的是联合反应和随意收缩，并逐渐出现共同运动。随着病情的恢复，共同运动的支配力减弱，逐步分解为单独运动。最后，完全脱离共同运动的支配，完成各种自由的、随意的运动。国外学者通过长期精细的临床观察，总结出偏瘫恢复过程的一般规律，并根据这一规律，将其整个恢复过程大体划分为六个阶段，并以此作为偏瘫患者运动机能恢复的评价基准。

（1）弛缓性完全瘫痪期：在偏瘫早期（2周内），患侧上下肢肌肉均呈弛缓状态，完全无收缩能力，不能进行任何的随意运动。

（2）联合反应和随意收缩期：联合反应是通过机体左右侧联络引起的反应。早期偏瘫患者在患侧还不能进行随意运动时，如果使健侧肌肉进行较强的运动，可引起患侧的肌肉收缩。在偏瘫的恢复过程中，患侧最早出现的运动即是这类联合反应。上肢主要为胸大肌和胸锁乳突肌的上部，下肢主要为髋关节的内收肌群。

随意收缩是指患侧肌肉的随意收缩。这种收缩可引起最小限度的随意运动，但不能引起肢体关节的运动。因此，只能通过医生的触觉获得。

（3）共同运动期：共同运动是偏瘫患者期望完成某项动作时引发的一种随意运动。由于这种运动只能按照一定的固定模式进行，没有选择性运动，因此称为共同运动。此期上下肢均可随意引发共同运动，并可带动一定的关节运动，且痉挛逐渐加重。

（4）分离度较低的运动：共同运动的支配力逐渐减弱，痉挛亦开始减弱。可进行一些脱离共同运动模式的简单的分离运动。例如取坐位时，足可在地板上向后滑动，使膝关节屈曲90°以上；上肢向背后移动，手可触及体侧、腰部。

（5）分离度较高的运动：随着共同运动的支配力和痉挛的不断减弱，基本脱离共同运动的支配，可逐渐进行较为复杂的、分离度较高的运动。例如取站立位时，可进行踝关节的背屈运动；肘关节伸展，上肢可向侧方上举至90°以上。

（6）随意运动：几乎完全脱离共同运动的支配，痉挛基本消失，可完成各种自由的、随意的运动。同时在运动速度和运动的协调性、技巧性方面亦接近于正常水平。

必须说明的是，运动机能究竟可恢复到何种程度与许多因素有关，并非全部能恢复到接近正常人的水平。凡贻误正常的训练时机或错误的训练方法，均可影响运动机能的恢复，造成误用症候群或废用症候群。

四、康复辨证

（一）急性期

本病多由忧郁恼怒、情志失调、嗜食肥甘厚味，或年老精气虚损所致。气阴不足为致病之本，风、痰、瘀为发病之标。其主要病机则是阴阳失调、气血逆乱、风痰瘀血蒙蔽清窍，阻塞于脑所致。临床有中脏腑与中经络之别。

（1）中经络：病情较轻，病邪较浅，可见头痛、眩晕、舌强不语、半身瘫痪、肌肤麻木、口眼歪斜，可伴有耳鸣、腰膝酸软、脉弦或浮数等。但一般无昏迷等神志的改变。

（2）中脏腑：病情较重，病邪较深，可有精神或意识障碍。除半身不遂、肌肤麻木、口眼歪斜、口语謇涩等症状外，常有猝然昏倒、不省人事、口噤不开、牙关紧闭、两手握固、便闭、肢体强直或痉挛、脉弦滑有力等。

（二）恢复期

偏瘫恢复阶段大多表现为虚实夹杂。所谓虚，多为气虚、阴虚，而阴虚又主要为肝肾阴虚；所谓实，则多为瘀血、痰浊。临床常见的证型有：

（1）气虚血瘀：偏瘫兼见体倦乏力、形体虚羸、半身麻木、肌肤甲错、舌有瘀斑瘀点、脉细涩。

（2）肝肾阴虚：偏瘫兼见腰酸腿软、耳鸣健忘、眩晕、视物模糊，或筋脉拘急、屈伸不利、舌红少苔、脉弦细。

（3）脾虚痰湿：偏瘫兼见肢体软弱无力、感觉迟钝、食欲不振、倦怠乏力、形体肥胖、面黄唇淡，或语言不利、舌体胖大、舌淡苔腻、脉滑。

五、康复适应证

脑卒中发生的急性期，患者多表现为一侧肢体瘫痪，不能随意运动，可伴有口眼歪斜、语言不利等。此时，要尽早介入康复治疗措施。但是由于发病初期，患者多有脑水肿，或伴有昏迷、高烧，生命体征，如血压、呼吸、脉搏等尚不稳定，病情还有可能进一步恶化。因此，应以临床抢救为主。虽然尽早介入康复治疗措施对于减轻偏瘫程度具有重要的作用，但应以不影响临床抢救为前提。

在恢复期，患者多表现为一侧上下肢瘫痪，不能随意运动。可伴有肢体强直、拘急，或肌肤麻木、口眼歪斜、言语謇涩等。此时患者血压、脉搏、呼吸等生命体征已基本稳定，意识清醒，大多数患者可理解医护人员的语言，并能配合康复治疗。因此，应鼓励患者发挥自身的主观能动作用，积极参与康复治疗和功能训练。

六、康复治疗方案

（一）急性期

在脑卒中发病的急性期，应尽早进行康复治疗。

此期的康复治疗重点在于协助治疗原发病，防止病情恶化，预防继发性功能障碍。其主要方法为中药、针灸等。体位疗法和运动疗法对防止继发性功能障碍，如压疮、关节挛缩、疼痛、肌肉萎缩具有重要作用，综合应用可达到更好的疗效。

1. 中药疗法

中经络者，可平肝息风，兼顾肝肾之阴。方用镇肝熄风汤加减（方含生龙骨、生牡蛎、牛膝、生白芍、龟甲、代赭石、钩藤、天麻、菊花），水煎服，每日1次。若心中烦热者，可加生石膏、栀子；头痛头晕重者，可加僵蚕；头重、胸闷、痰多者可加竹沥、川贝，或选用半夏白术天麻汤加三化汤加减（半夏、白术、天麻、胆南星、生大黄、枳实、茯苓、陈皮、丹参），水煎服，每日1次。

中脏腑者，当以开窍熄风为主。可先灌服或鼻饲安宫牛黄丸或至宝丹，或同时服用羚羊角汤加天麻钩藤汤（羚羊角粉、钩藤、天麻、生石决明、蜈蚣、白芍、生大黄、胆南星、夏枯草），水浓煎，鼻饲或灌服。

2. 针灸疗法

中经络者，如半身不遂，伴头晕头痛、耳鸣腰酸，可取风池、肝俞、肾俞、阳陵泉、太溪；如以半身不遂、痰多胸闷、便干等为主，可选风池、风府、大椎、肺俞、中府、天突、丰隆、足三里、曲池、肾俞、膻中、天枢、三阴交。每次取3～5穴，交替使用。

中脏腑者，应先开窍醒神，可取十二井穴放血，人中穴大幅度捻转提插，待患者稍微神清后，可取百会、风池、内关、外关、太冲、合谷、足三里。若出现脱证，可急刺人中沟，同时用艾灸灸百会、神阙、中极、气海、关元；待神清后用补法针刺足三里、太溪、膻中、内关、中脘，留针20分钟。每次取3～5穴，交替使用。

3. 体位疗法

（1）保持正确体位：脑卒中偏瘫康复治疗的第一步当保持正确体位。正确体位可以防止肌肉弛缓或痉挛引起的特异性病理模式，防止因卧床引起的继发性功能障碍，最大限度地保证各关节的活动范围。临床应注意以下几点：

①下肢各关节肢位：下肢关节主要有踝关节、膝关节、髋关节。为了防止踝关节畸形引起的足下垂、髋关节的外旋以及膝关节的屈曲畸形，要注意保持踝关节 0°、膝关节微屈约 30°、髋关节轻度屈曲肢位，要特别注意防止髋关节的外旋。

②腕关节、手指关节肢位：腕关节要保持轻度的背屈位（约 30°），各手指微屈，可让患者握住直径约 5cm 圆柱形物。

③肩关节肢位：肩关节最容易发生疼痛和运动范围受限。因此，急性期的肢位特别重要。肩关节通常最容易发生内收和内旋拘挛，所以要尽可能保持外展、外旋位。可在患侧上肢和躯干之间放置枕头，或取上肢举上位。

（2）定时变换体位：有关研究表明，末梢血液循环阻断两小时以上，局部组织即可出现不可逆的病理改变。原则上应每隔两小时变换 1 次体位。

体位变换应注意以下几点：

①任何体位及体位变换都要以不影响临床抢救，不造成病情的进一步发展恶化为前提。

②最好每隔两小时变换 1 次体位。在特殊情况下亦不应超过 3 小时，否则时间过长引起压疮。

③意识明显障碍者不能取俯卧位，病情稳定者亦需从短时间开始，逐渐延长。

④若血压出现明显下降，收缩期血压在 100mmHg 以下者；或头部轻度前屈时出现瞳孔散大者；患者瞳孔散大和对光反射消失者；上肢屈曲，下肢伸直，痉挛性强直者；呼吸不规则；呕吐频繁；双侧弛缓性麻痹；频发性全身痉挛等以上症状时应立即停止体位变化。

4. 运动疗法

运动疗法即通过被动运动，保持关节活动度。主要在四肢进行，用于意识不清，或不能进行自我被动运动者。肢体的被动运动就是借助治疗者手法进行的运动。研究证明，如果关节制动超过 3 周以上，肌肉和关节等疏松结缔组织就会变为致密结缔组织而致关节挛缩变形。中风患者因肢体的高度痉挛，在肢位固定的情况下，2～3 日内即开始继发关节活动受限。而肢位的被动运动可预防关节挛缩引起的活动受限，并可使患者早期体会正确的运动感觉。因此，当出现呕吐、发热、严重昏迷等危险症状得以改善，病情基本稳定时，应尽早进行治疗。一般地说，脑梗死患者多数在发病初期仅表现为半身不遂，而没有意识障碍等危险症状。

肢体的被动运动训练应注意以下几点：

（1）被动运动应在关节正常活动范围内进行，若患者出现疼痛，不可勉强。

（2）要充分固定活动关节的近端关节，以防止替代运动。

（3）运动要缓慢、柔和，有节律性，使患者充分理解正确的运动方向，以便记忆肌肉收缩的感觉。

（4）对容易引起变形或已有变形的关节需重点运动。

（5）每个动作每次要重复5～6遍，每日两次。

（二）恢复期

从急性期到恢复期的时间，因人、因病的轻重和性质有较大差异。一般而言，缺血性中风多在发病后1周、脑部手术后2～3周内即进入卧床恢复期。

此期康复治疗的重点在于补虚、祛瘀、化痰，其主要康复治疗方法为药物、针灸、推拿等。运动疗法可降低肌张力，促进神经、肌肉的功能恢复；作业疗法可促进日常生活能力的提高；轮椅、矫形器可补充或替代患者部分功能。可适时选择应用。

1. 中药疗法

气虚血瘀者，宜补气活血，方用补阳还五汤加减（黄芪、桂枝、川芎、红花、地龙、当归、赤芍、丹参、桃仁）。瘀血甚者，加没药、乳香；病程较长者，加全蝎、蜈蚣。肝肾阴亏者，宜滋补肝肾，方用杞菊地黄丸加减（熟地黄、山药、山茱萸、牡丹皮、枸杞子、菊花）。阴虚阳亢者，加生龙骨、生牡蛎、石决明；有瘀血者，加丹参、全蝎。痰湿内阻者，宜祛湿化痰，方用半夏白术天麻汤加减（半夏、白术、天麻、胆南星、茯苓、甘草、陈皮、丹参）。脾虚重者，方用香砂六君子汤加减。

若偏瘫时间较长，恢复较慢，可兼用中药熏洗法。如透骨草、荆芥、防风、桂枝、当归、苏木、牛膝、红花，煎水大半盆，盆上放一木板，将患肢置于木板上，熏蒸烫洗。在患肢上可用小棉被盖住，用于保温。温度不可太高，以患者能忍受为度，每个肢体熏蒸烫洗30分钟左右。

2. 针灸疗法

上肢取肩髃、曲池、外关、内关、合谷、天泉、少海；下肢取环跳、风市、足三里、阳陵泉、悬钟、三阴交、解溪、昆仑。每次取3～5穴，交替使用。

头针可取患肢对侧部位；耳针疗法可取神门、脑干、枕、颞区、肝、肾，或用王不留行贴敷，每3日换1次，辨证取穴。

3. 推拿疗法

推拿按摩可舒筋活络，缓解肢体痉挛，改善局部血液循环，预防压疮，促进患肢功能恢复。

穴位推拿的取穴，可参照针灸取穴进行。手法要平稳，由轻而重，以不引起肌肉痉挛为宜。随着病情的逐渐恢复，可让患者自我按摩。

4. 运动疗法

（1）肢体的被动运动：肢体的被动运动，就是患者利用健侧的力量带动患侧肢体的运动。主要用于意识清醒、能理解配合治疗师、患侧肢体无运动能力者。

被动运动要注意以下几点：

①被动运动具有一定的局限性，特别是下肢仅有部分关节可以进行活动。

②动作要轻柔、和缓，活动范围以不引起疼痛为前提。

③每个动作需重复2～5遍，每日2次。

④每个动作完成后，要注意适当休息，以防止过度疲劳。

（2）肢体的主动运动：肢体的主动运动，就是依靠患侧肢体自身力量进行的运动。这种运动在最初阶段的活动范围可能较小，但效果较被动运动显著。所以，应尽可能鼓励患者进行主动运动。不能完成的动作，治疗师可给予最低限度的协助。

（3）床上基本动作训练：床上基本动作主要是指卧床期的翻身动作和移动动作。这是偏瘫患者能够利用的最原始的运动。这些动作在日常生活中是不可缺少的。卧床患者掌握这些动作，会给大小便、擦洗身体、更衣等带来较大的方便。同时，对于预防压疮及继发性功能障碍具有重要的意义。

①翻身动作：从个体发育学角度来看，翻身是人类最原始的基本运动之一，对脑卒中后的患者，也是最初进行的运动之一。由于锥体束中约有15%的纤维不交叉，而是直接支配同侧的躯干肌。因此，躯干肌的瘫痪大多不明显或较轻。这对于翻身运动训练来说是一个非常有利的条件。患者需坚持每天练习，有助于早日康复。

②移动动作：卧床期的移动动作，主要是利用健侧上下肢及颈部的屈伸运动等，向上下或左右方向移动。

（4）起坐与跪立训练：在病情允许的情况下，应让患者尽早进行起坐训练，并随着症状的不断改善及体力的恢复，逐步过渡到跪立位训练。

起坐与跪立训练的目的，在于进一步强化肌力，打破下肢伸肌共同运动的病理模式，促进神经、肌肉功能的进一步恢复，防止废用性全身机能低下，为将来独立行走打下基础。

①起坐训练：在脑卒中最基本的康复治疗中，最早开始进行的就是坐位和坐位耐性训练。一般地说，在发病时如果没有意识障碍，或者仅有极轻微的异常，生命体征稳定（约50%），约在发病后2～3天开始进行坐位训练。这不仅可以有效地防止肺内感染等并发症的发生，而且可以强化颈部、躯干部和臀部的肌肉，对于未来运动功能的恢复具有重要的意义。重症患者在最初进行坐位练习时，动作要缓慢、柔和，要循序渐进。最初可将床头抬高或将靠背回调至30°，让患者靠背坐，下肢伸展，保持水平位。初次时间不要过长，一般以5分钟左右为宜，每日2次。此后逐渐增大角度并延长坐位时间，一般以每日增加10°，延长5分钟为宜。随着症状的改善，可通过上肢位置的变换，以进行坐位的稳定和平衡训练。

但必须注意的是，由于脑卒中患者体位血压调节反射机制减弱，在早期坐位训练时，常出现体位性低血压。因此，在进行起坐训练时，要充分注意观察患者的变化，若出现头晕、恶心、呕吐、面色发青、出冷汗等症状，应暂时停止训练。

②跪立位训练：跪立位运动，可锻炼患者从躯干部到大腿肌肉的功能、平衡机能以及患侧负重能力等。另外，以膝关节屈曲位支持体重，可抑制股四头肌、小腿三头肌的痉挛，

打破伸肌共同运动模式，提高下肢的分离运动。因此，在抗重力和神经生理学方面都具有重要意义。通过一定时间的训练，稳定性逐渐提高，可再给以前后或左右适当的力量，以进行平衡功能训练。这不仅对固定肌具有强化作用，而且可以提高反射的技巧。

但必须注意的是，跪立位具有一定的难度，故仅适用于部分体力及功能较好的患者。凡伴有心血管系统疾病的老年患者、肥胖患者等不适宜此类训练。

（5）站立与步行训练：依靠双下肢站立和步行是人类的基本特征之一，也是独立完成各种日常生活活动的最基本需求。因此，站立和步行训练，对于脑卒中偏瘫患者恢复独立生活、提高生活质量具有十分重要的意义。因此，当坐位平衡功能基本恢复，患侧髋、膝关节能主动屈曲，说明该侧肢体已有下床站立、步行的能力，可逐步开始进行站立训练。并随着站立稳定性的提高，逐步过渡到步行训练。

①站立位训练：对一般偏瘫患者而言，单纯站立并不十分困难，问题在于坐位与站立位的变换。站立位训练的重点在于起坐动作练习及站立位的平衡训练。站立位训练应尽早开始，一般应在发病后3周内开始。立位训练可在床边或平行杠内进行，起初一定要有人辅助，以确保安全，并注意指导患者尽可能以患侧下肢支撑体重。

②步行训练：当站立基本稳定、患侧能承受负荷时，就应尽早进行步行训练。由于患者长时间没有步行，最初进行步行训练时有摔倒的危险。因此，步行训练的前阶段，要在辅助者的适当协助下进行。同时要充分利用平行杠、手杖等在训练室中完成步行的基本训练。而后逐步过渡到日常生活的实用步行。

（6）上肢的功能训练：上肢的功能恢复与下肢不同。一般而言，在发病后1个月左右，即有50%的患者达到恢复的顶点，以后恢复速度急剧减少。特别是手功能要恢复到实用的程度，必须远端功能完全恢复，因此恢复能力较差、时间较长。另外，由于仅用健手就能够完成日常生活中的部分动作，不像下肢那样仅用健侧不能行走，所以常忽略上肢的功能训练。实际上，在脑卒中患者的恢复期，如能以正确的方法坚持功能训练，亦能取得较好的效果。

脑卒中偏瘫患者上肢的功能障碍，常常表现为肩关节的外展、前屈、外旋的运动受限及挛缩、疼痛；肘、腕关节的伸展受限；掌指关节的伸展位、拇指的内收位挛缩等。这些均可在发病初期通过关节活动度的训练加以预防。在恢复期，充分利用模具推拉训练及积木、各种插件的抓握等作业疗法的训练。既可进一步维持和扩大各上肢关节的活动范围，又可抑制异常的病理运动模式，促进分离运动的早日完成。

5. 作业疗法

偏瘫患者的作业疗法的开始时间一般稍晚于运动疗法，轻症患者亦可同时进行。作业疗法内容很多，包括日常生活运动的训练、技巧训练、自助具使用训练、精神心理的改善、痴呆的预防等，其中重点是日常生活动作训练。

日常生活运动训练，主要包括饮食、穿衣、洗漱、个人卫生等各种基本运动和技巧的训练。就正常人而言，这些活动是极其普通的，不需要任何努力即可以完成。但对于偏瘫患者，却常常成为极难完成的。这些动作训练贯穿于从翻身训练开始到技巧训练的全过程。它不仅限于患侧肢体的机能恢复，也限于整体的机能改善。因此，涉及利用必要的生活辅助器械以及对周围环境的适应等。另外，由于患者的年龄、性别、职业、家庭环境以及本人在家庭中所占有的地位不同，日常生活活动的训练内容亦有所差异。例如，对青壮年患者的日常生活动作训练，应以能独立参与社会活动为目标；而老年人则是以能在家庭内独立生活为目标。

6. 轮椅、矫形器疗法

（1）轮椅的移乘及使用：轮椅是中风偏瘫患者非常重要的代步工具。对于部分不能恢复独立步行的患者，轮椅即成为必需的交通和移动工具，是日常生活中不可缺少的重要组成部分。正确、适时地使用轮椅，可帮助患者尽早脱离病床，以进行必要的户外活动，而且便于接受各种检查和治疗，提高患者对独立生活的自信心；选择适宜的轮椅，并指导患者熟练掌握轮椅的移乘及使用方法是十分必要的。这不仅可以使患者最大限度地实现生活自理和参与社会活动，并有助于心理上的恢复与平衡。训练内容主要包括从床（椅）向轮椅的移动、从轮椅向床（椅）的移动以及轮椅的驱动。

（2）矫形器的使用：矫形器具有预防和矫正畸形、保护病变组织、弥补或代偿某些失去的机能的作用，是为了减轻四肢、躯干的功能障碍所使用的矫形辅助装置。脑卒中偏瘫患者主要使用下肢矫形器，可有效地预防下肢的挛缩畸形，特别是踝关节的畸形，使站立行走稳定，步态接近于正常。

另外，在站立位和步行训练过程中，要适时选用各类手杖。这对于提高训练质量，乃至提高日常生活能力都具有重要的意义。

7. 其他疗法

偏瘫的恢复期较长，且常伴有语言、心理等方面的功能障碍。因此，往往需要多种康复疗法综合应用。如语言疗法、心理疗法、饮食疗法、沐浴疗法、气功疗法和职业训练等，临证应结合患者的具体情况选择应用。

七、康复护理

（一）早期康复护理

在偏瘫发病的急性期，特别是在发病后的最初几天，患者常伴有昏迷、意识障碍，病情尚不稳定，因此应绝对卧床休息，尽量避免不必要的搬动。同时要注意保持室内安静，空气流通。早期偏瘫患者容易继发呼吸道和肺部的感染，往往系受凉引起，因此要注意室内保暖。要注意保持口腔清洁，经常用淡盐水清洗口腔，以防止发病菌的滋生。

（二）恢复期康复护理

（1）起居护理：脑卒中偏瘫的患者应预防"复中"。过度疲劳是复发的重要诱因，因此应注意保证充分的休息，切忌劳累的过度；适当的运动有助于气血流通、增强体质、提高机体的免疫能力，但运动量不可太过，应以无明显疲劳感为度；同时要制定合理的睡眠计划，保证足够的睡眠时间；要注意保持大便的通畅，除多食用纤维性的蔬菜、水果外，应养成定时排便的良好习惯。

（2）饮食护理：饮食宜清淡。要限制钠盐和脂肪，以防止血压升高以及肥胖、高脂血症的进一步发展。要多食蔬菜瓜果、豆类或豆制品、鱼类和奶类，以保证足够的营养，并可以降低血脂，防止动脉硬化，增强体质，益寿延年。要注意适当饮水，偏瘫患者大多对口渴不敏感，因此要养成每天不渴也要适当饮水的习惯，以保证血液中水分含量保持相对恒定状态。既往有烟酒嗜好者，应戒除烟酒。

（3）其他：要加强患肢护理，注意局部保暖，可用热水袋或局部烫洗，但同时要注意防止烫伤。

第二节　颅脑损伤

一、概述

颅脑损伤是指暴力作用于头颅引起的损伤，包括头皮损伤、颅骨损伤和脑损伤。病因常见于意外交通事故、工伤或火器操作。虽然在大多数情况下各部位同时受伤，但受伤程度不同，临床处理也不同。颅脑损伤占全身损伤的10%～15%，而且死亡率高，并发症多，后遗症严重。在临床上根据硬脑膜是否完整可将脑损害分为闭合性和开放性两大类，头皮、颅骨和脑膜皆损伤，颅腔与外界通连者称开放性颅脑损伤。颅底骨折虽是闭合伤，但因有脑脊液漏应视为开放性。在本章中对脑震荡、脑挫裂伤、颅内血肿及脑外伤后综合征分别进行论述，这几种疾病根据临床上的表现不同，分别属于中医学"昏迷"、"头痛"等范畴。在中医文献中虽无颅脑损伤的病名，但对本病的症状和治疗早有描述和记载。

二、病因病机

颅脑损伤属于中医"脑病"范畴，发病的原因一般多为外伤，脉络瘀阻，气血运行不畅，髓海失养而致，以瘀血为主。其病位在髓海，但与心、肝、脾胃等脏腑亦有密切关系。其病机为头部受外伤后，髓海脉络受损而瘀血内生，以致闭塞脑窍，而引致病人昏迷、不省人事，甚至死亡。

三、临床表现与康复预测

（一）临床表现

（1）脑震荡：脑震荡通常定义为"中枢神经系统的暂时性功能障碍"，故单纯脑震荡有短暂的意识丧失，一般不超过6～12小时，无明显结构上的变化，没有永久性的脑损伤，也不遗留神经功能障碍，患者几天后可恢复正常的活动。近来的研究发现，若遭受暴力部位的神经元有线粒体的肿胀或神经轴突的损伤。且反复长期受到暴力袭击的病例可引起严重的后遗症，可表现为头痛、头晕、疲劳、恶心、呕吐等，并有逆行性遗忘，神经系统检查通常无阳性体征。

（2）脑挫裂伤：脑挫裂伤是指头部外伤后脑组织发生的器质性损伤，常伴有擦伤和压伤，但脑组织的连续性并未破坏。伤后立即发生意识丧失，昏迷时间可为数小时、数日、数周、数月不等。同时伴有神经系统阳性体征。神经功能障碍的发生率和死亡率均比脑震荡高。根据暴力大小、损伤机制及损伤部位，脑挫裂伤有轻重程度之分，临床表现大多为较长时间的昏迷、神经系统定位阳性体征和脑膜刺激征。后遗症多为神经功能障碍，如运动功能、认知和语言障碍等。

（3）颅内血肿：颅内血肿是严重的致命的继发性脑损伤，常引起颅内压增高导致脑疝而威胁生命。按血肿的来源和部位不同分为硬膜外出血、硬膜下血肿、脑内血肿。症状和体征在伤后一段时间内逐渐出现，病程进行性发展。未经处理病例死亡率高达100%，即使经过处理的患者死亡率也非常高。

（二）颅脑损伤的预后评估

（1）格拉斯哥量表预后评分：提供了5种不同结果：

①死亡。

②植物状态，即无意识，有心跳和呼吸、吸吮、呵欠等局部运动反应。

③严重残疾，即有意识，但认知、言语和躯体运动有严重残疾，24小时均需他人照料。

④中度残疾，即有认知、行为、性格障碍，有轻偏瘫、共济失调、言语困难等残疾，但在日常生活、家庭与社会活动中尚能呈勉强独立的状态。

⑤恢复良好，能重新进入正常社交生活，并能恢复工作，但可有各种轻的后遗症（表10-3）。

表10-3 格拉斯哥昏迷量表

检查项目	患者反应	评分
睁眼反应	任何刺激不睁眼	1
	疼痛刺激时睁眼	2
	语言刺激时睁眼	3
	自己睁眼	4
语言反应	无语言	1
	难以理解	2
	能理解，不连贯	3
	对话含糊	4
	正常	5
	对任何疼痛无运动反应	1
	痛刺激时有伸展反应	2

续表

检查项目	患者反应	评分
非偏瘫侧运动反应	痛刺激时有屈曲反应	3
	痛刺激时逃避反应	4
	痛刺激时能拨开医生的手	5
	正常（执行指令）	6

注 总分15分，13～15分为轻度损伤；9～12分为中度损伤；8分或以下为昏迷，是重度颅脑损伤。

（2）其他评估预后的指标：

①瞳孔有无反射，如有瞳孔反射者50%可达到良好恢复至中度残疾，无瞳孔反射者则只有4%的几率。

②体感诱发电位检查，对预后具有相当敏感性和特异性（73%～95%）。如异常诱发电位愈少，在3个月内愈能取得较好恢复，如明显出现诱发电位异常，虽进行了康复治疗，最大恢复时间仍可能延长至12个月。

③冰水灌注昏迷患者耳内，如无前庭—眼反射，常表明有严重脑干功能失常，其死亡率可高达85%～95%。

④患者年龄小于20岁，如有颅内血肿，则有加重预后不良的可能。

⑤在颅脑外伤后早期检测磷酸肌酸激酶，常常反映脑组织破坏的水平，高血糖和低甲状腺激素均与预后呈负相关。

⑥很多研究表明，儿童和年轻人的预后比成年人好，即使有深度和长时间昏迷，也较少有肢体和神经行为的后遗症，且活动和认知功能恢复也较快，但5岁以下或65岁以上则死亡率较高。

上述各种指标并非绝对，有时尽管看来像是永久性的认知和运动功能障碍，仍有可能在恢复某一特殊功能障碍后获得新的技能。有时时间可能很漫长。这是由于神经和认知功能的恢复进入了持久学习和适应的过程。

四、康复辨证

患者在外伤后，以瘀血阻滞为主，表现为标实之证。日久则致痰瘀互结，阻于髓海脉络，同时可伤及心、肝、脾胃等脏腑而转变为虚实夹杂证。此时应注意辨别标实和本虚的侧重，并区别瘀血是否夹痰浊，或兼有气滞以及累及的脏腑部位等。

（一）辨证要点

（1）头痛：如疼痛部位局限而固定，呈针刺样，痛势持续者，多属瘀血阻滞脑络。头沉重，昏胀而痛者，多属痰瘀互结而阻络。头部隐隐作痛，其势绵绵者，往往属瘀血未去而气血不足。

（2）头晕：如头晕而伴有固定、持续的头部刺痛者，多属瘀血阻络。头晕而闷胀，伴恶心呕吐、苔白腻者，多属痰瘀互结。头晕而有空虚感，稍劳作后则加重，伴心悸失眠、气短懒言、舌淡、脉细弱者，多属心脾气血两虚。

（二）常见证型

（1）瘀血阻络：头痛部位固定不移、痛势如针刺、舌质紫或有瘀斑、脉涩。

（2）痰瘀互结：头痛头晕、昏蒙重着、恶心呕吐、胸脘胀满、苔白腻、脉滑。

（3）心脾两虚：头痛绵绵、时发眩晕、劳累后加剧、心悸失眠、面色无华、神倦食少、舌质淡、脉细弱。

五、康复适应证

（一）适应证

（1）脑震荡患者。

（2）颅内血肿手术清除术及减压术后恢复期的患者。

（3）脑挫裂伤及颅内有小血肿，病情稳定无急剧恶化趋势者。

（4）颅脑损伤后伴有精神障碍者。

（5）颅脑损伤后造成临床表现头痛、头晕者。

（6）颅脑损伤后遗症临床表现有失眠、多梦、记忆力减退者。

（7）颅脑损伤后遗症临床表现有恶心、呕吐、消化系统症状者。

（8）重型颅脑损伤中持续性植物状态经处理后，生命体征稳定者。

（二）禁忌证

（1）并发感染、高热患者。

（2）由各种原因引起的休克患者。

（3）病情危重、不稳定，全身处于衰竭状态者。

（4）伴有明显颅内高压症、有呼吸障碍的患者。

（5）颅底骨折伴脑脊液外漏者。

（6）同时伴有严重心血管病无法控制者。

六、康复治疗方案

颅脑受伤后较短的时间内，康复治疗一般以祛瘀通络为主，兼顾正气。如病情久延不愈，则多以补益气血为主，佐以祛瘀活血、化痰通络。在具体方法上，以药物、针灸、推拿疗法为主，配合传统饮食疗法、体育疗法、情志疗法及沐浴疗法。

（一）中药疗法

中医辨证施治是治疗颅脑损伤后遗症患者经常采用的康复疗法。一般根据患者的症状和体征可分为气滞血瘀、肝肾阴虚、心脾两虚3种证型。

（1）气滞血瘀：头痛日久不愈，痛有定处，心悸，失眠，急躁易怒，舌红苔白，脉弦。治宜活血通络，理气开窍。方选通窍活血汤加减，方含桃仁、红花、川芎、赤芍、当归、生地黄、丹参、陈皮、柴胡、甘草。兼便秘者加大黄、瓜蒌；伴胸胁疼痛者加青皮。

（2）肝肾阴虚：头晕目眩，耳鸣耳聋，盗汗，心烦，腰酸腿软，月经不调，舌红少苔，脉沉细数。治宜滋肝益肾。方选杞菊地黄汤加减，方含枸杞子、菊花、生地黄、山茱萸、山药、泽泻、牡丹皮、茯苓。若血虚加黄芪、当归；月经量少加当归、益母草；虚热加青蒿、鳖甲。

（3）心脾两虚：心悸怔忡，健忘失眠，多梦易惊，祛热汗多，体倦食少，面色萎黄，舌淡苔薄白，脉细弱。治宜补益气血，健脾养心。方选归脾汤加减，方含白术、人参、黄芪、茯苓、龙眼肉、酸枣仁、木香、当归、远志、甘草。月经淋漓不止可加五味子、山茱萸；汗多者加浮小麦。

（二）针灸疗法

1. 毫针法

（1）选穴风池、百会、印堂、水沟、三阴交。百会穴用30号毫针从前向后平刺1.5寸；风池穴采取左右对刺或向下颌方向针刺；印堂穴由下向上刺入穴内，针感以患者觉头部昏胀沉重感为佳，用平补平泻手法；水沟穴浅刺捻转，以泻法为主；三阴交穴常规针刺，用补法。每日针刺1次，每次留针30分钟左右，间隔10分钟行针1次。1个疗程10次。

（2）选穴百会、四神聪、哑门、血海、膈俞。穴位常规消毒，百会穴透四神聪，哑门直刺1寸，血海、膈俞常规针刺，针感以患者能耐受为度。得气后取百会透四神聪用补法，哑门穴用平补平泻法针刺，血海、膈俞穴用泻法，每日针刺1次，每次留针30分钟。10次为1个疗程。

（3）神门、三阴交、太阳、百会、合谷。穴位常规消毒后，将针刺入穴内，达一定深度得气后，施以捻转补法，留针30分钟，每日针刺1次。10次为1个疗程。

（4）选穴百会、肾俞、心俞、肝俞、膈俞、大陵、内关。百会穴由前向后平刺，针刺得气后，捻转补法，使患者感头部闷胀沉重；心俞、肝俞、肾俞穴均常规针刺施以补法；膈俞、大陵、内关穴均施以平补平泻法。每日治疗1次，每次留针30分钟，10次为1疗程，疗程间休息3～5日。

2. 耳针法

选穴脑点、枕、额、皮质下、神门、交感、肝、肾。选取耳穴3～5个。在穴区用火柴棒探压找寻最敏感点作为针刺点。耳廓严密消毒后，用32号1寸毫针针刺，深度以不透耳廓软骨为宜。中强刺激以患者能忍受为度，留针30分钟，留针期间行针2～3次。每日治疗1次，每次针一侧耳朵，双耳轮换针刺。10次为1个疗程，疗程间休息2～3日。

3. 穴位注射法

（1）肾俞、心俞、肝俞、风池、关元、气海、足三里。用5mL一次性注射器抽吸维生素B1注射液2mL和维生素B12注射液2mL。每次选用两穴，常规消毒后，快速将注射器针头刺入穴内，达一定深度出现酸麻胀感并回抽无回血时，缓慢注入药液

1～1.5mL。每日或隔一日治疗1次，10次为1个疗程。

（2）选穴血海、膈俞、三阴交、大椎、长强。抽取丹参注射液与麝香注射液各2mL混于5mL注射器中，选取两穴，常规消毒后，将注射器刺入穴内，回抽无回血时，缓慢推入药液1～1.5mL。每日或隔一日治疗1次，10次为1个疗程。

4. 电针法

选穴风池、哑门、百会、四神聪。风池穴取双侧穴位对刺，哑门穴直刺0.8～1寸，四神聪穴由四穴分别向百会透刺，深度约0.2寸。针刺得气后，连接G6805电针治疗仪，疏密波中等强度刺激，留针10分钟后取针，每日治疗1次，10次为1个疗程，疗程间休息两天。

5. 头针法

选取额中线（自发际上5分处即神庭穴起，向下刺1寸），顶中线（自百会至前顶），顶颞前斜线（自前神聪穴起至悬厘穴的连线），顶颞后斜线（自百会穴至曲鬓穴的连线），顶旁一线（自通天穴起沿经向后刺1.5寸），顶旁二线（正营穴沿经向后刺1.5寸），颞后线（自率谷穴至曲鬓穴的连线），枕下旁线（枕外隆突下方两侧2寸长的垂直线）。用毫针刺入所选穴区，达一定深度后快速捻转，频率为每分钟150～200次，或接通脉冲电，频率为150Hz，留针20分钟，每日1次，10次为1个疗程。

6. 放血疗法

选取太阳穴、阿是穴。太阳穴用三棱针点刺放血5mL左右，阿是穴用七星针叩刺，中等强度刺激，至少量出血为度，每10日治疗1次，3次为1个疗程。

7. 皮肤针法

选穴大椎、风池、百会、颈部夹脊穴、肝俞、膈俞。先叩击百会，中弱强度刺激约3～5分钟，至患者自觉头部有轻微胀闷感即可。两侧颈部夹脊由上向下循经叩刺，重点叩击风池、大椎两穴，均中等强度刺激，至局部皮肤红润充血。背部两侧膀胱经由上向下叩击，肝俞、膈俞予以重点强刺激叩击，叩击强度以患者忍受为度，叩至局部沁血后在穴区拔罐，吸取瘀血。隔日治疗1次，7次为1个疗程。

8. 灸法

选取第2掌骨敏感点。沿第2掌骨按压寻找敏感点，在敏感点处施以麦粒灸，每次灸30～50壮，每周灸治两次，5次为1个疗程。

（三）推拿疗法

（1）选穴百会、印堂、太阳、头维、风池、大椎、肾俞、心俞、三阴交、合谷。患者取坐位，医者点揉印堂，横推至两侧太阳、头维，扫散双颞，沿头维用双手五指向后平推，经头顶至后项，拿风池，揉拿颈项，叩大椎。沿膀胱经循行路线由上向下推擦，重点一指禅推肾俞、心俞。由头顶向项后至背脊轻轻叩击2～3次；从肩到肘到腕指渐次按揉，重点点按合谷，以病人耐受为度；从膝依次拿捏至踝，重点按揉三阴交穴，每日1次，10次为1个疗程。

（2）选穴头维、率谷、头窍阴、百会、大椎、肝俞、膈俞、血海、太冲。患者取坐位，医者叉送五指如梳头样，沿头维由前向后推至后项大椎处，反复20次至患者头部温热、欲睡、闷胀感明显后，重点点按百会、头维、头窍阴、大椎等穴。背部以叩击为主，由上而下力量渐次加重，患者有振动感为佳。指禅推肝俞、膈俞，点揉血海、太冲穴。每穴点揉3分钟。每日1次，10次为1个疗程。

（四）传统体育疗法

（1）太极拳：太极拳可以调畅气机，协调阴阳，宁神定志，平肝潜阳，平冲降逆，因此用于颅脑损伤后遗症自主神经功能紊乱症。坚持每日练拳1小时，运动中要特别注意放松和心静，坚持锻炼有利于患者康复。

（2）气功：气功可练保健功，早期以静功为主，如坐功、卧功；康复期动静结合，以动功为主，如养气功。擦涌泉穴具有宁神、清肝明目作用，可用于颅脑损伤后遗症如头痛、头晕、耳鸣、失眠、腰膝酸软等症者。

（3）八段锦：八段锦特别是其中的左右开弓似射雕等式的效果较好，能明显地缓解症状。

（五）饮食疗法

颅脑损伤患者应以高蛋白和维生素含量丰富的膳食为宜，如肉类、鸡蛋、牛奶、绿叶蔬菜、鲜水果、豆制品等，不宜饮酒及忌辛辣食品。山楂味酸甘，性微温，入肝、脾、胃经，能消食化积，行气散瘀，同时能扩张血管，降低胆固醇，收缩胆囊，促使胆汁排泄，有促进消化作用，每天食用少量山楂及其制品（山楂糕、山楂片等），可改善本病纳呆、呕吐症状。

另外，经常食用以下药膳能促进本病的康复。

（1）黄酒核桃泥汤：适用于头痛、头晕等症状的患者。核桃仁5个，白糖50g，放在瓷碗或瓷罐中，用擀面杖捣成泥，再放入锅中，加黄酒50mL，用小火煮10分钟，每日两次。

（2）合欢花粥：干合欢花30g（鲜品50g），粳米50g，红糖适量，同入沙锅内，加水如常法煮粥，至粥稠，表面有油为度，每次在睡前1小时温热顿服。合欢花性味甘平，无毒，入粥香甜，功专安神，适用于健忘失眠，有镇静作用，有利于颅脑损伤后遗症的恢复。

（3）佛手花粥：佛手花干品30g或鲜品60g，粳米50g，加水如常法煮粥，温热顿服，早晚各1次，适用于颅脑损伤后遗症有恶心、呕吐、纳呆者。佛手花擅长疏肝和胃，对颅脑损伤后遗症患者有促进消化作用。

（六）沐浴疗法

（1）矿泉浴：本病可选用溴泉浴，溴元素具有镇静、催眠作用。多采用全身浸浴方法，水温在37～38℃，每次20～30分钟，每日1次，10～20次为1个疗程。

（2）海水浴：海水浴可增强体质，对运动系统疾病、神经系统功能性疾病具有治疗作用。一般上午或晚餐后进行，每日1次，每次60～90分钟，15～20天为1个疗程，可先做空气浴、日光浴，然后再做海水浴，更有利于本病的康复。

（七）情志疗法

本病患者多因颅脑受伤后有过意识丧失或精神恍惚，并有逆行性，所以常怀有恐惧心理，担心会落下后遗症。而这种心理状态又很可能使原有症状加重，甚至出现其他症状。因而，有必要对患者做耐心细致的思想工作，对患者及其家属详细耐心沟通并告知颅脑损伤后出现的各种症状及如果通过适当的休息和康复医疗后症状是可以逐渐治愈的。从而解除各种错误认识和思想负担。同时需告诉患者不必要的忧虑、恐惧、情绪不稳定对康复是很不利的，因而应建立信心，采取乐观、积极的态度，配合医务人员，充分发挥主观能动性，这是保证康复医疗取得满意效果的重要环节。

让患者参加娱乐活动对于解除精神的忧虑，转移注意力，增强愉快情绪有很大益处，往往能明显地减轻各种症状。例如欣赏音乐，观赏或种植花草，观看或参加文艺活动，适当培养兴趣爱好如钓鱼、旅游、书画等。

（八）并发症的防治

（1）抗感染：包括局部创面和其后的神经系统感染、压疮、尿路及呼吸道的感染等。其治疗方法与一般抗感染治疗相同。

（2）疼痛：近年来，我国对引起疼痛的生理研究有了较大的进展，目前对神经递质，如P物质、脑啡肽和内啡肽等的生成、释放和清除的研究，可能有助于解决疼痛的治疗。同时，精神因素对疼痛的原因及治疗作用也受到重视。

现在已有用植入颅内电极刺激法来治疗慢性疼痛。具体方法是，将直径约1mm的电极植入丘脑核的腹后内或外处、核外侧的内囊后支出、脑室周围的灰质及下后内侧丘脑紧贴第三脑室壁附近的后侧裂处。电流从0.15～0.3mA开始，直至5～7mA。脉冲时间为100～300ms，可使麻木感从手扩展至整个半身。若电极用不锈钢，则在9个月内使其周围电阻从2000Ω增高至5000Ω。如改用铂电极则无此弊病，有效率可达84%，但对癌症疼痛和神经根疼痛等无效。

七、康复护理

颅脑损伤患者因受疾病折磨，大多精神忧郁、失眠、健忘、食少、纳呆，因此应帮助患者保持乐观的情绪，注意劳逸结合，起居要有规律，保证充足睡眠与营养。这对本病康复非常重要。

（1）生活要有规律：养成起居定时的习惯，尽量减少睡觉前的兴奋因素，使其能安静入睡，避免噪音，睡前禁止喝咖啡、浓茶之类的刺激性饮料。

（2）注意心理护理：要注意患者情绪变化，做好思想工作，适当参加体力劳动。

（3）饮食要注意营养：少食刺激性食物，忌辛辣及烟酒。平时用菊花代茶饮。晚餐不宜过饱，少食油煎厚味或不易消化的食物。心脾两虚者宜多吃血肉有情之品，阴虚火旺、肝肾不足者宜多吃水果、蔬菜。

（4）体育锻炼：如打太极拳、练气功等，均有利于本病的康复。

第三节 小儿脑性瘫痪

一、概述

小儿脑性瘫痪简称脑瘫，是指从小儿出生前到出生后 1 个月内发育时期非进行性脑损伤所致的综合征，主要表现为中枢性运动障碍和姿势异常，同时伴有智力、言语、视力听觉等多种障碍，其他原因导致的短暂性运动障碍、脑进行性疾病及脊髓病变等，不属于本病的范围。脑瘫患病率为 0.15%～0.5%，约占出生人口的 0.4%，该病给患者的生活、工作乃至护理带来诸多不便并将伴随一生，治疗问题也长期困扰着千千万万个家庭。

中医学认为，脑为"元神之府"。所谓神，从广义上说是人体生命活动的总称，从狭义上说是人的意识、思维、知觉、运动等。《医学衷中参西录·医论》认为"人之元神藏于脑"，说明脑具有掌管精神、意识思维、运动的功能。脑是由髓聚合而成的，《灵枢·海论》曰："脑为髓之海。"而肾主藏精，主骨生髓。肾所藏之精，有先后天之分，先天之精受之于父母，后天之精由水谷精微所化生。《灵枢·本神》说："肾者主水，受五脏六腑之精而藏之。"肝主藏血，精血同源。因此，肝肾功能正常与否，精血是否充盈与脑髓的生成和发育有非常密切的关系。同时，由于经络能运行气血，上濡头窍，内灌脏腑，外达四肢百骸。而头部经络集中，诚如《灵枢·邪气脏腑病形》所说："十二经脉，三百六十五络，其血气皆上于面而走空窍。"故经络受损影响气血正常运行，或气血不足经络空虚，均可影响脑的发育和功能的正常发挥。特别是直接分布于脑部的经络，如督脉"上至风府入居于脑，上巅"，足太阳膀胱经"上额，交巅……从巅入络脑"，足厥阴肝经"上出额与督脉会于巅"等等，这些经络的作用与脑的功能正常与否有重要的关系。中医儿科学中没有脑瘫这一病名，根据其临床的表现，类似于"五迟"、"五软"的病证。五迟是指立迟、行迟、发迟、齿迟、语迟。五软是指头项软、口软、手软、脚软、肌肉软，属儿科难治病。

二、病因病机

（1）先天因素：父精不足，母血亏虚，导致胎儿禀赋不足，精血亏损，不能濡养脑髓；或因母亲在受孕期受惊吓或情志抑郁悲伤，扰动胎气，以致胎儿发育不良。

（2）后天因素：小儿初生脏气怯弱，护理不当，损伤脑髓。

（3）外伤因素：各种原因引起的产时脑部损伤。

三、临床表现与康复预测

（一）临床表现

（1）脑瘫的特点：病变发生在出生早期。主要原因是胎儿头部缺氧或脑部血液灌注量不足。病变为非进展性，脑损伤程度取决于发病当时，一般不会进一步恶化。功能障碍可逐渐加重，因为在患儿的生长发育过程中，肌挛缩、关节活动度受限等并发症会使功能障碍加重。患儿也可随脑发育的逐渐成熟，临床表现有所缓解，特别是在1岁内诊断为脑瘫的患儿有痊愈可能。

（2）诊断要点：

①在出生前至出生后1个月内有致脑损伤的高危因素存在。

②在婴儿期出现脑损伤的早期症状。

③有脑损伤的神经学异常，如中枢性运动障碍和姿势、反射异常。

④常伴有智力低下、言语障碍、惊厥、感知觉等障碍及其他异常。

⑤需除外进行性疾病所致中枢性瘫痪及正常儿的一过性运动发育滞后。

（3）临床表现：脑瘫临床表现各异，病情轻重不一。这是由于类型、受损部位的不同而表现各异。即使同一患者，在不同年龄阶段表现也不尽相同。早期多表现为：

①身体发软：由于肌张力降低导致的身体发软及自发运动减少，多在1个月时即可见到。如果持续4个月以上，则可诊断为重症脑损伤，智力低下或肌肉系统疾病。

②身体发硬：这是由肌张力过度亢进引起的症状，一般在1个月时即可见到。如果持续4个月以上，即可诊断为脑瘫。

③反应迟钝及叫名无反应：这是智力低下的早期表现，一般认为4个月时为反应迟钝，大于6个月的幼儿叫名无反应，可诊断为智力低下。

④头围异常：头围是脑的形态发育的客观指标，脑损伤儿往往有头围异常。

⑤体重增加不良，哺乳无力。

⑥固定姿势，如角弓反张、蛙位、倒U字形姿势等，这是由于脑损伤使肌张力异常所致。在生后1个月就可见到。

⑦手握拳如果4个月还不能张开，或拇指内收，尤其是一侧上肢出现，有重要诊断意义。

⑧身体扭转：3～4个月的婴儿如有身体扭转，往往提示锥体外系损伤。

⑨头不稳定：如4个月婴儿俯卧不能抬头或坐位时头不能竖直，往往是脑损伤的重要标志。

⑩斜视：3～4个月的婴儿有斜视及眼球运动不良时，可提示有脑损伤的存在。

（4）伴随症状：

①健康和体力的障碍：脑瘫患儿一般身长较正常儿童矮，营养亦差，常有呼吸障碍和易患呼吸道感染疾病。多数患儿有体格发育迟缓、营养不良，严重运动障碍的婴儿患者更为常见。多数患儿有身体运动、语言、感觉、智能、情绪、行为等单项或多项

障碍。

②智力低下：据报道，约有2/3以上患儿智力低下，其中约50%患儿有轻度至中度智力低下，约25%为重度智力低下。痉挛型四肢瘫及强直型脑瘫者智力常更差，手足徐动型患儿智力严重低下者极少。

③癫痫：据统计，约有1/3的患儿伴有癫痫。至少有1/4～1/3或1/4以上的患儿在不同年龄阶段出现癫痫发作，以痉挛型四肢瘫、偏瘫、单肢瘫和伴有智能低下者较为多见，重度弱智者发病率高。手足徐动型、共济失调型患儿则很少见。

④语言障碍：大约有30%～70%的脑瘫儿有语言障碍。由于发声、构音器官的运动障碍和四肢运动障碍、听觉障碍、智能和生长环境等原因导致语言障碍，脑瘫患儿的语言缺陷与出生前后大脑受损和受损后继发大脑发育迟缓密切相关，也可由听力缺陷等因素引起。主要表现为发音不清、发音困难、不能正确表达，甚至不能发音。

（二）康复预测

（1）步行能力的预后：在一岁后或更大时检查非对称性紧张性颈反射、颈翻正反射、拥抱反射、伸肌挺伸反应、对称性紧张性颈反射、紧张性迷路反射、足放置反应等对步行能力的预测具有重要意义。上述7项每一项有反应记1分。0分为预后良好，1分为预后须慎重考虑，在2分或2分以上为步行预后不良。

（2）上肢功能的预后：3岁前上肢仍不能超过躯干中线活动时，上肢功能预后不良，以上评估需每半年复查一次。

四、康复辨证

（一）辨证要点

主要辨别先后天不足的主次。一般而言，先天胎禀不足者有因其父母血气弱而孕，或年老而复得子，或早产，或有遗传因素等。以头项软、不能站立、智力不健等为突出表现。后天失调者，喂养不当，杂物乱投，损伤脾胃；护理不当，乳食阳光不足而致者；吐泻久病，或慢惊风后，脾气虚所致。以手足无力、肌肉痿软、毛发稀疏枯黄等为突出表现。

（二）常见证型

（1）肾精不足：四肢瘫痪，痿软不用，发育迟缓，神气怯弱，表情呆滞，智力低下，囟门迟闭或未闭，抬头、坐起、站立、行走、生牙等较同期正常小儿显著延迟，口软唇弛，易于流涎，咀嚼无力，语言不清，甚者抬头或坐立困难，舌苔白，脉细微。辨证要点为发育迟缓，智力低下，囟门迟闭，脉细微。

（2）肝肾阴虚：下肢瘫痪，颈项强硬，手足缓慢动作，不能自已，站立时双足拘挛，向内翻转，站立不稳，步履困难，颜面抽掣，言语不清，时见痫证样发作，哭闹易急，心烦少寐，舌红，脉细数。辨证要点为哭闹易急，虚烦少寐，舌红，脉细数。

（3）气血两虚：四肢瘫痪，智力不全，体倦懒言，神情呆滞，不哭不闹，数岁不语，言语欠清晰，发稀萎黄，面色苍白，纳差，大便秘结，脉细弱无力。辨证要点为体倦懒言，发稀萎黄，纳差。

（4）阴津亏虚：肢体瘫痪，肌肉萎缩，面色无华，口干唇裂，皮肤干燥，两目干涩，小便短赤，大便干结，低热盗汗，舌绛苔光剥或如镜面，脉细数无力。辨证要点为口干唇裂，皮肤干燥，低热盗汗，脉细数。

（5）瘀阻脑络：上肢屈曲，下肢僵直或伴有疼痛，神情呆钝，发稀易落，面色晦暗，肌肤甲错，头颅青筋暴露，或头晕目眩，或耳聋，或言语不利，四肢厥冷，舌质紫黯或有瘀斑、瘀点，脉细而涩。辨证要点为面色晦暗，头颅青筋暴露，舌质紫黯，脉细涩。

（6）痰湿阻窍：四肢瘫痪，言语不清，头晕重如蒙或喉间痰鸣，时伴抽搐或痫证样发作，脘痞呕恶，纳呆，口黏多涎，口渴不欲饮或不多饮，舌苔黄腻，脉滑数。辨证要点为头晕重如蒙，喉间痰鸣，脘痞纳呆。

五、康复适应证

各种类型的脑瘫患儿，一旦明确诊断应尽早进行康复治疗。

（1）痉挛型：主要采用神经肌肉促进技术中的 Bobath 技术缓解痉挛，同时配合其他抗痉挛治疗。

（2）迟缓型：主要采用 Bobath 技术，感觉刺激提高肌张力，配合理疗，注意支具保护。

（3）手足徐动型：通过躯干肌的平衡和控制训练，提高患者在各种体位下完成作业治疗。

六、康复治疗方案

（一）中药疗法

（1）肾精不足：治宜填精补髓，补肾健脑。方选左归丸加减〔熟地黄、山药、枸杞子、茯苓、紫河车、龟甲胶（烊化）、杜仲、炙甘草〕。若兼面色无华，头晕心悸者，加黄芪、何首乌、阿胶（烊化）；痿软甚者，加川牛膝、秦艽、木瓜；日久累及肾阳亏虚者，加鹿角胶、肉苁蓉。

（2）肝肾阴虚：治宜滋补肝肾，熄风潜阳。方选大定风珠加减〔白芍、阿胶（烊化）、龟甲（先煎）、五味子、生地黄、麦冬、生牡蛎、鳖甲（先煎）、地龙、珍珠母、炙甘草〕。头晕目眩者，加菟丝子、沙苑子；虚烦少寐者，加五味子、远志；面红气粗者，加石决明、钩藤（后下）、白蒺藜；手足抽搐者，加全蝎、僵蚕。

（3）气血两虚：治宜益气补血，健脑养心。方选菖蒲丸加减（党参、当归、熟地黄、白术、茯苓、川芎、石菖蒲、远志、五味子、酸枣仁、炙甘草）。肢体麻木者，加鸡血藤、木瓜；纳差者，加砂仁、焦三仙；恶心呕吐者，加竹茹、姜半夏。

（4）阴津亏虚：治宜养阴清热，生津润燥。方选增液汤加减（玄参、麦冬、生地黄、天花粉、玉竹、丹参、沙参、石斛、党参）。阴津亏虚而动风者，加白芍、牡蛎（先煎）、鳖甲（先煎）；津液耗脱者，加人参、龙骨、牡蛎（先煎）；低热者，加地骨皮、龟甲（先煎）；肢体挛缩者，加白芍、全蝎、僵蚕。

（5）瘀阻脑络：治宜活血通络，开窍醒脑。方选通窍活血汤加减〔天麻、川芎、生黄芪、桃仁、红花、赤芍、丹参、细辛、石菖蒲、白芷、麝香（研末冲服）、葱白〕。四肢逆冷者，加桂枝、桑枝、制川乌；喉间有痰声者，加半夏、白芥子、全瓜蒌；关节畸形者，加全蝎、穿山甲。

（6）痰湿阻窍：治宜燥湿健脾，豁痰醒脑。方选半夏白术天麻汤合黄连温胆汤加减〔半夏、炒白术、茯苓、天麻、钩藤（后下）、陈皮、白芷、细辛、枳实、竹茹、黄连、白术、陈皮、僵蚕、石菖蒲、生姜〕。脾胃虚弱者，加人参、薏苡仁、砂仁；嗜睡昏蒙者，加安息香（冲服）、苏合香（冲服）；口渴，苔黄腻者，重用黄连，加淡竹叶、石斛；痫证发作者，加全蝎、龙骨、牡蛎（先煎）、生铁落；心烦不寐者，加川贝母、远志、夜交藤。

（二）针灸疗法

（1）体针：主穴百会、大椎、肾俞、心俞、脾俞、胃俞、合谷、足三里、涌泉。下肢瘫痪者加环跳、秩边、风市、委中、承扶、伏兔、解溪、阴市、昆仑；上肢瘫痪者加"肩三针"、后溪、曲池、手三里、外关；抬头困难者加天柱、扶突、巨骨；足内翻者加悬钟、昆仑、申脉；足外翻者加血海、阴陵泉、三阴交、照海；语言障碍者加哑门、廉泉、金津、玉液；智力障碍者加神门、神庭、四神聪、印堂；肾精不足者加关元、太溪；肝肾阴虚者加肝俞、曲泉、太冲、阴陵泉；气血两虚者加足三里、神阙、血海；阴津亏虚加内关、三阴交；瘀阻脑络者加风池、风府、血海；痰湿阻窍者加丰隆。

（2）头针：主穴为顶中线、顶颞前斜线、顶颞后斜线、顶旁一线、顶旁二线、颞后线。

痴呆者加额中线；语言不清者加颞前线；癫痫发作加枕下旁线。局部皮肤常规消毒后，用26号或30号针快速进针，一手持针体，一手快速持续捻转针柄，持续2~3分钟，留针10分钟，再重复以上手法，共捻针3次，每日1次，10天为1个疗程。

上下肢麻木或瘫痪者取顶中线、顶颞前斜线、顶颞后斜线、顶旁一线、顶旁二线；语言障碍取顶颞前斜线、颞前线；高血压加顶中线。留针30分钟，同时配合运动功能训练，本法可刺激大脑皮层诱发传导感应，由中枢神经发出指令引发正确的姿势动作。

（3）穴位注射：选穴哑门、风池、大椎、肾俞、曲池、手三里、足三里、承山、三阴交。

智力障碍较重者用脑活素或脑组织液；运动功能障碍用乙酰谷胺或维生素B12。选用5号牙科针头，哑门穴向下颌骨方向刺0.8寸，大椎穴针稍向上，直刺1寸，风池穴向鼻尖方向进针1寸，肾俞穴向脊柱方向进针1寸，四肢穴常规进针1~1.5寸，每次选2~3穴，交替使用，每穴注射1~1.5mL，每日1次，10天为1个疗程，疗程间休息3天。

（三）推拿疗法

（1）点穴疗法：主穴风池、脾俞、胃俞、肝俞、心俞、肾俞、合谷、足三里、曲池、外关、阳陵泉、阴陵泉、伏兔、解溪。言语不清加哑门、廉泉、通里；智力不全者加四神聪、百会。均取双侧穴，以点揉、一指禅手法为主，同时须加推督脉，自大椎起至尾骨。

（2）肌群按摩：如三角肌、肱二头肌、肱三头肌、股四头肌等，肌张力不正常以揉捏法为主，肌肉萎缩明显者可施加小儿捏脊法。

（四）饮食疗法

婴儿可喂食猪骨汤、山药粥、薏苡仁粥、核桃仁粥、茯苓饼、栗子粥等。如患儿过分虚弱，可以食海参粥。此外，可用桑椹、核桃肉、乌枣（去核）各等分，烘干，研细末，每日3次，每次3g，3个月为1个疗程，可重复2～4个疗程。

（五）沐浴疗法

（1）日光浴：日光浴借阳光之阳气，以培补小儿之稚阳，每日1～2次，每次数分钟至10余分钟即可。

（2）空气浴：空气浴借天时之清气，以补小儿之精气，但是在不受凉的前提下，可实施空气浴。

（3）泉水浴：泉水浴配以浴中按摩，可使患儿气血通畅。

（六）情志疗法

根据小儿的性情特点，着重应用母爱疗法。对于在婴儿室、幼儿园的患儿，宜接回母亲身边，使患儿获得充分的母爱，保持良好的心境，以促进正常的生长发育。对患儿不能打骂，不能冷漠，不能嫌弃。要对患儿多说话，即使患儿不会说话，大人也要经常与小儿说话，陪其玩耍。要让患儿多接触外界环境。

若阳气虚弱的患儿，可配合适量音乐或色彩以振奋阳气，使患儿活泼，激发生机。

（七）娱乐疗法

（1）音乐疗法：宜选用音乐益智的方法，如少儿益智方。3岁以后还可通过唱歌、弹琴等开发智力。

（2）玩具疗法：多采用色彩鲜明和益智类玩具，如识字钟、益智盒、智力板、积木、车类、飞机类等，由父母或同龄小朋友陪着玩。此外，尚可利用各种玩具恢复手足功能训练，如童车等。应注意玩具多样化，增加小朋友的兴致及新鲜感。有一定活动能力的患儿多参加群体游乐活动，如猜谜、玩皮球、捉迷藏等游戏，以及歌舞、讲故事等文艺活动。

（3）读书疗法：阅读一些图文并茂的儿童书刊，如幼儿读物、儿童画报等。

七、康复护理

（1）孕期护理：保障孕妇孕期及围产期的身心健康是预防本病的关键：

①妊娠期间要积极预防和治疗感冒、高血压、糖尿病等，避免摔跤碰撞及接触辐射，定期做产前检查。

②临产前应及早入院，切忌紧张和恐慌，生产时要防止羊水堵塞、胎粪吸入、脐带绕颈及难产的发生，出现问题要及时救治，避免使胎儿窒息缺氧或遭受意外损害。

（2）起居护理：环境温度、湿度要适宜，空气新鲜，保持清洁，定时消毒。逐渐改善生活方式，做到起居规律，保证睡眠充足，适当进行活动。注意保暖，避免受凉，但切勿捂盖过厚、过严。

（3）皮肤护理：因患儿体弱无力，久卧则易生压疮，故须保持皮肤干燥、清洁。床铺平整、柔软、干燥，可铺海绵垫。勤翻身。

（4）心理护理：对于智力不健全的患儿，家庭成员和医护人员不应歧视，除给予生活起居方面的关怀外，还应了解患儿的心理状况，在精神上给予安慰和鼓励，避免患儿产生消极、自卑，甚至厌世心理。

（5）饮食护理：婴儿尽量以母乳为主，根据病情及平日进食习惯，如加牛奶、豆浆、蛋羹、粥、肉泥、菜泥等流质或糊状食物。哺乳和喂食应定时、定量，以易于消化的食物为主。幼儿饮食亦宜稀软。数量宜从少量开始，逐渐增加，以不超过患儿的消化能力为度。品种应从简单逐渐多样。食欲极差的患儿，应耐心喂养，宜少量多餐。吞咽功能差的患儿。可实施鼻饲喂养。小儿饮食不宜腻，亦不宜偏食、吃零食或饮食太过，以免损伤脾胃。

（6）积极配合康复治疗：对于语言障碍者，要进行语言训练；对于运动功能障碍者，要及时进行肢体功能训练。对于智能不全者，要适时进行记忆训练、思维训练等。最好将以上训练内容融于日常生活或游戏当中，由父母作为训练人，易于达到较好的配合。

第四节　脊髓损伤

一、概述

脊髓损伤是由于各种原因引起的脊髓结构、功能的损害，造成损伤平面以下运动、感觉、括约肌功能、肌张力和自主神经功能等障碍。本病为骨伤科常见病，多见于交通事故和战伤。发病率因各国情况不同而有所差别，在欧美国家，脊髓损伤发病率为（12～50）/百万人口；我国北京市2002年的调查资料显示，年发病率约为68/百万人。各国资料统计结果显示脊髓损伤均以青壮年为主，年龄在40岁以下者约占80%，男女比例约为3.5∶1。

由于脊髓是许多神经功能的中介通道，脊髓损伤及其继发性病理生理反应，可直接导致神经功能损伤，从而引起组织、器官等功能障碍，致残率和致死率非常高。

二、病因病机

脊髓损伤由于受到直接或间接的暴力损伤，导致脑气震荡，髓窍壅塞不通，阳气不能上达于脑，而致神明失用，肢体失司；或血脉损伤，血溢脉外，阻塞髓窍，日久筋脉失养而致病。

脊髓损伤根据致病因素的不同可分为外伤性及非外伤性两大类。后者主要是因脊柱、脊髓的病变如肿瘤、结核等所引起。受累部位的运动及感觉完全或部分消失，常合并大、小便功能障碍。约占脊髓损伤的30%。外伤性脊髓损伤，是一种可导致终生严重残疾的损伤。

在康复阶段，病机一般属于本虚标实。在本虚方面，主要表现为肝肾不足而出现肢体运动功能障碍、二便排泄功能等异常。还可由于患者情志悲观、忧郁，活动量减少而导致脾胃运化功能下降，日久引起肢体肌肉萎缩；在标实方面，主要表现为痰瘀阻络和经络阻隔，特别是阻滞于督脉。本虚与标实相互影响，因此对外伤性脊髓损伤的辨证应首先辨清标本虚实，明确本虚的重点和标实的具体表现。

本病属于中医之"痿证"、"腰痛"、"瘫痪"等范畴。其病位在脊柱和脊髓，中医认为，脊髓损伤的发生与肝肾肺胃有关。

三、临床表现与诊断

（一）临床表现

（1）脊髓震荡：亦称脊髓休克，神经细胞和纤维未受损伤，临床表现为损伤平面以下的运动、感觉、反射和内脏功能不完全障碍，如尿潴留，大便失禁等。伤后数小时即有恢复表现，一般在数日至数周后，可完全或大部分恢复。

（2）脊髓横断损伤：多发生于第二腰椎以上的脊椎骨折、脱位或病变，脊髓神经被骨折片、移位的椎骨、椎间盘或其他异物切断，其损伤平面以下的躯干和肢体的感觉、运动和反射均完全丧失，大小便也失去控制。脊髓神经横断的早期，因伴有脊髓休克，损伤平面以下肌肉呈弛缓性瘫痪，肌张力降低，感觉和深浅反射均消失，由于膀胱反射消失，因而发生尿潴留。经过数日或数周，脊髓休克恢复后，损伤平面以下的肌肉由弛缓变为痉挛性瘫痪，肌张力增强，腱反射亢进，但感觉仍无恢复。膀胱反射恢复者如刺激会阴部或腹股沟皮肤时可引起不自主的反射性排尿。

（3）马尾神经损伤：第二腰椎以下没有脊髓神经只有马尾神经，椎管显得宽大，只有严重损伤或占位性病变，才引起马尾神经断裂或受压，所以脊髓损伤多是不完全性的。如果马尾神经完全断裂，则断面以下肢体的感觉、运动和反射完全消失，肌张力减弱，呈弛缓性瘫痪，膀胱失去神经支配，不能自主排尿，出现满溢性尿失禁。

（二）诊断

脊髓损伤的辨证主要依据其临床表现，必须综合运用四诊八纲来进行诊断。

中医认为，本病的发生与肝肾肺胃有关。肝伤则筋骨拘挛，肾伤则精髓不足，肺与胃虚者难以濡润筋脉，以致丧失运动功能。临床常分为以下几种类型：

（1）痰瘀阻络：多因外伤引起，腰背部肿胀，压痛，后凸畸形，下肢麻木不仁，活动受限或萎废不用。

（2）经络阻隔：督脉总督周身之阳经，督脉损伤则气血阻滞。涉及手足三阳经，出现肢体麻木，不能活动；涉及足太阳膀胱经，出现排尿功能失常；涉及手阳明大肠经，出现大便功能障碍。

（3）湿热入络：邪毒侵袭，湿热壅滞，注入经络，气血阻滞而发病。

（4）肝肾阴亏：精血劳伤，或瘫痪久治未愈，耗损肝肾之阴所致。甚者，阳亢生风，时发痉挛。

（5）脾肾阳虚：病久耗气伤阴，阴损及阳，肾阳虚衰，不能温养脾阳，或脾阳久虚不能充养肾阳，终则脾肾阳气俱伤。

四、治疗

（一）中药疗法

（1）痰瘀阻络：下肢瘫痪，拘急难伸，肢体疼痛，关节肿胀，舌质黯红或有瘀斑瘀点，苔白腻，脉细涩。

治法：化痰逐瘀，通经活络。

方药：接骨丹加减。

（2）经络阻隔：肢体痿软无力，麻木不仁，肢端冰冷，二便不利，舌淡苔白，脉沉细。

治法：通经活络，活血舒筋。

方药：大活络丹、小活络丹或活络效灵丹加减。

（3）湿热入络：发热或无发热，肢体软弱无力，活动不便，行走不正，如脚踩棉花甚则完全瘫痪，肌肤不仁，重压疼痛，舌红苔黄，脉滑数。

治法：清热燥湿，滋阴通络。

方药：加味二妙散或平痿康复汤加减。

（4）肝肾阴亏：渐见下肢痿软不用，腰背酸痛，肢体麻木不仁，时发痉挛，消瘦乏力，低热盗汗，五心烦热，头晕目眩，耳鸣如蝉，咽干口燥，遗精早泄，舌红少苔，脉细数。

治法：滋阴清热，补益肝肾。

方药：虎潜丸、河车大造丸或杞菊地黄丸加减。阳亢风动者，宜柔肝熄风，方用四物汤加蜈蚣、全蝎、钩藤、伸筋草。若兼有瘀血阻络，可加赤芍、归尾、桃仁、延胡索等；若大便秘结，可加用麻仁、柏子仁等；若小便癃闭，可加用肉桂、车前子等；若二便失禁，可加用金樱子、乌梅、益智仁等。

（5）脾肾阳虚：腰部酸冷，下肢麻木，站立困难，形寒肢冷，面色㿠白，面浮肢肿，食少便溏，遗尿阳痿，舌淡苔白，脉沉细。

治法：温补脾肾，活血通络。

方药：鹿角胶丸或补肾壮阳汤加补骨脂、穿山甲等。

（二）针灸疗法

1. 体针

主方：水沟，神庭，印堂，百会，受损脊髓节段上、下端督脉经穴，夹脊穴。

方义：脊髓损伤主要是由于督脉损伤后，经脉阻滞，气血不通，筋脉失其濡养所致，总责于督脉损伤。本组穴位具有通督调神，益气活血，舒筋活络的作用。

辨证加减：气滞血瘀加膈俞、血海、三阴交行气活血；脾肾阳虚加脾俞、肾俞、中脘、足三里、内关、太溪、公孙温补脾肾；肝肾阴虚加肾俞、肝俞、曲泉、照海、太溪、悬钟滋补肝肾。

随症加减：上肢瘫痪可取"肩三针"、曲池、手三里、外关、合谷等穴位；下肢瘫痪主要取肾俞、环跳、风市、阳陵泉、足三里、承山、三阴交、昆仑、解溪等穴位；尿潴留、尿失禁加中极、关元、肾俞、气海、水道、归来、三阴交；便秘加天枢、大横、水道、归来、支沟。

操作：针法宜用弱刺激手法，留针时间适当延长，针后还可加灸。背部及四肢诸穴依据虚实补泻后可加电针。华佗夹脊穴，进针深度一般为 1～1.2 寸，针向脊柱方向斜刺；中极、关元、气海直刺 1.5～2 寸，使针感向会阴部放射；应用电针时，刺激量以病人耐受为度，不可将两个电极跨接在身体两侧，以避免电流回路经过心脏；针刺后可酌情加灸法。

2. 皮肤针

取穴：背部相应节段的夹脊穴及膀胱经的相关穴位。

操作：梅花针中等力度叩刺，每次叩至皮肤潮红或见有少量出血点。隔日 1 次，12 次 1 疗程。

3. 头针

取穴：感觉区、足运感区、相应的运动区。

操作：将 2 寸长毫针刺入帽状腱膜下，快速捻转行针，使局部有热感，留针 30min，隔天 1 次。

4. 穴位注射

取穴：背部相关神经节段的夹脊穴。

药物：复方丹参注射液、维生素 B12 注射液。

操作：每次选用 1～2 个穴位，每穴注射药液 1～2mL，针刺穴位得气后，进行注射。隔日 1 次，15 次为 1 疗程。

（三）推拿疗法

患者平卧，充分暴露瘫痪部位，涂伤油膏、伤筋药水、风伤药水或滑石粉后，在患处推拿。动作要轻柔，一般先用摩法，然后用揉法和拿法拿捏肌肉，或用指掐或指振等手法，取穴推拿（穴位可参照体针取穴）。如有大小便不通者，应顺时针方向揉摩腹部约数分钟，并取天枢、气海、关元等穴推拿。最后，患者俯卧，在腰骶、臀以及大腿后部用滚法，可预防褥疮，同时可取肾俞、命门等穴位推拿。每1个疗程为15天，1个疗程结束后休息3天，方可进行下1个疗程治疗。

（四）练功活动

早期，应在注意脊柱稳定性的同时尽早进行肢体练功活动。若全身情况许可，一周后即应开始上肢的锻炼，如托手屈肘、双手推车等。三个月后可练习抓床上支架的手把坐起，或坐轮椅活动。继而学习扶拐站立，站立时应特别注意膝部的保护，可安装简便、轻巧、合适的下肢支架扶双拐练习站立。站稳后，再练习在双杠中做前进和后退的步行动作，最后逐渐练习双拐站立和步行或扶四轮推车锻炼行走。还可练习开门、关门、上下楼梯、上下轮椅等动作，以便逐渐能自理生活及到户外活动。需要特别注意在膝部和腰部的支持保护，以防膝软而向前缩屈跌倒。

功能锻炼能调动患者的主观能动性，加强战胜疾病的信心，因此应作为一项主要的治疗措施。

五、预防

脊髓损伤的患者，由于长期卧床，二便不利，容易发生褥疮、尿路感染、便秘、关节强直和畸形等并发症。尤其是褥疮和尿路感染，若处理不当，邪毒内陷，可能危及生命。因此，护理工作对防治脊髓损伤并发症有非常重要的意义。

（1）褥疮：由于脊髓损伤平面以下感觉、运动功能丧失，骨突部位（如骶尾部、股骨大粗隆、足跟、髂嵴、肩胛等）容易受压，血运障碍，皮肤溃破而成褥疮。这是脊髓损伤的两大并发症之一。故患者应躺在有褥垫的硬板床上，骨突部位应用气垫、软枕或棉圈保护，2～3小时翻身一次，骨突处可用红花酒精（或50%酒精）揉擦，然后扑上滑石粉，以促进局部气血流通。加强营养，以改善全身营养状况，纠正贫血，积极治疗原发病。如褥疮已发生，应勤换体位，不使疮面受压。局部红肿，可选用双柏膏、四黄膏外敷；疮面化脓坏死时，可选用拔毒生肌散、九一丹或生肌玉红膏；疮面肉芽较鲜红时，可用生肌橡皮膏。内治宜清热解毒，托里排脓，生肌长皮，方用五味消毒饮、黄连解毒汤、托里消毒散及八珍汤加减等。褥疮较大时应输液和少量多次输血，加强营养，待创面肉芽新鲜时施行植皮术。

（2）尿路感染：脊髓损伤患者由于大小便不利，尿液潴留膀胱，加上留置导尿管，若不注意护理，邪毒乘机而入，故易发生尿路感染。一旦发生尿路感染，应鼓励患者大量饮水，每日用生理盐水或1/5000呋喃西林冲洗膀胱1～2次，保持尿路通畅。可选用龙胆泻肝汤、行气通淋汤、导赤散、八正散等方药内治。

（3）便秘：因患者较长时间卧床不起，经络不通，胃肠功能失调，故常发生便秘。可内服麻子仁丸、润肠丸、五仁丸或用番泻叶9～15g，泡水饮用。亦可用甘油栓、开塞露注入肛门或用盐水或肥皂水，灌肠，每3天2次，逐渐训练自动排便。如粪块积聚，灌肠仍不能排便时，医者可戴橡皮手套，手指涂润滑油轻轻挖出。

（4）关节强直：由于瘫痪肢体的肌肉痉挛、肌力不平衡及关节活动不利，日久则发生肌肉挛缩及关节强直。早期按摩、被动活动及主动练功，有助于预防发生畸形，针灸与理疗能提高瘫痪肌肉的肌力，辅助关节功能恢复。

六、康复护理

本病病程一般较长，要长期坚持功能锻炼，增强身体抵抗能力；患者要保持积极乐观的心理状态；脊髓损伤患者一般不影响脾胃功能，因而可以进普通饮食，适当食用营养丰富、易于消化食物，避免过饥或过饱。饮食应富含蛋白质和维生素，中医食疗可选用补肝肾，强筋骨，温通督脉的食物，多用血肉有情之品，适量饮用十全大补酒、五加皮酒等；病势日久要注意骨质疏松、皮肤褥疮、呼吸道感染、泌尿系感染及结石等合并症的发生。另外，调摄情志对患者病情的恢复十分重要，医生要对患者进行心理开导，指导其学会自我调节，同时要求家庭和社会给予充分的关心和支持，避免在精神上的各种不良刺激。

第五节 帕金森病

一、概述

帕金森病又名震颤麻痹，以静止性震颤、肌强直、运动徐缓为主要症状，以黑质多巴胺能神经元变性缺失和路易氏小体形成为特征，是最常见的神经退行性疾病之一。流行病学显示，患病率为 15～328/10 万人口，大于 55 岁的人群约 1%。因严重肌强直伴（或不伴）震颤而导致患者的日常生活能力严重受限。虽然合理有效的西药治疗可以不同程度地改善症状，延缓病情的进展，但长期使用药物，存在疗效减退和出现严重并发症等问题，因而中医药康复治疗帕金森病日益引起人们的重视。

二、病因病机

有关帕金森病的病因与发病机制尚未明了，可能与环境因素、遗传因素、药物因素和患者因素等有关，主要危险因素有年龄、遗传及个体的易感性、环境、感染等。

帕金森病具有缓慢起病、逐渐加重的特点，属于中医学"震颤"、"颤证"范畴。以本虚标实为主，其病变脏腑涉及肝、脾、肾。多因年老精亏，肝肾不足，脑髓经脉失养，阳亢化风，经筋失去任持；情志失调，气机郁滞，血行不畅，脑海、肢体失去濡养；思虑太过，耗伤阴血，脑髓失养；饮食失宜，脾失健运，聚湿生痰，阻滞经络，经筋失养；或因劳逸失当，耗伤阴血，虚风内动，而致经筋失养。《证治准绳·杂病》指出："壮年鲜有，中年以后乃有之，老年尤多。"劳欲太过、饮食失宜、情志所伤等为其重要病因。但也有外感为其病因者，如《医学纲目·颤振》所说："此症多由风相合，亦有风寒所中者，亦有风挟湿痰者。"临证多见本虚标实之证，肾亏脾虚是本病发病的关键，痰邪、水湿、瘀血停聚是使本病加重的重要因素。

中医治疗本病，应立足于滋肾补脑、健脾益气、燥湿化痰、缓肝息风。有血瘀征象者，应佐以活血化瘀。

三、临床表现与诊断

（一）临床表现

起病缓慢，以静止性震颤、运动迟缓、肌强直和姿势步态异常为主要表现。静止性震颤初发时以一侧上肢静止状态下出现拇指不自主对掌运动的"搓丸样运动"，继则可出现口唇抖动和对侧上肢的震颤。严重者头摇肢颤，不能持物、进食等。运动迟缓主要表现在患者运动开始困难，行动迟缓。肌强直是导致运动迟缓和姿势步态异常的原因，患者表现为表情淡漠、呆滞，呈"面具脸"。吞咽动作减少出现口角流涎。姿势步态异常表现为患者站立时的特殊姿势和行走时的"慌张步态"。

辨证论治仍是目前中医治疗帕金森病的最基本思路。临床常见证型为痰热风动、风阳内动、肝肾不足、气血亏虚。

（二）诊断

（1）痰热风动：筋脉拘急，肌肉强直，动作困难，震颤时轻时重，常可自制，胸脘痞闷，食少腹胀，头晕，口角痰涎如缕如丝，吹拂不断，舌体胖大边有齿痕，苔黄腻，脉弦滑而数。

（2）风阳内动：肢体颤动程度较重，不能自制，眩晕耳鸣，面赤烦躁，心情紧张时病情加重，伴有肢体麻木，口苦而干，语言迟缓不清，尿赤，便干。舌红苔黄，脉弦。

（3）肝肾不足：头及四肢震颤，静止时明显，情绪激动时加剧，随意运动时减轻或消失，头目眩晕，耳鸣，失眠多梦，记忆力差或健忘，腰酸肢软，肢体麻木，舌体瘦，舌质暗红，脉弦细。

（4）气血亏虚：肢体震颤，筋脉拘急，肌肉强直，运动减少，四肢乏力，精神疲倦，头晕眼花，面色无华，心悸而烦，动则气短懒言，纳呆，舌质淡，边有齿印，苔薄白，脉沉细无力。

四、治疗

帕金森病的治疗，目前尚无根治方法，因其属于慢性进展性疾病，随着病情的进展，药物治疗只能部分改善临床症状，并不能完全消除患者的日常生活自理困难，因此配合药物治疗的同时，早期应配合适量的康复治疗，以控制或减轻症状，减少副作用的发生，尽量改善运动、平衡、协调等功能，以维持或提高日常生活自理能力。

（一）中药疗法

帕金森病是一种终生伴随的慢性疾病，其非运动障碍症状也是影响患者生存质量的重要因素。中药治疗某些非运动障碍症状往往能够取得较好的疗效。

1. 痰热风动

治法：清热化痰，息风潜阳。

方药：导痰汤。本方用半夏燥湿降逆，陈皮利气，甘草益脾，制南星以治风痰，枳壳理气宽中。全方合用有燥湿豁痰，理气开郁之功。肝阳上亢者，加天麻、羚羊角粉以平肝潜阳。肝火旺者，加夏枯草、龙胆草以清肝泻火。大便秘结着，加大黄以通腑泄热。

2. 风阳内动

治法：镇肝熄风，舒筋止颤。

方药：天麻钩藤饮合镇肝熄风汤加减。前方具有平肝熄风，清热安神的作用；后方具有镇肝熄风，育阴潜阳，舒筋止颤的作用。方中天麻、钩藤、石决明代赭石镇肝熄风；生地黄、玄参、龟板、天门冬育阴清热，潜阳熄风；牛膝、杜仲、桑寄生、滋补肝肾；栀子、黄芩清热泻火；夜交藤、茯神宁心安神。肝火旺者加龙胆草、夏枯草；痰多者加竹沥、天竺黄以清热化痰；肾阴不足、虚火上扰者加知母、黄柏、牡丹皮；颤动不止者加僵蚕、全蝎以加强熄风止颤之功。

3. 肝肾不足

治法：培补肝肾，滋阴熄风。

方药：大补阴丸合六味地黄汤。用大补阴丸以滋阴，六味地黄丸以滋阴补肾。药用熟地以滋阴补血；龟板以大补精血、滋阴潜阳；黄柏清热降火；知母滋阴泻火；猪脊髓益精补髓；蜂蜜滋阴养液。山萸肉补养肝肾；山药补益脾阴；泽泻利湿泻浊；牡丹皮泻火；茯苓淡渗脾湿。大定风珠、滋生清阳汤、滋荣养液膏亦可随证选用。

4. 气血亏虚

治法：益气养血，平肝熄风。

方药：补中益气汤或四君子汤送服天王补心丹。补中益气汤调补脾胃、益气升清；四君子汤健脾益气；天王补心丹滋阴养血、宁心安神。服用时还可加枸杞、丹参、天麻、钩藤以增强其养血熄风之效。挟痰者，加半夏、贝母、橘络以祛痰通络。

（二）针灸疗法

1. 体针

治疗以补益肝肾、益气养血、化痰通络、熄风止痉为主。

主方：四神聪，风池，曲池，外关，合谷，足三里，丰隆，太冲。

方义：头部穴位四神聪、风池配合谷、太冲，旨在熄风止颤、调神健脑；合谷配太冲、足三里以补益气血；曲池、外关、丰隆化痰清热、疏经通络。

辨证加减：痰热动风加膻中、中脘、阴陵泉清热化痰，祛风通络；瘀血阻络加血海、曲泽、委中活血化瘀；肝肾阴虚加肝俞、肾俞、百会滋补肝肾；气血亏虚加关元、气海、膈俞、三阴交补益气血。

随症加减：颤抖剧烈者加少海、后溪；僵直者加大包、期门、大椎；汗多者加肺俞、脾俞、气海、复溜；便秘者加天枢、气海；口干舌麻者加廉泉、承浆。针对患者存在的精气亏乏、阴血化生不足的情况，可在处方中选用背腧穴或夹脊穴，从上而下，交替使用，起到扶正固本的作用。每次取穴7～10个，每次留针时间约20～30分钟，疗程以10～15天为佳。

操作：四神聪针刺均朝向百会，头部穴针刺后可加用电针，选用疏密波，通电20～30min。针刺用平补平泻法或酌情施用补泻。震颤甚者用大椎深刺，选用2.5～3寸毫针，刺入约1.0～2.5寸，使病人感觉到针感向四肢或全身放射为度，有此感觉迅速出针，不捻转提插，不留针。

2. 灸法

灸法是一种治疗慢性病常用的方法。灸法尤其适用于阳气虚弱，阴邪内留之证。常用灸法为艾条温和灸大包、期门，每穴10分钟，对于改善肌强直症状具有良好的效果。

3. 头针

取穴：顶中线、顶颞后斜线、顶旁1线、顶旁2线或舞蹈震颤控制区、运动区。

操作：可任选一组穴位，用1.5～2寸毫针，平刺或斜刺，进针后快速捻转，以局部有热、麻、重压感为度；或加用电针刺激，频率为每分钟100～180次，以连续波为主，有时可选择疏密波。每1～2天1次，10次为1个疗程。

4. 耳针

取穴：皮质下、缘中、神门、枕、颈、肘、腕、指、膝。

操作：每次选用2～4穴，毫针中等刺激，每天或隔天治疗1次。或用王不留行籽进行贴压。

5. 穴位注射

取穴：用天柱、大椎、曲池、手三里、足三里、阳陵泉、三阴交。

药物：当归注射液、丹参注射液、黄芪注射液或10%葡萄糖注射液、0.25%普鲁卡因注射液。

操作：每次选2～3穴，每穴注入上述药液一种0.5～2mL，隔天治疗1次，10次为1个疗程。

（三）推拿疗法

推拿疗法可以疏通经络，行气活血；强刺激手法，可增强局部皮肤、肌肉的营养供应，使肌萎缩得以改善，促进损害组织的修复；除此之外，推拿疗法简单无痛苦，患者比较容易接受。

推拿治疗帕金森病应以补肝益肾，平肝熄风，疏通经络，行气活血为原则。具体操作手法如下：

（1）推弓桥：患者取坐位，医者立于一侧，用拇指推桥弓，每侧面部由上至下推20次左右，一侧推好后，再推另一侧。注意不要同时推面部两侧。

（2）扫散法：患者取坐位，医者立于一侧，用拇指偏锋在头部两侧足少阳胆经的循行部位，由前上方至后下方进行推动，每次操作10～15次，完成一侧操作后再进行另一侧的操作。

（3）拿法：患者坐位，医者采用五指拿法从头顶到枕后部，自前向后进行治疗，至枕后风池穴改用三指拿法，沿颈椎两侧向下至第7颈椎，此项动作重复3～5次。

（4）摩擦胸部：患者坐位，医者立于一侧，沿锁骨向下摩擦前胸部，逐渐移至第12肋，重复该项操作，直至患者前胸部位有透热感。

（5）直擦上肢：患者坐位，暴露上肢，医者站于一侧，自手腕至肩腋部，进行内、外两侧直擦，直到微热。完成一侧治疗后再行另一侧。

（6）拿上肢：

①患者坐位，医者站于一侧，拿上肢内、外侧，自肩部向下拿至腕部，动作重复2～3次。

②捻、抹手指，再搓上肢，往复2～3次，然后进行大幅度摇肩。

（7）重复头颈部操作，最后用掌根震击百会，拳背震击大椎及腰阳关，结束治疗。

（四）运动疗法

帕金森病的运动治疗根据病情轻重而有所不同。康复训练应尽早开始，尽量避免关节活动受限、姿势和步态的异常，将肌肉挛缩及肌萎缩控制到最小限度。

1. 面部动作练习

由于帕金森病患者面部肌肉僵硬，导致面部表情呆板，出现特殊的"面具脸"。患者可对着镜子练习用力皱眉动作、睁闭眼、鼓腮锻炼、露齿和吹哨动作，对面部肌肉僵硬有一定改善。

2. 头颈部锻炼

帕金森病患者的颈部往往呈前倾姿势，肌肉非常僵硬，逐渐加重，导致驼背。对此，患者可以进行缓慢的低头、仰头、左右转动、左右摆动等颈部锻炼。锻炼一定要循序渐进，逐步加大动作幅度，动作要缓慢轻柔。

3. 上肢及肩部锻炼

耸肩及放松练习，使肩部尽量抬高及下沉；伸直手臂，高举过头并向后保持10秒钟；然后双手向下在背后扣住，往后拉5秒钟；手臂置于头顶之上，肘关节弯曲，用双手分别抓住对侧的肘部，身体轮换向两侧弯曲。

4. 下肢锻炼

双腿稍分开站立，双膝微屈，向下弯腰，双手尽量触地。双脚掌相对，将膝部靠向地板，进行"盘坐"锻炼。

5. 步态锻炼

大多数帕金森病患者都有步态障碍，轻者为拖步，走路抬不起脚，同时上肢不摆臂，没有协同动作。患者在步态锻炼中，起步时足尖要尽量抬高，足跟先着地，再足尖着地，跨步要尽量慢而大，两上肢尽量在行走时作前后摆动。患者在锻炼时最好有其他人在场，可以随时提醒和纠正异常的姿势；患者还可以适当地进行跨越障碍练习。训练的重点是平衡、协调功能，纠正与防止起步困难、抬腿低、步幅短、转弯慢和上下肢动作不协调等异常步态。此项练习可改善帕金森病患者行走时快步前冲，或突然停步时容易跌倒等症状。

6. 语言障碍训练

患者常常因为语言障碍而变得越来越不愿意讲话，如此恶性循环会导致言语机能减退。舌运动的锻炼，保持舌的灵活是讲话的重要条件，患者可根据自己的喜好，通过适当地朗读来进行舌运动的锻炼，不仅能够改善言语功能，还可以扩大肺活量，预防肺炎发生。

应鼓励患者多做主动运动。情绪激动及疲劳可加重震颤，此外帕金森病患者疲劳的恢复相对较慢。同时应注重饮食的指导及药物的治疗。

五、康复护理

帕金森病的康复治疗可以减少损伤，延缓病情的发展，维持或改善肢体功能，增强患者独立生活能力。康复治疗的短期目标是维持或改善全身各关节的活动范围及功能。防止关节挛缩，纠正不正确的姿势，预防或减轻肌肉废用性萎缩，改善步态、平衡功能和姿势反射，增进运动的速度和耐力，调整呼吸，维持或增强日常生活自理能力，指导家属配合康复锻炼以及家庭设施、生活方式的调整。长期目标是预防和减少继发性功能障碍的发生，维持充分范围的活动能力。

第六节 肌肉萎缩

一、概述

肌肉萎缩是指横纹肌营养障碍，肌肉纤维变细甚至消失等导致的肌肉体积缩小。人体遭受外伤，邪毒侵袭或正气亏损后，发生以肢体筋脉弛缓、肌肉瘦削、手足痿软无力及麻木为特征的病证，中医统称为痿证。临床以下肢痿弱、步履艰难，甚则不能随意运动者较为多见，故《内经》有"痿躄"之称。

导致肌肉萎缩的原因不一，包括肌源性，神经源性及废用性等，故肌肉萎缩认为各种肉痿的结局。《素问·痿论》指出肉痿的主要病因是"脾气热"，明代张景岳认为"元气败伤"亦可致痿，而邹滋九则将肝肾亏虚作为痿症的主因。现代医学认为肌萎缩的病因可是肌肉的病变、神经损害或长期废用所致。

二、病因病机

引起肌肉筋骨痿弱、血脉失养及皮肤麻木的病因是多方面的，有外伤劳损、外感邪毒及内伤脏腑等方面。肺热津耗与湿热浸淫属外感，脾胃虚弱与肝肾亏损属内伤。但外伤、外感致病，日久必然影响脏腑；而正气不足亦是招致外感的内因，所以各种病因之间又互相联系、互相影响。

《内经》对本病的病因病机、证候分类及治疗原则等，首先作了较全面阐述。《素问·痿论》曰："五脏使人痿。"即痿证的发生与脏腑的病变关系密切，同时根据肺主皮毛、心主血脉、肝主筋膜、脾主肌肉、肾主骨髓等理论，治疗上提出"治痿独取阳明"等重要原则。这些理论原则，至今仍指导着中医临床实践。

三、临床表现与诊断

（一）临床表现

痿证虽以下肢痿软为多见。亦有手、足、舌、腰俱痿不用。严重者足不能任地，手不能持物，肌肉消瘦，甚至瘫痪。五痿之中，虽以肉痿最常。

痿证与痹证不同。痹证时久，因肢体疼痛，不能运动，可发生废用性萎缩，出现与痿证相似的肌肉消瘦及麻木不仁等症状，故应鉴别。但痿证以筋骨痿软为主证，后期一般均不疼痛，而痹证则多有疼痛症状，肌肉萎缩乃因长期废用而逐渐形成的，二者病因病机及临床表现各有所异。

（二）诊断

痿证之诊断应审证求因，区别不同的类型：

（1）外伤劳损：筋肉发生外伤或劳损后，"恶血留内"，经络阻遏，气血运行不畅，遂致肌肉萎缩。多有明确的外伤史或慢性劳损史。如跌仆闪挫、高处堕坠等，造成脊柱、骨盆及四肢骨折，严重者损伤脊髓或神经，即可发生瘫痪。长期劳损筋骨，经脉受损，亦能致痿。临床表现受累肢体瘫痪，皮肤麻木不仁。因气虚血瘀，症见面黄肌瘦、神倦气短，唇舌紫暗，脉虚涩。

（2）肺热津耗：病起发热，由于正气不足，皮毛虚弱，故易感温热毒邪，而致高热不退；或病后留邪，持续低热。肺受热灼，津液耗伤，筋脉失养，导致手足痿弱不用。此即《素问·痿论》所谓"肺热叶焦，发为痿躄"之意。因邪热犯肺，肺热津伤，而致津液不足以输布全身，症见两足痿弱无力，甚至腰脊手足痿软不用，口渴心烦，咽干咳呛，舌红苔黄，尿少黄赤，脉细数。此症多见于温热病中或病后。

（3）湿热浸淫：居处潮湿，或涉水冒雨，感受外来湿邪，湿留不去，肌肉濡渍，郁久化热，浸淫筋脉，影响气血运行，肌肉弛纵不收，导致痹而不仁，因而成痿。因湿热之邪浸淫筋脉，阻滞气血，症见两足痿软微肿，扪之微热，或足胫发热，喜凉恶暖，肢体困重，面色萎黄，胸脘痞闷，小便热赤涩痛，舌苔黄腻，脉濡数。

（4）脾胃虚弱：足阳明胃主纳水谷，肺之津液来源于脾胃，肝肾之精血亦有赖于脾胃的生化。若脾胃虚弱或因病致虚，脾胃运化失职，津液气血化源不足，肌肉筋脉失养，则肉痿筋缩，不能步履。此外，饮食不节，恣食肥甘，运动过少，脾胃运化迟缓，停湿生痰，客于经络，遂身体肥胖，腰膝麻痹，四肢痿弱，亦可致痿。若原有痿证经久不愈，导致脾胃虚弱，又可使痿证加重。由于脾胃虚弱，气血生化之源不足，症见肢体痿软无力，面部浮肿，面色无华，食欲不振，大便溏薄，舌苔薄白，脉细。

（5）肝肾亏虚：患者先天不足，肾精肝血虚弱，或病久体虚，伤及肝肾，经脉失其濡润，筋肉失其营养，而致痿证。肝肾亏虚引起的肌肉萎缩多见于一些先天性或遗传性肌病，亦可见于久病体虚的病人。病程迁延日久，下肢逐渐痿弱不用，症见头晕目眩，耳鸣，腰脊酸软，遗尿，遗精阳痿，或月经不调，舌红少苔，脉细数。

痿证临床辨证可分为虚证与实证。凡起病急，发展快，如外伤、肺热叶焦、湿热浸淫等，属实证；起病与发展较慢，病程迁延，如劳损、脾胃虚弱、肝肾亏虚等，属虚证。但虚实不能截然区分，临床中常见虚中挟实之证。

四、治疗

痿证的治疗，首先应消除病因，同时采用药物内治、针灸、推拿等综合疗法。除此之外，须适当加强肢体的功能锻炼，以促进痿证的恢复，有利于提高临床疗效。

《素问·痿论》有"治痿独取阳明"之说。所谓独取阳明，即注重调理脾胃，培土固本，脾胃功能健全，食欲良好，营养增进，气血津液生化充足，脏腑功能改善，肌肉筋脉得以濡养，有利于痿证的康复。故临床治疗时，不论药物内治或针灸取穴等，均应重视调理脾胃这一原则。但造成痿证的病因，除脾胃虚弱外，还与湿、热、痰、瘀以及肾阴不足等因素有关，故治法还应包括除湿、清热、祛痰、活血、补肾等。同时根据具体情况，采用祛邪或扶正，或两法兼用。

（一）中药疗法

1.外伤劳损

受累肢体瘫痪，皮肤麻木不仁，面黄肌瘦、神倦短气唇舌紫暗，脉虚涩。

治则：活血化瘀，益气养营。

方药：

（1）圣愈汤加味：方中人参、黄芪补益营气，熟地、白芍、当归、川芎养血和血，加桃仁、红花、川牛膝活血化瘀，使气血健旺，瘀去新生，筋骨得养。手足麻木、舌痿不能伸缩，为气滞血瘀，去白芍、加赤芍、三七、橘络、木通通络行瘀。

（2）大黄䗪虫丸：方中虻虫、水蛭、蛴螬、䗪虫逐恶血；桃仁破瘀血；大黄、黄芩荡涤邪热；杏仁润下；芍药、干地黄、干漆、甘草缓中补虚。本方用于劳伤，经络营卫气伤，瘀血久留，肌肤甲错，形体消瘦，手足痿弱。

（3）补阳还五汤：本方重用黄芪为主药，气足才能推动血行，营养周身。配合当归、川芎、芍药、桃仁、红花活血行血；地龙通经络。组成补气活血、疏通经络的方剂。

（4）复元活血汤：方中柴胡疏肝理气；当归养血活血；山甲破瘀通络；桃仁、红花祛瘀生新；蒌根润燥散血；甘草缓急止痛；大黄荡涤瘀血。故有疏肝通络、活血祛瘀生新之功。

（5）加减牛膝散：方中牛膝、归尾、丹参、桃仁活血祛瘀；香附、檀香行气理气；台乌、延胡通络止痛。本方具有祛瘀通经、行气止痛之作用。

（6）活血祛瘀汤：方中当归、红花、桃仁、地鳖虫、三七活血祛瘀；乳香、没药止痛；狗脊、自然铜、骨碎补接骨续损；路路通舒筋活络。本方适用于损伤初期。

2. 肺热津耗

两足痿弱无力，甚至腰脊手足俱痿软不用，口渴心烦，咽干咳呛，舌红苔黄，尿少黄赤，脉细数。

治则：清热润燥，养肺生津。

方药：

（1）清燥救肺汤加减：方中人参、麦冬养肺生津；石膏、桑叶、杏仁、麻仁清热润燥。若有发热、小便赤痛、舌赤，加生地、白芍、玄参、茅根清热滋阴；如舌干、口燥，加沙参、石斛、山药、玉竹、生地益胃润肺；如咳呛少痰，加全瓜蒌、桑白皮、枇杷叶等清喉润肺。

（2）清热镇痿汤：方中葛根、生石膏、忍冬藤、金银花、赤芍、菊花、蝉蜕清热解毒；秦艽、防风、橘络、丝瓜络祛风通络；山药补气健脾；白僵蚕、全蝎、蜈蚣平肝息风，本方适用于邪毒引起痿证之初期。

（3）益胃汤加减：方中沙参、麦冬、生地、玉竹、冰糖生津润燥，加苡仁、山药、谷芽益胃养阴，从阳明论治，适用于退热后，食欲减退，咽干口燥，证属肺胃阴伤者。

（4）葛根黄芩黄连汤合甘露消毒丹加减：方中葛根、桑叶发散风热；黄芩、黄连、银花清热解毒；羌活、独活祛风湿；前胡清化热痰，甘露消毒丹清热利湿。本方适用于外邪侵袭肺胃二经，表现发热、咳嗽、呕吐、腹泻等证候的患者。

3. 湿热浸淫

两足痿软微肿，扪之微热，或足胫发热，喜凉恶暖，肢体困重，面色萎黄，胸脘痞闷，小便热赤涩痛，舌苔黄腻，脉濡数。

治则：清热利湿，祛邪通络。

方药：

（1）加味二妙散：方中二妙散、黄柏、苍术清热燥湿；防己、萆薢导经络之湿从小便而去；龟板、当归、牛膝滋养肝肾。若两足热甚、口燥舌干者，加苦参、知母、麦冬、银花以清热凉血生津。

（2）三妙丸加味：方中三妙丸（苍术、黄柏、牛膝）清热燥湿通络；防己、秦艽、蚕沙、海风藤、银花藤祛经络中风湿热邪；滑石、苡仁利水渗湿；地龙清热熄风通络。本方适用于湿热壅滞经络的患者。

4. 脾胃虚弱

肢体痿软无力，面部浮肿，面色无华，食欲不振，大便溏薄，舌苔薄白，脉细。

治则：益气健脾，和中养胃。

方药：

（1）参苓白术散加减：方中党参、白术、莲肉、山药、扁豆益气健脾；陈皮、茯苓、薏苡仁健脾化湿；红枣养胃，砂仁健胃；桔梗载药上行。若病久体虚，可加黄芪、当归等以补益气血。本方药性中和，无寒热偏胜之弊。

（2）健脾养胃汤：方中人参、黄芪补气；白术、陈皮、山药健脾益气；泽泻、茯苓利水渗湿；当归、白芍补血养血；茴香行气运脾。本方适用于脾胃气虚的患者。

（3）补中益气汤：方中人参、黄芪、甘草补气；当归补血；陈皮理气；升麻、柴胡补卫气而实表，用以升阳益气、调补脾胃。

5.肝肾亏虚

肢体痿软无力，面部浮肿，面色无华，食欲不振，大便溏薄，舌苔薄白，脉细。

治则：滋阴清热，补益肝肾。

方药：

（1）虎潜丸加减：方中黄柏、知母、熟地、龟板滋阴清热；虎骨、锁阳、牛膝益肾壮筋骨，当归、白芍养血柔肝；干姜性温，热盛者宜去之。气血虚弱者，加黄芪、党参、首乌、鸡血藤；久病者阴损及阳，去知母、黄柏，酌加鹿角片、补骨脂、仙灵脾、巴戟天、附子、肉桂等温阳补肾之品。

（2）补肾壮阳汤：方中熟地、牛膝补血活血；麻黄、白芥子发散风寒；杜仲、狗脊、菟丝子、川断壮阳补肾；炮姜、肉桂温肾助阳；丝瓜络祛风通络。故本方具温通经络、补益肝肾之功用。

此外，也可配合应用紫河车粉剂或猪骨髓粉剂，和入米粉、白糖调服，如食欲良好，亦可用新鲜骨髓加黄豆适量煮食。

（二）针灸疗法

（1）体针：治疗原则以调理脾胃、补益后天为主，佐以强筋壮骨、通经活络之法。

取穴：主穴取中脘、胃俞、脾俞、肺俞、心俞、肝俞、肾俞、足三里、阴陵泉、三阴交、解溪、悬钟、涌泉等；上肢取大杼、肩髃、曲池、外关、合谷等；下肢酌加八髎、环跳、殷门、委中、承山、阳陵泉、风市、丘墟等；脊柱取大椎、命门、腰阳关、腰俞等。每次选穴5～7穴，若一侧有病，先取健侧，后取患侧。

中脘、胃俞、脾俞能调理脾胃；足三里、解溪入足阳明胃经；阴陵泉、三阴交入足太阴脾经；肺俞、心俞、肝俞、肾俞可清五脏之热，而治其本；悬钟、涌泉可润宗筋、利关节、濡养筋骨。以上为本证常用穴。配以大杼、肩髃、曲池、外关、合谷主上肢；八髎、环跳，殷门、委中、承山、阳陵泉、丘墟主下肢；大椎、命门、腰阳关、腰俞等入督脉，皆可通经活络、舒筋壮骨。

（2）灸法：灸法可治痿，用艾炷、艾条等按上述辨证选穴施灸，每日1～2次，10次为1个疗程。

（3）梅花针：以手足阳明经为主，太阳经、少阳经辅之。要注意顺经络方向，由内向外，由上向下叩刺。

（4）头针：取双侧头皮运动区的上1/5，以2寸毫针顺时针进行大幅度捻转，以患者瘫痪肢体出现感觉为佳，隔日1次，5～7次为1个疗程。

（5）耳针：取肺、胃、大肠、肝、肾、脾、神门等相应部位，进行强刺激，每次选3～4穴，留针10分钟，隔日1次，10次为1个疗程。

（6）埋线：上肢取肩髃、臂臑、曲池、手三里，下肢取髀关、伏兔、足三里、阳陵泉，埋入羊肠线，每次选2～3穴，2～3周后，可再次埋线。

（7）穴位注射：该疗法是将针刺与药物相结合的一种的综合疗法。可根据辨证结合局部取穴法进行选穴，每次选取3～4个穴位。每穴注入维生素B注射液等营养神经或复方丹参注射液等活血通脉药物0.5～1mL，隔日1次，10次为1个疗程。

（三）推拿疗法

脾胃是后天之本，采用推拿治疗痿证时，同样着重取阳明经，强健脾胃，以促进其运化，加强营养的吸收。

患者平卧位，暴露病损部位，肢体放置在合适的位置。先对瘫痪的肢体用掌推法，手法要轻，然后用捏法，方向从远端到近端。此外，还可同时运用搓法、揉法等。根据感觉障碍的程度，选用拍法、捶法和掌振法。如感觉消失可用捶法，感觉迟钝可用拍法或掌振法，若感觉异常，甚至疼痛者，只宜掌振法或者不用此类手法。在穴位上采用点穴和指振法，如上肢瘫痪时，取手三里、合谷为主穴，配以缺盆、曲池、尺泽、少海、大陵、阳池、阳溪、阳谷等；下肢瘫痪时，取气冲、足三里为主穴，配以血海、阳陵泉、解溪、太溪、昆仑等穴。最后在瘫痪肢体的各主要关节，采用屈伸法、摇法、抖法等被动运动手法，但用力不宜过大，最后以轻推法结束。若有大小便失常可作腹部揉法和滚法。若面部口眼歪斜，取风池、听宫、听会作点穴、揉法等。

（四）练功活动

调畅肢体气血，恢复肢体功能活动是痿证调护的关键。恢复期应积极主动地进行功能锻炼，有助于受累肢体的活动功能恢复，痿证的练功应注意以下事项：

（1）主动活动和被动活动相结合：由上肢到下肢，由近端至远端，各关节作各个方向被动活动。患者必须有意识地尽力主动完成动作，医者同时用口令和鼓励，督促其主动活动，如有困难可协助其完成。

（2）意识放松练习：当有肌肉痉挛时，应作意识放松练习，先练上肢肩、肘、腕，后练下肢髋、膝、踝，依次用意识锻炼肌肉放松。患者可闭目默念"放松"或按医者的口令，有意识放松某个部位，反复数遍。

（3）健侧与患侧活动相结合：健侧肢体帮助或带动患侧肢体活动，如在卧位下，患侧下肢可架在健肢上，由健肢带动患肢抬举。也可两侧同时作对称的活动，或先健肢后患肢（可在医者协助下）交替作相同的动作。练习时患者思想必须高度集中，尽可能有意识地对患肢进行主动活动。

（4）选择适当的练功姿势：若肢体瘦削枯萎，运动无力，卧床阶段可采用卧位被动练功，随时变换姿势，防止畸形的发生。继则采取主动练功训练，如坐位、立位和步行练功。根据病情，还可选用相应的导引、按摩、气功以及五禽戏、八段锦等传统体育锻炼方法。日常生活中，有意识地进行锻炼，若上肢活动障碍者，采用伸掌握拳、腕部屈伸、手滚圆球、写字、弹琴等，若下肢活动受限者，采用踝关节背伸、床上抬腿、扶杆站立、蹬车活动等方法进行锻炼。

（5）练功必须循序渐进：练功的活动度由小到大，活动次数由少到多，开始时可反复练习5～10次，然后增至10～20次，最后可达到20次以上。练功要有耐心、信心与决心，动作要和缓轻柔、量力而行，必要时需要有人在旁保护，以防跌倒造成外伤。

五、康复护理

肌肉萎缩患者由于长期卧床，易并发压疮，故被褥要柔软、干燥，应勤翻身、换衣，经常改变患者体位，防止发生压疮。

肌肉萎缩患者由于自身免疫机能低下，或存在着某种免疫缺陷，因此抵抗能力低下，容易并发感冒、肺炎等呼吸道感染，常使病情反复或加重，病程延长，如不及时防治，预后不良，甚至危及生命。因此，应特别注意保暖，预防感冒；卧床患者在注意翻身的同时应定时辅助拍背排痰，喂食时要选择合适的食物，速度要慢，必要时由胃管进食，避免引起肺炎。

同时应注意加强患者的心理护理，使患者保持乐观愉快的心情，避免长期或反复精神紧张、焦虑、烦躁、悲观等情绪变化。

第七节　烧烫伤

一、概述

烧伤又称为水火烫伤、汤泼火伤、火烧疮、汤火疮、火疮等，是由于物理或化学因素，如火焰、灼热的气体、液体或固体、电能、放射线等作用于人体而引起的一种局部或全身急性损伤性疾病。头、颈和上肢是最易受累的身体部位，损伤这些部位可能引起功能和容貌缺陷，从而导致残损和残疾。

中医学在治疗烧伤方面历史悠久，历代医家在临床实践中积累了丰富的治疗经验，有些方法至今仍在临床上应用。近代，我国在中西医结合防治烧伤方面取得了显著的成效。

二、病因病机

本病属于中医"水火烫伤"的范畴，其病是由火热之毒损伤人体所致。以肌肤、骨骼为主要伤及组织。当创面初步愈合后，即多表现为火毒耗伤阴液。其后从急性期转入恢复期，则多表现为疮口久不愈合或关节、肢体功能障碍，可伴有气血虚弱的病理变化。若火毒侵入营血，内攻脏腑，导致脏腑失和，阴阳失调，重者可致死亡。

西医学认为高温可直接导致局部组织细胞损害，使之发生变性、坏死，甚至炭化。大面积严重烧伤可引起全身性损害，早期可因大量体液丢失和剧烈疼痛引起休克；在体液回收期和焦痂脱落期如果不慎被细菌感染可引起脓毒败血症。创面修复愈合可形成大量瘢痕或形成顽固性溃疡。

三、临床表现与康复预测

烧伤的分类对确定患者的治疗非常重要。烧伤可以依致病因素、烧伤深度、烧伤占体表面积百分比来分类。其他应考虑的因素有烧伤的部位、患者的年龄、烧伤前存在的疾病及合并损伤（如烟雾吸入和骨折）。烧伤的康复预后与烧伤的部位、面积、深度，患者的体质状况、精神状态等均密切相关。

（一）烧伤面积的计算

（1）手掌法：患者本人五指并拢时，一只手掌的面积占体表面积的1%。此法常用于小面积或散在烧伤的计算。

（2）中国九分法：将全身体表面积分为11个9等份。成人头、面、颈部为9%；双上肢为2×9%；躯干前后包括外阴部为3×9%；双下肢包括臀部为5×9%+1%=46%。

（3）儿童烧伤面积计算法：小儿的躯干和双上肢的体表面积所占百分比与成人相似。特点是头大下肢小，随着年龄的增长，其比例也不同。计算公式如下：头颈面部面积百分比=[9+（12－年龄）]×100%；双下肢面积百分比=[46－（12－年龄）]×100%。

（二）烧伤深度的计算

烧伤深度一般采用三度四分法，即Ⅰ度、Ⅱ度（又分浅Ⅱ度、深Ⅱ度）和Ⅲ度烧伤（表10-4）。

表10-4　烧伤深度的计算

分度	深度	创面表现	创面无感染时的愈合过程
Ⅰ度（红斑）	达表皮角质层	红肿热痛，感觉过敏，表面干燥	2~3天后脱屑痊愈，无瘢痕
浅Ⅱ度	达真皮浅层，部分生发层健在	剧痛，感觉过敏，有水疱，基底部呈均匀红色，潮湿，局部肿胀	1~2周愈合，无瘢痕，有色素沉着
深Ⅱ度	达真皮深层，有皮肤附件残留	痛觉消失，有水疱，基底苍白，间有红色斑点，潮湿	3~4周愈合，可有瘢痕

续表

分度	深度	创面表现	创面无感染时的愈合过程
Ⅲ度（焦痂）	达皮肤全层，甚至伤及皮下组织肌肉和骨骼	痛觉消失，无弹力，坚硬如皮革样，蜡白焦黄或炭化、干燥。干后皮下静脉阻塞如树枝状	2~4周焦痂脱落，形成肉芽创面，大面积的一般需植皮才能愈合，可形成瘢痕和瘢痕挛缩

烧伤的深度可因时间、环境条件等因素继续发展，如在烧伤后48小时，Ⅰ度烧伤可因组织反应继续进行而转变为Ⅱ度；深Ⅱ度烧伤处理不当可变为Ⅲ度。因此，在烧伤48小时后和进程中，应分别对损伤深度重新评估。

（三）烧伤严重程度分类

为了设计治疗方案，需要对烧伤的严重程度进行分类，一般分为4类：

（1）轻度烧伤：Ⅱ度烧伤面积在10%（小儿在5%）以下。

（2）中度烧伤：Ⅱ度烧伤面积在11%~30%（小儿6%~15%）；或Ⅲ度烧伤面积在10%以下。

（3）重度烧伤：烧伤总面积在31%~50%；或Ⅲ度烧伤面积在11%~20%（小儿总面积16%~25%在或Ⅲ度烧伤在5%~10%）；Ⅱ度、Ⅲ度烧伤面积虽达不到上述百分比，但已发生休克、严重呼吸道烧伤或合并其他严重创伤或化学中毒者。

（4）特重烧伤：烧伤总面积在50%以上；或Ⅲ度烧伤面积在20%以上（小儿总面积25%以上或Ⅲ度烧伤面积在10%以上）。

（四）临床表现

（1）轻度烧伤：面积较小，一般无全身表现，仅有局部皮肤潮红、肿胀，剧烈疼痛，或有水疱。

（2）重度烧伤：面积大，多因火毒炽盛，入于营血，甚至内攻脏腑而出现严重的全身症状。病程一般分3期：

①早期（休克期）：往往发生在烧伤后48小时之内，主要由于大量体液外渗导致的低血容量性休克。表现为全身或局部出现反应性水肿，创面出现水疱、焦痂和大量体液渗出。患者表现为烦躁不安，呼吸短促，恶心呕吐，口渴喜饮，尿少。严重者出现面色苍白，呼吸气微，身倦肢冷，淡漠嗜睡，体温不升，血压下降，脉微欲绝或微细而数等津伤气脱，亡阴亡阳的危候。

②中期（感染期）：烧伤后热毒炽盛，体表大面积创面存在，全身抵抗力下降，火毒内陷（细菌入侵感染），内攻脏腑。症见壮热烦渴，躁动不安，口干唇燥，呼吸浅快，甚则神昏谵语，皮肤发斑，吐血衄血，四肢抽搐，纳呆，腹胀便秘，小便短赤，舌红或红绛而干，苔黄，或舌光无苔，脉数或弦数等。此时创面出现坏死斑或出血点，脓腐增多，脓液黄稠腥臭或淡黄稀薄，或呈绿色。有焦痂者，焦痂软化潮湿，或痂下积脓。

以上症状多发生在3个时期：烧伤后3~7天的体液回流期，随着组织间液返回血管，火毒内陷（细菌进入血液循环）；烧伤后 2～4 周的焦痂自溶脱痂期，大量焦痂脱落，出现新鲜创面，创面继发感染；烧伤 1 个月后的恢复期，患者体质消耗严重，气阴两伤，正气虚损，抵抗力低下，火热余毒乘虚内陷脏腑。

③后期（修复期）：邪退正虚，患者形体消瘦，神疲乏力，面白无华，纳差，腹胀便溏，心烦，低热，盗汗，口干少津，舌红或淡红，舌光无苔，脉细或细弱无力。此期创面基本愈合，深Ⅱ度烧伤愈合后，留有轻度瘢痕。Ⅲ度烧伤愈合后产生大量瘢痕或畸形愈合；若创面较大时，如不经植皮，多难愈合，有时可形成顽固性溃疡。

（五）康复预测

严重烧伤者在受到创伤后的数年间存在肌力的低下，康复不充分或恢复不完全。轻、中度烧伤积极康复治疗，可恢复肌力，减少瘢痕增生，维持关节活动度。

四、康复辨证

烧烫伤患者的康复阶段需辨其邪正虚实。在康复阶段之初，多因热毒未净而阴液耗伤，甚则气血衰弱，表现为正虚邪实；而到康复阶段后期，热毒渐去，主要以津液、气血不足为主，同时可伴有气滞血瘀、痰浊阻滞。

（一）辨证要点

（1）辨烧烫伤损伤程度：辨烧烫伤损伤程度对于判断其预后有重要意义。一般来说，损伤越严重，瘢痕造成关节变形，肢体功能障碍也越严重，康复的难度也越大。但预后的好坏与烧烫伤后治疗处理以及康复措施是否恰当也有密切关系。

（2）辨烧烫伤的面积、部位和患者体质：如烧烫伤面积较大又以头面、手足、会阴为主。且出现深Ⅱ度和Ⅲ度烧伤者，患者体质较差，老人或有慢性病患者，以及烧烫伤之后阴液耗伤较严重，因而阴虚之象显著者，康复的难度均较大，而早期康复的必要性也显得更突出。

（3）辨损伤的后果：烧烫伤的后果是辨别其证型的主要依据，因而要注意烧烫伤对阴阳气血及人体组织损伤程度和功能活动的影响。烧烫伤后往往造成肢体的功能障碍，这是由深Ⅱ度、Ⅲ度烧烫伤后形成瘢痕，关节周围的瘢痕挛缩或肌肉、肌腱损伤而致，严重者可影响生活自理能力和工作能力。

（二）常见证型

（1）火毒伤津：多见于较重的烧烫伤患者。创面大部分愈合或形成瘢痕，但亦有少数创面有腐肉或渗脓液，新肉未长，同时伴有壮热烦渴，躁动不安，口干喜饮，便秘尿赤，舌红绛而干，苔黄或黄糙，或舌光无苔，脉洪数或弦细数。

（2）胃阴衰败：创面虽已愈合形成瘢痕，但不思饮食，口干少津，口舌生疮糜烂，腹胀便秘，舌光红无苔甚至光剥，脉细数。

（3）气血两虚：疾病后期，火毒渐退，低热或不发热，形体消瘦，面色无华，全身倦怠乏力，精神萎靡，少气懒言，食欲不振，自汗盗汗，夜卧不安，同时可伴有创面肉芽色淡，久不收口，新肉不长，愈合迟缓，舌质淡，苔薄白或薄黄，脉细弱无力。

（4）痰瘀阻络：创面已愈合，形成瘢痕而造成关节僵直，肢体拘挛，不能屈伸运动，甚至丧失运动功能。

五、康复适应证

烧伤的康复应在入院后尽早开始，依据烧伤严重程度，康复治疗可持续1～2年，并鼓励应用多学科的方法。瘢痕愈合的力学特点或由于疼痛、不适及其他心理因素引起的适应困难需要更长的康复时间。针对患者而制定个体化的多学科康复治疗，是较大烧伤中心的康复治疗的规范化标准。

六、康复治疗方案

当以扶助正气、增强体质，与促使局部创面愈合、改善或恢复肢体功能相结合。同时还必须重视患者的心理康复，并配合必要的手术康复方法（如早期切痂植皮、晚期整形等），从而使患者逐步恢复正常的生理功能，最大限度地恢复生活和工作能力。在具体方法上，着重于各种功能锻炼，以帮助肢体功能的改善及恢复。

（一）体位摆放

早期正常的体位将有利于预防患者的功能障碍、拮抗瘢痕的挛缩。烧伤患者自身通过寻求移动肢体和躯干到一个放松的位置以解除来自烧伤组织的牵拉。

因为挛缩在这些患者身上发展很快，故应立即采取抗挛缩体位。可以通过多种方式来完成，如夹板、机械牵引、褥疮垫、枕头以及外科针矫形器等。具体体位采用颈伸，肩、上臂外展、外旋，前臂旋后、掌面向上，上肢与躯干呈90°，下肢大腿无外展无屈曲，膝伸直，足背屈等。

矫形器对帮助抗畸形体位非常重要。如果保持了正常的关节活动度，则不需要使用矫形器，但有两种重要情况例外：暴露的肌腱应使用矫形器固定于松弛位以防断裂；暴露的关节也应使用矫形器加以保护。由于使用矫形器长期固定可能产生畸形，所以需要经常评价关节活动度。急性期矫形器主要应用如下：

（1）手功能位矫形器：防止掌指关节挛缩。

（2）踝背屈矫形器：用于拉紧跟腱及防止腓神经麻痹。

（3）肘伸矫形器：用于肘伸展受限并防止患者肘全屈。

（4）膝伸、背屈矫形器：预防"蛙腿"体位，尤其是儿童。

为帮助体位的正确摆放，额外的矫形架及床上肩板可以酌情进行技术创新。

（二）压力疗法

压力治疗是烧伤康复中最具专科特色的康复治疗措施，也是预防和治疗烧伤后瘢痕增生最有效的方法之一。待创面愈合后立即实施，一般要求24小时穿戴，持续6个月甚至两年时间。

头面部烧伤者因头部形状不规则，难以应用弹力绷带实施有效的压力治疗，目前最为常用的头部加压方法是使用压力头套，但由于眼周、口周等部位应用压力头套和压力垫难以达到较好的控制，国外已开始使用透明压力面罩进行加压，透明压力面罩为应用高分子材料根据烧伤者面部形状设计和制作的透明面罩，可对口周、眼周等部位提供有效的压力，穿戴舒适，治疗面部瘢痕增生较为理想。

（三）运动疗法

在物理治疗中通过力学的因素以缓解症状和改善功能的治疗方法。整个康复期，轻柔、持续地牵拉比反复多次运动牵拉烧伤组织更有效。主动的下肢锻炼有助于预防下肢血栓性静脉炎。烧伤患者需要活动躯干和四肢以预防经常发生的机器人式的僵直姿势。理论上患者身体的每一部分都应以某种方式锻炼。多种改善肢体活动度的康复器材在康复治疗师的指导下，可用于上肢烧伤患者，以帮助牵拉并增加肩和肘的关节活动度，同时减轻手臂的水肿。足烧伤需要切除或部分足跟手术的患者应该早期配用额外加高的鞋、塑形鞋垫或嵌入物。早期使用合适的鞋类可预防后期继发的膝、髋的并发症。

在创面开始愈合、全身情况基本恢复正常时，即可及早采用传统体育运动疗法以增强体能，舒展筋脉，改善因瘢痕组织而影响的肢体伸屈功能。有的患者部分肢体或组织器官缺损，在缺损的修复或装配假肢的前后，亦需进行体育锻炼，有助于达到最佳的康复效果。在进行传统体育康复法时应注意两点：一是不要等创面完全愈合后才开始训练，应尽早开始，以争取在功能活动中创面逐渐愈合，这样可使创面瘢痕具有弹性，且对运动功能影响较少；二是针对不同阶段的康复采用不同的体育康复训练法。在创面尚未愈合时要严格掌握运动量，由于损伤部位的活动会引起疼痛，所以损伤处肢体关节的活动范围应由小渐大，动作缓和，但切不可因怕痛而不敢运动。在创面基本愈合而有瘢痕挛缩现象时，体育活动的运动量可逐步增加，除损伤局部的运动外，可进行半身或全身的运动。在瘢痕强烈挛缩引起肢体畸形而导致肢体功能严重障碍时，往往应进行手术整形或功能重建术，术后则着重对经整形或重建后关节的进行功能训练，以促进瘢痕软化，防止再度挛缩。

（四）传统体育疗法

在尚未能站立及创面未完全愈合时，可进行传统体育保健反复锻炼。例如太极拳中的云手、倒卷肱，八段锦中的左右开弓似射雕、摇头摆尾等。损伤肢体可在小范围内根据患者情况进行肢体关节的各种主动练习，如屈、伸、旋转等主动运动的功能训练。也可以健肢带动患肢进行运动，或在康复治疗师的帮助下进行。在创面愈合而有瘢痕挛缩时，可以练习简化的太极拳、八段锦。其他如五禽戏、练功十八法、保健二十式等全身性的传统体育运动，也有助于增强患者的全身体力，改善损伤肢体的功能。

（五）中药疗法

小面积轻度烧伤，可单用外治法；大面积重度烧伤，必须内外兼治中、西医结合治疗。内治原则以清热解毒、益气养阴为主。外治在于正确处理烧伤创面，保持创面清洁，预防和控制感染，促进伤口愈合。深Ⅱ度创面要争取和促进结痂愈合，减少瘢痕形成；Ⅲ度创面早期保持焦痂完整干燥，争取早期切痂植皮，缩短疗程。

（1）内治：主要是调整患者全身状态，扶助正气，清热解毒，具体运用时视正虚邪实之侧重而权衡补泻之法。

①火热伤津证：宜清解热毒，养阴生津，方以白虎汤加减。如小便赤涩痛可酌加竹叶、滑石等，如大便秘结，可加生大黄、全瓜蒌、生何首乌等；如创面久不收口，可加当归、赤芍、牡丹皮等。

②胃阴衰败证：宜养阴益胃，方以益胃汤加减。如食少腹胀、大便中有不消化食物，可加炒谷芽、炒麦芽、炒神曲、鸡内金、陈皮、茯苓等。

③气血两虚证：宜补益气血，方以八珍汤加减。如食少腔胀，可加炒谷牙、炒麦芽、炒神曲等；如唇口干燥，大便干结，可加生地、玄参、麦冬、玉竹等；如创面久不收口，重用黄芪；如创面瘢痕形成，可加桃仁、红花、丹参、炒五灵脂、赤芍等。

（2）外治：如创面脓液已尽而新肉不长者，可用生肌玉红膏涂消毒纱布上贴敷患处。如创面新肉难长，久不收口，可用生肌散外撒创面上。如创面已形成瘢痕疙瘩或瘢痕痒痛显著者，可用黑布膏外敷，每2～3天换药1次。

①初期：根据创面的部位、大小、深浅，选用不同方法。一般肢体部位及中小面积的烧伤创面多采用包扎疗法；头面部、颈部、会阴部和大面积创面多采用暴露疗法。

小面积Ⅰ、Ⅱ度烧伤可外涂清凉膏、京万红烫伤药膏、紫草膏等暴露或包扎；或用地榆粉、大黄粉各等份，麻油调敷后包扎，隔日换药1次；较大面积的Ⅱ度烧伤，皮肤无破损者，抽出疱内液体；水疱完整或水疱已破者，剪去破损外皮，外用湿润烧伤膏；Ⅲ度烧伤保持焦痂干燥，防止感染，可外用水火烫伤膏、创灼膏等脱痂。

②中期：一般小面积感染创面可外用生肌玉红膏、黄连膏外敷，亦可用绵白糖（量要大，因细菌在高渗环境下无法生存）加九一丹少许直接外用，每日包扎换药1次；较大面积的感染创面渗液较多，可选用2%黄柏液湿敷；痂下积脓者，要尽快去痂引流，用上述药液浸泡或湿敷。

③后期：腐脱新生时，用生肌玉红膏、生肌白玉膏或生肌散外敷。

（六）推拿疗法

推拿可以增加血液运行，疏通经脉筋骨，有助于瘢痕软化，促进功能恢复。手法以推、摩、揉、提、捏、拿等为主，操作手法应轻柔，特别是损伤部位尚未完全愈合时，动作应轻，频率应慢，并不断变换部位，以免在同一部位反复按摩损害部分皮肤。如瘢痕组织已老化，则手法可适当加重，但以不损伤表皮为度。每次10～25分钟，每日1～3次。推拿时可用滑石粉为介质，有助于减轻瘢痕。同时也让患者自我按摩。手部烧烫伤者，可用手指揉转健身球、核桃等。

（七）沐浴疗法

在烧烫伤患者创面开始愈合时，及早进行沐浴疗法，有助于恢复皮肤的生理功能，促进关节运动功能的恢复。

当创面尚未完全愈合而仅形成肉芽时，可采用温水浴，将受伤肢体浸泡于 38～39℃的温水中，先浸泡 5～10 分钟，待肢体已适应温水后还可进行主动或被动的肢体活动，特别是关节的活动。开始时每次不超过半小时，以后可长达 1 小时。当创面已形成瘢痕后，温水浴仍然十分必要，每日进行 1 次。在进行水中关节主动和被动运动时，还可结合自我按摩。

除温水浴外，有条件者可做温泉浴。也可用金银花、红花、苏木、当归、络石藤、伸筋草等，加水煎成药液浸洗患处。

（八）情志疗法

烧伤作为一种强烈的应激源，不仅使烧伤患者出现生理上的应激反应状态，多数患者还存在不同程度的负性情绪反应或心理问题。表现为悲观、自卑、羞愧、烦躁、焦虑情绪，甚至拒绝治疗，对今后的生活丧失信心。心理上的消极给康复医疗带来困难。对此，应采取调摄情志的康复方法。医务人员要态度热情、温和、有耐心，避免一切可能对患者有刺激的语言和表情。要动员患者家属，配合医务人员，给患者无微不至的关怀。对患者要进行耐心地开导，同时讲明各种康复方法的作用，以取得患者的主动配合。对情绪特别低落，顾虑重重的患者，除有的放矢地解决其思想负担外，还可通过讲故事、读报纸、听收音机、看电视、欣赏音乐等以调节情志，并通过讲述其他严重烧烫患者康复后恢复生活、具有新的工作能力等事例来消除其顾虑，树立信心。

（九）饮食疗法

可用相应的饮食来帮助恢复正气，补养阴液，祛除热毒之邪。对火毒伤津证可饮用绿豆汤，或用花蜜饮，也可食用生黄瓜汁或生黄瓜。胃阴衰败证，可用五汁饮、牛奶加蜂蜜。气血两虚证，可用党参 30g，桑椹 20g，粳米适量，煮粥。少食辛辣刺激性食物，如辣椒、姜、蒜等。

七、康复护理

（1）起居护理：应注意保持室内的安静、整洁、空气流通，保证患者有足够的睡眠时间。大面积烧烫伤的患者，在创面愈合后，应注意肢体要放在功能位置上，避免瘢痕增生挛缩后造成肢体功能障碍。此时只宜做床上的肢体活动，不宜过早下床活动，在创面愈合 3 个月后可离床活动。由于体力衰弱，并可发生疮面奇痒难忍，所以必须耐心护理，避免发生全身性的并发症。在日常护理中，属头面部烧烫伤者，对眼、耳、鼻、口唇周围的分泌物要及时用盐水或黄柏水棉球清洗。如有眼睑外翻者，应经常涂有消炎解毒作用的眼药膏，并用凡士林纱布盖双眼，以保护眼球和结膜、角膜。属颈部烧烫伤者，应避免由于瘢痕挛缩而使颈颔部粘连在一起，因而每天要保持较长时间的仰卧位，并在肩部垫枕，使头部充分后仰；或取俯卧位，把下颌枕在枕头上，目的是使颈部皮肤充分拉直，防止挛缩。对面部烧烫伤而损伤面容者，可尽量以穿戴、化妆来遮掩损伤部位，程度较重者可戴眼镜、口罩外出。

（2）饮食护理：宜食易消化、富有营养、含水分多、性质偏凉的食品，如甘蔗、西瓜、梨、黄瓜、牛奶、豆浆等。并可逐步加入瘦肉、蛋、鸡、鱼等食物。多食新鲜水果蔬菜，忌食坚硬难消化、辛辣香燥、腥臭及发物。如腹胀较甚，应饮用萝卜汤；有不寐多梦者，可配以大枣莲子粥；有脾虚腹胀腹泻者，可考虑山药粥调理。

第八节　骨折

一、概述

骨折，是指在外力作用下骨的完整性或连续性遭到破坏，即骨小梁的连续性中断。多见于儿童及老年人，中青年也时有发生。我国古代医家对"骨折"的概念早已有了认识，如甲骨文中"疾骨"、"疾胫"、"疾肘"等病名，《周礼·天官》记载了"折疡"。"骨折"这一病名出自唐代王焘的《外台秘要》。随着交通的迅猛发展，车祸致骨折逐年上升，并已成为复合损伤、多处骨折、开放性骨折等严重骨折的首要原因。又因人口的平均寿命延长，人口老龄化，患骨质疏松的老年人逐年增多，骨折的发生率也在增加。除外力引起的骨折外，还可能因肿瘤、结核、感染等原因造成病理性骨折。

骨折后为了使患者尽快得到治疗和恢复肢体的正常功能，中医对此积累了丰富的经验。早在唐代蔺道人所著的《仙授理伤续断秘方》一书中已完整地总结出骨折应以正确复位、夹板固定、内外用药和功能锻炼为治疗大法，同时对"筋骨并重、动静结合"的理论也做了进一步阐述。功能锻炼的思想贯穿骨折治疗的全过程。对肢体关节功能恢复和重建起到了积极作用，有效地防止骨质疏松、废用性肌萎缩、关节僵硬等并发症。

骨折康复治疗的首要目的是让受伤骨骼、关节、组织能够进行活动，无论是骨骼还是软组织都应与愈合进程相配合。

二、病因病机

造成骨折的原因主要有外力作用和骨骼疾病引起的骨质破坏两种。此外，还与患者的体质有关。

（一）外力作用

外力作用一般可分为直接暴力、间接暴力、肌肉牵拉力和持续劳损4种。不同的暴力形式所造成的骨折其临床表现和特点有所差异。

（1）直接暴力：骨折发生于外来暴力直接作用的部位，如轧伤、打击伤、挤压伤、机器绞伤、刀枪伤所引起的骨折，常合并严重的软组织碾挫伤，处理困难，预后较差。骨折线多呈横形或粉碎性等，如为开放性骨折，因打击物由外向内穿破皮肤、软组织，则感染率较高。

（2）间接暴力：骨折发生远离外来暴力作用的部位，间接暴力包括传达暴力、扭转暴力。例如跌倒时手掌着地，在肢体的近段，因间接暴力可在桡骨下端、尺桡骨以及肱骨髁上、肱骨外科颈发生骨折，这类骨折软组织损伤较轻，预后较好，骨折多为斜形或螺旋形，如开放性骨折，则多因骨折断端由内向外穿破皮肤，感染率低。

（3）肌肉牵拉力：肌肉牵拉力是指急剧而不协调的肌肉收缩所引起的肌肉附着处的撕脱骨折。这类骨折好发部位为尺骨鹰嘴、髌骨、肱骨大结节、胫骨结节等处。此类骨折部位多为松质骨，血运丰富，骨折愈合快，预后好。

（4）持续劳损：长期反复的振动或循环往复的疲劳运动，可使骨内应力集中积累，造成慢性损伤性骨折，又称"疲劳骨折"。如长途行军不能适应可导致第2跖骨颈或腓骨下端骨折，操纵机器振动过久可致尺骨下端骨折，不习惯地持续过量负重导致椎体压缩性骨折。这种骨折多无移位或移位不明显。

（二）骨质破坏

有些骨折在外力作用不大的情况下即可导致骨折。主要原因是骨质本身遭到破坏，骨皮质变薄，骨密度减低，溶骨性破坏，在轻微外力的作用下即可造成骨折，或为病理性骨折，如骨肿瘤、骨结核、骨髓炎、脆骨病、佝偻病、骨软化症、甲状旁腺功能亢进等造成的骨折。此类骨折移位不大，诊断上需进一步检查，明确性质，采取相应的治疗措施，有别于一般外伤性骨折的治疗。

骨折除了与暴力的大小、骨骼本身的质量有关以外，还可与患者的年龄、体质、骨骼的解剖特点有关，如长管状骨的两端松质骨与密质骨相交接处易好发骨折，老年人易发生粉碎性骨折，儿童常发生青枝骨折。

总之，引起骨折的首要原因是外来暴力，其次是骨质本身的性质以及患者的内在因素。

三、临床表现与康复预测

（一）临床表现

1. 全身症状

单纯性轻微骨折无全身症状表现或全身症状反应不明显。由于瘀血停聚，聚而化热，常见发热（体温38.5℃左右），5~7天后体温逐渐降至正常，无恶寒或寒战，伴口渴、口苦、心烦、夜寐不安、尿赤便秘、舌质红、苔黄腻、脉浮数或弦紧等症状。若严重的创伤或骨折可发生失血性休克，常见于股骨干骨折、骨盆骨折后等，表现为面色苍白、四肢厥冷、出冷汗、心烦、口渴、尿量减少、血压下降、脉微细或消失等。

2. 局部症状

（1）一般症状：

①疼痛和压痛：骨折后由于骨断筋伤，脉络受损，气血凝滞，阻塞经络，不通则痛，故常出现不同程度的疼痛、压痛和纵向叩击痛等。在移动患肢时疼痛加剧，当患肢

经妥善固定后，疼痛可以减轻甚至消失。在触摸骨折处有局限性压痛，借此来准确判定骨折的部位及范围，尤其是对不完全性骨折和嵌入骨折，局限性压痛更有意义。

②功能障碍：骨折后剧烈疼痛，肌肉反射性痉挛，肌肉失去附着作用，则肢体出现活动障碍，丧失活动能力。

③局部肿胀瘀斑和皮肤擦破伤：骨折后由于脉络受损，筋断骨折，软组织损伤，血管破裂，血液外溢肌肤而形成局部肿胀瘀。

（2）骨折的特征：

①畸形：骨折后可因暴力、肌肉收缩、肢体重力压迫使骨折端发生不同程度和不同方向的移位，如短缩、侧方移位、旋转等畸形。

②异常活动：又称假关节现象，即骨折部位无嵌入的完全性骨折，可出现类似关节一样的可活动性。

③骨擦音：骨折断端相互摩擦、碰撞所发出来的粗糙的声音或感觉。

（二）康复预测

骨折的康复治疗贯穿于整个骨折治疗过程中，采用循序渐进、多手段、多途径的综合治疗方法，绝大部分骨折患者都能获得良好的效果，疼痛和压痛消失，恢复正常的肢体功能和肌力。若外固定时间较长、范围过大，康复锻炼不到位，造成局部骨质疏松，则会出现局部疼痛、关节僵硬等，严重影响肢体的功能的恢复；若老年人长期卧床，且基础疾病及体质较差，骨折愈合迟缓或不愈合，则将严重影响肢体的功能恢复。

四、康复辨证

骨折患者由于体质差异、骨折损伤程度、骨折部位、骨折治疗时间等上的不同，均可产生不同的病证。应当正确区别虚实、寒热证，因此在康复阶段的辨证应分清本虚标示的侧重，采用不同的方法辨证论治。

（一）辨证要点

重点在于辨别骨折后人体正气的状态、骨折后愈合和肢体功能恢复的情况。

（1）辨正气状态：平素机体健康，骨折较局限，全身损伤较轻微的情况下，一般不会明显表现出正气亏虚的症状。但是若正气虚弱，骨折较严重，且伴有全身其他组织器官的损伤，加上骨折后长期卧床休息治疗，活动量小，饮食减少，往往会出现正气亏虚的症状。

（2）辨骨折愈合和肢体功能恢复情况：可以通过局部检查结合X线摄片进行评估。如已经超过了骨折的平均愈合时间，骨折处有轻微的活动或压痛，且X线显示骨折处呈断裂状态，则属于骨折迟缓愈合；若骨折处呈现假关节状，活动无疼痛，且X线显示骨折断端萎缩光滑，骨痂稀少，间隙增大，骨质硬化，髓腔封闭，则属于骨不连接。至于骨折断端已愈合，但有肌肉萎缩或关节屈伸活动功能障碍者，则属于痰瘀阻络所致的功能障碍范畴。

（二）常见证型

（1）肝肾亏虚：头晕耳鸣，腰膝酸软，阳痿遗精，五心烦热，舌红而舌体瘦小少苔，脉细数。在骨折部位表现为迟缓愈合或骨不连接。

（2）气血不足：倦怠乏力，面色少华，短气懒言，心悸怔忡，食少腹胀，舌淡白苔腻，脉细弱无力。在骨折部位表现为迟缓愈合或骨不连接。

（3）痰瘀阻络：骨折附近关节僵直，屈伸活动有程度不等的障碍，可伴有局部肌肉萎缩，皮肤色黯少光泽，或有局部肌肤甲错，舌质黯红或有紫斑，舌苔白或腻，脉细或细涩。

（4）血热成毒：骨折附近的软组织表现为红、肿、热、痛，关节屈伸功能障碍，皮肤有出血点；血毒侵袭骨质及肌肉，则有不同程度的骨质破坏和肌肉萎缩，舌质红，舌苔薄或黄腻，脉数或滑涩。

五、康复适应证

（1）稳定性骨折经手法闭合整复，夹板或石膏固定者，宜早期做康复锻炼。

（2）不稳定性骨折经整复和固定治疗后，达到临床愈合标准者可行康复治疗。

（3）手术切开复位内固定，若内固定较坚强，骨折断端较稳定者术后即可做邻近关节的屈伸功能锻炼。若内固定不牢固，有移位倾向，需做外固定者宜早期做轻微的有限的功能锻炼。

（4）骨折后期，外固定拆除后，见关节僵硬，活动度减少，肢体肌肉萎缩，肌力下降者，则需尽早加大康复运动的力度。

六、康复治疗方案

（一）运动疗法

临床实践证明，全身运动疗法对治疗骨折创伤有行活血、祛瘀生新的作用，可改善血液循环和淋巴循环，促进肢体肿胀的吸收消散，促进骨折的愈合，使关节筋脉得到濡养，防止肌肉萎缩、关节僵硬、骨质疏松，有利于关节功能的恢复。因此，运动疗法在骨折的康复治疗中具有重要的地位，是治疗骨折的基本疗法之一。根据骨折愈合的不同阶段，应采取不同的康复方法：

（1）骨折早期（骨折后1～2周）：此期骨折处有疼痛肿胀，锻炼的目的是促进血液流通，消除肿胀，防止肌肉萎缩和关节僵硬。功能锻炼主要方式有：

①握拳伸指：将伤肢的手掌及五指分开，进行一伸一握动作，每回锻炼20～40次，次数由少到多，此动作有改善腕部及前臂肌肉的血液循环，增加肌张力作用，避免掌指关节囊粘连及肌肉萎缩。

②吊臂屈肘：用颈腕带将伤肢的前臂悬吊于胸前，用力握拳，使前臂的肌肉紧张，接着屈伸肘关节，然后伸直到颈腕带容许的范围，每回锻炼20～40次。亦可用健手托

住患肢的腕关节，进行肘关节的屈伸锻炼。此动作有改善上肢的血液循环，防止关节粘连和肌肉萎缩的作用，适用上肢各部位的骨折锻炼。

③踝关节屈伸：患者仰卧或坐位，将伤肢的踝关节尽量的跖屈或背伸，做下肢肌肉的等长收缩，每回锻炼20～40次。此动作有促进下肢血液循环和防止踝关节粘连强直的作用，适用于下肢骨折的锻炼。

初期只可在支架或垫上练习，不可抬离床面。

（2）骨折中期（骨折后3～8周）：骨折处的肿胀疼痛已基本消失，骨折端已经有纤维连接，甚至有些骨折已达到了临床愈合，故伤肢可以做较大幅度的功能锻炼运动。功能锻炼的主要方式有：

①抬臂屈伸：适用于上肢各部位骨折的中、后期锻炼。用健手托住伤肢的腕部，尽量使肘关节屈曲，然后伸直，每回锻炼20～40次，屈曲伸直的幅度由小到大，次数逐渐增加。此动作有改善上肢血液循环，防止肘关节粘连，使肘关节活动范围逐渐增大的作用。

②摩肩旋转：适于上肢各部位骨折的中期锻炼。用健手托住伤肢的前臂，辅助伤肢的肩关节做前后屈伸，内外旋转活动，每回20～40次，活动范围由小到大，次数逐渐增加。此动作有松解肩关节粘连的作用。

③拉腿屈膝：适于下肢各部位骨折的中期锻炼。患者取仰卧位，将股部的肌肉用力收缩，接着用大腿带动小腿进行膝关节屈曲，然后放松，伸直下肢，每回20～40次。此动作有促进下肢血液循环，增加肌力，预防股部肌肉和膝关节粘连强直等作用，下肢骨折在外固定的保护下可下地扶拐，不负重的情况下练习行走，经过一段时间后患肢逐渐负重。

（3）骨折后期（骨折后9～12周）：此期软组织已修复，骨折部的骨痂也日趋完善，部分骨折已达临床愈合，外固定已拆除，此期运动疗法的主要目的是争取关节活动范围和肌力尽快恢复正常，为此可逐渐由局部性的锻炼过渡到全身性的锻炼，并根据病情需要，有侧重地自编一套医疗体操。体操可徒手进行，也可以用一些器械，如棍棒、哑铃、滑车等来完成。

这个时期的功能锻炼，如上肢骨折，应扩大骨折部位邻近关节活动范围；如下肢骨折，可下地站立。骨折已愈合牢固的患者，可在外固定保护下扶拐步行，直至骨折愈合坚固为止。功能锻炼的主要方式有：

①鲤鱼摆尾：伤肢的前臂中立位，手半握拳，将腕关节背伸，然后掌屈，状如鱼尾摆动，每回20～40次。此动作能加大腕关节屈伸活动，增强肌力，适用于上肢各部位骨折的锻炼。

②单手擎天：健手放于胸前，伤肢的腕关节呈背伸，上臂紧贴胸壁，将肩关节向前上方高举，并伸直肘关节，然后徐徐放下，每回15～30次。此动作有预防肩关节粘连和肌肉萎缩，增加肌力的作用。也可选用上述的抬臂屈伸、摩肩旋转、拉腿屈膝等功

能锻炼方式。

器械锻炼对肢体肌力的恢复有良好的作用。如沙袋负重训练，对各种肌力下降的恢复均有效果，而且对关节功能活动的恢复也有很好的帮助。民间常用的器械有竹管、胡桃等，分别适用于膝关节、指尖关节以及其他关节的活动锻炼。

当关节活动与肌力有所恢复时，生活功能训练必须及时跟上，如上肢进行进食、饮水、写字、梳洗、穿脱衣服等训练；下肢进行坐、立、行走、上下楼梯、骑自行车等训练。

（二）心理疗法

骨折治疗的成败不仅取决于骨折早期的治疗措施和技术，而且在很大程度上也取决于患者及家属的密切配合。中西医结合治疗骨折的过程中就强调应"动静结合、筋骨并重、内外兼治、医患合作"。但在临床实践中，许多患者或家属对于骨折则过多地强调"静"，即保持肢体的绝对制动，才能保持骨折的对位对线，加速骨折的愈合。实际上恰恰相反，骨折固定开始，就必须进行不妨碍骨折移位的邻近关节的活动，只有这样才能够加速患肢的血液和淋巴循环，改善局部血供，防止关节僵硬，有利于后期的康复。适当的肌肉收缩运动可以使骨折断端始终保持有恒定的和间断的生理应力刺激。现代医学研究发现，生理应力刺激是加速骨折愈合的重要条件。因此，医生必须给患者和家属做康复指导，贯彻"医患合作，动静结合"的精神，树立正确的认识，纠正错误，积极配合治疗，使患者早日康复。

在骨折的治疗中，特别是老年患者、伤势较重的患者，医生要帮助患者克服悲观的心理，他们往往有一定的思想负担，担心骨折后会影响今后的生活和工作，当骨折疼痛和活动功能障碍时，心情就会变得烦躁不安，甚至有放弃康复治疗的想法，拒绝配合医务人员，延误了康复的最佳时机。因此，医生有责任和义务帮助患者树立信心，同时还必须向患者讲明骨折愈合的条件和具体康复治疗的方案，指导患者做正确的康复治疗。对心情过分焦虑者，应引导其学会自我调节，放松紧张的情绪。

（三）推拿疗法

推拿疗法是骨折后期功能恢复的一种重要的康复措施。主要用于骨折后期外固定拆除后出现关节僵硬、肌肉萎缩者。任何一种手法都能不同程度地锻炼肌肉，并能反射性调节和改善中枢神经系统的功能，且能使肌肉毛细血管开放增多，局部血液循环加速，从而改善组织营养，促进关节滑液的分泌和关节周围血液、淋巴液循环，使局部温度升高。因而，推拿按摩具有活血化瘀、消肿止痛、舒筋活络、缓解痉挛、松解粘连的作用。推拿按摩手法按其主要操作、作用部位及功用的不同可分为舒筋通络法和活络关节法两大类：

1. 舒筋通络法

舒筋通络法是术者施用一定的手法作用于肢体，从而达到疏通气血、舒筋活络、消肿止痛的目的。常用手法有：

(1) 按摩法：

①轻度按摩法：具有消瘀退肿、镇静止痛、缓解肌肉痉挛的功能，适用于全身各部位。

②深度按摩法：包括一指禅推法，具有舒筋活血、祛瘀生新的作用，对消肿和减轻患部的疼痛很有效；还可以解除痉挛，使粘连的肌腱、韧带及瘢痕组织软化、分离和松解。本法常由轻度按摩法转入，或在点穴法前后，或结合点穴法进行，是骨折后期康复最基本的手法之一。

（2）揉擦法：具有活血化瘀、消肿止痛、温经通络、缓解痉挛、松解粘连、软化瘢痕的作用。常用于四肢骨折后期肌肉、肌腱强硬者。

（3）拿捏法：包括弹筋法和捻法，具有缓解肌肉痉挛、活血消肿、祛瘀止痛、松解粘连等作用。常用于关节筋腱部的治疗。

（4）抖法和搓法：常用于手法的结束阶段，整理收功时使用，具有进一步放松肢体、舒筋活血、理顺经络的作用，同时还可以缓解强手法的刺激，能很好地调节关节功能。

（5）点穴法：点穴按摩与针刺疗法有类似的作用。通过点穴按摩可以疏通经络、调和气血和增强脏腑功能，是骨折后期，脏腑气血功能失调者采取的主要治疗手法之一。

2. 活络关节法

活络关节法是术者运用手法作用于关节处，从而促使关节功能改善的一种方法，本法常在舒筋通络手法施用的基础上进行，常用的方法有：

（1）屈伸关节法：包括内收外展法，本法对各种骨折后期造成的关节屈伸收展功能障碍者均可应用。屈伸关节法对筋络挛缩、韧带及肌腱粘连、关节强直均有松解作用，多用于膝、踝、肩、肘等关节。若能在熏洗疗法之后应用此法疗效更佳。但使用屈伸关节法时，要遵循"循序渐进"的原则，切忌暴力屈伸，以防再度骨折。

（2）旋转摇晃法：本法具有松解关节滑膜、韧带及关节囊粘连的作用。尤其适用于关节僵硬，功能障碍尚未完全定型及关节错缝者，对骨折尚未愈合者禁用。本法和关节屈伸法是治疗关节粘连的主要手法，常配合应用。使用旋转摇晃法动作要协调，力度要适中，对有明显骨质疏松的关节要慎重，防止骨折的发生。

（3）拔伸牵引法：本法具有松解挛缩的肌腱和关节囊的作用，从而达到疏松筋脉，行气活血的目的。常用于骨折后期关节、肌腱、筋膜挛缩，关节粘连而导致功能障碍的治疗。

（四）针灸疗法

针灸对骨折早期所产生的疼痛、肿胀有一定的消肿止痛作用，多采用骨折部位循经或局部取穴。循经取穴主要以四肢远端的穴位为主，如上肢骨折多取鱼际、内关、外关等；下肢骨折多取足三里、三阴交、阳陵泉、太溪等；胸腰椎骨折多取委中、承山等。局部取穴多选用骨折附近的穴位，每与循经选穴配合使用。骨折数周或数月之后，针灸治疗的目的是促进局部气血流通，针法以平补平泻为主。若骨折处有关节僵硬或肌肉萎缩者，多以局部取穴为主，多用泻法，也可配合灸法。若见肝肾亏虚，加用肾俞、命门、太冲、三阴交等；气血不足者，加脾俞、足三里、气海、血海、心俞等，针法以泻法为主。

（五）物理疗法

目前常用的理疗有以下几种：

（1）温热疗法：温热疗法适用于骨折的中、后期。主要是运用易于取材的各种物质传导热的疗法，如温水淋洗、泥疗、石蜡、沙疗等。该疗法可使作用部位组织温度升高，具有促进物质代谢，增加毛细血管开放，加速微循环等改善血液运化的生理作用，有助于瘀血的迅速吸收、消散和消肿止痛，从而增加骨膜血量，促进骨细胞生长，加速骨膜内骨化过程。在骨折愈合的骨痂形成中应用热疗，有利于骨痂骨化，预防软组织粘连挛缩，改善关节功能的康复。温度可以从低档开始逐渐增高，以适当耐受为宜，每次治疗时间为 15～30 分钟，每日 1 次。

（2）光疗法光疗法：可分为红外线疗法、紫外线疗法和可见光疗法。辐射热对组织的影响除温热作用外，光能的吸收可能对组织的修复过程有直接的刺激作用。紫外线局部照射对骨折的愈合具有促进作用，可促进钙、磷的吸收，为骨痂形成提供物质基础。

（3）电、磁疗法：局部直流电钙离子导入或磷离子导入，可提高骨折部位钙、磷的浓度，促进骨化过程。钙、磷不仅具有使局部血液循环加速，促进渗出物吸收的作用，而且还可通过穴位的神经反射，降低末梢神经兴奋性，具有镇痛的作用，因而本法可用于骨折的早、中期。在骨折处或穴位上贴敷磁片。磁场强度为 500～2000Gs，即高频电疗法，可使深部组织充血，体液循环改善，激活组织细胞的功能，消除炎性水肿以及促进血肿吸收。骨折后期应用，有助于骨痂形成。且高频电场或电磁场可以透过石膏、绷带和小夹板达到深部组织和骨骼，临床使用较方便。应用电磁疗法，应注意不宜过热，骨折端有金属内固定者不宜使用。

（4）超声波疗法：超声波可使组织血管扩张，加速血液循环。小剂量超声波可以促进骨痂形成，对骨折迟缓愈合者有一定的疗效。常采用接触移动法，剂量为每平方厘米 0.6～1.0W，每次 3～5 分钟，每日 1 次，15 次为 1 个疗程。

（5）高压氧疗法：高压氧疗法是将患者置身于高压氧舱内，进行加压，吸入百分之百纯氧以达到促进骨折愈合的目的。其作用主要在于：可以提高白细胞吞噬能力，防止骨折附近或周围软组织感染，促进骨折愈合；加速伤口愈合，可提高纤维母细胞增生，制造胶原蛋白、造骨细胞，可以形成骨髓，营养骨折断端，丰富其血运，加快骨折断端骨痂形成以及骨质生长。因此，高压氧疗法在临床上对于骨折后肢体功能的康复治疗运用广泛，在很大程度上减少了骨折不愈合的几率，加快骨痂形成，促进骨折愈合。

（六）中药疗法

中医治疗骨折，促进骨折的愈合和康复积累了丰富的经验，中药治疗可分为内服和外用两大类。

（1）中药内服：药物内服治疗辨证应分三期。早期应活血化瘀，行气止痛；中期宜和营生新，接骨续筋；晚期则补养气血，补益肝肾。具体治则是：攻下逐瘀法，行气活血法，清热凉血法，和营止痛法，接骨续筋法，舒筋活络法，补气养血法，补养脾肾法，补益肝肾法，温经通络法。剂型以中药煎剂为主，还可以是丸药、散剂、片剂、颗粒剂、胶囊等。

（2）中药外用：常以中药水煎取汁，局部熏洗，为热敷熏洗法。古代称之为"淋拓"、"淋洗"、"淋渫"。先用热气熏蒸患处，待水温稍减后用药水浸洗患处，每日2次，每次15～30分钟。本法具有活血止痛，舒筋活络，滑利关节，增加关节活动度的作用，适用于骨折后期骨痂形成，外固定拆除后，关节僵硬似及屈伸活动不利者。四肢损伤洗方，或艾叶、细辛制川草乌、伸筋草、透骨草、海桐皮等，水煎取汁局部熏洗。热敷熏洗后，配合运动疗法和推拿疗法，可大大增加疗效，对骨折周围邻近关节僵硬，活动范围减少者效果显著。也可用中药、酒精、醋浸泡，取汁外擦患处关节和肌肉、具有活血止痛、舒筋活络、祛风散寒的作用。

（七）传统体育疗法

传统体育疗法能促进骨折的愈合和肢体功能的康复，具有良好的效果。

1. 康复练功

四肢骨折小夹板固定后的康复练功以恢复原有的生理功能为主，上肢的康复练功以增强手的握力为主，下肢以增强负重步行能力为主，在练功中要注意循序渐进。小夹板的应用在骨折后1～2周即可开始练功，应按照骨折部位的稳定程度，逐步增加活动量和活动范围。同时必须严格避免对骨折愈合不利的各种活动。具体的练功方法按骨折愈合的不同阶段进行，注意以健肢带动患肢，使动作协调，相称自如。

（1）第1阶段（骨折后1～2周）：此时骨折处仍有疼痛、肿胀，练功的目的是促进血脉流通，使肿胀消退，防止肌肉萎缩和关节粘连僵硬。练功的主要方式有：

①上肢：以练握拳、吊臂、提肩和一定范围的关节伸屈活动为主，如桡、尺骨骨折后的关节屈伸活动，可做小云手、大云手、反转手等。

②下肢：可做踝关节的背屈，股四头肌的等长收缩活动，带动整个下肢用力，而后再放松，如胫、腓骨骨干骨折后的练功以抬腿、屈膝为主。

（2）第2阶段（骨折后3～4周）：骨折处肿胀、疼痛已消失，上肢伤者可用力握拳，进行关节屈伸活动，下肢伤者可下床扶拐缓缓步行。

（3）第3阶段（骨折后5～10周）：骨折已逐渐愈合，可逐步加大关节活动量，到7周后进行正常的体操活动。

2. 太极拳

如上肢骨折后，在骨折6周后可选择简化太极拳，可反复多练上肢的招式，如云手、倒卷肱等。如下肢骨折者，一般在8周后脱拐行走后可开始练习，运动量和活动范围由小到大，同时结合散步等活动。下肢的功能基本恢复后可做上楼梯、登山等锻炼。

七、康复护理

骨折患者在康复阶段的日常生活基本可以进入正常，主要是开展功能训练和护理工作。

（1）要做好外固定夹板、石膏、支具的护理，观察外固定的松紧度，骨折早期可因康复后1～3天出现肢体明显肿胀，致使外固定变紧，要注意观察末梢血液循环情况，及时调整扎带或绷带的松紧度，防止太紧引起肢体缺血坏死。骨折中后期因肿胀消退后，外固定可能松动，必须定期复查，及时扎紧扎带或绷带，以免骨折断端移位。

（2）老年人骨折后卧床3～6个月，肺活量减少，咳痰量亦减少，易发生吸入性或坠积性肺炎；老年人皮肤弹性及抵抗力较差，易发生褥疮。翻身是最简单有效地解除局部压力的方法；长期卧床患者，由于需在床上大小便，常引起尿路的逆行感染，应该鼓励患者多饮水，保持便后床单、被褥的清洁；长期卧床后肠蠕动减少，易导致便秘，应鼓励患者多进食易消化的食物，多吃水果蔬菜等，促进排便。根据骨折的部位、类型及折复位固定后的稳定程度，采取循序渐进的原则，使患者获得最大的功能恢复，达到生活自理。康复期要以主动活动为主，去除固定后应立即进行锻炼，逐渐增加活动量，在锻炼过程中要加强保护，采取相应措施，防止意外发生，护理人员应该耐心地做好督促指导工作，使患者早日康复。

第九节　软组织损伤

一、概述

软组织损伤是指由于各种急性外伤或慢性劳损以及自身疾病病理等原因所造成的软组织损伤，中医学称为"筋伤"，包括皮肤、皮下组织、筋膜、肌肉、肌腱、韧带、关节囊、关节软骨盘、椎间盘、腱鞘、周围神经血管等组织的损伤。临床表现以疼痛、肿胀、畸形、功能障碍为主。临床可分为开放性软组织损伤和闭合性软组织损伤，根据时间来分，又可分为急性损伤和慢性劳损。

中医学对软组织损伤早就有所认识。据考证，出土于商代的甲骨文卜辞中就有"疾手"、"疾肘"、"疾胫"、"痉止"等病名，并有按摩、外敷药物治疗的记载。软组织损伤的治疗及其发展是在人类社会的生产和实践中逐步发展和完善起来的。《神农本草经》则记载了60余种治疗折骨绝筋、腰痛、痹痛的药物，这些药物至今仍在临床治疗软组织损伤中经常应用。

汉代华佗创编的"五禽戏"，以"引挽腰体，动诸关节"，达到"谷气得消，血脉流通，病不得坐"的目的，是软组织损伤疾病的治疗和康复的一种常用手段之一。清代吴谦指出摸法主要用于软组织损伤的诊断，"推、拿、按、摩"等手法则主要用于各种软组织损伤性疾病的治疗。

二、病因病机

软组织损伤的病因比较复杂,但归纳起来不外乎外因和内因两个方面。

(一)外因

外因包括直接暴力、间接暴力和慢性劳损以及自身疾病病理损伤。这也是软组织损伤的主要发病因素。外来暴力直接作用于软组织,如棍棒打击、撞压碾轧等直接引起受损部位处的皮下组织、肌肉、肌腱等软组织的急性损伤。若外来暴力远离作用部位,因传导力而引起筋的损伤,如肌肉急骤强力收缩和牵拉,也可造成肌肉、肌腱、韧带的撕裂和断裂。若长期反复地做同一动作,作用于人体某一部位的软组织可引起筋肉积劳成伤。慢性劳损性软组织损伤好发于多动的关节及负重部位,如腰、肩、肘、膝、踝部。除此之外,长期生活居住环境潮湿、寒冷,也可因感受风寒湿之邪而导致软组织损伤。

(二)内因

内因是指导致软组织损伤的人体内部的因素。软组织损伤与体质、生理特点和病理因素有十分密切的关系。体质强壮,气血旺盛,肝肾充实,筋骨则旺盛,承受外界的暴力和风寒湿邪的能力就强,不易发生软组织损伤;反之体弱多病,气血亏虚,肝肾不足,筋骨痿软,承受外界暴力和风寒湿邪侵袭的能力就弱,则易发生软组织损伤。软组织损伤还与年龄、局部解剖特点有关,不同的年龄,软组织损伤发生的部位和特点不一样。局部解剖结构的生理特点和异常结构同样也会导致不同的软组织损伤。

三、临床表现与康复预测

(一)临床表现

(1)全身症状:轻微的软组织损伤一般无全身症状出现。只有在高能量外力的作用下,如车祸、机器绞轧伤致大面积软组织撕裂伤,出血较多,或并发骨折、脱位、颅脑损伤、重要的大血管破裂,或者软组织损伤后并发深部和大面积的感染才会出现全身症状。可表现为神志不清,淡漠或狂躁不安,面色苍白,四肢厥冷,冷汗,心烦口渴,小便短赤,血压下降,脉微细或数等休克症状;或者因感染出现发热(38.5℃左右),出汗,口渴,少尿,脉弦数洪大等。

(2)局部症状:由于致伤因素、损伤部位和程度不同,软组织损伤后可出现各不相同的局部表现,而这些表现又常常是共同的。

①疼痛:软组织损伤后,由于外界伤害性刺激因素和内在性致痛物质的作用,均可表现出不同程度和不同性质的疼痛。一般而言,急性损伤疼痛较剧烈,慢性损伤疼痛多呈胀痛、酸痛或因活动牵拉而作痛;皮肤及皮下组织损伤疼痛较轻,肌肉、韧带损伤则疼痛明显;神经挫伤,则呈麻木感或电灼样放射痛;肌肉、神经、血管损伤后可立即出现持续性疼痛;肌腱、筋膜等损伤后疼痛呈间断性加剧。

②肿胀：因局部软组织内出血或炎性反应渗出所致。

③瘀斑：由于损伤后组织内积血，可在伤后 2～3 天出现暗紫色瘀斑。随着血液成分的吸收与分解逐步变成淡黄色，常需数周或数月才可能完全消退到正常状态。

④功能障碍：组织损伤早期由于保护性疼痛反应使主动活动受限或组织本身损伤而限制了功能活动，在后期则可因组织不能完全再生，损伤部位形成瘢痕或局部粘连，肌腱断裂，发生畸形而使功能障碍。

⑤肌肉萎缩：软组织损伤后期多见肌肉萎缩，可分为废用性肌肉萎缩或营养不良性萎缩，前者多因损伤后肢体活动减少所致，后者则为疾病本身性质所决定。

（二）康复预测

软组织损伤后通过恰当的康复治疗，绝大部分预后较好，一般不会遗留后遗症。但是软组织严重损伤或未进行有效的康复治疗，如大面积皮肤、皮下组织、肌肉缺损，血管、神经损伤，往往会遗留后遗症，如瘢痕粘连、关节囊挛缩、肌肉萎缩、关节活动障碍等。正确地、循序渐进地康复治疗，能够避免或减少这些后遗症的发生，最大限度地恢复关节肌肉的功能。

四、康复辨证

（一）辨证要点

（1）辨软组织损伤部位和程度：外力作用力致软组织损伤后，需要辨明暴力的大小，着力的部位、作用和方向，受伤时的体位、姿势以及伤后出现的症状和体征并进行综合分析，从而判断其损伤的轻重、范围和程度。

（2）排除其他损伤和疾病：外伤引起肢体肿胀、疼痛和功能障碍，不仅是软组织损伤引起，还有可能是骨折、脱位引起。必须详细询问病史，对局部进行认真仔细检查，必要时做 X 线检查、实验室检查，以排除其他疾病可能。

（3）辨新旧伤：新伤一般有明显的急性外伤史，且局部肿胀明显甚至有瘀斑出现，拒按疼痛剧烈。新伤应注意与撕脱性骨折、风湿肿痛、湿热流注等相鉴别。风湿肿痛一般无外伤史，局部肿胀可有波动感，但不青紫，湿热流注则有发热等明显的全身症状，结合摄片、实验室检查可明确诊断；旧伤是新伤治疗不及时、治疗不当或由于持续相同姿势工作引起肌肉劳损，气血不足，血不荣筋致肌肉受损引起，一般局部肌肉硬实，可有结节状或条索状改变，压痛不剧烈，甚至喜按，旧伤应注意与骨肿瘤和骨结核相鉴别。

（二）常见证型

（1）气滞血瘀：外伤致局部瘀肿，瘀血内停，停留于肌腠，痛有定处，如针刺样，压痛点固定不移，舌黯紫苔薄黄，脉弦紧。

（2）肝肾不足：素有宿伤，反复发作，或损伤日久，耗伤肝肾，局部肿痛，活动功能障碍，伴有腰膝酸软，耳鸣目眩，脉沉细。

（3）风湿痹阻：局部肿痛基本消散，但仍有酸痛发胀，局部畏寒或受风寒后尤甚，活动时酸痛更甚，舌淡苔白，脉浮缓。

五、康复适应证

（1）软组织损伤后若肿胀不明显，疼痛不剧烈者，早期即可进行康复治疗。

（2）损伤后期僵硬，肌肉萎缩，肌力下降，局部酸胀不适者，宜加大关节的活动范围和手法的力度。

（3）某一部位反复软组织损伤，久延不愈者也可行康复治疗。

（4）损伤严重，局部肿胀、疼痛明显者，宜做局部制动，必要时可做外固定。此时，可做邻近关节的适当活动，有利于瘀血的消散，肿胀的消退。但活动幅度不宜太大，手法宜轻，切忌暴力，否则加重软组织的损伤。

六、康复治疗方案

（一）传统体育疗法

体育疗法对于软组织损伤的康复具有重要的意义。除了太极拳等一般性的体育活动外，还应当按伤筋的疼痛部位，分别采取各种练功方法。如颈项部软组织损伤者，主要练颈项功中的往后观瞻、与项争力、颈项侧弯等动作，也可练习颈椎操。肩部软组织损伤者，主要练肩臂功中的左右开弓、双手托天、双手举鼎以及腰背功中的白马分鬃等，也可反复练习太极拳中的云手动作。如肩部上抬困难者，可用手拉滑车法，以健侧上肢帮助患侧肩部活动；肘部软组织损伤者；腕部软组织损伤者，可按肩臂功的动作练习，还可练腕部功，如抓空增力、拧拳、反掌、上翘下钩等。对于腰部软组织损伤者，主要练习腰背功，如按摩腰眼、转腰推碑、掌插华山、双手攀足等。对于膝部软组织损伤者，着重练习腿功的罗汉伏虎、行者下坐、四面摆莲等动作。对于踝部软组织损伤者，着重练习腿功的搓滚舒筋、虚实换步等动作，并练习蹬车动作。以上各种练习动作，每次可重复 25～30 次，每日可练 2～3 次。通过以上锻炼可活血化瘀，消肿定痛，濡养关节，避免关节粘连，恢复肢体功能，达到巩固治疗效果等目的。

（二）推拿疗法

推拿按摩具有活血通络，消肿止痛，舒筋活络，松解粘连，增加关节的活动度等作用。旧伤手法操作宜深透，但切忌粗暴，按法、揉法、弹拨法、拿法、摇法、拔伸法较常用，部位较大的用摩法、揉法。推拿尽量用掌根部，部位小的用指根或指腹按揉。症状较轻微者，可采用较轻柔的手法。对软组织损伤而无断裂者，着重拨正损伤的经络、筋腱、筋膜。而软组织损伤有断裂者，一般忌用伸、屈、旋、转等手法，只可在局部做轻擦、轻揉等手法。对四肢关节软组织损伤者，采用恢复其功能活动的屈伸旋转手法为主。疼痛是软组织损伤的主要表现，而痛点往往又是病变部位，痛点往往有肿胀、结节状、条索状等改变，因此推拿时必须注意手下的感觉。病位深时用力要重，持续时间宜长，使手法更深透；而病位浅则用力轻柔，力求力达病所。结节点或条索样改变明显，宜做按揉弹拨或一指禅推的手法松弛痉挛，松解粘连。

推拿按摩疗法对于软组织损伤的康复具有较为积极的作用。目前，临床上常采用下列几种手法，可选几种或配合应用。揉法、推法、擦法、搓法、捏法、拿法、按法、踩跷法、扳法、摇法、拔伸法、屈伸法、旋转法。

（三）针灸疗法

采用局部和远端相结合取穴，局部多以阿是穴为主，远端多循经取穴为主，根据损伤的不同部位而有所区别。颈项部可取后溪、大椎、曲池、外关等；肩部可取肩髃、臑俞、外关等；肘部可取曲池、合谷、天井、小海等；腕部可取合谷、外关、阳池等；腰部可取肾俞、太溪、委中、腰阳关、大肠俞等；膝部可取梁丘、阳关、阳陵泉、双膝眼等；踝部可取昆仑、太溪、解溪、丘墟等。在针法上一般采用平补平泻法，如疼痛剧烈者可用泻法；如局部酸痛畏寒，可针后加灸，或加拔火罐。

穴位注射疗法是软组织治疗和康复中较常用的一种方法。它主要通过某一特定部位或压痛点注射药物，使局部组织神经传导被阻滞，肌紧张松弛，疼痛可明显缓解。常选用类固醇激素类药物，如得宝松，可使炎症水肿消退，粘连松解，起到消炎镇痛的作用。也可选用中药制剂，如丹参注射液、当归注射液、川芎注射液等。常用的穴位注射部位有痛点封闭、腱鞘内封闭等。

（四）中药疗法

（1）中药内服：内治法常用的剂型有汤剂、丸剂、散剂、酒剂、针剂、颗粒剂和片剂。中药内治疗法应辨病与辨证相结合，将软组织损伤的发生、发展、转归的连续性及阶段性和三期辨证用药结合起来。

①初期（损伤后1~2周）宜活血化瘀，行气止痛兼清热凉血。
②中期（损伤后3~6周）宜攻补兼施，调和营卫，以"和"法为主。
③后期（损伤6周后）宜补益为主，或温经通络，补养气血，补益肝肾。

气滞血瘀方用桃红四物汤加减，或复元活血汤、血府逐瘀汤等；肝肾不足方以补肾壮筋汤、六味地黄丸加碱，或金匮肾气丸加减；风湿痹证方以蠲痹汤、舒筋活络汤加减。

（2）中药外用：中医对治疗软组织损伤的外用药物积累了丰富的经验，剂型也较多。有敷贴药、膏药、熏洗湿敷药和热熨药。敷贴药，如散瘀膏、四黄散膏，用于软组织损伤早期，具有活血化瘀，消肿止痛之功。膏药，如万灵五香膏、狗皮膏，用于软组织损伤后期，为中医学中的一种特有剂型。擦剂，如正骨水、按摩霜、红花油，具有温经通络，消散瘀血的作用，配合手法治疗效果更加。熏洗湿敷药、热熨药适用于损伤后晚期，关节僵硬，屈伸不利，肢体畏寒酸楚者，如损伤洗方，或艾叶、川椒、紫苏、红花、山楂、细辛、制川草乌、桂枝、伸筋草、透骨草、威灵仙、茜草共研为细末，开水冲泡，熏洗患处，具有疏松关节筋络，流通气血，活血止痛的作用。

（五）物理疗法

（1）温热疗法：适用于软组织损伤后期，如温水淋洗、泥疗、沙疗、蜡疗等。通过使局部组织温度升高，促进组织代谢，增加毛细血管通透性，加快血液循环，有助于瘀血消散，软化瘢痕组织，促进新陈代谢，防止关节粘连和软组织挛缩，使软组织及关节功能重建。

（2）光疗法：应用光照射软组织，利用其产生的热效应和光化学效应达到促进血液循环，加速损伤软组织的再生钝力和细胞活力，加速炎性产物以及代谢产物的吸收，并镇痛解痉。

（3）超声波疗法：用频率在20kHz以上，不引起正常人听觉反应的机械振动波作用于软组织，利用其产生的机械作用、化学作用和温热作用，以改善血液循环，加强组织营养和促进软组织物质代谢。

（4）离子透入疗法：是应用直流或感应电电疗机配合离子液或中草药液将各种微量元素（如铁、铜、锌等）及药物的有效成分透入软组织，以促进软组织的生长及代谢，达到治疗本病的目的。

（六）小针刀疗法

小针刀疗法在治疗软组织损伤，特别是对陈旧性劳损具有良好的治疗和康复作用。本法方法简便，疗效显著，患者痛苦少，费用低廉，适应证较广，在治疗软组织损伤方面独树一帜，近年来在临床上逐渐推广应用。

小针刀适用于陈旧性损伤软组织粘连且面积较小，或仅有局限性痛点者；关节附近肌肉、韧带紧张，挛缩，活动功能障碍者；各种劳损性腱鞘炎、外伤性肌挛缩和肌紧张（非脑性）者；手术治疗后遗关节囊挛缩或瘢痕粘连导致功能障碍者。

（七）外固定疗法

对于早期严重的软组织损伤肢体肿胀、瘀斑明显，疼痛剧烈，肌腱韧带损伤者，则需做外固定治疗。常用小夹板、支具、石膏托等，通过固定，能预防重复损伤，减轻疼痛，加快肿胀的吸收和促进软组织损伤的愈合。一般的软组织损伤需要固定2～3周，同时也应视病情而适当缩短或延长固定时间。

（八）牵引疗法

牵引疗法是用适当重量的牵引力和自身体重的反牵引力，运用机械牵引力，克服肌肉的收缩力，以缓解肌肉痉挛，扩大椎间孔，解除神经、血管的压迫，进而改善临床症状的一种治疗和康复的方法。临床上常用颈椎四头带牵引和腰椎骨盆牵引。

七、康复护理

软组织损伤的护理关键在于对损伤的部位加以保护，防止再度损伤。对于严重软组织损伤的患者做康复护理，要注意观察患者的情绪变化，及时进行心理疏导，解除患者的焦虑心理，使其树立恢复肢体功能的信心。要及时将整体的治疗和康复方案向患者讲解，得到患者的配合。早期外固定治疗时，要注意观察末端皮肤颜色变化，及时适当地调整外固定松紧度。要充分利用康复器具和设备，采用多途径、多方法、综合康复的手段，争取在较短的时间内达到理想的软组织修复和肢体关节功能的康复。

第十一章 老年病、慢性病

第一节 高血压

根据世界卫生组织建议的标准凡安静状态下血压超过 18.6/12.0kPa（140/90mmHg）即为高血压。常见于中老年人，全世界患病率 10% 左右，中国的发病区域以北方为高。本病属于中医学的眩晕、头痛等证范畴。

高血压分为原发性和继发性两类，原发性高血压是指以血压升高为主要表现而病因尚未明确的一种独立疾病，约占高血压病的 80% 以上；继发性高血压又称症状性高血压，其血压升高仅是某些疾病的表现之一，约占高血压的 10%～20%。可以引起高血压的疾病主要有慢性肾炎、肾动脉狭窄、嗜铬细胞瘤等。

（一）病因病机

中医学虽无高血压的病名，但对高血压病所具有的各种症状，如眩晕、头痛、心悸、失眠等的描述则在历代文献中均有详细论述。根据中医学理论，本病的发生是因肝、肾、心三脏阴阳消长失去平衡所致。中医学认为，本病常由情志失调，肝阳上亢；肝肾阴亏，阴不维阳，肝火上炎；过食肥甘油腻，脾胃受损，痰湿内生等所致，诸多不良因素酿成风、火、痰、瘀，损及脏腑气血而致头晕、头痛、心脑肾病变，甚者中风偏枯。

现代医学认为本病病因未明，其主要发病因素有：

（1）遗传因素 流行病学调查与动物实验提示本病有显著遗传倾向。

（2）年龄与性别 40 岁后发病率明显上升，无显著性别差异，女性绝经后发病率升高。

（3）饮食因素：

①高钠饮食使人群发病率升高。每日摄钠量少于 3g 者血压水平较低，每日摄钠量 5g 左右可减少本病发生。钾、钙、镁的摄入有益于本病的预防。

②高脂肪饮食习惯是独立的发病因素，饱和脂肪酸尤甚。

③研究证实适当的蛋白质（尤其是鱼类蛋白）可预防高血压。

（4）职业与环境因素、精神紧张、噪音污染等因素参与发病。

（5）其他因素如吸烟、大量饮酒、肥胖、缺乏运动者患病率较高。

一般认为，本病系以中枢神经系统功能紊乱为主导，有遗传、体液、内分泌、肾脏等因素参与的病理过程，目前有多种学说来解释发病机制。

（二）临床表现

根据起病缓急与病情发展情况可分为缓进型和急进型两类。临床以缓进型多见，起病隐匿，发展缓慢，可在患病二三十年后器官功能仍然代偿；急进型高血压又称恶性高血压，以年轻人为多见。此病病情发展迅速，血压显著升高，常于数月至一两年内出现严重的心、脑、肾的损害，舒张压持续在 17.3～18.7kPa（130～140mmHg）以上，引发高血压脑病、心功能不全及尿毒症等。

1. 缓进型高血压

多在中年以后隐匿起病，病情发展慢、病程长。

（1）全身性表现系中枢神经系统功能紊乱所致，表现为头昏、头痛、耳鸣、心悸、失眠、健忘等。

（2）器官受损表现，以心、脑、肾损害为主要表现。

①胸部表现：急性脑血管疾病，如脑出血、脑梗死；高血压危象与高血压脑病，基本病理改变为小动脉痉挛引起颅内压升高，脑功能障碍。

②心血管表现：高血压心脏病，长期高血压增加左心室负荷，左心室代偿性肥厚、扩张，则形成了高血压性心脏病。体检可见心尖搏动向左下移位，呈抬举样，心浊音界呈靴形改变，间或出现二尖瓣或主动脉瓣区杂音。严重者发生心功能不全；缺血性心脏病，由冠状动脉硬化所致的心肌缺血性改变，表现为心绞痛、心肌梗死等；主动脉病变，如主动脉瘤、主动脉钙化。

③肾脏表现：肾小动脉硬化导致肾功能减退，早期可无任何表现，逐渐出现蛋白尿、氮质血症或尿毒症。但缓进型高血压患者在尿毒症之前常死于心、脑血管病。

2. 急进型高血压

多见于青中年男性，具有起病急、病情重、发展快的特点，常于数月至 1～2 年内出现严重心、脑、肾损害或衰竭，多死于尿毒症，也死于脑、心功能衰竭。检查可见舒张期血压 ≥ 17.3kPa（130mmHg）、眼底严重动脉硬化（Ⅳ级）、氮质血症。

中医学一般分为以下两个证型：

（1）肝郁化火眩晕，头痛，目胀畏光，急躁易怒，每当烦劳或情绪刺激时加剧，面红耳赤，口苦咽干，大便秘结，小便黄赤，舌红，脉弦大或弦数。

（2）痰湿中阻眩晕，头重如蒙，胸闷恶心，纳少，体胖，多痰，肢体麻木或水肿，苔厚腻或黄腻，脉濡滑。

（三）检查

一般将血尿常规、肾功能、血脂、血糖、电解质、心电图、胸部 X 线和眼底检查作为常规检查，有助于本病的诊断、分型、分期与鉴别诊断。

（1）尿液检查：早期病人尿液检查可正常。中后期高血压、肾损害时，尿中逐渐出现蛋白、红细胞，尿比重下降。

（2）肾功能检查：若出现血尿素氮和肌酐浓度增高、内生肌酐清除率下降则提示肾功能受损，高血压已处于Ⅱ、Ⅲ期。昼夜尿比重试验、酚红排泄试验也可异常。

（3）心电图检查：早期病人无异常改变，中后期者可见左心室肥大、P波改变（左房舒张期负荷加重）、心律失常等改变。

（4）眼底检查：可测量视网膜中心动脉压，并进行眼底动脉硬化分级。

Ⅰ级：视网膜动脉痉挛变细，A∶V=1∶2。

Ⅱ级：视网膜动脉硬化，动脉反光增强，动静脉有压迫、骑跨现象。

Ⅲ级：Ⅱ级加视网膜渗出、出血等病变。

Ⅳ级：Ⅲ级加视神经乳头水肿。

（5）其他检查：部分病人出现血糖升高、血浆肾素浓度与血管紧张素Ⅱ升高，或伴有高脂血症、高尿酸血症。X线检查中后期病人可出现主动脉弓迂曲、延长、扩张或伴有钙化灶，左心室肥大时呈现靴形心影（高血压性心脏病）；严重者可有肺瘀血、肺水肿表现。多普勒超声检查可显示心脏大小，心室壁、室间隔厚度与活动情况，此对高血压分期和并发症诊断具有重要意义，且较X线、心电图检查更为敏感。

（四）治疗

（1）治则平肝潜阳，滋阴降火，化痰健脾，平补阴阳。

（2）取穴背部、腹部。取风池、印堂、太阳、期门、章门、中脘、阳陵泉、角孙、桥弓、曲池、足三里、涌泉、肩井、太冲、太溪、丰隆、中脘、肝俞、肾俞、脾俞。

（3）一指禅推法、抹法、按法、揉法、摩法、拿法、推法、擦法、捏法。

（4）操作方法：

①基本治法：

a.嘱患者仰卧位，医者坐于患者头侧，面向患者，双手在印堂穴向前发际方向施以平推法；自印堂沿眉弓向外侧分推。

b.前额部大鱼际揉法，双手拇指指腹在前额部先向外侧分推，再向内侧合推。

c.以双手中指指腹托起患者头部并按揉其双侧风池，按揉双侧太阳穴。

d.医者坐于患者右侧，面向患者，以一指禅推法在双侧的期门操作，并沿任脉自天突至鸠尾往返操作。

e.点揉双侧的太冲、阳陵泉、肝俞。

f.嘱患者坐位，医者面向患者站立，在双侧、头部施以扫散法。

g.医者立于患者侧后，拿五经往返操作。

②辨证加减：

a.肝阳上亢：重拿风池穴2～3min，掐太冲、行间穴各2～3min；摩揉肝俞、肾俞、涌泉穴，以透热为度。

b.痰浊壅盛：一指禅推法结合拇指按揉丰隆、解溪穴；推、擦足三里穴，摩中脘穴。

（五）注意事项

（1）对有高血压危象或中风先兆者当迅速采取综合治疗，并同时注意保持患者情绪稳定。

（2）本篇所述之推拿治疗主要是对原发性高血压的治法，对于继发性高血压则当以治疗原发疾病为主，在此基础上可结合使用本法以控制血压。

（3）推拿对高血压的治疗效果肯定，为使疗效持久巩固，必须坚持长时间治疗方可治愈。

（4）对急进型高血压的治疗，本法可辅助进行，仍当结合其他多种疗法综合进行，因急进型高血压多有器质性病变，单一保守治疗取效很难。

（5）见有颈椎、胸椎棘突偏歪或某一棘突旁有明显压痛者，当施以颈椎或胸椎整复手法，以纠止小关节的紊乱。

（六）按语

嘱患者避免过度紧张，保持性格开朗、乐观，保证足够的睡眠时间。科学锻炼，运动量适当，防止体重超重与肥胖；戒烟酒，低脂、低盐清淡饮食。

第二节 糖尿病

一、概述

（一）定义

糖尿病（diabetes mellitus，DM）是一组由于胰岛素分泌缺陷或（和）胰岛素作用障碍所致的以慢性血浆葡萄糖水平升高为特征的代谢性疾病。根据目前对糖尿病病因的认识，将糖尿病分为四大类型，即Ⅰ型糖尿病（T1DM）、Ⅱ型糖尿病（T2DM）、特殊类型糖尿病（8个亚型）和妊娠期糖尿病。

（二）流行病学

我国糖尿病患者中90%以上都属于T2DM。调查显示，我国20岁以上人群中，男性和女性糖尿病患病率分别达到10.6%和8.8%，总体患病率已达9.7%，而糖尿病前期的患病率更是高达15.5%。据此可推算，我国糖尿病患病总人数已高达9240万，糖尿病前期人数已达1.48亿。

（三）病因及发病机制

糖尿病的病因复杂，不同类型、不同人群可有显著差异。T1DM是一种多基因遗传病，主要与某些特殊组织相容性抗原（HLA）类型有关，以遗传易感性为基础，在某些环境因素的作用下诱发。T2DM患病率与年龄、遗传等关系密切，更与生活方式和经济水平以及城市化进程有关（城市高于农村，大城市高于小城市）。此外肥胖、高血压、血脂异常以及妊娠期高血糖等与T2DM发病相关。

糖尿病的发病机制较为复杂。T1DM是以胰岛炎为病理特征的胰岛β细胞自身免疫性反应，损伤的胰岛β细胞丧失了合成和分泌胰岛素的功能，胰岛素绝对缺乏，引起糖代谢紊乱。T2DM发病主要由于胰岛素抵抗为主伴胰岛素分泌缺陷，胰岛素想对缺乏，导致血糖升高。

（四）临床症状

（1）临床表现复杂，症状特异性不强：糖尿病为慢性进行性疾患，除T1DM起病较急外，T2DM一般起病徐缓，且早期经常无症状。典型症状主要表现为多饮、多食、多尿且体重减轻（"三多一少"）等症状。由于其早期病情隐匿，症状不典型，不少患者常似并发症为首发症状，容易漏诊，不少患者在发现时已出现不可逆转的并发症。

（2）对患者身体结构与功能的影响广泛：长期的碳水化合物以及脂肪和蛋白质代谢紊乱可引起多系统损害，导致眼、肾、神经、心脏、血管等组织器官的慢性进行性病变、功能减退及衰竭；病情严重或应激时可发生急性严重代谢紊乱。并发症是致残、致死的主要原因。

（3）个人及环境因素对糖尿病的发生、发展有较大的影响：生活方式、饮食习惯、其他健康状况、教育水平、个体的心理素质等自身因素以及自然环境、家庭和社会的支持、社会提供的服务、政策等环境因素对糖尿病患者的血糖控制有较大的影响，并且这些因素还可能成为血糖控制不良及并发症发生的危险因素，影响康复治疗的效果。

（4）心理压力巨大：糖尿病是一种终身性疾病，不仅具有致残、致死性，预后不良，而且还造成社会、家庭沉重的经济负担。因而患者本人及家属精神上承受的压力都很大。糖尿病患者的心理障碍的发生率可高达30%~50%，其生活质量明显降低。

二、康复评定

糖尿病患者可以通过采集病史和谈话的方式或采用量表的方式进行个人及环境因素评定，通过各种临床检查、检测、检验的方式评定身体各结构与功能的损伤程度。严重的并发症、合并症可引起患者活动能力受限及参与能力的局限性，影响生活质量，可根据具体需要评定。

（一）个人及环境因素评定

重点询问发病年龄、病程、饮食习惯、营养状态、体重变化、儿童和少年期的生长和发育状况、家族史、吸烟情况、精神状态；了解患者的经济水平、文化水平、家庭和社会地位等情况。年龄上，60岁以上老年人糖尿病患病率在20%以上；在生活方式方面，伴随生活方式的改变，超重和肥胖者患糖尿病的比例明显增加；教育方面，男性、低教育水平是糖尿病的易患因素，男性患病风险比女性增加26%；在文化程度方面，大学以下的人群糖尿病发病风险增加57%。

量表可选用糖尿病控制状况评价量表（CSSD70）、社会支持评定量表（SSRS）、生活事件量表（LES）等。CSSD70是旨在评价中国患者在糖尿病治疗中控制效果的综合性自评量表，包括糖尿病及并发症自觉症状、生活习惯、治疗情况、治疗目标、生存技能、知识结构等六个方面。

（二）糖尿病控制指标监测评定

糖尿病对身体结构与功能的影响，可以通过对各项控制指标的监测进行评定，为指导制订科学合理的康复治疗措施提供依据。大多数T2DM患者伴随着血糖、血压、血脂如甘油三酯（TG）、低密度脂蛋白（LDL-C）、高密度脂蛋白（HDL-C）等水平的紊乱及体重增加，随之并发症的风险和危害显著增加。

（1）T2DM理想的控制目标值：糖化血红蛋白（HbAlc）是评价血糖控制方案的重要指标，HbAlc水平的降低与糖尿病患者微血管并发症及大血管并发症的减少密切相关。可采用《中国Ⅱ型糖尿病防治指南（2010年版）》的项目目标值，见表11-1。

表11-1 中国Ⅱ型糖尿病控制目标

项目		目标值
血糖(mmol/L)	空腹	3.9～7.2(70～130mg/dl)
	非空腹	<10.0(180mg/dl)
HbAlc(%)		<7.0
血压(mmHg)		<130/80
HDL-C(mmol/L)	男性	>1.0(40mg/dl)
	女性	>1.3(50mg/dl)
TG(mmol/l)		<1.7(150mg/dl)
LDL-C(mmol/L)	未合并冠心病	<2,6(100mg/dl)
	合并冠心病	<1.8(70mg/dl)
体重指数(BMI)(kg/m^2)		<24
尿白蛋白肌酐比值(mg/mmol)	男性	<2.5(22mg/g)
	女性	<3.5(31mg/g)
尿白蛋白排泄率(μg/min)		<20(30mg/d)
主动有氧活动（分钟/周）		≥150

（2）临床监测方案：T2DM临床监测方案可以采用《中国Ⅱ型糖尿病防治指南（2010年版）》的方法（表11-2）。

表11-2 临床监测方案

监测项目	初访	随访	每季度随访	年随访
体重/身高	√	√	√	√
BMI	√	√		
血压	√	√	√	√
空腹/餐后血糖	√	√	√	√

续表

监测项目	初访	随访	每季度随访	年随访
HbAlc	√	√	√	
尿常规	√	√	√	√
胆固醇、高/低密度脂蛋白、甘油三酯	√	√	√	√
尿微量白蛋白/尿肌酐	√	√		
肌酐/尿素氮	√	√		
肝功能	√	√		
心电图	√	√		
眼：视力及眼底	√	√		
足：足背动脉搏动，神经病变的相关检查	√	√	√	

（3）监测方法：糖尿病患者经治疗后，临床上的"三多一少"症状控制较好，有些T2DM患者甚至无明显症状，仅在体检时发现血糖增高。因此血糖、尿糖监测是观察糖尿病病情极重要的手段，同时应定期检查眼底、血压、心电图、尿白蛋白等，以便了解有无并发症发生。T2DM可按照《中国Ⅱ型糖尿病防治指南（2010年版）》的目标控制值和临床监测方案实施。

糖尿病患者应每3个月检查1次HbAlc；血糖控制达到目标的糖尿病患者应每年至少检查2次HbAlc。但患有血红蛋白异常性疾病的患者，HbAlc的检测结果不可靠，应以空腹和（或）餐后的静脉血浆血糖为准。对于有胰岛素抵抗表现的患者，需测定空腹血胰岛素和C-肽等，以了解胰岛功能状态。糖尿病于青少年发病的和怀疑有Ⅰ型糖尿病可能的患者应进一步检查胰岛素抗体、胰岛细胞抗体和谷氨酸脱羧酶抗体的情况。

自我血糖监测适用于所有糖尿病患者，尤其是注射胰岛素和妊娠期的患者。使用胰岛素治疗者在治疗开始阶段每日至少监测血糖5次，达到治疗目标后每日监测2～4次。使用口服药和生活方式干预的患者达标后每周监测血糖2～4次。血糖控制差的患者或病情危重者应每天监测4～7次，直到病情稳定，血糖得到控制后逐渐减少测量次数。当病情稳定或已达血糖控制目标时可每周监测1～2天。指尖毛细血管血糖检测是最理想的方法，但如条件限不能查血糖，亦可采用尿糖的检测。

当血糖水平很高时，首先要关注空腹（餐前）血糖水平，有低血糖风险者也应测定餐前血糖。餐后2小时血糖监测适用于空腹血糖已获良好控制但仍不能达到治疗目标者。睡前血糖监测适用于注射胰岛素的患者，特别是注射中长效胰岛素的患者。夜间血糖监测适用于胰岛素治疗已接近治疗目标，而空腹血糖仍高者。出现头晕、乏力等低血糖症状时、剧烈运动前后，应及时监测血糖。

（三）运动能力评定

（1）运动单位：1个运动单位相当于消耗335kJ（80kcal）热量。每消耗1个运动单位热量，不同的运动项目，所需运动时间不同，对应的运动强度也不同，具体评定见

表 11-3。

表11-3 运动交换表

运动强度	每消耗1单位热量所需运动时间	运动项目
Ⅰ度（最轻度）	持续30分钟左右	散步、乘车、家务、洗刷扫、购物、拔草
Ⅱ度（轻度）	持续20分钟左右	洗澡、下楼梯、擦地、广播体操、平低骑自行车
Ⅲ度（中度）	持续10分钟左右	慢跑、上楼梯、坡路骑自行车、快步走、滑雪、
Ⅳ度（强度）	持续5分钟左右	跑步、跳绳、打篮球、游泳、踢足球

（2）最大摄氧量：最大摄氧量是指单位时间内运输到活动肌肉而被肌肉所利用的最大氧量，用于有氧耐力的评价。人体进行有氧耐力运动时，最大摄氧量反映机体呼吸、循环系统氧的运输工作能力。只有当运动强度达到 40%～60% VO_2max 时才能改善代谢和心血管功能。

（3）靶心率：临床上将能获得较好的运动效果，并能确保安全的运动心率称为靶心率。靶心率的确定需要通过运动试验获得，即取运动试验中最高心率的 60%～80% 作为靶心率。无条件做运动时间时，可用下列公式推算：

靶心率 = 安静心率 + 安静心率 ×（50%～70%）

（四）医学营养评定

（1）理想体重：可按照患者身高、性别、年龄计算。

理想体重=身高（cm）-105

（2）总热量：应该根据患者理想体重、生理条件、劳动强度及工作性质等条件而定。最理想的基础能量需要量测定为间接能量测定法，并结合患者的活动强度、疾病应激装酷呢确定每日能量需要。或用下列公式计算：

每日所需总热量（kcal）={理想体重（kg）× 劳动强度与每千克体重每日所需热量[kcal/（kg-d）]}

不同劳动强度每千克体重每日所需热量，以及劳动强度和工作种类对应关系分别见表 11-4、表 11-5。

表11-4 劳动强度与每千克体重每日所需热量表（kcal）

劳动强度	超重或肥胖	正常体重	体重不足或消瘦
休息状态	20	25	30
轻体力劳动	25	30	35
中体力劳动	30	35	40
重体力劳动	35	40	45

表11-5 劳动强度与劳动种类

劳动强度	劳动种类
轻体力劳动	包括所有坐着的工作：洗衣、做饭、驾驶汽车、缓慢行走等
中等体力劳动	搬运轻东西、持续长距离行走、环卫工作、庭院耕作、油漆、管道工、电焊工等
重体力劳动	重工业、重农业、室外建筑、搬运、铸造、收割、挖掘等

（3）热量分配：中国营养学会在普通人每日膳食推荐量中提出碳水化合物应占成人每日摄入总能量的55%～65%，糖尿病患者的碳水化合物推荐摄入量比普通人群略低。脂肪占总能量摄入不宜超过30%。根据膳食营养素参考摄入量（DRIs）的推荐，可接受的蛋白质摄入量范围占能量摄入的10%～35%。而美国和加拿大的成人平均蛋白质摄入量占能量摄入的10%～15%。糖尿病患者的蛋白质摄入量与一般人群类似，通常不超过能量摄入量的20%。

碳水化合物及蛋白质每克（g）产热4kcal，脂肪每克产热9kcal。根据总热量及营养结构，可以计算每日饮食量。有细算法与估计法两种。

①细算法：

脂肪（g）=[总热量（kcal）-4×蛋白质（g）-4×碳水化合物（g）]/9

碳水化合物（g）=[总热量（kcal）-4×蛋白质（g）-9×脂肪（g）]/4

蛋白质（g）=[总热量（kcal）-9×脂肪（g）-4×碳水化合物（g）]/4

②估计法：按体力需要，休息患者每日主食200～250g，轻体力劳动者250～300g；中等体力劳动者300～400g，重体力劳动者400g以上。每日荤菜150g左右，蔬菜250～500g或更多，烹调用油30～50g。一般糖尿病患者，脂肪进食量以动物脂肪和植物油各占一半比较合理。

（五）心理评定

一般通过交谈的方式进行，也可采用量表的方式进行。常用的量表有症状自评量表（SCL-90）、抑郁自评量表（SDS）和焦虑自评量表（SAS）、Rutter儿童行为问卷、老年抑郁量表（GDS）等。

（六）活动能力评定

造成糖尿病患者活动受限的主要原因是严重并发症、合并症。一般糖尿病患者日常生活活动能力低下发生在糖尿病发病10年以上且（或）年龄偏高者。导致日常生活活动能力低下的主要并发症和合并症有糖尿病足、糖尿病心脑血管病、低血糖等。可通过直接观察患者能否按照要求完成规定的项目，或通过询问的方式来收集资料和进行间接评定，或采用普适性量表进行评定，如Barthel指数、PULSES、Katz指数等。应根据患者的实际情况，选择性地进行评定。

（七）参与能力评定

糖尿病患者参与局限性的主要原因也是严重并发症、合并症，如抑郁症、视力障碍、脑血管病等。家庭生活能力、人际交往能力、接受教育和工作能力、参与社会和社区生活能力等方面，可根据患者的具体情况进行评定。社会生活能力的评定可选用功能活动问卷、社会功能缺陷筛选表，工作能力的评估方法常用的有微塔法、Mclean Hospital 工作评估表等。目前应用较多的参与能力评定是糖尿病生活质量评定。

测评糖尿病患者生活质量的量表可分为普适性量表和特异性量表两大类。糖尿病特异性生活质量量表在实际应用中最好采用普适性量表来进行对比，以便发现一些潜在问题。普适性量表常用的有健康调查简表（MOSSF-36）、世界卫生组织生活质量问卷（WHOQOL-100）等；常用的特异性量表有修订的糖尿病生存质量量表（A-DQOL）、糖尿病患者特异性生存质量量表（DSQL）等。我国研究设计的 T2DM 患者生存质量量表、糖尿病患者生存质量评价量表等也可选用。

三、康复治疗

糖尿病的康复目标是控制患者的血糖，使其尽量接近正常水平，减少并发症的发生，终止或逆转慢性并发症的发展，最大限度地降低伤残率和死亡率，提高日常生活能力，提升生活质量。主要通过生活方式的干预，如康复教育、合理饮食、规律运动、戒烟限盐、限制饮酒、控制体重、保持心情愉悦等，使患者正确认识糖尿病，积极主动调整生活方式，不用或减少或配合药物治疗，按时监测，从而实现临床与康复密切结合的合理治疗方案。

（一）运动疗法

运动可提高胰岛素的敏感性，改善血糖和血脂代谢紊乱，减轻体重；可加强心血管系统的功能，增强体质；可改善血糖的控制并减少降糖药物的用量，减少慢性并发症的发生；减轻精神紧张及焦虑，消除抑郁状态，增强自信心，从而提高工作能力和生活质量。

运动量由运动强度、时间和频率三个因素决定，运动处方必须体现个体化、适量和长期检查的原则。一般来说 T1DM 或 T2DM 患者都只适于轻中度有氧运动或体力活动，避免进行剧烈的或对抗性无氧运动，如举重、百米赛跑等。

（1）T1DM：运动治疗 T1DM 并非为了改善代谢，而是维持运动能力，促进健康，改善生活质量。T1DM 在儿童和青少年中的发病率较高，运动是儿童正常生长发育所需要的一个促进因素。运动对 T1DM 患者有双重意义。一方面可促进患儿生长发育，增强心血管功能维持正常的运动能力；另一方面可增强胰岛素在外周组织的作用，有助于血糖的控制。经常参加运动的 T1DM 患者其糖代谢控制较好，大多数从事运动者有身心愉快感，并发症的发生率和病死率均明显降低。

运动的种类和运动强度可根据 T1DM 患者的年龄、病情、兴趣爱好和运动能力而制定，如选择步行、慢跑、踢球、跳绳、游泳、舞蹈等均可。开始时运动强度按照个人最高心率的 50%～60% 为度，运动时间从 20 分钟开始，逐渐延长，每周运动 3～4 次，随着运动能力的提高，可逐渐增加运动强度、时间和运动频率。

T1DM 患者需待血糖得到较好控制后，在处理运动与使用胰岛素的关系和防止低血糖经验的医师指导下实施运动疗法。每次运动应适度，不要过度劳累，以免加重病情。在制定 T1DM 患者运动方案时，因患者多为儿童或青少年，应多注意运动的兴趣性和直观性，不断变换运动的方式和内容，以提高他们对运动的积极性，并使运动能长期坚持，达到促进生长发育的目的。

（2）T2DM：运动能明显改善糖代谢异常，明显降低 T2DM 的发病率，以及有效治疗 T2DM 和预防糖尿病并发症的出现。

①运动种类：以有氧运动为主，有氧运动是需要消耗氧的运动，多为大肌肉群的运动。国内外专家一致推荐有氧耐力运动，如散步、走跑交替、游泳、骑自行车、上下楼梯、跳舞、体操、打乒乓球、羽毛球等。除了有氧耐力运动外，我国传统保健方法如太极拳、气功等也可采用。鼓励在有氧运动处方中适当加入肌肉力量训练的内容，但必须考虑不要加重心血管和骨关节系统的负荷，以保证运动的安全性。

②运动时间：不论 T1DM 还是 T2DM 患者，建议餐后 30 分钟至 1 小时后运动为宜。餐后立即运动会影响消化吸收，空腹运动亦可能诱发低血糖。糖尿病患者改善代谢应采取低于中等强度、长时间的有氧运动。运动时间可从每次 10 分钟开始，逐步延长至 30～40 分钟，以达到靶心率的累计时间一般以 20～30 分钟为佳。每次运动时间推荐在 10 分钟以上。

短时间运动主要依靠糖代谢供能，长时间运动时依靠糖和脂肪供能。运动时间过短，达不到体内代谢效应；而运动时间过长，易产生疲劳诱发酮症、加重病情。

③运动强度：适合糖尿病患者的运动强度通常选择相当于 50%～60% 最大摄氧量，或以 70%～80% 最高心率作为运动中的靶心率。另一种判断运动强度是否合适的方法是根据患者运动中的主观感觉，即合适的运动强度应为运动中能和别人说话而不感到气喘。

开始时宜用低运动强度进行运动，较低强度的运动不一定能改善心血管功能，但能改善代谢。在日常生活中，持久地做些体力活动，可以加强治疗效果。运动强度过低，达不到治疗效果；运动强度过大，无氧代谢的比重增加，治疗作用反而降低，且可引起心血管负荷过度，易诱发酮症酸中毒，应予以注意。

④运动频率：每周运动 3～4 次较为合理，可根据每次运动的运动量大小而定。如果每次运动量较大，间歇宜稍长。但运动间歇超过 3～4 日，则运动的效果及运动蓄积效应将减少，难以产生疗效，已获得改善的胰岛素敏感性也会随之消失。如果每次运动量较小，且身体条件较好，每次运动后不觉疲劳的患者，可坚持每天运动一次。较长时间保持中、低强度的有氧耐力运动可以提高胰岛素的敏感性、促进糖原产生、降低空腹血糖浓度，这种作用可持续到运动后的 24～48 小时。

（3）适应证与禁忌证：运动治疗不应只强调运动的益处，而且要注意和避免运动可能引起的危险，所有糖尿病患者在运动之前应做相应的检查。

①适应证：糖耐量异常者、无显著高血糖和并发症的 T2DM 患者是饮食控制和运动治疗的绝对适应证，肥胖的 T2DM 患者为最佳适应证。有微量蛋白尿、无眼底出血的单纯性视网膜病变、无明显自主神经障碍的糖尿病外周神经病等轻度合并症患者是相对适应证。对这些患者进行饮食指导的同时，待血糖控制后，再进行运动疗法。无酮症酸中毒的 T1DM 患者，在调整好饮食和胰岛素用量的基础上进行运动治疗。年龄 >35 岁，T1DM 病程 >15 年者，T2DM 病程 >10 年，运动前应对患者的心血管疾病进行评估，根据病情不同可进行轻到中等强度的运动治疗。

②禁忌证：空腹血糖 ≥ 15.0mmol/L 或有严重的低血糖倾向；有急性并发症如酮症酸中毒及高渗状态；严重糖尿病视网膜病变；严重糖尿病肾病；严重心脑血管疾病（不稳定型心绞痛、严重心律失常、一过性脑缺血发作）；合并急性感染或严重糖尿病足等患者日常生活活动以外的运动应列为禁忌。有增殖型视网膜病变的患者不适合进行无氧运动、跳跃运动和憋气的运动；有周围神经病变的患者应避免负重运动和需要足部反复活动的运动，可进行游泳、划船、坐在椅子上的运动、上肢运动和其他非负重运动。

（4）糖尿病患者运动的注意事项：

①运动前准备：运动前着装、穿鞋应合适，质地柔软，并随身携带糖块或饼干以防止低血糖，准备足够的液体饮用以免脱水。

②运动中：最好有家属、朋友或他人陪同。运动负荷适量，运动量要循序渐增。周围血管病变者要走—休息—走交替进行。伴视网膜病变者不宜举重、潜水等；周围神经病变者避免过度伸展、不负重，注意足部保护和护理。注意监测心率、有无心前区闷痛等。

③运动后：运动会引起食欲增加，消化功能增强，应注意饮食控制。注意监测血压、血糖。

（二）医学营养疗法

医学营养治疗（medical nutritional therapy，MNT）对预防糖尿病的发生、治疗已发生的糖尿病、预防或延缓糖尿病并发症的发生均有非常重要的作用，应贯穿糖尿病治疗的所有阶段。不良的饮食习惯还可导致相关的心血管等危险因素，如高血压、高血脂和肥胖的出现和加重。

（1）目标和原则：控制体重在正常范围内，保证青少年的生长发育，单独或配合药物治疗来获得理想的代谢控制（血糖、血脂、血压）。超重/肥胖患者减少体重的目标是在 3～6 个月期间体重减轻 5%～10%，消瘦患者应通过均衡的营养计划恢复并长期维持理想体重。饮食治疗应尽可能做到个体化；限制饮酒，特别是肥胖、高血压和（或）高脂血症的患者；每人食盐限量在 5g/d 以内，尤其是高血压患者；妊娠的糖尿病患者应注意叶酸的补充以防止新生儿出现身体缺陷；钙的摄入量应保证 1000～1500mg/d 以减少发生骨质疏松的危险性。

（2）能量控制：能量摄入的标准，在成人以能够达到或维持理想体重为标准；儿童青少年则以保持正常生长发育为标准；妊娠期糖尿病则需要同时保证胎儿与母体的营

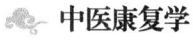

养需求为标准。运动结合饮食生活方式调整，可达到更理想的减肥效果。极低能量饮食[≤3350kJ/d（800kcal/d）]可迅速减轻T2DM患者的体重、改善血糖和血脂状况。但该疗法非常难以坚持，且终止后容易出现体重反弹。因此，极低能量饮食不适宜用于长期治疗T2DM，应当考虑结合其他干预措施。

（三）心理疗法

糖尿病是一种慢性终身性疾病，心理、社会因素在其发生、发展、治疗、康复过程中起着重要作用。抑郁、焦虑、负性情绪会使糖尿病患者处于应激性状态，长期处于焦虑状态，血中儿茶酚胺水平升高，一方面拮抗胰岛素的作用，使靶组织对胰岛素的敏感性降低；另一方面，抑制内源性胰岛素的分泌，影响糖尿病的治疗效果，对患者的血糖控制极其不利。

（1）心理分析法：是通过有计划、有目的地同糖尿病患者进行交谈，听取患者对病情的叙述，帮助患者对糖尿病有完整的认识，建立起战胜疾病的信心。儿童根据不同年龄特点进行，使患儿在治疗中维持健康的心理状态，在身体和心理方面都获得最大限度的康复。

（2）行为干预：行为是心理的外在表现。对不良行为，包括起居无常、不喜锻炼、嗜食肥甘、不食果蔬与各种不良生活细节等，可以通过必要的教育启发，以及行为医学的相关措施加以纠正。对于青少年患者发生的异常行为和心理反应，应帮助他们抵抗因疾病而遇到的不良压力，纠正不良的行为，使其自强、自信。对于出现严重异常行为者，需寻求精神科医生的帮助。

（3）生物反馈疗法：是借助肌电或血压等生物反馈训练，放松肌肉，同时消除心理紧张，间接有利于血糖的控制。

（4）音乐疗法：通过欣赏轻松愉快的音乐，消除烦恼和焦虑，消除心理障碍。

（5）其他：可举办形式多样的糖尿病教育与生活指导座谈会、经验交流会、观光旅游等活动，帮助患者消除心理障碍，有利于病情稳定。夏令营形式是对青少年进行强化教育和治疗的一种好办法，可以消除患者的孤独感，增加患者的自信和自强。

（四）康复教育

全面、有效地控制糖尿病有赖于患者的自身管理和控制，糖尿病相关常识性理论是患者进行有效的自身管理和控制的基础。另外糖尿病患者住院的时间短暂，长时间的预防保健、康复、治疗需在家中进行，患者及家属迫切需要康复知识或康复教育满足了患者的需求，确保了患者和家属更好地完成和配合治疗。

通过康复教育，使糖尿病患者充分认识糖尿病的危害、发病规律以及如何进行科学的治疗。通过康复教育，可以改变患者的不适当行为做法，实现患者的主动参与，并在糖尿病的管理和控制中发挥重要的作用。糖尿病康复教育主要包括药物治疗教育、饮食治疗教育、心理疏导、运动治疗教育、自我监测与防治并发症教育等六个方面。通过与患者和家属交谈，参阅患者的医疗档案，评估患者的一般资料、文化背景、对糖尿病的了解程度、经济与心理状况等内容，以确定患者及家属的教育需求。

根据患者情况和教育目标的差异，采取不同的教育方法，如讲解、讨论、演示，辅以实物模型、图片、手册和幻灯片等方法。帮助患者了解糖尿病的基本知识；为患者制定饮食方案、运动计划；帮助患者掌握血糖、尿糖及血压的自我检测方法和结果评估，使患者认识到自我监测的重要性，做好详尽的病情监测记录，定期接受检查，使患者主动参与治疗与管理。

（五）中医康复疗法

糖尿病属于中医"消渴"的范畴。中医药治疗糖尿病有着悠久的历史，积累了丰富的临床经验及大量行之有效的方药。对于T1DM的治疗，中医药尚未有很好的治法。在治疗T2DM方面虽有一定的优势，但多数是与西药合用辅助治疗。目前已被证实具有降糖作用的单味中药达70余种，复方30余首。

针灸治疗糖尿病及其并发症基本采用体针、耳针、穴位注射、艾灸等方法，采用辨病和辨证结合治疗；推拿以脊柱两侧夹脊及膀胱经穴位和四肢诸阴经循行部位为主；中医食疗、气功等作为辅助治疗手段，也发挥了积极的治疗作用。

四、常见慢性并发症的康复

住院T2DM并发症患病率分别为：高血压34.2%，脑血管病12.6%，心血管病17.1%，下肢血管病5.2%。根据踝肱压力指数（ABI）检查在50岁以上糖尿病患者，其下肢动脉病变的患病率高达19.47%～23.80%。61.8%的T2DM患者并发神经病变；在吸烟、年龄超过40岁以及血糖控制差的糖尿病患者中神经病变的患病率更高；T2DM并发肾病的患病率为34.7%；在T2DM成年患者中，有20%～40%出现视网膜病变，8%有严重视力丧失，并随病程和年龄的增长而上升；老年糖尿病患者约20%并发关节炎，其中营养不良性关节炎（Charcot关节病）和肩关节周围炎较为常见。在慢性并发症的预防和早期治疗上，中医药的辨证施治有着西医不可替代的优势。

（一）糖尿病心血管并发症

糖尿病心血管并发症包括心脏和大血管上的微血管病变，如心肌病变、冠心病、心脏自主神经病变等。心血管并发症是T2DM患者死亡的主要原因之一。糖尿病患者发生冠心病的危险是普通人群的2～4倍，且病变更严重、更广泛、预后更差、发病年龄更早。对糖尿病的防治，一个重要目的就是尽可能地预防和延缓冠心病的发生及发展，从而降低糖尿病冠心病的病死率。

可行标准12导联心电图、卧位和立位血压检查，疑有心脏病变者应进行心脏超声、24小时动态心电图和血压监测。单纯强化降糖治疗不能显著的减少糖尿病心脑血管并发症发生的风险。因此，对糖尿病心脑血管病变的预防，需要全面评估和控制心血管病危险因素，如对高血压和血脂异常者可进行适当的抗血小板治疗。

由于糖尿病患者存在自主神经病变，在临床上无症状的冠心病较常见，有时亦表现为乏力、胃肠道症状、劳力性呼吸困难等非典型症状，因此应始终保持对心血管病变的警惕。并发冠心病的患者康复治疗的目的是改善患者的心理状态，阻止或逆转动脉粥样硬化过程，减少再次心肌梗死或猝死的危险，缓解心绞痛。

（二）糖尿病性脑血管病

糖尿病性脑血管病是指由糖尿病所并发的脑血管病；是在糖、脂肪、蛋白质等代谢紊乱的基础上，所产生的颅内大血管和微血管病变。糖尿病，特别是T2DM患者，有20%～40%最终要发生脑血管病，并成为糖尿病主要死亡原因之一。临床上主要表现为脑动脉硬化和急性脑血管病两类。45～74岁糖尿病脑梗死发生率较非糖尿病者男性高2.5倍，女性高3.7倍。

评估的内容包括当前或以前心脑血管病病史、年龄、腹型肥胖、常规的脑血管病危险因素（吸烟、血脂异常和家族史等）、血脂异常和肾脏损害（低HDL胆固醇、高甘油三酯血症和尿白蛋白排泄率增高等）等。并可进一步行头颅CT、MRI等检查来评估脑血管病变情况。

由于糖尿病脑血管病发病机制具有其特殊性，特别在脑卒中急性期的处理过程中，存在诸多引起血糖升高的因素，应注意把握好治疗中的矛盾、降糖药物的选用、感染及各种并发症的预防。严格控制血糖、血脂、血压、血黏度、吸烟及体重等动脉粥样硬化的危险因素，避免或减少糖尿病性脑血管病的进一步加重和复发。及时进行康复治疗可明显改善代谢紊乱，降低再次卒中的发病率和病死率。

（三）下肢动脉病变

下肢动脉病变是外周动脉疾病（PAD）的一个最常见并具代表性的组成成分。糖尿病患者下肢动脉病变常累及股深动脉及胫前动脉等中小动脉，表现为下肢动脉的狭窄或闭塞。下肢动脉病变患者中只有10%～20%有间歇性跛行表现，大多数无症状，目前存在低诊断率、低治疗率和低知晓率，以及高致残率和高死亡率的状况。

（1）PAD的分级：一经诊断需进行Fontaine分期与Rutherford分级、分类评定，见表11-6。

表11-6　PAD的分级Fontaine分期与Rutherford分级、分类

Fontaine分期		Rutherford分级、分类		
分期	临床评估	分级	分类	临床评估
I	无症状	0	0	无症状
II	轻度间歇性跛行	I	1	轻度间歇性跛行
II	中到重度间歇性跛行	I	2	中度间歇性跛行
I			3	重度间歇性跛行
III	缺血性静息痛	II	4	缺血性静息痛
IV	溃疡性坏疽	III	5	小部分组织损伤
III			6	大部分组织损伤

（2）周围血管功能评定：

①皮肤血液灌注压测定：踝的血流灌注可以采用标杆试验（pole-test）来评估，该方法是将腿部抬高后记录超声波信号点。

②趾部血压和跨皮肤氧分压（$TcPO_2$）测定。

③胫后动脉和足背动脉脉搏触诊。

④踝肱压力指数（ABI）测定：ABI=踝动脉收缩压/肱动脉收缩压。

ABI<0.9 提示阻塞性动脉病变存在；如果患者静息 ABI<0.40 或踝动脉压 <50mmHg 或趾动脉压 <30mmHg，提示严重肢体缺血；如果 ABI>1.3，提示动脉有钙化，应进行进一步检查，也是 PAD 的表现。

由于下肢动脉病变与冠状动脉疾病（CAD）和心脑血管疾病（CVD）等动脉血栓性疾病在病理机制上有共性，对 CAD 和 CVD 有参考价值。下肢动脉病变对机体的危害除了导致下肢缺血性溃疡和截肢外，更重要的是这些患者心血管事件风险明显增加和更高的死亡率。另外，ABI 越低，预后越差，下肢多支血管受累者较单支血管受累者预后更差。

（3）治疗：目的包括改善患者下肢缺血症状以及降低心脏病、卒中、截肢和死亡的风险。对于间歇性跛行患者，应鼓励其进行常规的运动，运动可以调节下肢肌肉的有效血液循环，改善其血液流变学特征，减少肌肉依赖于无氧代谢，而更大程度的利用氧，对于慢性下肢疼痛患者能提高无痛性步行距离。要严格控制所有可治疗的其他危险因素，如戒烟和限制酒精摄入、控制高血糖、控制高血压、改善血脂异常、抗血小板治疗等。

在内科保守治疗无效时，为了挽救缺血肢体，可以选择血管腔内微创治疗，包括血管内支架置入术、经皮球囊血管成形术等。还是无效或失败时，可以选择外科手术治疗，包括血管旁路手术、交感神经切除术等。

（四）糖尿病神经病变

糖尿病神经病变（diabetic neuropathy，DN）是糖尿病的主要慢性并发症之一，其发病机制主要与高血糖引起的代谢紊乱、血管损伤、神经营养障碍、氧化应激及遗传因素有关。

糖尿病神经病变可根据不同的临床表现进行分型，最常见的分型如下：

（1）远端对称性多发性神经病变最常见。

（2）局灶性单神经病变，可累及单个脑神经或脊神经。

（3）非对称性多发局灶性神经病变，同时累及多个单神经的神经病变。

（4）多发神经根病变，最常见为腰段多发神经根病变。

（5）自主神经病变，常见，可累及心血管、消化、呼吸、泌尿生殖等系统。

糖尿病周围神经病变（DPN）可检查踝反射或膝反射、针刺觉、尼龙丝触觉、音叉振动觉。怀疑有神经病变者应进一步进行神经传导速度测定、痛觉阈值测定等。S-M 单丝触觉试验是 S-M 单丝轻触皮肤并使其弯曲，则皮肤表面所承受的压力为 10g。检查时在患者双足背侧皮肤无甲处各触碰 4 次，记录能感知的次数，≥5 次则提示有异常。音叉振动觉测试双足大趾振动觉，用分度音叉在足大趾关节处测 3 次，3 次中有 2 次答错,示音叉感觉缺失。

糖尿病自主神经病变(DAN)检查项目包括立卧位血压、心率变异性、Valsalva试验(最长R-R间期与最短之比)、握拳试验(持续握拳3分钟,测血压)、体位性血压变化测定、24小时动态血压监测,频谱分析等心脏自主神经检查。其他自主神经病变,主要根据相应临床症状和特点及功能检查进行排他性诊断。

对于糖尿病神经病变的防治首先控制代谢紊乱,严格控制血糖,加强足部护理,定期进行筛查及病情评价。病因治疗有控制血糖、改善微循环、神经营养及修复药的应用。对症治疗,如使用外用药物或局部理疗均可能有效。对于自主神经病变,如直立性低血压或晕厥可采用药物治疗,但作用有限,非药物方法如足够的盐摄入、避免脱水和利尿剂的使用、下肢支撑长筒袜等可能有一定疗效。糖尿病膀胱病变应利用定时排尿或自我放置导尿管进行治疗。

(五)糖尿病视网膜病变

糖尿病视网膜病变(diabetic retinopathy,DR)是糖尿病性微血管病变中最重要的表现,是一种具有特征性改变的眼底病变,是糖尿病的严重并发症之一。现已成为成人低视力及致盲的主要原因,严重影响了患者的生活质量。DR的临床表现轻重、进展速度不一,还受是否合并白内障、青光眼等其他眼部疾病影响。视力的改变为DR的主要临床表现。早期可无症状,随着病变的发展,表现为视力逐渐减退或眼前闪光感、黄斑水肿等。视力的突然丧失,往往意味着眼底出血或视网膜脱离的发生。

T1DM发病3年后,T2DM确诊时,可行视力、散瞳查眼底,对于眼底病变可疑者或有增殖前期、增殖期视网膜病变者应进一步进行眼底荧光造影。糖尿病视网膜病变依据散瞳下眼底检查可观察到的指标来分级(表11-7)。依据病变程度可将糖尿病黄斑水肿(DME)分为无或有明显的DME2类。如果存在DME,可再分为轻度、中度和重度3级。对视网膜增厚须行三维检查,在散瞳下行裂隙灯活体显微镜检查或眼底立体照相,并每年检查1次。

表11-7 糖尿病视网膜病变的国际临床分级标准(2002年)

病变严重程度	散瞳眼底检查所见
无明显视网膜病变	无异常
轻度非增殖期(NPDR)	仅有微动脉瘤
中度非增殖期(NPDR)	微动脉瘤,存在轻于重度NPDR的表现
重度非增殖期(NPDR)	出现下列任何一个改变,但无PDR表现: (1)任意一个象限中有多于20处视网膜内出血。 (2)在两个以上象限有静脉串珠样改变。 (3)在一个以上象限有显著的视网膜内微血管异常
增殖期(PDR)	出现以下一种或多种改变: 新生血管形成、玻璃体积血或视网膜前出血

治疗上严格控制血糖、血压、血脂水平，长期随访观察，定期眼科就诊，做到早发现 DR，对预防 DR 性眼盲有非常重要的意义。还应该尽可能戒除吸烟等对视网膜病变有害的不良行为。一旦发现有增殖型视网膜病变，即应考虑行视网膜激光治疗，甚至行手术治疗等。

（六）糖尿病肾病

糖尿病肾病（diabetic nephropathy，DN）是糖尿病引起的严重和危害性最大的一种慢性并发症，该病的确切机制尚未明确，是导致肾衰竭的常见原因，在我国 DN 约占终末期肾衰竭的 15%。

T1DM 所致肾损害分为 5 期，T2DM 导致的肾损害也参考该分期。第 Ⅰ、Ⅱ 期为临床前期，第 Ⅲ、Ⅳ、Ⅴ 期为临床期。Ⅰ 期为功能改变期，又称为肾小球功能亢进或滤过率增高期，无明显临床表现；Ⅱ 期为早期肾小球病变期，或称正常白蛋白尿期，该期亦无明显临床变现；Ⅲ 期为持续微量蛋白尿期，血压可轻度升高；Ⅳ 期为临床蛋白尿期，此期血压增高，多有水肿，常并发微血管并发症，如视网膜病变、外周血管病变等；Ⅴ 期为尿毒症期，出现尿毒症临床表现。

可查尿常规、24 小时尿白蛋白定量或尿白蛋白与肌酐比值、血肌酐和尿素氮，肾脏病变者应进一步行肌酐清除率测定。确诊糖尿病肾病前必须除外其他肾脏疾病，必要时需做肾穿刺病理检查。微量蛋白尿是 DN 的最早临床证据及筛选早期 DN 的主要指标，亦是 T1DM 和 T2DM 患者心血管疾病发生率及死亡率显著升高的标志。检测尿液微量白蛋白是否正常，最简单的方法是测定尿中白蛋白与肌酐的比值，只需单次尿标本即可检测。

DN 治疗应是综合性，常规治疗措施包括生活方式干预（如合理控制体重、糖尿病饮食、戒烟及适当运动等）、控制血糖、控制血压、低蛋白饮食、纠正脂代谢紊乱以及控制蛋白尿等。对糖尿病肾病肾衰竭者需透析或行肾移植治疗，并且糖尿病肾病开始透析要早。中医药在防治糖尿病肾病及其并发症方面积累了一定的经验，尤其是在保护 DN 患者肾功能、减少尿白蛋白等方面，值得进一步研究与探索。

（七）糖尿病足

糖尿病足（diabetic foot，DF）指糖尿病患者足部由于合并神经病变及不同程度的血管病变使动脉灌注不足致微循环障碍而导致下肢感染、溃疡形成和（或）深部组织损伤。全球约 15% 的糖尿病患者曾发生过足溃疡或坏疽，糖尿病足造成的截肢是非糖尿病患者的 40 倍。糖尿病足的基本发病因素是神经病变、血管病变和感染，这些因素共同作用可导致组织的溃疡和坏疽。是糖尿病患者致残，甚至致死的重要原因之一，不但给患者造成痛苦，而且使其增添了巨大的经济负担。

（1）糖尿病足的 Wagner 分级法见表 11-8。

表11-8 糖尿病足的Wagner分级法

分级	临床表现
0级	有发生足溃疡的危险因素，目前无溃疡
1级	表面溃疡，临床上无感染
2级	较深的溃疡，常合并软组织炎，无脓肿或骨的感染
3级	深度感染，伴有骨组织病变或脓肿
4级	局限性坏疽（趾、足跟或前足背）
5级	全足坏疽

（2）评定：糖尿病足的危险因素包括以往有过足溃疡或截肢、赤足行走、视力差、弯腰困难、老年合并肾脏病变、独居的社会状态及经济条件差等。应对所有糖尿病患者进行年度足部检查，包括足是否存在畸形、溃疡、胼胝，皮肤颜色变化，足背动脉和胫后动脉搏动、皮肤温度以及是否存在感觉异常等。

（3）治疗：首先要鉴别溃疡的性质，神经性溃疡常见于反复受压的部位，如跖骨头的足底面、胼胝的中央，常伴有感觉的缺失或异常，而局部供血是好的。缺血性溃疡多见于足背外侧、足趾尖部或足跟部，局部感觉正常，但皮肤温度低、足背动脉和（或）胫后动脉搏动明显减弱或不能触及。

对于神经性溃疡，处理方式主要是减压，特别要注意患者的鞋袜是否合适。对于缺血性溃疡，则要重视解决下肢缺血，轻度至中度缺血的患者可以进行内科治疗。病变严重的患者可以接受介入治疗或血管外科成形术。对于合并感染的足溃疡，定期抗感染和去除坏死组织。对于感染的溃疡，必须进行彻底的清创。根据创面的性质和渗出物的多少，选用合适的敷料。在细菌培养的基础上选择有效的抗生素进行治疗。

①运动疗法：对足部保护性感觉丧失的患者推荐的运动是游泳、划船、骑自行车、坐式运动及手臂的运动。患者可做足部按摩及下肢肌肉静力收缩练习，患肢伸直抬高运动、踝关节的伸屈活动、足趾的背屈跖屈活动等，并经常变换体位，抬高患肢。根据病情每天1～2次，初期活动量宜小，逐渐增加，若出现足部系难治性溃疡，应限制日常活动，使用助步工具。

②物理因子疗法：1级或2级可能存在感染，有感染者用紫外线配合超声波，无感染者用激光和红外线等治疗；3级须行外科清创术配合静脉注射抗生素，同时配合超声波、紫外线、直流电抗生素导入疗法。

③减轻足部压力：使用治疗性鞋袜，鞋应柔软舒适，鞋内避免有接线和缝口，鞋内有足够的空间让足趾活动，鞋的上部设计成能容纳足趾背部畸形，足前部损伤可以采用允许足后部步行的装置来减轻负荷，即"半鞋"（half-shoes）和"足跟开放鞋"（heel-sandals）；全接触式支具或特殊的支具靴；拐杖和轮椅。

④局部护理：每天检查足部，看皮肤颜色、温度，感觉是否有改变，是否有破溃、裂口，足部是否干净、干燥。每天用37℃左右温水泡脚20分钟，用柔软毛巾轻轻擦干足部皮肤，不要用力揉搓。使用少量爽身粉，保持脚趾间皮肤干爽。鞋袜应宽松、舒适、透气。寒冷时注意肢端保暖，但忌用热水袋保暖热敷以防烫伤起疱。一旦不小心损伤皮肤，应去医院正确处理伤口。

第三节　冠心病

冠心病是由于冠状动脉血液循环障碍而引起冠状动脉血流与心肌之间的供需平衡遭到破坏，而导致心肌受损的疾病。它分为功能性和器质性两种，推拿治疗对前者的治疗效果比较明显，后者用推拿只作为辅助治疗。

冠心病属于中医"胸痹"、"心悸"的范畴。常表现为胸部闷痛，短气，喘息不得卧，甚则心痛彻背，背痛彻心。多发于中老年人，以脑力劳动者居多。

（一）病因病机

本病的发生与寒邪内侵，饮食不当，情志失调和体质虚弱有关。其病有虚实两方面实证为寒凝、气滞、血瘀、痰浊阻遏胸阳，阻滞心脉，不通则痛，而发胸痛；虚证为情志失调或年老体衰，肝肾不足，致使心肝肾脾俱亏，心失去温煦和濡养，导致心痛。

（1）寒邪内侵：素体阳虚，胸阳不足，阴寒之邪乘虚而入，寒凝气滞，痹阻胸阳而为病。

（2）体质虚弱：中老年人，肾气渐衰，或素体虚弱，久病失养，劳欲过度，气血阴阳亏虚，以致心失所养，发为此病。

（3）饮食不当：嗜食膏粱厚味，或嗜酒成癖，以致脾胃损伤，伤脾则滋生痰浊，痰阻脉络，气滞血瘀，而成胸痛。

（4）情志失调：长期忧思伤脾，脾虚气结，则津液不得输布，遂聚而成痰；郁怒伤肝，肝失疏泄，肝气郁滞，化火生痰，痰阻心脉而为病。

（二）临床表现

（1）痰浊阻心：胸前绞痛或闷痛交作，痛发时可引起左肩臂疼痛，气短喘促，肢体沉重，痰多，舌有瘀斑，苔浊腻，脉滑。

（2）阳气虚衰：心胸隐痛或胸闷气短，头晕，神疲懒言，畏寒肢冷，面色苍白，动则出汗，唇甲青紫，舌淡胖有齿痕，脉沉细。

（3）心血瘀阻：胸部刺痛，固定不移，入夜更甚，常心悸不宁，舌质紫暗，舌边有瘀斑，脉沉涩。

（4）心肾阴虚：胸闷且痛，心烦少寐，心悸盗汗，五心烦热，咽干舌燥，健忘，头晕、腰膝酸软，舌红有瘀斑，脉细数。

（5）气阴两虚：胸闷隐痛，时作时止，心悸气短，头晕目眩，倦怠懒言，遇劳则甚，舌偏红或有齿痕，脉细数无力或结代。

（6）阴寒凝滞：胸痛彻背，感寒痛甚，胸闷气短，心悸，面色苍白，四肢厥冷，重则口喘息，不能平卧，舌苔白，脉沉细。

（三）治疗

（1）治则：补心温阳，宣痹止痛。痰浊阻心者宜通阳泄浊，豁痰开结；阳气虚衰者宜益气温阳，活血通络；心血瘀阻者宜活血化瘀，通络止痛；心肾阴虚者宜滋阴益肾，养心安神；气阴两虚者宜益气养阴，活血通络；阴寒凝滞者宜辛温通阳，开痹散寒。

（2）部位及取穴：胸部及背部。取膻中、心俞、厥阴俞、内关。

（3）手法：一指禅推法、揉法、按法、擦法。

（4）操作方法：

①基本治法：

a. 患者取坐位或仰卧位，医生分别以一指禅推法、指按法、指揉法在膻中、内关穴上操作，各3min；掐揉内关穴同时配合深呼吸5min；横擦前胸部，以透热为度。

b. 患者取坐位或俯卧位，医生分别以一指禅推法、指按法、指揉法在心俞、厥阴俞上操作，各3min；侧擦背部，以透热为度。

②辨证加减：

a. 痰浊阻心：点按丰隆、脾俞、胃俞、肺俞、阴陵泉、足三里，每穴1min。

b. 阳气虚衰：摩小腹，按中极，推关元、气海、中极；横擦八髎、肾俞、命门。

c. 心血瘀阻：按揉大包、京门、膈俞、三阴交，每穴1min。

d. 心肾阴虚：用一指禅推心俞、肾俞、肾俞、气海、关元、三阴交；擦两侧涌泉穴。

e. 气阴两虚：按揉中脘、血海、足三里；一指禅推脾俞、胃俞。

f. 阴寒凝滞：横擦肩背部及肾俞、命门八髎穴；直擦背部督脉，以透热为度。

（四）注意事项

（1）注意情志方面的调养。平时要注意保暖。

（2）注意生活规律和饮食习惯，避免剧烈运动。

（3）适当加强体育锻炼，增强体质。

（4）定期检查心脏，注意心脏的养护。

（五）按语

本病多虚实夹杂，或以实为主，或以虚为主，其治疗应先治其标，后固其本，先从祛邪入手，然后再扶正，必要时，标本兼治。在治疗前，要分清疾病的性质，判定疾病的轻重，严重时可以引起心衰，昏迷，甚至死亡。对于重证患者，首先要积极抢救，病情稳定后方可用推拿治疗。若是功能性的疾病，大多呈阵发性，经推拿治疗很快缓解，预后良好。

第四节 颈椎病

颈椎病又称颈椎综合征，是指由于颈椎间盘变性，颈椎骨质增生，韧带钙化退变以及颈部损伤等原因造成颈神经根、椎动脉、交感神经、脊髓等受压引起颈项疼痛、上肢麻木无力、头痛、眩晕、心慌，双下肢酸软无力，甚至大小便失禁、瘫痪等的临床综合证候群。该病好发于30～60岁，属中医学"项筋急"、"项肩痛"、"眩晕"等范畴。

（一）解剖生理

颈椎共有7个，椎间盘6个，颈椎1.2（C1-2，下同）之间无椎间盘，椎管和椎间孔由椎体和椎弓围成。颈椎间孔处共发出8对颈神经。除C1-2外，C3-7都有基本相同的结构。第一颈椎称为寰椎，上连枕部，组成枕寰关节。寰椎无椎体，也无棘突，适宜头部做旋转运动。寰椎由前后弓和两个侧块组成，前弓较短，与枢椎的齿状突构成寰齿关节，后弓较长，有向下后方的结节，是项韧带的附着处，侧块下方与枕骨髁构成枕寰关节，侧块下方与枢椎构成寰枢关节。第二颈椎称为枢椎，在椎体上方有一齿状的隆起，称为齿状突，与寰椎构成寰齿关节，头做旋转运动时，齿突为轴枢。

C3-7每节椎骨均包括椎体、椎弓及突起，椎体间通过关节和间盘互相连接。椎体侧面的连接，是钩椎关节，此关节由下椎体上缘向上突起部与上椎体下缘的两侧凹陷部构成，该关节从左右增强了颈椎的稳定性，防止椎间盘向侧方脱出，当椎间盘退化变薄时，上下椎体缘往往发生碰撞而磨损，因而极易产生骨质增生，导致椎间孔缩小。

颈椎的后缘是关节突关节，其位置接近水平，故稳定性差，一旦椎间盘发生萎缩性退变，椎间隙变窄，关节突关节囊松弛，就容易发生椎体滑脱，从而使椎间孔变窄而产生神经根刺激症状。

颈椎的椎弓根较短而细，椎骨的上、下切迹较为狭窄，两者深浅也近似。相邻椎骨的上、下切迹组合形成椎间孔，颈椎的椎间孔为斜位的骨性管，呈卵圆形，其纵径大于横径。由于椎间孔的前后径小，若后关节突和椎体向前、后移位或骨赘形成、韧带肥厚、关节囊肿胀时则可出现神经根压迫症状。

颈椎横突由椎弓和椎体相连合成。其根部有一圆孔，称横突孔或椎动脉孔。椎动脉从颈总动脉的后上方上升，进入第6颈椎的横突孔，向上于寰椎横突孔上方穿出，在其侧块部弯向后方，经枕骨大孔的外缘进入颅腔，形成基底动脉。当头左右旋转时，会使对侧的椎动脉发生扭曲；当颈椎增生时可致使管腔变窄引起一系列临床症状，如头晕、恶心、猝倒等。

(二)病因病机

(1)现代医学：颈椎病是一种退行性疾病，颈椎退变是本病的内因，各种急慢性颈部外伤和局部受寒等是本病的外因。

①内因：一般情况下颈椎椎间盘从30岁以后开始退变，导致椎间盘变薄，椎间隙变窄。由于椎间隙变窄，使前、后纵韧带及关节囊松弛，颈段的脊柱稳定性下降，椎体失稳，关节面及椎体前后的骨膜和韧带受到刺激，产生炎性反应，导致椎体缘及小关节部形成代偿性骨质增生，并引起韧带、关节囊的充血、肿胀、纤维化。椎体增生的骨刺与周围退化的组织共同形成混合性突出物，并引起椎间孔、横突孔、椎管前后径变窄，压迫脊髓、颈神经根、椎动脉及交感神经引发各型颈椎病。另外炎性反应的刺激也是症状产生的重要因素。

②外因：长期低头工作，姿势不当，肩扛或手提重物，跌、扑、扭、闪及撞击等急、慢性损伤，均可使颈椎间盘、关节突关节、钩椎关节、颈椎周围各韧带及其附近软组织不同程度的损伤，破坏颈椎的稳定性，使颈椎间盘的退变过程加速，促进小关节的增生，从而造成压迫症状而发病。此外，颈项部受寒，肌肉痉挛，使局部缺血缺氧，也可诱发各种临床症状。

(2)传统中医：中医认为颈椎病的发生是由于患者素体虚弱，正气不足，腠理空疏，以致风寒湿热之外邪侵入，深入留连于颈项筋骨血脉；颈部的外伤，导致局部经脉气血的瘀滞不通；慢性积累性损伤，致气血失和，经脉受阻，日久血瘀痰聚，累及肝肾、督脉。脊背和督脉气血痹阻，并累及四肢经络，导致项背和四肢痹痛，或麻木，或无力，而发此病。

(三)临床表现

颈椎病一般分为颈型、神经根型、脊髓型、椎动脉型、交感神经型和混合型。

(1)颈型颈椎病：主要表现为颈项部和扁胛骨间区肌肉的持续紧张，伴有酸、痛、胀等不适感，频繁出现"落枕"样症状，以青壮年为多见，常因长时间低头工作而加重，休息后可缓解或痊愈。

(2)神经根型颈椎病：颈项发僵，疼痛，并向上牵掣枕部及后脑，向上牵掣到肩背及上肢，沿受刺激的颈脊神经走行方向有烧灼样疼痛，伴针刺样麻感，肌力减弱，手指麻木，持物无力。

①病变在颈椎3~4间隙以上：可累及颈丛，出现颈肩部疼痛，放射到枕部及后脑，皮肤感觉障碍。

②病变在颈椎4~5间隙：可累及臂丛，出现颈肩背疼痛，放射至上臂前外侧和前臂桡侧。

③病变在颈椎5~6间隙：项背部疼痛可放射至上肢及拇、示指，前臂桡侧麻木，肱二头肌肌力减弱，腱反射减弱或消失。

④病变在颈椎6~7间隙：项背部疼痛可放射至上肢后侧及中指，中指、无名指发

麻，肱二头肌肌力减弱，腱反射减弱或消失。

⑤病变在颈椎7～胸椎1间隙：肩背疼痛、发麻，沿上肢内侧、前臂尺侧至无名指及小指，肱三头肌肌力减弱、腱反射减弱或消失。

（3）脊髓型颈椎病：因颈脊髓受压的位置不同，可表现为上肢或下肢，单侧或双侧的肢体麻痹，手足笨拙无力，上肢不能做精细动作，握力差，下肢乏力，步态不稳，易跌倒，走路有踩棉花感，胸腹部有束带感等。轻者影响生活，重者造成括约肌功能障碍或瘫痪。本型的特点是颈项部疼痛和活动障碍很轻微，甚至没有颈项部症状，下肢症状的出现早于上肢。

（4）椎动脉型颈椎病：颈肩痛或枕区痛、头痛、眩晕、耳鸣、耳聋、恶心及视物模糊等，有时会出现肢体感觉障碍，持物不稳及猝然晕倒，摔倒时，神志多半清楚，往往因头部转动而发作，改变为正常体位时迅速好转。

（5）交感神经型颈椎病：为颈部组织病变刺激交感神经而出现的一系列临床征象，其症状繁多，表现复杂，有时难以确诊。有枕部痛连及头痛或偏头痛；眼窝胀痛，流泪，视物模糊；心悸及心前区痛，胸闷；肢体发凉，皮肤温度下降，局部多汗或少汗以及指端发红发热；痛觉过敏和耳鸣耳聋等症。

（6）混合型颈椎病：指出现两型或两型以上症状者。

（四）检查

（1）颈型颈椎病患者颈部活动幅度减小，颈项部肌肉肌张力明显增高，往往可触及条索状改变及压痛。神经系统检查时，不能发现明确的定位体征。颈椎平片可见退行性变化。

（2）神经根型颈椎病：

①压痛：在病变节段间隙、棘突旁及其神经分布区可出现压痛。

②颈部活动受限，生理前凸减少或消失，脊柱侧凸。

③颈部肌肉张力增高，局部有条索状反应物。

④椎间孔挤压试验阳性，臂丛神经牵拉试验阳性。

⑤有时可见患肢肱二头肌或肱三头肌反射减弱。

⑥X线片检查：颈椎正侧位、斜位或侧位过伸、过屈位X线片可显示椎体增生，钩椎关节增生，椎间隙变窄，颈椎生理曲度减小、消失或反角，轻度滑脱，项韧带钙化和椎间孔变小等改变。

（3）脊髓型颈椎病：

①肢体张力增高，肌力减弱，低头稍久症状加重。

②肱二、肱三头肌肌腱及膝、跟腱反射亢进，同时还可出现髌阵挛和踝阵挛。

③腹壁反射和提睾反射减弱。

④霍夫曼征和巴彬斯丛征阳性。

⑤影像学检查：X线摄片显示颈椎生理曲度改变，病变椎间隙狭窄，椎体后缘唇样

骨赘，椎间孔变小。CT检查可见颈椎间柱变性，颈椎增生，椎管前后径缩小，脊髓受压等改变。MRI检查可显示受压节段脊髓有信号改变，脊髓受压呈波浪样压迹。

（4）椎动脉型颈椎病：

①病变节段横突部压痛。

②颈椎旋转到一定的方位即出现眩晕，改变位置时，症状即可消失。

③X线片示钩椎关节侧方或后关节部骨质增生，斜位片可见椎间孔变小。

④椎动脉造影可见椎动脉受压、扭曲、变细或阻滞。

⑤脑血流图可出现异常。

（5）交感神经型颈椎病：

①有颈型颈椎病的临床表现，大多数有慢性头痛病。

②有交感神经功能紊乱的症状和体征。

③X线片示有颈椎退行性改变，根据临床体征排除其他疾患。

（五）治疗

1. 目的

松解紧张痉挛的颈肌尤其是颈伸肌群，改善其力学特性，阻断疼痛—肌紧张—疼痛的恶性循环链，促进软组织损伤性炎症消除；调整颈椎节段异常位移或成角，降低椎间盘负荷，减缓颈椎退变过程，扩大椎间孔、椎管、横突孔等非连续骨性管道的有效空间，改善颈椎管内外的高应力状态和神经根张力，减少或消除神经、血管机械性压迫和刺激，恢复颈椎动静力平衡。

2. 治则

舒筋活血，解痉止痛，整复错缝。

3. 部位及取穴

部位以颈项部、肩背部和患侧上肢等处为主。取穴以风池、颈夹脊、天鼎、肩井、天宗、曲池、合谷、小海、阿是穴等为主。

4. 手法

选用一指禅推法、擦法、拔伸法、推法、拿法、按揉法和颈椎微调手法等。

5. 操作方法

颈椎病推拿应分期、分型辨证治疗，操作常规由颈椎松解手法、调整手法和整理手法三部分组成。

（1）分期治疗：

①急性发作期治疗以松解颈部肌群和颈椎小关节调整，神经根、脊髓减压，解除椎动脉扭曲、交感神经刺激为要点，通过颈椎拔伸下微调手法来实现。

②症状缓解期治疗以轻柔手法松解局部肌肉，解除痉挛，可根据各型颈椎病症状不同采用不同手法以缓解头面、颈肩、上下肢等部位不适感，必要时采用轻巧的颈椎微调手法，同时配合相应的功能锻炼。

（2）松解手法：

①患者正坐，医者站于患侧背后施一指禅推法、按揉法于风府、肩中俞、肩外俞、天宗穴，使穴位感觉酸胀。

②接上势，医者一手扶头顶，一手施滚法于颈项肩背部，以斜方肌为重点，配合颈椎小幅度屈伸、旋转被动运动。

③医者于颈项部肌肉紧张及压痛点处施弹拨手法，再施拿法于风池、肩井及颈肩背部肌肉，使局部有温热感。

④医者立于患者侧方，一手虎口托住患者枕部，一手以肘部托住患者下颌，手掌环抱患者头部向上牵伸，使颈部有轻松感。

⑤患者正坐，医者一手扶其头项，一手托其下颌做抱球势，徐徐摇动颈椎。

（3）颈椎微调手法：

①坐位寰枕关节前屈微调手法：患者坐于凳上，医者站其背后，两手拇指伸直，余手指则半握成空拳；以两手桡侧缘抵住患者颞骨乳突后缘，虎口托住患者下颌支，示、中指向后抵住两侧寰椎横突前方。医者两手协调地将患者头颈向上提托片刻，觉患者颈部肌肉放松，再突然快速前屈患者头颈5°～10°，同时拇指向上推冲颞枕骨，示、中指向后顶推寰椎横突，即可整复寰枕关节。

②坐位上颈椎侧屈微调手法：患者坐位，医者直其背后，以一侧的拇指抵住颈部肌肉紧张的一侧，寰枢关节周围，另一侧手掌托住患者的下颌支及颞枕骨下缘，以托患者头颈之手先将其向上提托，在对患者头颅施加纵向拔伸力量下引导患者头颅向患侧轻微侧屈，医者手下感觉患者颈部肌肉放松，突然稍微加大向头颅一侧的运动幅度，同时拇指用力向上内推冲。用于上颈椎侧向移位。

③仰卧位下颈椎拔伸侧屈微调手法：患者仰卧于治疗床上，医者站其头端，以与患侧同侧之拇指顶住错位患椎凸起之横突外侧，手掌则托住患者枕部，以对侧手掌托住患者下颌，前臂则置于患者对侧面部和颞部。医者两手协调，先将患者头颈纵向拔伸片刻并慢慢侧屈至15°左右，觉患者颈部肌肉放松，突然扩大头颈侧屈运动幅度3°～5°，同时拇指向内顶推病椎横突，即可整复。用于下颈椎侧向移位。

④下颈椎侧卧位颈椎前后交错旋转微调手法：患者侧卧于治疗床上，医者站其头端，以一侧拇指自前向后顶住患者错位颈椎凸起之横突前结节，另一手拇指自后向前顶推下一椎（上一椎亦可）之横突后结节，两掌根则分别托住患者下颌和枕部进行纵向拔伸；在维持颈椎拔伸力下两拇指分别前后顶推相邻颈椎横突，感觉指下颈椎滑动即可，此法适用于颈椎矢状面移位患者。

⑤下颈椎俯卧位棘突交错按压微调手法：患者俯卧于治疗床上，颈部肌肉放松，脸部朝下置于治疗床头端的脸洞中或头部伸出头端。医者站其头端，以一侧拇指罗纹面抵住患者错位椎骨偏凸之棘突，另一手拇指抵住错位椎骨下一椎的棘突对侧（或上一椎亦可）。医者两手掌根部夹紧患者颈部两侧施加纵向拔伸，两拇指同时推挤棘突向中线

方向用力并逐渐加大推挤力量，感觉相邻两棘突有移动感时，突然加大拇指顶推力量，感觉颈椎滑动即可。此法适用于颈椎旋转式错位。

（4）整理手法用拇、示两指拿两侧风池穴、两侧颈椎诸夹脊穴及两侧肩井穴，最后顺势用指、掌从肩井向两侧分推，使颈肩部有松弛感。

（5）手法临症加减：

①颈型颈椎病：若患者的肩胛骨内上角或内侧缘仍感到酸痛牵紧，在病变部位以轻柔的拇指按揉法或一指禅推法循序推移，使该紧张肌纤维松弛。

②神经根型颈椎病：上肢酸痛发麻明显者加用擦上肢部，提拿和擦上肢，拿腋下，理五指节，并按揉曲池穴、拿合谷，局部擦热配合热敷。

③椎动脉型：去除颈椎摇法，加用一指禅推法、按揉风池、风府、翳风穴及防颞部、前额及后脑枕部，有活血散瘀的作用，能缓解椎动脉痉挛而减轻消除临床症状。

④交感神经型：如头痛、高血压，加头部拿五经、推双侧桥弓穴、扫散法及头面部抹法。内脏症状，加横擦前胸至腹、横擦肩背至腰骶。另外如胸闷推膻中；腰痛，横擦腰骶部；咽部异物感以轻柔的一指禅推法推气管两侧和舌骨体表投影部位等，改善交感神经型引起的众多复杂的临床症状。

⑤脊髓型颈椎病：脊髓性颈椎病患者应严格掌握推拿治疗适应证。

（六）注意事项

（1）对颈椎病的推拿治疗，尤其在做被动运动时，动作应缓慢，切忌暴力以免发生意外。脊髓型颈椎病、高血压、血管硬化的患者不宜施用关节整复手法。

（2）低头伏工作不宜太久，避免不正常的工作体位。避免头顶、手持重物。

（3）局部应保暖，避免项背部受风寒。

（4）睡眠时枕头不宜过高、过低、过硬，应垫放在颈项部。

（5）本病急性期时宜用颈托固定于颈项部。

（6）本病可以配合颈椎牵引治疗，重量约 $3 \sim 5$ kg，每次 $20 \sim 30$ min。

（7）缓解期可做颈部主动屈伸旋转活动，加强项背部肌肉锻炼。

（8）对脊髓型颈椎病，推拿治疗效果不佳，或有进行性加重趋势，应考虑综合治疗。

（七）按语

颈椎病是由颈椎退行性病变引起，除脊髓型外，其他各型预后良好，经推拿手法治疗，能消除炎症，托开椎间隙，纠正后关节错缝，改变骨赘物和神经、血管的相对位置，缓解症状，故在发作中治疗尤为适宜。脊髓型颈椎病若出现痉挛性瘫痪和排便障碍时，应采用手术治疗为好。

第五节 恶性肿瘤

随着现代生活方式和生活环境的变化，恶性肿瘤的发生率和发现率均有所提高。恶性肿瘤是危害人类健康的首位严重的慢性非传染性疾病，所造成的社会和经济负担沉重。该类患者身心备受折磨，健康状况恶化，迫切需要康复治疗手段的早期介入，以改善功能状况，提高生活质量，早日重返社会。

一、概述

（一）定义

肿瘤（tumor）是机体在各种致癌因素作用下，局部组织的细胞在基因水平上失去了对其生长的正常调控，导致细胞的异常增生而形成的新生物，通常表现为局部肿块。肿瘤亦分为恶性肿瘤与良性肿瘤，恶性肿瘤即人们所说的癌症。恶性肿瘤（malignant tumor）是细胞不仅异常快速增殖，而且可发生扩散转移的肿瘤。多数癌症是根据他们起始的器官或细胞类型来命名的。

（二）流行病学

我国恶性肿瘤发病率估计为 100/10 万人口以上，估计每年新增恶性肿瘤患者 100 万～120 万人，现有恶性肿瘤患者约 300 万人，恶性肿瘤的病死率在城市为 128.03/10 万，在农村为 112.36/10 万，其中以肺癌、胃癌、食管癌、肝癌、乳腺癌、宫颈癌最为多见，占全部恶性肿瘤的 70%～80%。

目前，在我国过去高发的食管癌和宫颈癌发病率有了明显下降，胃癌的发病和死亡趋于稳定，而乳腺癌、胰腺癌、结直肠癌等一些在欧美国家高发的癌种在我国有了明显上升，其主要原因是人口老龄化、生活方式城市化以及工业化进程的影响。

（三）病因及发病机制

恶性肿瘤的病因不明，目前认为有多种可能致癌的因素，但常不是必然的直接致癌因素。外源性的化学性（如亚硝酸盐、黄曲霉毒素）、物理性（如 X 射线、电离辐射）、生物性（乙肝病毒、疱疹病毒）等因素刺激，内源性的机体内部结构改变和功能失调，不良行为生活方式以及遗传因素、社会因素、精神心理因素等，在某种条件下和一定强度下与恶性肿瘤的发生、发展有一定关系。恶性肿瘤患者中"生活方式癌"所占比例高达 80%。

关于肿瘤的发生机制，虽经过大量的研究，目前还未充分解决。有关肿瘤形成的基本理论有：

（1）肿瘤是多步骤发生、多基因突变的演进性疾病。

（2）肿瘤的遗传易感性。

（3）肿瘤是一类细胞周期疾病。

（4）癌基因激活和抑癌基因失活。

（5）生长因子及其受体与细胞内信号转导的异常。

（6）肿瘤的发生是免疫监视功能丧失的结果。

（7）组织微结构理论和干细胞理论等。

（四）临床特征

（1）对机体的影响严重：恶性肿瘤生长迅速，常向远处转移或向周身播散。可导致邻近脏器受压或空腔脏器梗阻，继发坏死、溃疡、出血、疼痛、水肿或静脉曲张、病理性骨折、癌性或血性胸腹水、内分泌紊乱等。到晚期出现极度消瘦、贫血、无力、全身衰竭，称为恶病质。

（2）临床治疗副作用大：临床手术可以引起组织器官缺损，易造成对术中涉及的周围组织器官功能的影响；化疗可引起毒副反应，包括胃肠道反应、骨髓抑制，心、肺、肝、肾神经等器官毒性等；放疗的副作用表现为一系列的功能紊乱与失调，如精神不振、食欲下降、疲乏等全身反应，以及局部的皮肤与黏膜反应。

（3）精神心理反应剧烈：恶性肿瘤患者从疑诊时开始，到确诊后、治疗前后、终末期都可能发生严重的剧烈心理变化和心理反应过程，出现震惊、恐惧、淡漠、抑郁、焦虑、悲伤等恐癌情结表现。社会、家庭的容忍和经济状况的改变，可引起患者社会心理上的不愉快和抑郁感。严重者会出现肿瘤精神综合征。

（4）容易转移复发，难以彻底治愈：虽然目前恶性肿瘤患者的痊愈率得到提高，存活期有所延长，但恶性肿瘤细胞难以彻底消除，某些环境和个人因素难以控制，影响到恶性肿瘤的发展、转移、复发和预后，其病死率、致残率仍较高。

二、康复评定

大多数人类恶性肿瘤是环境因素与遗传因素相互作用的结果。恶性肿瘤本身以及手术、放疗、化疗等对身体结构与功能的损伤严重。康复评定主要是个人行为、生活方式、环境、理化生物因素及社会与家庭支持等危险因素评定；通过定期复查，对患者身体结构与功能损伤严重程度进行评定。患者活动能力和参与能力因肿瘤种类、治疗方式等不同，受限和局限性程度也不同，可根据具体情况进行相应的评定。

（一）危险因素评定

人口老龄化，生活方式、饮食习惯和行为方式的变化，在工业化和城市化的过程中伴随的生态环境的破坏，造成了世界各地大部分恶性肿瘤发病率和死亡率呈上升趋势。对危险因素的评定，有助于个体化康复方案的制定和实施。评定方法可以通过采集病史和谈话的方式进行，也可采用量表的形式进行。

主要的危险因素及其在肿瘤发生中占的比重如下：

（1）吸烟占 30%。

（2）饮食因素平均占 35%，其变化幅度为 10%～70%。

（3）生育和性行为占 7%。

（4）职业因素占 4%。

（5）酒精滥用占 3%。

（6）地理因素占 3%。

（7）环境和水污染占 2%。

（8）药物和医疗因素占 1%。

（二）病理分级评定

未分化的癌细胞多呈小圆形、小梭形或星形、裸核型，恶性程度高；高分化癌细胞接近正常分化程度，恶性程度低。

（1）四级法：

Ⅰ级：未分化癌细胞占 0～25%。

Ⅱ级：未分化癌细胞占 25%～50%。

Ⅲ级：未分化癌细胞占 50%～70%。

Ⅳ级：未分化癌细胞占 70%～100%。

（2）病理分期法：分为高度分化、中度分化、低度分化三级，恶性程度依次增高。

（三）临床分期评定

多数部位肿瘤的临床分期采用国际抗癌联盟（UICC）所规定的恶性肿瘤 TNM 分期法。此分期法只用于过去未曾进行过治疗的患者，病变的范围仅限于临床检查所见。T 代表原发肿瘤，N 代表局部淋巴结转移状况，M 代表远处转移情况。临床工作中，不同恶性肿瘤还有各自的临床分期标准，如直肠癌采用 Dukes 分期，膀胱癌采用 JSM 分期，胃癌采用 Moss 分期等。

临床分期与肿瘤的临床表现及治疗方案的选择有直接的关系。对恶性肿瘤的分期也是估计患者预后、评估治疗效果的需要。如 <3cm 的小肝癌，术后 5 年生存率远高于 >3cm 的肝癌。直肠癌的术后复发率及预后与其分期密切相关，当无淋巴结转移时，DukesA、B1.B2 期术后平均复发率分别为 5%、10%、25%，而有淋巴结转移时，复发率明显升高，DukesC1.C2 期平均复发率上升为 33%、66%。

（四）疗效分级标准

世界卫生组织（WHO）有关肿瘤治疗结果标准化的两个会议提出了肿瘤治疗客观反应的标准（表 11-9）。分为完全缓解（complete response，CR）、部分缓解（partial response，PR）、无改变（no change，NC）、疾病进展（progressive disease，PD）四个等级。

表11-9 WHO肿瘤治疗客观反应的标准

可测量的病变	不可测量的病变	骨转移
CR表示可见的病变完全消失至少1个月	所有症状、体征完全消失至少4周	X线及扫描等检查，原有病变完全消失至少4周
PR表示肿块缩小50%以上至少4周	肿瘤大小估计减小超过50%至少4周	溶骨性病灶部分缩小，钙化或骨病变密度减少至少4周
NC表示肿块缩小不足50%或增大不超过25%	病情无明显变化至少4周，肿瘤大小估计增大不到25%，减少不足50%	病变无明显变化，由于骨病变往往变化缓慢，判定NC至少应在开始治疗的第8周后
PD为一个或多个病变增大25%以上或出现新病变	新病灶出现或原有病变估计增大至少25%	原有病灶扩大和（或）新病灶出现

注 CR时间指自开始判定CR起至肿瘤开始出现复发时的时间。PR时间指自开始判PR起至肿瘤两径乘积增大到治疗前1/2以上时的时间。生存时间指从开始化疗至死亡的时间或末次随诊时间。无病生存时间指CR患者从开始化疗至开始复发或死亡的时间。

（五）癌痛的评定

通用疼痛评定法有McGill疼痛问卷法、目测类比测痛法（VAS）、口述等级评分法（VRS）等，可根据实际情况选用。

针对癌痛的5级评定法简便易行，即根据用药的种类和方法将癌痛分为5级。0级：不需任何镇痛剂；1级：需非麻醉镇痛剂；2级：需口服；3级：需肌内注射；4级：需静脉注射麻剂。

（六）心理评定

正确评估肿瘤作为应激源给患者及家属带来的心理负担，评估肿瘤患者的自杀风险，是十分必要的。恶性肿瘤患者心理评定的原则和方法与一般心理评定相同。常用有症状自评量表（SCL-90）、焦虑自评量表（SAS）和抑郁自评量表（SDS）、Rutter儿童行为问卷、老年抑郁量表（GDS）等。少数有严重精神障碍者，需精神专科医师会诊评定。

（七）营养评定

营养不良在肿瘤患者中普遍存在。肿瘤患者主要出现的营养问题：一是厌食和体重下降；二是肿瘤患者的代谢异常。营养不良可分为蛋白质型营养不良、消瘦型营养不良、混合型营养不良三类。

营养评定可分营养筛选和综合评定两个步骤。综合评定经过营养不良粗筛，进一步了解病史、体格检查，利用一些客观指标（如血浆蛋白水平）、机体测量（如动态的体重、身高变化及机体组成测定等），与主观评定相结合来完成营养评定。可根据具体情况选择综合营养评定、主观全面评定（SGA）、营养评定指数（NAI）等方法。

（八）活动能力评定

恶性肿瘤患者活动状况评定的常用量表有Karnofsky活动状况量表（KPS）（表11-10）和Zubrod-ECOG-WHO（ZPS）患者活动状况分级标准两种，广泛用于评定恶性肿瘤患者的功能状态。

表11-10 Karnofsky活动状况量表

表现		计分
能进行正常活动，不需要特殊照顾	正常，无症状，无疾病的表现	100
	能进行正常活动，症状与体征很轻	90
	经努力能正常活动，有些症状和体征	80
不能工作，生活需不同程度的协助	能自我照料，但不能进行正常活动或工作	70
	偶需他人协助，但尚能自理多数个人需要	60
	需他人较多的帮助，常需医疗护理	50
不能自理生活，需特殊照顾，病情发展加重	致残，需特殊照顾与协助	40
	严重致残，应住院，无死亡危险	30
	病重，需住院，必须积极的支持性治疗	20
	濒临死亡	10
	死亡	0

注 ZPS 分6级。0级：正常活动；1级：有症状，但几乎完全可自由活动；2级：有时卧床，但白天卧床时间不超过 50%；3级：需要卧床，卧床时间白天超过 50%；4级：卧床不起；5级：死亡此外，也可以选用普适性量表，如 Barthel 指数、PULSES、Katz 指数等。

（九）参与能力评定

恶性肿瘤患者参与局限性的主要原因是身体的残疾和心理障碍。社会生活能力评定可选用功能活动问卷、社会功能缺陷筛选表；工作能力的评估方法常用的有微塔法、Mclean Hospital 工作评估表、Valpar 评定系统等。目前应用较多的是残疾评定和生活质量评定。

1. 残疾分类

根据 Raven 分类法，恶性肿瘤残疾可分为四类：

（1）肿瘤已控制，无残疾。

（2）肿瘤已控制，因治疗而出现残疾。包括：

①器官的截断或切除：如截肢、乳房切除、子宫切除等。

②器官切开或部分切除：如肺、胃、肝等器官部分切除结肠部分切除后腹壁造口、气管切开、面颌根治术后缺损、软组织术后缺损等。

③器官切除后内分泌替代治疗：如甲状腺切除、卵巢切除、垂体切除等。

④心理反应、精神信念改变等。

（3）肿瘤已控制，因肿瘤而出现残疾。包括：

①全身性反应：营养不良、恶病质、疼痛、焦虑、抑郁等。

②局部性残疾：软组织与骨破坏、病理性骨折、膀胱与直肠功能障碍、周围性瘫痪、偏瘫、四肢瘫等。

（4）肿瘤未控制，因肿瘤与治疗而出现残疾。

2. 肢体残疾评定

肢体残疾是指人的四肢残缺或四肢、躯干麻痹、畸形，导致运动系统不同程度的功能丧失或功能障碍。恶性肿瘤致肢体残疾者的整体功能评价是在未加康复措施的情况下，以实现日常生活活动的不同能力来评价。日常生活活动分为8项，即端坐、站立、行走、穿衣、洗漱、日常饮食、大小便、写字。能实现一项计1分；实现有困难的计0.5分；不能实现计0分。据此划分为4个等级（表11-11）。

表11-11 肢体残疾与日常生活活动能力的关系

级别	计分	程度
一级肢体残疾	0～2	完全不能实现日常生活活动
二级肢体残疾	3～4	基本上不能实现日常生活活动
三级肢体残疾	5～6	能够部分实现日常生活活动
四级肢体残疾	7～8	基本上能够实现日常生活活动

3. 生活质量评定

生活质量研究在肿瘤临床研究中有三大作用：

（1）评价肿瘤患者及其疼痛的治疗效果，进行疗法的选择。

（2）有利于抗癌药、镇痛剂、止吐药等的筛选及评价。

（3）有助于了解治疗后患者的远期生存状态。

常用量表有普适性量表如健康调查简表（MOSSF-36）、世界卫生组织生活质量问卷（WHOQOL-100）等；专用量表主要有美国研制出的恶性肿瘤治疗功能评价系统（FACT）和欧洲恶性肿瘤研究与治疗组织研制的恶性肿瘤患者生活质量测定量表QLQ系列，均有中文版本。FACT和QLQ系列均是由一个测量恶性肿瘤患者生命质量共性部分的共性模块和一些特定恶性肿瘤的子量表（特异模块）构成的量表群。

我国学者在借鉴外国各种评定量表的基础上，设计了具有中国文化特色的恶性肿瘤患者通用生命质量量表，以及宫颈癌、乳腺癌、肺癌等专用量表。但就总体而言，恶性肿瘤的生命质量评定做得还不够普遍，有待加强。

三、康复治疗

由于在不同肿瘤、同一肿瘤发生发展的不同阶段及其不同程度功能障碍的康复目的各不相同，将肿瘤患者的康复目的分为预防性康复、恢复性康复、支持性康复、姑息性康复等四种。恶性肿瘤是一种易转移易复发的疾病，康复治疗上不仅需要多学科综合治疗、治疗方案个体化，而且需要加强心理与行为干预，重视姑息疗法，为恶性肿瘤患者改善功能状况、提高生活质量打下坚实的基础。

（一）运动疗法

当某器官或局部功能损伤时需对其进行有针对性的功能训练。如肺癌肺部术后需进行患侧呼吸训练，改善肺功能；喉癌全喉切除术后患者不能发声，需进行食管言语训练，发声重建术后需进行发声、言语训练；乳癌根治术后，手术侧肩关节活动受限，需对肩关节的活动功能进行训练；骨肿瘤截肢配备假肢后需进行假肢的活动功能训练；颌面肿瘤根治术后需进行张口、咀嚼、吞咽、言语功能性训练等。

恶性肿瘤患者应进行适合自己体力的运动和活动，以不产生明显疲劳和症状加重为度。能下地活动者可进行日常生活活动及健身跑、步行、上下楼、骑自行车、瑜伽、太极拳、气功等较低强度的有氧运动，以增强肌力，保持或改善关节活动范围，提高心肺功能与耐力。对于不能下床的患者，要在床上进行肢体的活动，并尽可能自理个人生活活动，如吃饭、穿衣、洗漱等。长期卧床后，在开始恢复运动时，要注意防止直立性低血压，必要时可以用起立床过渡。

恶性肿瘤患者在运动和活动的过程中要劳逸结合。对贫血及心肺功能低下者，应控制有氧活动的强度，注意监测疲劳水平。血小板计数（200～500）×10^9/L 者宜谨慎运动，低于 200×10^9/L 者禁忌运动。有骨转移癌或严重骨质疏松者宜极谨慎运动，限制负重或提供适当的辅助用具，发生病理性骨折者禁忌运动。

（二）物理因子疗法

近年高频电、激光、超声波、直流电、冷冻、磁等多种物理因子被应用于恶性肿瘤的治疗。有体外治疗、腔内治疗或组织间治疗，多数与放疗、化疗、手术相结合，也有不少单独治疗，取得了较好的效果。如利用 915MHz 的分米波治疗鼻咽癌、超声波配合放疗治疗皮肤恶性肿瘤等。

放疗、化疗后出现骨髓抑制时，除进行药物治疗与加强营养外，可进行穴位的毫米波治疗，有促进白细胞计数回升的作用。术后淋巴水肿治疗可选择加压法。静力加压法有两种方式，一种是梯度压力服装，另一种是绷带或缠裹；动力加压法主要方式是气动的泵装置和向心性按摩。

（三）心理与行为干预

心理与行为干预不仅可以改善不良情绪，缓解疼痛，改善睡眠，而且可以提高患者的免疫功能，改善认知功能，降低转移、复发的可能性，还可以减少治疗费用，缓解社会心理压力，提高生活质量等。此外示范疗法、教育启发手段以及恶性肿瘤俱乐部、癌友康复营等形式也十分重要。少数有严重精神障碍者，需精神专科医师会诊治疗。

（1）阶段性干预：心理康复中，消除对癌症的恐惧感是最为重要的，应贯穿于恶性肿瘤治疗的各个阶段，也是其他心理康复的前提条件。

①确诊前后：告知时应评估透露消息的数量和比率，明确患者想知道的信息，以其能够理解的方式分阶段、分步骤告知，预防心理问题的出现。对那些产生震惊、恐惧、抑郁、悲观，或出现否认、淡漠等异常表现，处于心理障碍的休克期和冲突期，不能很好接受治疗的心理障碍患者，进行针对性分析、引导，使其能纠正错误认识，正视自己的疾病。同时动员患者家属和单位，配合医务人员，稳定其情绪，并适当解决其在经济、家庭、工作等方面的实际困难和问题，以利患者的心理康复。

②治疗前后：患者的一般心理需求为希望被尊重、被理解和被接纳；希望获得相关专业信息，寻求安全感；希望早日康复，渴望回归正常生活。此时可对患者及家属的情绪通过自评问卷进行量化评估，然后给予适当的干预。对患者的不适感和担心要表示肯定和理解，尽量不用客观诊断结果否定患者的主观感受；耐心、专心、关心地倾听，并在倾听过程中作出适当的反应；及时提供深入浅出的专业信息，使患者对治疗有充分的了解，达到心理状况稳定、适应。对残疾严重、毁形毁容者，适时配用假体，进行整形整容手术，不但有利于心理康复，也有利于功能康复。必要时使用少量抗焦虑药物。

③终末期：晚期恶性肿瘤患者可能因疼痛控制差、衰竭和疲劳、无助感等表现出个性的改变、极大的悲观与绝望。此时可通过交谈来评估其自杀风险，并在结束谈话前否定其想法。然后根据患者回答内容划分风险等级并给予必要的干预。对终末期患者应予最大的帮助和支持，应安排安静舒适的环境，细致周到的护理，充分的精神支持和关怀。对有些患者不必告知全部真实病情，尽量减轻其悲观情绪，使之平静度过终末期。

（2）心理干预方法：心理疗法既可个别实施，也可集体实施。个别治疗可洞察到患者深层的心理内容，并随时依患者心理行为反应的变化，灵活地采用各种心理行为干预手段。集体疗法可通过集体内的相互助长，迅速掌握行为治疗技术，并能在同病相怜的病友集体中充分表达、发泄内心痛苦等。

①认知疗法：患者和家人对恶性肿瘤的看法通常具有情绪的和行为的后果，影响对诊断和治疗的应对能力。认知疗法是以问题解决为出发点的简短的心理干预，它可帮助患者及其家人以一种客观的、适应性的方式看待恶性肿瘤。

②行为训练：行为训练能减轻与侵袭性治疗有关的焦虑和紧张，有效控制化疗的恶性肿瘤患者预期的恶心、呕吐，减轻恶性肿瘤患者的疼痛，特别是催眠之类的方法，如松弛、暗示、想象等。松弛疗法是用于恶性肿瘤心理康复较多的一种行为疗法。

③艺术疗法：艺术疗法是一种治疗性艺术，使受试者通过美术室和画室探究其对恶性肿瘤经历的个人情感，并用视觉化的途径表达他们的恶性肿瘤体验。艺术疗法能加强患者的积极感情、减轻痛苦、澄清存在的精神问题。艺术疗法的非言语途径对面临情感冲突或生死选择的患者尤为有利，可以帮助患者面对和接受死亡。

④音乐疗法：音乐通过和谐优美的旋律能使肿瘤患者开阔胸怀，精神放松，忘却病魔的苦痛，驱散心中的抑郁，唤起对生活的热爱和与疾病斗争的信心；音乐能影响大脑半球，并使垂体分泌具有止痛作用的内啡肽，使儿茶酚胺水平降低，从而导致血压和心率下降。音乐疗法实施时间为25～90分钟不等，配合其他治疗措施效果更好。

⑤自然疗法：有日光疗法、空气疗法、泉水疗法、森林疗法、香花疗法、高山疗法、泥土疗法等多种方法。回归于自然之中，呼吸清新的空气，体验花香鸟语、泉流云影，会使人陶然自得，心旷神怡，乐趣无穷，会使肿瘤患者忘却疾病的痛苦，有利于身心的康复。

（3）行为干预与个性优化：行为与个性是心理的外显。对不良行为，包括吸烟、酗酒、嗜食肥甘、不食果蔬、起居无常、不喜锻炼、排便无规律与各种不良生活习惯等，可以通过必要的教育启发，以及行为医学的相关措施来纠正。对那些情绪极其不稳定、好波动者，有明显自闭或自我折磨倾向者，典型 A 型行为者，可通过鼓励其积极参与相关社团活动，在不断与癌友的交往中逐步加以改变或优化。

（四）癌痛康复

恶性肿瘤引起的疼痛可以是病理性的，甚至可以是心理性的。恶性肿瘤患者伴有不同程度疼痛者占 51.1%。其早期到中期患者占 30%～35%，末期占 50%～70%。以晚期癌转移疼痛最多见、最严重，疼痛发生率达 60% 以上。

（1）物理疗法：冷敷可以减轻炎症和疼痛。每次持续时间不超过 15 分钟，防止冻伤，不宜用于外周血管性病变区域或放射治疗损伤区域。热敷可以促进血液循环，松弛肌肉，减轻疼痛、紧张和焦虑。每次持续时间不超过 30 分钟，避免烫伤。放疗区域、肿瘤病变区域组织禁忌热敷。与热敷相比，冷敷止痛作用持续时间较长。

经皮神经电刺激等低中频电疗、磁疗。红外线热疗等能减轻疼痛，电极置入椎管内的脊髓电刺激疗法有较好的控制癌痛的效果。放射疗法对恶性肿瘤本身有一定的控制和治疗作用，对癌痛（尤其骨转移癌痛）有较好、较快的止痛效果。另外，中等强度的耐力性锻炼有助于增加体内内啡肽类的含量，改善情绪，从而起到缓解疼痛的作用。骨关节和脊柱肿瘤所产生的疼痛往往和局部活动有关，采用支具进行局部制动，也可有效止痛。

（2）心理疗法：癌性疼痛可使患者出现焦虑、抑郁症状，而患者的精神紧张和焦虑常使痛阈降低、疼痛加重，如此导致恶性循环。心理治疗可打破这一循环链，减轻或消除烦躁或抑郁，减缓疼痛。癌痛严重时，可指导患者进行松弛训练，并注意训练患者的意志力和毅力。晚期癌痛患者往往因疼痛难忍不能控制自己，更应对其关怀、体贴，给予精神心理支持。

（3）其他：药物是癌痛常用的治疗方法。可根据癌痛三级阶梯治疗方案进行，也可采用患者自控镇痛技术。对药物镇痛效果欠佳的患者可在局部痛点、外周神经、自主神经、硬膜外和蛛网膜下腔、肿瘤组织中注入无水乙醇或苯酚进行神经阻断。对顽固性疼痛，可在硬膜外或脑室内放置导管，或进行神经松解、神经切断、脊神经根后支切断、脊髓前柱切断等神经外科手术。

（五）营养支持疗法

营养支持适用于接受积极的抗肿瘤治疗，同时存在营养不良问题或预期长时间不能消化和（或）吸收营养物的患者，终末期肿瘤患者通常不推荐使用营养支持作为姑息性治疗。在给予营养支持治疗前应先消除导致营养不良的因素，如厌食、味觉迟钝、口干、吞咽困难、腹胀、便秘、腹泻、食管炎等。营养支持有肠内和肠外两种方式。

（1）肠内营养：肠内营养（enteral nutrition，EN）包括经口和喂养管提供机体代谢所需的营养物质。尽可能的鼓励患者进食，增进患者食欲，改善进餐环境。对丧失咀嚼、吞咽功能，而消化功能完好者应采用喂养管。管饲营养所用的制剂包括匀浆膳和要素膳两种。匀浆膳就是经常食用的多种自然食物经粉碎加工后混合成流质的营养液，成分接近正常人的膳食结构，可以自己配制。要素膳是一种营养素全面、化学成分明确，无须消化即能被肠道直接吸收利用的无渣膳食，是以人体每日膳食营养素需要量和推荐量为依据，用水解蛋白、碳水化合物、脂肪和微量营养素配制的。

（2）肠外营养：肠外营养（parenteral nutrition，PN）指通过静脉途径提供完全和充足的营养素，以达到维持机体代谢所需的目的。当患者被禁食，所有营养物质均经静脉途径提供时，称为全胃肠外营养（total parenteral nutrition，IPN）。用于胃肠功能不能达到营养恢复和维持的要求的患者。在实施TPN的患者中，应防止并发症的发生，如静脉血栓形成、感染和气胸等。严重的水电解质紊乱、酸碱失衡、休克禁用。

（六）形体康复

恶性肿瘤本身以及恶性肿瘤手术，尤其是根治性手术往往对组织器官造成严重破坏，形成心理与功能的缺陷，需进行形体康复。如骨肿瘤截肢后常需配用假肢；颌面肿瘤根治术后常需安装假体以改善面容；喉切除术后为掩饰气管造口者的缺陷，可用低领适当掩盖颈前造口，但不可妨碍造口通气呼吸；肩下垂者可穿有垫肩的衣服；女性患者在乳房切除后可使用外部假体，年轻患者可考虑进行乳房重建术等。对于这些需要功能恢复、形体重建的患者，应根据其年龄、性别、文化水平、职业、经济条件等情况，给予积极的支持治疗和心理疏导，帮助患者解决生活上和工作上存在的问题。

（七）中医康复疗法

中医治疗肿瘤，注重整体观念，常用的治疗方法包括扶正和祛邪两方面。在具体运用过程中要权衡轻重缓急，确定先攻后补、先补后攻或攻补兼施，辨证论治。祛邪治法包括理气行滞、活血化瘀、软坚散结、清热解毒等；扶正治法包括健脾益气、补肾益精、滋阴补血、养阴生津等。针灸能迅速缓解疼痛和放化疗副反应，如改善骨髓抑制、改善消化道症状、改善顽固发热症状等，提高机体免疫力，多作为手术、放疗、化疗等方法的辅助手段。

第六节　血管性痴呆

一、概述

（一）定义

痴呆是指在意识清醒状态下，由于脑功能障碍而产生的获得性的职业和社会活动技能减退和障碍，认知能力下降，记忆力减退或丧失等不同程度的智力损害综合征。通常具有慢性或进行性，出现多种高级皮质功能的紊乱，包括记忆、思维、理解、定向、计算、学习能力、语言和判断功能的退化。痴呆发生在脑内器质性损害的基础上。其中以老年变性疾病和脑血管疾病最为常见。痴呆从发病机制方面可分为：阿尔兹海默病（AD）、血管性痴呆（VD）、混合型痴呆和其他痴呆，其中AD和VD最为常见。本节主要论述血管性痴呆。

（二）病因及发病机制

VD多由缺血性卒中、出血性卒中和脑缺血缺氧等原因导致。VD的症状、体征根据卒中病灶的部位、大小和数量不同表现轻重不同程度的损害。VD的危险因素包括高龄、低教育水平、低收入、吸烟、高血压、糖尿病、高脂血症、痴呆家族史、复发性卒中史（特别是左侧半球卒中）等因素有关。发病机制一般认为是脑血管病的病灶涉及额叶、颞叶及边缘系统，或病灶损害了足够容量的脑组织，导致记忆、注意力、执行能力和语言等高级认知功能的严重损害。

（三）临床特征

老年期痴呆的病因不同，临床表现也各有差异。VD患者有神经功能缺损的症状和体征，早期有情绪易激动、记忆力减退等症状，晚期可出现明显痴呆、粗暴、定向力障碍。VD患者由于损害部位不同，临床表现也有所不同。诊断AD必须具备痴呆症状、卒中病史、短暂性脑缺血发作史及局灶性神经系统体征、CT或MRI检查证实脑内局灶性病灶；痴呆必须发生在脑卒中发病后的三个月内，痴呆症状可突然发生或者逐渐加重，病程呈阶梯样或波动性进展。老年期痴呆的临床特征包括：

（1）同时存在两组症状体征：这是由于缺血性卒中、出血性卒中及全脑性缺血缺氧引起的，脑实质内可见缺血性或出血性损害同时具备痴呆症状和局灶性神经系统症状（如偏瘫、感觉障碍等表现及神经影像学检查），临床表现根据病变部位的不同而不同。

（2）患者出现遗忘和认知障碍与脑血管病变发生时间和空间上有密切关联。

（3）痴呆的排除标准：伴意识障碍、谵妄、精神病、失语及严重妨碍神经心理测试的感觉运动损害，伴记忆和认知缺损的系统性疾病或其他脑病。

二、康复评定

（一）记忆评定

记忆障碍是痴呆患者最常见的症状之一，也是诊断痴呆的依据，同时可以作为鉴别痴呆的类型和原因的评定依据，最常用的评定量表即临床记忆量表。

临床记忆量表：是由中国科学院心理研究所许淑莲主持编制的。内容包括指向记忆、联想记忆、图像自由回忆、无意义图形再认和人像特点联系记忆等五种测验。前两项为听觉记忆，中间两项为视觉记忆，最后一项为听觉与视觉相结合的记忆。根据等值量表将每项分测验的原始分换算成量表分，其总和为总量表分。再按不同年龄组总量表分的等值记忆商换算表求得记忆商。按记忆商的七个等级来衡量被试者的记忆水平。

（二）精神行为症状评定

精神行为症状指痴呆患者经常出现的紊乱的知觉、思维内容、心境及行为等，称为痴呆的精神行为症状（behavioral and psychological symptoms of dementia，BPSD）。BPSD给患者、家属及照料者带来许多心理痛苦，影响他们的生活质量，加重了患者认知和社会生活功能障碍，使患者提早进入住院治疗阶段。可采用痴呆行为评定量表（behavior rating scale for dementia，BRSD）、评估BPSD常用阿尔茨海默病行为病理评定量表（BEHAVE-AD）、Cohen-Mansfield激越问卷（CMAI）和神经精神症状问卷（NPI），通常需要根据知情者提供的信息进行评测。这些量表不仅能够发现症状的有无，还能够评价症状的频率、严重程度以及对照料者造成的负担，重复评估还能监测治疗和干预的效果。

（三）日常生活功能评定

日常能力包括两个方面：基本日常能力（BADL）和工具性日常生活能力（IADL），前者指独立生活所必需的基本功能，如吃饭、穿衣、如厕等，后者包括复杂的日常或社会活动能力，如出访、工作、家务能力等，需要更多认知功能的参与。

常用的量表还包括阿尔茨海默病协作研究日常能力量表（ADCS-ADL）、社会功能问卷（FAQ）、进行性恶化评分（PDS）和痴呆残疾评估（DAD）等。其中FAQ和工具性日常活动能力量表涉及复杂的社会功能和日常活动，适用于较轻患者的评价。重度痴呆患者应该另选相应的评定量表，如阿尔茨海默病协作研究重度患者日常能力量表（ADCS-ADL-severe）。

（四）躯体功能评定

对于老年人的身体状况，无论是脏器病，或是神经系统疾病，或是肌肉骨关节疾病，均应进行全面检查评估。针对老年痴呆患者神经功能缺损的症状，如语言、平衡、步态等，选择相应的量表进行评定。

（五）生活质量评定

对于老年痴呆患者的生活质量的研究始于1994年，由于疾病的特殊性，使得研究变得复杂。国外已开发出多种测量痴呆患者生活质量的特异性量表，并进行了影响因素的分析。如阿尔茨海默病生活质量量表（QOL-AD）等。

三、康复治疗

老年期痴呆的康复目标是在增强患者体质的前提下，促进大脑功能的代偿能力，延缓疾病进程的发展，防止躯体并发症和智能以及个性方面的进一步衰退。康复治疗除运动功能训练外，主要进行认知功能训练，还有必要的行为矫正、心理帮助、生活环境适应等。教育及指导家属如何护理这类患者，康复治疗原则为：耐心、家庭参与、提供适当帮助、以患者为中心。

（一）认知功能训练

康复训练之前，应根据认知康复评定的结果，先对认知功能障碍进行分析和分类，然后再有针对性地制订康复计划。

1. 智力训练

智力活动涉及的内容广泛，包括常识、计算力、分析和综合能力、逻辑联想能力、思维的灵活性、社会适应能力等多个方面。智力训练的内容应当根据痴呆患者认知功能的情况来选择难度，每次时间不易太长，贵在坚持，反复练习，对于延缓智力的下降会有较好的作用。

（1）逻辑联想、思维灵活性训练：根据痴呆患者智力评定结果，选择难易程度适当的智力拼图进行训练。患者需要运用逻辑联想力，通过反复尝试，将各种形状的碎片拼成一幅图画，可培养丰富的想象力，并改善思维的灵活性。

（2）分析和综合能力训练：训练内容是对许多单词卡片、物体图片和实物进行归纳和分类。例如，让痴呆患者从许多图片或实物中挑选出食品类、动物类或工具类的东西；如果痴呆患者病情有改善或能力较好，可进行更细致的分类，如从动物中再可细分出哺乳动物、鱼类、飞禽类等。

（3）理解和表达能力训练：通过听故事或阅读进行语言理解能力训练，通过讲述故事或写故事片段或心得等进行语言表达能力训练。例如，给痴呆患者讲述一些故事（可以是生活中发生的事，也可以是电影、电视、小说中的内容），讲完后可以让患者复述故事概要，或通过提问题的方式让患者回答。

（4）社会适应能力训练：鼓励痴呆患者尽量多与他人接触和交流。通过参与各种社交活动，改善社会适应能力。例如，可以在社区通过开设棋牌室、提供文体娱乐活动场所、举办各种健康保健讲座或者召开各种联谊会等方式，营造各种社交氛围，增进与他人进行交往的兴趣。

（5）常识训练：所谓"常识"，是指人们在日常生活中需要经常应用的知识。例如日期和时间等概念是生活中必须掌握的常识。有关"常识"的内容是痴呆患者曾经知道并储存在记忆里的东西，由于记忆损害或其他认知功能减退而逐渐丢失。通过对一些常识性知识反复提问和提醒，或经常与实际生活相结合进行运用，可以增强痴呆患者对常识的提取和再储存过程，从而使遗忘速度减慢。

（6）数字概念和计算能力训练：痴呆患者对于抽象数字的运用能力都有不同程度受损，需对数字概念和计算能力进行相应的练习，计算能力较好的患者可以计算日常生活开支费用，较差的可以通过计算物品的数量进行训练等。

（7）3R智力激发法：往事回忆（reminiscence）、实物定位（reality orientation）和再激发（remotivation）组成3R方案，目的是提高痴呆患者初始衰退的认知能力。

① 1R训练：往事回忆，用过去事件和相关物体通过回忆激发远期记忆。也就是说与老人一起回忆他（她）生命中意义重大的事情，或者与家人、好友共同经历的事。最好同时能够看着与这件事相关的物件回忆，比如说看着照片回忆。做这样的训练时，亲友最好与老人在一起，可以请老人讲讲发生的故事，即令老人感到亲情的温暖，又能取得良好的训练效果。

②2R 训练：激发对与其有关的时间、地点、人物、环境的记忆。训练前可以带老人外出，比如去逛逛公园、买菜等，回来后请老人回忆外出去干了什么、去了什么地方、碰见什么人。可以回家后即让老人回忆，也可以过两天再回忆。

③3R 训练：通过讨论、思考和推论，激发患者智力和认知能力。可以就老人感兴趣的话题进行讨论，引导老人对问题的思考和推理。

2. 记忆训练

对于记忆受损的老年人，根据记忆损害的类型和程度，有针对性地进行记忆训练非常重要，可以采取不同的训练方式和内容，每次时间不宜过长，30～60分钟为宜，最好每天1次，至少每周5次，难易程度应循序渐进，并要在训练过程中经常予以指导和鼓励等言语反馈，或予以适当的物质奖励。

（1）瞬时记忆训练：因瞬时记忆与注意力密切相关，对于注意力不能集中的痴呆患者比较困难。训练前，可先了解痴呆患者的记忆广度，将患者记忆广度变化作为一个参照点，在此基础上进行练习，一串数字中的每个数字依次用1秒钟的速度均匀连续念出或背出，熟练后还可以将数字进行倒背以增加训练难度。

（2）短时记忆训练：给痴呆患者看几件物品或图片，令其记忆，然后请他回忆出刚才看过的东西。可以根据痴呆患者的情况调整物品的数量、识记的时间及记忆保持的时间。也可以用积木摆些图形给痴呆患者看，然后弄乱后让痴呆患者按原样摆好。

（3）长时记忆训练：让痴呆患者回忆最近到家里来过的亲戚朋友的姓名，前几天看过的电视的内容，家中发生的事情，如果痴呆患者记忆损害较轻，也可通过背诵简短的诗歌、谜语等进行训练。除上述治疗师或家属与痴呆患者一对一人工训练方法之外，可以在计算机上通过软件进行记忆训练，可根据痴呆患者的程度选择合适的难度级别进行训练，治疗师应在旁边指导，并及时调整训练内容和难度。

（4）PQRST 法：给患者一篇短文，按下列程序进行训练，通过反复阅读、理解、提问来促进记忆。

P（preview）——预习或浏览要记住的段落内容。

Q（question）——向自己提问该段落的目的或意义。

R（read）——仔细阅读材料。

S（state）——用自己的话陈述从段落中得到的信息。

T（test）——用回答问题的方法检验自己的记忆。

（5）无错误学习技术：由于大部分记忆障碍的老年痴呆患者矫正错误的能力明显降低，因此，广泛的一般刺激对认知功能提高的作用有限。痴呆患者虽然能获得新的信息，但难以保持学习训练得来的记忆，不能回忆起学习的情景。也常常不能在日常生活中灵活地应用。获得信息有赖于内隐性学习过程，而这个过程特别容易受到初始错误的干扰。在早期学习时就要养成避免出现错误的好习惯，这样可以促进记忆障碍的改善。记忆障碍痴呆患者对应用无错误学习方法获得的信息记忆较深，如记住姓名和其他日常生活中有重要作用的一般信息。这一技术能保证学习和记忆的正确性。

如果针对某一点认知功能高度集中地进行训练，可以通过不同形式的反复强化改善这些认知功能。例如姓名联想学习、物体命名训练。其他的练习方法，如重复一串数字、将东西归入某个类别、说同一个字开头的东西、读一段文章写出摘要，对于轻度认知功能障碍痴呆患者有一定的效果。如能将这种记忆策略个体化，在痴呆患者具体的实际生活中灵活应用与痴呆患者的生活环境密切结合更有现实意义。因此，康复训练结合实际日常生活功能非常重要。

（6）取消提示技术：该技术是指在训练和学习过程初期，通常提供部分信息作为提示随着学习进展，逐渐取消这个提示。这种取消提示的方法被认为是引入了尚保存的内隐性记忆过程。操作性条件反射的研究证明，痴呆患者具有保持语言信息的能力。在帮助编码的同时，给予提示线索可帮助信息的再现。例如，在记忆苹果时，告知是一种水果，当回忆再现苹果时，通过提示"水果"这一线索，可加快患者的再忆。研究显示，痴呆患者自己想的提示线索比他人提供的线索效果还要好。因此，将康复过程个体化，可以通过增加痴呆患者的主动性和参与能力，取得更好的效果。

（7）空间性再现技术：要求痴呆患者利用残存的记忆力，对记忆信息进行反复训练，并逐渐增加时间间隔，可使不同病因和不同严重程度的记忆障碍痴呆患者都能学会一些特殊的信息，如记住人名。这种方法可能涉及完好的内隐性记忆系统。可在痴呆患者面前放置三至五件日常生活中熟悉的物品，让痴呆患者分辨一遍，并记住它们的名称，然后撤除所有物品，让痴呆患者回忆刚才面前的物品。反复数次完全记住后，应逐渐增加物品的数目和内容的难度，从而使认知功能越来越提高。这种方法强调反复训练，以及记忆的有效性和正确性。

此外，打麻将、骨牌游戏、拼图活动、问答活动及教授记忆力策略等活动也可作为记忆训练的内容。除上述方法外，也可通过计算机软件、存储类工具（笔记本、录音机、时间安排表等）、提示类工具（定时器、闹钟、日历等）进行记忆训练。

3. 注意力的训练

可采用猜测游戏、删除作业、数目顺序等训练方法。

4. 失用症的训练

（1）意念性失用症：选择日常生活中一些由一系列分解动作组成的完整动作来进行训练如果已知痴呆患者的整个认知技能已不可能改善时，可集中改善其中某单项的技能。

（2）结构性失用症：选用的作业要确保对痴呆患者有目的和意义，治疗中要用暗示和提醒。

（3）运动性失用症：是最简单的失用，要加强练习，大量给予暗示、提醒或用治疗者的手教痴呆患者进行。改善后再减少暗示、提醒等，并加入复杂的动作。

（4）穿衣失用症：治疗者可用暗示、提醒，甚至一步步地在用言语指示的同时用手教痴呆患者进行，最好在上衣、裤子和衣服的左右做明显的记号或贴上特别的标签以引起患者注意。辅之以结构失用症的训练方法常可增加治疗效果。

（5）步行失用症：由于痴呆患者不能发起步行动作，但遇到障碍物能越过，越过后即能开始行走，故可给痴呆患者一根"L"形拐棍，当不能迈步时，将"L"形拐棍的水平部横在足前，形成障碍诱发迈步。此外开始行走后可用喊口令配合行走，加大手的摆动以帮助行走。

5. 失认症的训练

主要采取功能适应的康复方法，克服失认症带来的后果，而非失认症本身怎样康复。如利用未被损害的视觉、听觉或触觉补偿某一认识上的缺陷。

6. 真实定向方法

传统认知康复方法侧重于记忆力康复，往往忽略了与痴呆患者日常生活的密切结合。很多老年痴呆患者有定向力障碍，不能与现实生活有效地接触而远离现实生活。真实定向方法是一种以恢复定向力为中心的综合认知功能康复方法，又称真实定向技术。利用真实定向训练板作为康复训练中的用具，每天记录和学习当天的信息，不断地用正确的方法反复提示定向信息，使痴呆患者的大脑不断接受刺激信息，使他们的定向能力提高。训练板可以是黑板或其他写字板等，可以随时擦写。必须每天更新真实定向训练板的内容，保持它的正确性。

真实定向的核心就是用正确的方法反复提醒，其主要训练原则有以下几点：

（1）尊重痴呆患者，同痴呆患者讲话时尽量让他听明白，如有不明白的地方，要耐心解释。

（2）通过检查或评定了解痴呆患者的认知功能水平，不要像跟小孩子讲话一样对待痴呆患者。

（3）尽量多谈论熟悉的人或事，也可以谈当天的日期，反复谈论这些对定向障碍的痴呆患者有帮助。

（4）鼓励痴呆患者尽量自己完成饮食起居等日常生活活动。

（5）当痴呆患者训练答题正确或成绩提高时，要及时给予反馈信息，进行奖励、言语鼓励，也可以用点头或微笑表示称赞。

由于各种认知功能障碍的发生机制和表现形式不同，因此，所选择的康复模式也大相径庭。一些认知功能测试的量表或软件本身也可以作为康复训练的内容和模板，应用于康复训练中，各种方法要根据痴呆患者的不同情况灵活应用。

（二）运动疗法

运动疗法主要是通过运动提高个人的活动能力，增强社会参与的适应性，改善患者的生活质量。针对运动功能障碍的训练主要是平衡训练和步行训练，也可采用传统的太极拳治疗。

（1）平衡训练：通常把训练分为四步：坐位平衡训练、站立平衡练习、坐位起立平衡练习、步行平衡练习。

（2）步行训练：是在步态分析的基础上，根据分析结果，针对异常步态的姿势而采取相应的措施。步行训练是在坐位和立位平衡的基础上进行的训练。包括训练前准备、平衡杠内训练、室内行走训练、活动平板上练习行走等训练活动，以纠正患者的异常步态，帮助患者恢复走路姿势的平衡。

（3）太极拳：从中医学角度讲，太极拳有利于健脑益智。现代医学证明，打太极拳时精神贯注、意守丹田、排除杂念的意识境界，与身体运动相结合，可使大脑相应的皮质功能区形成一个特殊兴奋区，而其他无关区域则处于抑制状态。有利于修复和改善高级神经中枢的功能，起到健脑强身的作用。打太极拳还有利于提高人体动作的平衡性与协调性。打太极拳可对自主神经系统产生良性影响，从而使自主神经系统活动紊乱得到调整和改善。对心血管系统、呼吸系统和消化系统等都可产生积极影响。

另外还有关节活动范围的训练、增强肌力训练等。运动疗法还包括步行、慢跑、游泳、骑自行车、滑冰，各种体育运动、园艺、家务劳动等活动。但对年老体衰者，力所能及的日常生活活动同样可产生有益的作用，如整理床铺、收拾房间、打扫卫生等。老年痴呆患者运动一定要注意安全第一，要有家属或陪护在旁看护或一起进行。

（三）作业疗法

根据患者的功能障碍，选择一些患者感兴趣、能帮助其恢复功能和技能的作业，让患者按指定的要求进行训练，如书法、绘画、拼板、针织等，可使患者集中精力，增强注意力、记忆力，增加体力和耐心，产生愉快感，重拾对生活的信心。作业治疗主要是加强手的精细、协调、控制能力的练习，激发患者的兴趣，增加关节活动范围，改善手功能，最大限度地改善与提高自理、工作及休闲娱乐等日常生活能力，提高生活质量。

（1）功能性作业疗法：为了改善和预防身体的功能障碍，针对患者的运动障碍、认知障碍，如失认、失用等的程度、心理状态和兴趣爱好，设计和选择相应的作业活动和训练，如捏橡皮泥、做实物模型、编织、工艺、木工、雕刻等，患者通过完成治疗师精心设计的某项感兴趣的活动，达到治疗的目的。如共济失调症状可以让患者在睁眼和闭眼时用手指鼻由慢到快，由睁眼到闭眼，反复不断的练习，还可进行两手互相对指、鼓掌、画图写字、搭积木、翻纸牌等协调功能训练活动。

（2）心理性作业疗法：痴呆患者在出现身体功能障碍时，往往伴随着继发性心理障碍。可根据其心理异常的不同阶段设计相应的作业活动，帮助患者摆脱否认、愤怒、抑郁、失望等不安状态，向心理适应期过渡。对具有情绪异常的患者，可以设计陶艺、木工等活动，通过敲敲打打进行宣泄。

美术治疗对老年期痴呆症患者有较好的疗效。美术治疗是借美术活动作为沟通媒介，通过治疗关系去满足参与者情绪、社交及发展的需要。美术治疗着重过程多于结果，通过不同形式的活动，可使参与者意识到自己的需求，了解到自己潜意识的想法。此外，美术能实现幻想，促使情感流露，还可给予参与者各项感官刺激；同时，美术活动亦融合了社交元素，经常参加美术活动能减低冷漠及抑郁。研究表明，参与美术及手工艺活动能产生和增强自尊心，促进肌肉间的协调，增加动手能力、磨炼耐力，改善认知功能，促进创意表达、增加兴趣、增进交流、提高决断力及避免退化。

（3）日常生活活动能力训练：日常生活活动是人在社会生活中必不可少的活动。日常生活活动能力对于保持自理能力非常重要。要对患者的能力进行全面的评价，确定患者不能独立完成哪些动作，需要多少帮助，这种量化的评价是确定训练目标和训练计划的重要环节。

（四）行为与心理治疗

70%～90%的痴呆患者在其疾病的一定时间内至少一次会出现痴呆的行为和心理症状，这些行为症状决定着患者及照料者的生活质量。行为治疗以强调靶行为作为基础。其靶症状包括睡眠日夜颠倒、进食障碍等。主要是调整刺激与行为之间的关系，常用的做法为改变激发患者异常行为的刺激因素以及这种异常行为带来的后果。如对刺激因素和对应行为之间的连带关系以及整个过程中的相关因素进行细致的分析，尽量减少这类刺激因素，降低患者行为反应的发生频率、减轻其不良后果。如亮光疗法治疗睡眠与行为障碍，每天上午9～11时，采用3000～5000lx的全光谱荧光灯照射，灯距1m，持续4周，可提高警觉水平，减少白天睡眠时间，使夜间睡眠得以整合。

常用的心理治疗包括支持性心理治疗、确认治疗、回忆治疗、扮演治疗、技能训练等。

对于老年期痴呆患者，其心理治疗应着眼于现实问题的解决，帮助患者适应目前的生活，并从中找到快乐，这就是老年期痴呆患者心理治疗的目标。

确认疗法是一种以痴呆患者的情感行为异常为中心的疗法。认为痴呆患者的异常行为有一定的意义或者功能，应尊重痴呆患者错误的情感反应和感觉，并通过逐渐诱导的方法加以摆脱。严重认知障碍痴呆患者，定向力丧失，自控能力下降，内心深处产生压抑的情感。如果这些情感得不到释放，就会产生挫折感，使自尊心和正常思维受到伤害。确认疗法强调，当痴呆患者压抑的情感释放时，用尊重的态度对待痴呆患者，通过语言和非语言的方法与痴呆患者沟通，进入痴呆患者想象的世界，弄清楚痴呆患者的主观世界。不要纠正痴呆患者对人物和事件的错误观点，让痴呆患者通过诉说和发泄来治疗异常行为。通过倾听和接受痴呆患者的情感给予确认，使痴呆患者将这些情感能够充分释放出来。

语言确认疗法适用于具有语言沟通能力、多数情况下有定向力的痴呆患者。当他们反复诉说不真实的事情或者老是谴责别人时，这反映他们受到了挫折。他们用变换时间和对象的方式表达以前受到的压抑情感。

（五）言语康复

语言障碍可由多种疾病引起，由于语言交流产生障碍，使患者在生活、工作中受到严重的影响。所以对于语言障碍的患者，要根据患者不同的失语类型采取不同的康复方法进行语言康复训练。

(六)环境治疗

环境改造也是代偿损失功能的一种方式,对于改善记忆障碍具有一定的作用。例如,给私人用品提供带有标签的容器分类放置。在痴呆患者的房间内放置醒目的时钟和日历,在房间门口放置醒目的标志,这样可以帮助痴呆患者保持定向力。另外电子装置如发音的电子表、计时器等可以帮助痴呆患者记住时间。居住环境要舒适,没有危险的物品。浴室可以专门改造,简单易用,要有防滑设计。室内保持适当的刺激,光线要柔和,尽量用自然光。播放患者喜欢的音乐,减少噪声,可以减少行为异常。多做户外活动、散步等,保持与大自然的接触。

环境治疗主要是改造患者生活的环境,一方面,减少可能诱发患者不良情绪反应、异常行为或其他刺激因素,如某种颜色的物体、难以使用的工具等;持续的高温气候环境也可以明显诱发 BPSD 的发生。另一方面,则是增加有利于患者保持功能、诱发正性情感反应、减少挫折感、方便生活、增进安全的设施,如有自动冲洗装置的便盆、自动的水龙头、加盖的电器插座、隐蔽的门锁等。

音乐治疗可播放能唤起患者愉快体验的熟悉的音乐、歌曲,亦可辅导患者以卡拉OK 的方式哼唱青年时代喜好的歌曲,在患者的生活环境中播放舒缓的背景音乐来增加患者情绪稳定性。采用香味或光线治疗也可以有效降低 BPSD 激越行为的发生率。

(七)中医治疗

中医学对痴呆的认识见于健忘、眩晕、郁证、癫证、情志病等论述中。认为本病是人脑功能逐渐衰退的疾病,证候与脑主思维、记忆、感觉、五志等功能失调相关,表现为神机失调、智能衰退、行为异常,患者起病隐匿,渐行加重。本病病机为本虚标实,即脏腑气血虚损为本,痰瘀闭塞清窍为标,而气血失衡导致神明失用为重要病机。

1. 中药治疗

治则以益气活血,补肾健脾,填精益髓,化痰开窍为主,辨证论治。中药人参、刺五加、银杏、石杉等均具有一定的益智和提高记忆的效果。

2. 针灸治疗

(1)针灸:穴位常选用百会、风府、风池、大椎、神门、太溪、大钟、肾俞、内关、三阴交、足三里、丰隆,间使等穴,一般强调辨证选穴。

(2)耳针:取心、脑、皮质下及内分泌穴。

第七节 类风湿关节炎

类风湿性关节炎是最为常见的关节炎症之一,康复治疗的目的是通过运动疗法、物理因子疗法、中医康复疗法、作业疗法、矫形、辅助器具等综合康复措施,尽可能地保护关节,恢复活动功能,减轻疼痛。延缓病情进展程度,最大限度减少残疾。

(一)概述

1. 定义

类风湿关节炎(rheumatoid arthritis,RA)是一种以关节滑膜炎为特征的慢性全身性自身免疫病。主要侵犯外周关节及周围组织如滑膜增生、炎症细胞浸润、血管翳形成、侵蚀性软骨及骨组织损伤,导致关节结构破坏、畸形和功能丧失。其他系统,如肺、心、神经、血液、眼等器官和组织亦可受累。

2. 流行病学

本病几乎见于世界所有的地区和各种族;成人年发病率为 2～4/10000,患病人数约占世界总人口的 1.0%;在某些人种,如北美印第安披玛族人患病率高达 5.0%;在我国患病率为 0.32%～0.36%,是我国人群劳动力丧失和致残的主要病因之一。RA 可以发生于任何年龄,但多见于 30 岁以后,女性高发年龄为 45～54 岁,男性随年龄增加发病率随之上升,女性的发病率是男性的 2～3 倍。

3. 病因及发病机制

(1)病因:RA 的病因至今并未十分明了。目前大多认为与遗传、激素、环境因素等密切相关。

(2)发病机制:RA 是在易感基因基础上,由某些感染因素启动了 T 细胞活化和自身免疫反应,引起炎症细胞因子、自身抗体、氧自由基大量增多,导致关节组织的炎症损伤、滑膜增生、骨和软骨的结构破坏。

RA 的基本病理变化有 3 种:

①关节滑膜炎:弥漫性或灶性淋巴细胞和浆细胞浸润,并伴有淋巴滤泡形成。

②类风湿血管炎:血管内皮细胞增生肿胀,管腔狭窄或阻塞,血管壁纤维素变性或坏死,血管周围淋巴细胞及浆细胞浸润。

③类风湿结节:结节中央为大片纤维素样坏死灶,坏死灶周围是呈栅栏状或放射状排列的成纤维细胞,最外层为增生的毛细血管和聚集的单核细胞、浆细胞、淋巴细胞及纤维结缔组织。

4. 临床特征

60%～70% 的 RA 患者为缓慢起病,在数周或数月内逐渐出现掌指关节、腕关节等四肢小关节肿痛、僵硬;8%～15% 的患者可以在某些外界因素,如感染、劳累过度、手术、分娩等刺激下,在几天内急性起病。RA 发病时常伴乏力、食欲减退、体重减轻等全身不适,有些患者可伴有低热。除关节表现外,亦可见肺、心、神经系统、血液、眼部等受累表现。

(1)关节表现:典型患者表现为双侧对称性、多关节炎症。周围大小关节均可受到侵犯,但以近端足跖趾关节、手指间关节、掌指关节、腕关节及最常见,其次为肘、肩、踝、膝、颈、颞颌及髋等较大关节。远端指间关节、脊柱关节极少受累。病初可以是单一关节或呈游走性多关节肿痛。受累关节因炎症充血、水肿和渗液,呈梭形肿胀。

当活动减少时水肿液蓄积在炎症部位，引致晨起或休息后僵硬和疼痛，但活动一段时间后，症状可自行改善，该表现称为晨僵。晨僵是 RA 突出的临床表现，持续时间可超过11小时，晨僵时间长短是反映炎症程度的一个指标。关节炎反复发作或迁延不愈，炎症侵及关节软骨、软骨下骨及关节周围组织，最终导致关节肌肉萎缩和关节畸形。常见掌指关节屈曲及尺侧畸形；如发生在足趾，则可见爪状趾畸形。

（2）关节外表现：病情严重或关节症状突出时易见。受累脏器可以是某一器官，也可同时多个内脏受累，受累程度也不同，故临床表现也不甚一致。15%～25% 的患者伴有类风湿皮下结节；急性期的某些患者可出现发热，多为 38℃以下的低热；肺部可出现间质性肺炎、肺间质纤维化、类风湿肺尘埃沉着病等；心脏可伴心包炎、心肌炎、心内膜炎等；神经系统损害可出现周围神经纤维病变、脊髓病变等；眼部损害常表现为干燥性角膜炎、巩膜外层炎、巩膜炎等。

（二）康复评定

1. 疾病活动性评定

参考美国风湿病学会所制订的疾病活动期标准（表 11-12）。

表 11-12　类风湿关节炎活动性标准

检查项目	轻度活动	中度活动	明显活动
晨僵时间（小时）	0	1.5	>5
关节疼痛数	<2	12	>34
关节肿胀数	0	7	>23
握力			
男[kPa（mmHg）]	>33.33（250）	18.66（140）	<7.33（55）
女[kPa（mmHg）]	>23.99（180）	<11	<5.99（45）
16.5m 步行秒数（秒）	<9	13	>27
血沉率（魏氏法）（mm/h）	<11	14	>92

2. 疾病稳定期评定

参考美国风湿病学会所制订的疾病稳定期标准（表 11-13）。

表 11-13　类风湿关节炎稳定性评估标准

（1）晨僵持续时间不超过15分钟
（2）无疲劳感
（3）关节无疼痛
（4）关节无压痛或无运动痛
（5）关节软组织或腱鞘鞘膜不肿胀
（6）血沉：女性不超过30mm/h，男性不超过20mm，持续2个月或以上具有上述5项或更多者定为稳定期

3. 关节活动度评定

类风湿关节炎患者的关节活动度（ROM）在一个或者多个关节往往会受到限制。关节的表面和支持结构被损坏，以致不能完成正常的活动。检查时应该判断和记录累及的关节的主动、被动运动情况，确定是否存在半脱位或脱位。检查者还应记录是疼痛限制了活动，还是非疼痛限制了活动。每个关节的活动受限要与X线平片进行对照，与对侧的关节进行对照，并要记录每个关节的炎症程度及异常情况。假如关节有肿胀、变形、发热及不稳定，也要记录下来。

一般认为，手指伸展活动受限不会严重影响手功能，远端指间关节屈曲活动丧失稍影响手功能，掌指关节即使轻度丧失屈曲功能，即有明显的功能受限，特别应注意拇指的稳定性。

4. 肌力评定

在关节由于肌肉的收缩而引起疼痛的情况下，徒手肌力评定不能准确地完成。检查者应该记录下在肌肉收缩时是否存在疼痛和肌力情况。当评估肌力时也应该考虑到患者肌力训练的量、状态、性别、年龄、诊断及自身的努力程度。记录肌肉无力的同时，应该将其分布的特点（如近端、远端、侧面）、通常的模式记录下来。

手的肌力评估常用握力计法。因关节肿胀、畸形、挛缩和疼痛等原因，用一般握力计误差较大。用汞柱式血压计将袖带卷折充气形成内压为30mmHg（4kPa）的气囊，令患者双手分别在无依托的情况下紧握此气囊，水银柱上升，读数减去30mmHg（4kPa）即为实测数。

5. 疼痛评定

VAS根据患者的具体情况，选择适宜的评定方法，如需了解疼痛程度的动态变化可采用VAS法；如需了解疼痛对患者情绪的影响可采用Zung抑郁量表；如需全面评定可采用麦吉尔疼痛问卷（McGill pain questionnaire，MPQ）对患者的疼痛水平进行评价。也可以直接对疼痛程度进行描述，压力活动时有疼痛为轻度，非压力活动时有疼痛为中度，休息时有疼痛为重度。此外，还可使用专门针对类风湿关节炎患者关节压痛设计的各种关节指数进行评定。

（1）Ritchie关节指数：通过对指定的28个关节进行压诊，视患者反应对每个关节进行评分并累计。评定标准：无触痛为0分，有触痛为1分，有触痛且患者有躲避为2分，有触痛且患者躲避并回缩为3分。

（2）Fuchs28关节计分法：对指定的28个关节进行3项内容的评定，累计计分。

①肿胀：正常无肿胀为0分，轻微肿胀为1分，关节区域内肿胀为2分，超出正常范围的肿胀为3分。

②压痛：无压痛为0分，轻微压痛为1分，按压时肢体有退缩为2分，按压时肢体有躲闪为3分，拒绝按压为4分。

③活动受限：活动正常为0分，活动受限达25%为1分，活动受限达50%为2

分，活动受限达75%为3分，关节强直为4分。

6. 步态评定

（1）髋关节活动受限步态：腰段出现代偿运动，骨盆和躯干倾斜，腰椎和健侧髋关节出现过度活动。

（2）膝关节活动受限步态：膝关节屈曲挛缩大于30°，慢走时呈短腿跛行，膝关节伸直位强直时，为了摆动患肢，健腿做环形运动，髋关节升高，踮足行走。站立位因膝不能屈曲至15°，结果骨盆和重心升高。

（3）马蹄足畸形步态：为跨阈步态，患腿相对变长，摆动期髋、膝弯曲增加，这是由于跟骨的畸形影响有效后蹬动作。

7. 日常生活活动能力评定

由于本病造成患者不同程度的功能障碍，尤其是手关节畸形，严重影响日常生活，甚至完全不能自理。因此，ADL评定能够明确患者生活中的困难、所需要的帮助以及亟待解决的问题，以便康复医师和康复治疗师有针对性地进行作业治疗并提供适宜的生活辅助工具。可根据患者饮食、穿衣、如厕、坐椅、洗澡、厨房、家务、清洗、购物、阅读及活动11项内容进行评定。也可采用国际通用的Barthel指数及改良Barthel指数等量表进行评定。

8. 整体功能评定

整体功能评定详见表11-14。

表11-14 美国风湿病学会（ACR）修订标准（1991年）

Ⅰ级	完成日常一般活动（自身照顾、职业工作、业余活动）
Ⅱ级	完成日常一般自身照顾和职业工作，但业余活动受限制
Ⅲ级	完成日常一般自身照顾，职业和业余活动均受限制
Ⅳ级	一般自身照顾、职业和业余活动均受限制

（三）康复治疗

类风湿关节炎康复治疗的主要目标是帮助患者减轻疼痛，抗炎退肿，维持或改善肌力、耐力和关节活动度，预防或矫正畸形，最大限度地改善和恢复患者的功能，保持日常生活活动能力的独立性，使患者重返社会，最大限度地获得高质量的正常生活。

根据类风湿关节炎的病情变化，临床将其分为急性期、亚急性期和稳定期三个阶段，每个阶段的治疗目标有所不同。

急性期：治疗目标是减轻症状和改善患者的全身状况。

亚急性期：治疗的重点是维持全身健康状况，防止疾病加剧及纠正畸形。

稳定期：此期治疗的重点应采用物理因子来缓解肌肉痉挛和疼痛，并以此改善关节及其周围组织的血液与淋巴循环，减轻关节的退行性变，尽可能增加关节活动度和肌力、耐力及身体协调平衡能力。

（1）休息：要采取最佳姿势，保持功能位。由于疼痛性屈肌痉挛导致关节强直，在畸形、多发性关节炎急性发作期应完全卧床休息，卧床姿势要正确，宜用硬垫或硬板床，枕头宜低或不用，仰卧位时上肢取外旋位，大腿保持中立位，注意膝关节不能处于屈曲，踝关节保持90°的功能位（以防止足下垂）。每日取俯卧位1～2小时，使躯体和四肢都能得到伸展，并应经常变换体位，卧床休息时间要适度。

（2）矫形器的使用：矫形器具有矫正和稳定、支持、助动、保护等功能。利用夹板来保护及固定急性炎症组织，其目的是保存一个既可活动又具有功能的关节。其消肿止痛作用优于其他的方法。在关节具有一定活动度时，应力争将关节活动保留其最低功能活动度。如关节制动时，应将关节固定于功能位。通常夹板用于腕、掌指关节及指间关节，使用夹板期间应定期卸下做关节活动，以预防关节僵硬的发生。

（3）物理因子疗法：

①紫外线疗法：用红斑量照射，能加强分解组胺的能力，使抗风湿药物在治疗部位集中，防止局部炎症扩散。

②热疗法：作用于神经终末和肌梭λ纤维，有镇静、止痛作用，可促进血液循环，改善骨和软骨的营养，如超短波、微波、红外线等。超短波疗法、微波疗法，加热到浅表及较深层肌肉，一般采用无热量，因为温度过高，反而能使疼痛加剧，加速病变关节的破坏。

③冷疗法：它能降低关节腔的温度，有镇痛、抗炎和消肿的作用，可以加快局部新陈代谢及增加胶原纤维弹性，有利于肌肉的屈伸功能，但此法临床应用较少。

④水疗法：常用矿泉浴、盐水浴、硫化氢浴，也可用水中运动疗法，同时可以进行关节训练。它除了有热作用外，还因水的浮力作用，可增加无痛性运动。

⑤低、中频电疗：如经皮神经电刺激、干扰电疗法、间动电疗法等，能产生内啡肽，具有很好的镇痛作用。

⑥超声波疗法：可增强组织胶体的分散性，并能改善骨、软骨的营养状态。较大剂量的超声波能使结缔组织纤维束分散和间质松化，还可以用曲安奈德进行超声透入治疗。

（4）运动疗法：类风湿关节炎患者关节灵活性减小，肌肉萎缩，肌力减退，耐力减低且心肺功能低下，通过适宜的运动疗法，能增加和保持关节活动度，增加或维持肌力以满足患者功能的需要，增加各种功能活动的耐力，改善日常生活活动能力，增加社会交往。

①维持关节功能的训练：对受累关节应在能承受的疼痛范围内进行主动活动练习，每天应进行3～4次，每次活动不同的关节，任何非抗阻活动均不会使畸形加重，应尽可能地进行全范围（各可动轴位）的活动。对手腕病变者，应特别防止做强有力的抓握和提捏，这些可加重畸形的形成。如受累关节无法达到充分活动，则可进行被动活动，应以患者仅感到稍有疼痛为限，在做活动之前先用热疗。

②增强肌力的训练：类风湿关节炎患者由于疾病本身、活动受限、疼痛和关节积液反射性抑制肌肉的收缩，肌力明显下降。通过进行抗阻训练，使肌肉产生较大强度收缩，重复一定次数或保持一定时间，使肌肉产生适度疲劳，达到肌纤维增粗、肌力增强的目的。这需要在治疗师指导下进行缓慢增量的抗阻训练。

（5）作业疗法：日常生活活动训练的目的在于训练患者在病残范围内发挥出最好的功能。患者日常生活活动能力训练以饮食、穿脱衣、梳洗、如厕、沐浴、行走等动作为前提，必要时借助自助具来适应生活。

（6）药物疗法：临床上药物治疗的原则是抗炎、止痛、减轻症状，控制和减轻病情，防止或减少骨关节破坏。近年来多推崇联合治疗模式，目前主张在应用非甾体抗炎药的同时应用改善病情的抗风湿药物。因为这类药物可缓解关节的侵蚀、破坏及由此而致的功能丧失。在急性发作期，使用小剂量应用糖皮质激素能迅速减轻关节肿胀。常用的药物有：

①抗风湿药物：首选甲氨蝶呤，其次是柳氮磺吡啶、来氟米特、羟氯喹等。

②非甾体抗炎药：双氯芬酸钠缓释片、塞来昔布等。

③糖皮质激素：泼尼松、倍他米松等。

（7）手术疗法：部分患者的病变和残疾经过各种非手术治疗仍无法解除，难以独立生活，需要借助手术治疗。常用手术有软组织松解术、滑膜切除术、关节融合术等。近年来关节置换术也已被比较广泛地应用。

（8）中医康复疗法：主要有中药疗法、针灸疗法、推拿疗法等。

（9）自我保健：急性期患者全身症状严重、关节肿痛明显，若不治疗病情会恶化。此时应以卧床休息为主，减少活动，并保持关节处于功能位置；加强饮食营养，注意补充蛋白质、纤维素D和钙剂；注意保暖，避免受凉；保持良好的心态和树立的信心。

第八节　骨质疏松症

骨质疏松症（osteoporosis，OP）是一种多因素导致的慢性疾病，其特征是骨量下降和骨组织微细结构破坏，表现为骨的脆性增加，骨折的危险性增大。随着社会生活方式的改变和人口老龄化进程加速，骨质疏松症的发病率逐渐上升，骨质疏松症的防治已经成为全世界都在普遍关注的健康问题。

一、概述

（一）定义

骨质疏松症是指人体代谢异常所导致的以骨量减少、骨组织微细结构破坏、骨脆性增高及易发生骨折为特征的全身性疾病。一般可分为原发性及继发性两种，原发性骨质疏松症是指身体及骨骼本身生理功能退化而引起的骨质疏松，即因为年纪增大而逐渐出现的疾病。原发性骨质疏松症又可分为Ⅰ型和Ⅱ型两种，Ⅰ型主要是指绝经后骨质疏松症，大多由于随年龄增大，雌激素水平分泌下降所致；Ⅱ型亦称为老年型骨质疏松症，多见于60岁以上老年人。继发性骨质疏松症常见于营养缺乏或吸收障碍和内分泌疾病所致的骨质疏松症，本节主要介绍原发性骨质疏松症。

（二）流行病学

骨质疏松症的发病与地区环境、饮食偏嗜、营养水平以及种族等因素有关，并且随着年龄的增长而增加。男性多发生在55岁后，女性多见于绝经期后，女性发病率明显多于男性。有关研究显示，我国骨质疏松症的患病率为16.2%，60～70岁的老年女性中超过20%患有骨质疏松症，80岁以上的女性有近2/3患有骨质疏松症。骨质疏松症是导致骨折的主要因素之一，我国50岁以上人群骨折的总患病率为26.5%，其中髋骨骨折患病率为1.8%，前臂骨折为4%，脊椎骨折为13.4%。

（三）病因及发病机制

骨质疏松症的病因较为复杂，一般认为与内分泌因素、营养因素、性别及年龄因素、疾病及药物因素、遗传及免疫因素等有关。

（1）内分泌因素：性激素、甲状旁腺激素、降钙素、维生素D等与骨质疏松症的发生密切相关。性激素在骨质疏松症的发生中起决定作用，雌激素具有抑制骨吸收，增强成骨细胞活性、抑制骨钙溶出、促进骨重建等作用；雄激素具有促进蛋白质和骨基质合成的作用。老年人性腺功能减退，性激素分泌生成减少，因而容易发生骨质疏松症。

（2）营养因素：由于各种原因，老年人、青春发育期及妊娠哺乳期可发生营养障碍。其中钙、磷代谢异常是骨质疏松症形成的主要原因，蛋白质、微量元素、维生素等异常也与骨质疏松症密切相关，上述营养物质摄入异常，均可导致骨形成减少，骨吸收增加，继而导致骨质疏松症。

（3）性别及年龄因素：人体在30～40岁达到骨量的峰值，并维持相对稳定5～10年，之后随着年龄的增加，骨量开始逐渐减少。女性因为在绝经后血中雌激素水平下降，骨量急剧流失，因此女性的骨质疏松症发病率明显高于男性。

（4）其他因素：如部分全身性疾病（甲状腺疾病、肝肾疾病、免疫性疾病等）、长期服用某些药物（激素、避孕药等）、户外运动减少、环境污染（重金属超标）等，均可影响骨骼对钙、磷的吸收，加速骨量流失，导致骨质疏松症的发生。

（四）临床特征

主要表现为疼痛，甚至出现身高缩短、驼背、骨折等。

（1）疼痛：疼痛是原发性骨质疏松症最常见的表现，以腰背痛多见，占疼痛患者的70%～80%。疼痛特点为在长时间保持固定姿势时疼痛加重。

（2）身高缩短：当骨质疏松时，椎体内部骨小梁萎缩，数量减少，疏松而脆弱的椎体受压，致椎体缩短，每个椎体缩短2mm左右，身长平均缩短3～6cm。

（3）驼背：脊椎是身体的支柱，椎体前部多为松质骨组成，而且此部位负重量大，尤其第11、12胸椎负荷量更大，当骨质疏松时，更容易压缩变形，使脊椎前倾，前屈加大，形成驼背。随着年龄增长，骨质疏松加重，驼背曲度也加大。

（4）骨折：其特点是无外力或轻度的外力作用下均可发生骨折，骨折好发于胸腰椎、桡骨远端和股骨的近端。股骨颈及股骨粗隆间骨折是骨质疏松症骨折中症状最重、治疗最困难的一种，预后欠佳。由于股骨颈骨折的不愈合及股骨头缺血坏死，故致残率较高。

（5）呼吸功能下降：胸腰椎压缩性骨折和脊椎后凸、胸廓畸形可使肺活量和最大换气量显著减少。老年人多数肺功能随着年龄增加而下降，若再加上骨质疏松症所致的胸廓畸形，患者往往可出现胸闷、气短、呼吸困难等症状。

二、康复评定

骨质疏松症的康复治疗取决于对骨质丢失程度的准确判断、骨质衰弱程度和跌倒倾向等的确定。世界卫生组织在1994年发表了骨质分类标准：正常、骨量减少、骨质疏松、严重骨质疏松。目前尚缺乏中国人规范的量化指标，在临床分级上以双能X线吸收仪测值峰值骨量（M±SD）为正常参考值，规定：>M-1SD为正常；M-1SD～M-2.5SD为骨量减少；<M-2.5SD为骨质疏松；<M-3SD为无骨折，或<M-2.5SD并伴有一处或多处骨折，为严重骨质疏松。此外，还有原发性骨质疏松症患者生活质量量表，该量表包含75个条目，其中疾病维度20个条目，生理维度17个条目，社会维度17个条目，心理维度13个条目；满意度维度8个条目，覆盖了与生活质量有关的5个维度（疾病、生理、社会、心理、满意度）和10个方面。

骨质疏松症的中医评价量表，对中医证型（包括痰浊证、肾虚证、脾虚证、血瘀证）进行综合评价，采用五等级选项记分，按患者症状、体征的程度，分1～5个等级，分别取1～5分，依照受试者的主观感受或体验进行自评。量表总分越高，表示患者病情越重、生活质量越差。量表得分分为4个等级：34～68分为较好，69～102分为中等，103～136分为较差，137～170分为差。

三、康复治疗

一般认为，骨质疏松症的预防比治疗更为重要，骨矿代谢与运动、食物、光照是密切相关的，如果能够在这三方面加强，可以有效延缓骨的退化和骨质疏松症的过早出现，而运动疗法是防治骨质疏松症最有效、最基本的方法之一。骨质疏松症的康复治疗可以发挥肌力对骨质代谢所起的调节促进作用，纠正骨质疏松患者常见的驼背畸形，防止和减少因肌力不足而导致的容易跌倒，同时能够增强患者的身体素质，改善其生活质量。

（一）运动疗法

1. 运动方式

（1）有氧训练：包括走路、有氧操、跳舞、骑车、球类运动、体操等。该类运动能产多方面的张力作用于整个骨结构，因而能最有效地增加骨强度，更有学者认为这些运动对任何年龄组来说均比力量、耐力或非负重训练更有效。而对于老年人来说，更适合如急走、上下楼梯、跳舞、跳老年健身操等类运动。

（2）抗阻力训练：是运动处方的一个组成部分。抗阻力训练应包括全身主要的肌群，这样才能作用到四肢。整个运动应该缓慢且受控制，所加的负荷应以重复运动10～15次之后让患者感到肌肉疲劳为宜，并且以后应逐渐增加。负重在各种类型的运动中是最具保护意义的。负重和抗阻力训练可以帮助骨重建是治疗和预防骨质疏松症的重要措施之一。

复合运动方式比单一运动方式干预骨质疏松症的效果更好，最好是力量性项目与耐力性项目结合进行，以提高康复效果。

2. 运动强度

运动强度为中等的练习，对于防治骨质疏松症、减少骨折的危险性效果最好，通常若采用力量性项目的练习，运动强度应控制在能重复一次负荷的60%～85%，且每次的运动时间应持续40～60分钟。

3. 运动频率

通常每周运动锻炼的次数以3～5次为宜，年龄较大者可每隔1～2日进行一次运动锻炼。骨的重建周期要经历静止、激活、转换和成型等四个过程，每个重建周期要持续4～6个月，要坚持长期进行运动锻炼，才能发挥保持骨密度和增加骨量的作用。

4. 运动注意事项

中老年人伴随心脑血管系统疾病者非常多．运动前应行常规检查，运动项目尽量避免倒立性、屏气性等动作，以免意外事故发生。对那些不习惯做运动的老年患者，应该避免跑步，以免发生跌倒和损伤骨骼。骨质疏松症的老年患者应该避免划船式训练上肢的动作，该训练中极度向前弯腰可能引发后背的扭伤和脊椎压缩性骨折。

（二）物理因子疗法

电疗、热疗具有改善局部血液循环、抗炎止痛、促进神经功能恢复、促进钙磷沉淀、促进骨折愈合等功效，对骨质疏松症引起的麻木、疼痛、骨折等症均有一定疗效。常用的方法有超短波、微波、中频、红外线、磁疗、超声波等疗法。此外，全身低频脉冲弱磁场治疗，可缓解疼痛，增加骨量。利用紫外线的光生物作用，还可进行日光浴、人工紫外线等治疗，以增加内源性维生素D的生成，从而促进钙的吸收和骨的形成，有利于防治骨质疏松症。

（三）康复工程

矫形器可以用于稳定骨质疏松症引起的脊椎骨折，也可以用来帮助减轻疼痛或促进姿势的改善，常用的支具有胸腰矫形器具、腰骶或胸腰骶矫形器及简易的腰围。应注意所有支具均应依三点力系统的原则应用。

（四）药物治疗

骨质疏松症发病缓慢，个体差异较大，抗骨质疏松治疗以"钙＋活性维生素D"为基础，有证据表明许多药物可以预防或降低骨质疏松症患者骨折的发生。常用的药物治疗方法有以下几种：

（1）抗骨吸收药物：如雌激素、孕激素、双磷酸盐类、钙制剂、维生素 D、降钙素等。

（2）促骨形成药：如氟化物、雄激素、前列腺素、骨生长因子、依普黄酮等。

（五）中医康复疗法

中医学中没有"骨质疏松症"的病名，根据临床表现出的全身或腰背疼痛、易发骨折、驼背等症状，一般将其归为中医的"骨痿"、"骨痹"或"腰背痛"范畴。本病患者多有老年体虚，故康复医疗需较长时间，康复医疗当侧重于扶正补虚，具体可采用药物、针灸推拿、传统体育和饮食等康复疗法。

（1）中药疗法：肾阴不足者宜滋补肝肾，强筋健骨，方选左归丸或滋阴大补丸加减；肾阳虚损者宜温肾助阳，方选右归丸加减；肾精不足者宜滋肾填精补血，方选河车大造丸加减；脾气虚衰者宜健脾益气，方选参苓白术散加减；气滞血瘀者宜行气活血化瘀，方用身痛逐瘀汤加减。

（2）针灸疗法：骨质疏松症以肾虚腰痛为多，治以补肾通阳，舒筋活血。取肾俞、委中、阿是穴、阳陵泉、三阴交、太溪、命门等穴，每次 3～5 穴，20～30 分钟。用补法或平补平泻，也可以用电针。

（3）推拿疗法：推拿治疗以足太阳膀胱经及足阳明胃经为主，手法包括按揉法、拿法、点法、擦法等。常规操作如下：患者俯卧位，医师用擦法施术于腰背部两侧膀胱经，之后双手叠掌按揉腰部，拿揉双下肢，点按揉脾俞、胃俞、肾俞、委中、承山等穴位，横擦背部膀胱经和腰骶部以透热为度；患者仰卧位，拿揉双上肢和大腿内侧肌肉，点按曲池、内关、合谷、太溪、三阴交、足三里、伏兔等穴位，牵抖上下肢后结束治疗。治疗时，手法必须轻柔和缓，切忌用力过猛，每次 20 分钟，10 次为 1 个疗程，疗程间休息 2～3 日。

（4）传统功法：治疗中医传统功法具有改善体质、增强体力、强筋健骨等作用，对骨质疏松症具有良好的防治作用。常用的功法有易筋经、八段锦、太极拳、五禽戏等，在功法锻炼的过程中，应针对患者的个体差异，从运动方式、强度、时间及频率等方面综合考虑，制定适合的运动方案，以取得良好的锻炼效果，避免意外损伤。

（六）预防

（1）加强健康教育：骨质疏松症是影响老年人健康的社会问题，积极的宣传教育对骨质疏松症的预防具有重要意义。健康教育的内容主要包括：认识诱发骨质疏松症的危险因素（如绝经过早、户外运动减少、不良饮食和生活习惯等），掌握预防骨质疏松症的方法，坚持进行定期身体检查等，并针对患者的不同病情，提供科学有效的指导，使其学会自我保护，减少骨折等并发症的发生。

（2）注意饮食营养：在日常生活中，注意多食用富含钙质和蛋白质的食物，如牛奶、蛋类、骨汤、谷类、豆制品、蔬菜、水果、鱼虾、紫菜、海带等，可以促进钙质的吸收。酗酒、吸烟、咖啡、浓茶以及高盐、高糖等不良的饮食习惯，会加速钙质的流失，应注意避免。

（3）保持良好的生活习惯：坚持体育锻炼，保持充足的睡眠，增加户外活动和日照，注意运动安全，戒烟和避免过量饮酒等良好的生活习惯对预防骨质疏松症的发生具有重要意义。

（七）康复治疗的适应证、禁忌证及注意事项

（1）适应证：绝大多数的骨质疏松症患者均可进行康复治疗，但在康复治疗之前应当进行全面的检查和评估，根据患者的身体状况，制定合理的康复治疗方案。

（2）禁忌证：骨折早期，伴有严重的心、肺、肝、肾等脏器疾病的患者和年老体弱者，不宜进行运动疗法的康复治疗。

（3）康复治疗方案：要科学合理，坚持循序渐进，治疗过程中要注意对患者的保护，避免出现过度治疗、跌倒损伤等情况。

第九节　强直性脊柱炎

强直性脊柱炎是指一种原因尚不很明确，以脊柱为主要病变的慢性疾病，发病多骶髂关节开始，逐渐向上蔓延。中医将本病列入骨痹范畴，认为"风寒湿三气杂至，合而为痹"，为痹证总的外因。其内因与禀赋不足，肾、督阳虚有关；外因感受寒湿或湿热之邪为主，或与外伤后瘀血内阻督脉有关。

强直性脊柱炎会累及脊柱各关节，包括骶髂关节、关节突关节、肋椎关节及关节周围组织的侵袭性炎症，至后期骨性融合，韧带钙化，引起脊柱强直和纤维化，造成弯腰活动障碍，并可有不同程度的眼、肺、心血管、肾等多个器官的损害。本病以中青年男性多见。40岁以上发病者少见，20岁左右是发病的高峰年龄。

（一）病因病机

在类风湿性关节炎病人查出类风湿因子后，表明强直性脊柱炎是完全不同于类风湿性关节炎的一种独立的疾病，现将本病归属为"血清阴性脊柱关节病"。最近在强直性脊柱炎患者发现多数有组织相容性抗原HLA-B27，证明该病有一定遗传因素。此外，损伤、感染、风寒潮湿等可能是本病的诱发因素；再者，目前有很多学者将强直性脊柱炎划归自身免疫性疾病，认为自身免疫功能的紊乱也可成为本病的诱因之一。

强直性脊柱炎病变最初在骶髂关节下1/3处呈锯齿样改变，继后发生骨凸炎及肋椎关节炎，小关节骨质破坏；脊柱的其他关节由下而上地相继受累，关节边缘、硬化、关节间隙变窄；脊柱前纵韧带和椎间盘的周围部分显著钙化。在病变晚期，骶髂关节融合、脊柱椎体之间形成骨桥呈竹节样畸形。强直性脊柱炎在病理上的改变不仅涉及脊柱的多动关节，也累及少动关节、骨以及周围韧带。因此，脊椎的小关节、肋横突关节、耻骨联合、耻骨和坐骨以及脊柱周围韧带均有不同程度的改变。

（二）临床表现

强直性脊柱炎在临床上起病缓慢，病程可达数年乃至数十年，可分为脊柱症状前期与脊柱症状期。早期病变在骶髂关节和下腰椎时，病人感到腰骶部疼痛、发僵，有时有间歇性或两侧交替出现的放射性坐骨神经痛，下肢或腰部运动不灵便或有僵直感，晨起腰部发僵，活动后稍有缓解。

在脊柱症状期，正常的脊柱腰段弯曲消失，病变发展到胸椎时，可出现背痛和束带样胸痛，胸廓也变成扁平，又因各肋椎关节强硬，而致胸廓的扩张运动大受限制，肺活量显著减少。颈椎受累则颈部活动受限，最后整个脊柱和下肢变成强硬的弓形。整个病程发展缓慢，发作和缓解交替进行。活动期以疼痛和发僵为主，伴有食欲减退、低热、消瘦、乏力、贫血等全身症状。

本病约有30%患者可累及四肢关节，偶有侵犯手足指、趾、掌指或跖趾等小关节，呈非对称性，无侵蚀性骨破坏，病情缓解后关节肿胀可改善，一般不遗留永久性畸形。约20%患者伴有虹膜炎等眼部损害。

（三）检查

（1）病人早起腰部僵硬，活动后才可以减轻，病情严重时可持续全日。

（2）病人常感到腰痛或不适，并难以定位，常觉得疼痛部位在臀深部，有时可放散到髂嵴或大腿背侧。

（3）肌腱、韧带骨附着点炎症，为强直性脊柱炎的特征性病理变化，由于胸肋关节、胸骨与肋骨连结处等部位的附着点发炎，病人可出现胸痛、咳嗽或喷嚏时诸症加重。

（4）实验室检查轻、中度贫血，活动期血沉增快，抗"O"不高，类风湿因子多属阴性。

（5）外周关节症状：受累部位以髋、膝、踝等下肢关节较为多见，也可累及肩、腕等上肢大关节，而指、趾等末梢小关节受累较少见。此关节肿胀疼痛以不对称为特征。

（6）X线检查：早期骶髂关节可见骨质疏松，软骨下骨质破坏，腰椎小关节模糊；中期关节边缘硬化，关节间隙变窄，骨质呈锯齿状破坏；晚期关节发生骨性强直，骶髂关节融合，关节囊及韧带钙化、脊椎间有骨桥形成竹节样改变。

（7）肺功能检查肺活量显著减少。

（四）治疗

（1）目的：消减肌腱附着点的炎症，提高机体的自身免疫力，降低脊柱畸形的损害程度。

（2）治则：活血化瘀，通经止痛，益肾健骨。

（3）部位及取穴：双侧骶髂关节、膝关节与脊柱。取两侧膀胱经穴、血海、膝眼、鹤顶、风市、昆仑等穴。

（4）手法：滚法、擦、按压并配合适当的被动运动手法。

（5）操作方法：

①俯卧位：上胸部垫枕（用于弓形背），医者站于患者身旁。先以滚法施于背部两侧膀胱经，自大杼向下直至秩边，配合脊柱的按压3～5次，并在按压时嘱患者呼气以放松；接上势，继以滚法施治患者两侧骶髂关节，同时可酌情配合髋关节的外展与后伸被动运动；再以滚法自臀部向下沿大腿后侧、腘窝至小腿后侧，往返3～5遍。最后以按揉法，按揉骶髂关节、腰背两侧骶棘肌。

②仰卧位：两膝下垫枕（用于膝关节伸屈障碍），医者站于患者旁。先以滚法施于髋关节前外侧，并酌情配合髋关节的外展、外旋被动运动；继以滚法重点施于膝关节，并酌情配合膝关节的按压被动运动；同时按揉髀关、伏兔、阳陵泉、足三里、昆仑、解溪等穴。

③坐位：医者站于后侧方。先用擦法施于颈项两侧及肩胛部的斜方肌，并酌情配合颈部俯仰、旋转等被动运动，再以拇指按揉两侧颈夹肌、项韧带及斜方肌；嘱患者呼气放松，摆好姿势做向后扩胸牵引数次；最后，将患者肩背腰暴露，上身尽量前俯。医者呈弓箭裆势，先以小鱼际直擦法，分别擦热两侧膀胱经和督脉，再以全掌横擦腰骶部，均透之温热为宜。

（五）注意事项

（1）腰痛和晨僵，腰椎各方面活动受限和胸廓活动度减低是强直性脊柱炎的典型表现，故出现上述症状者，应该及时有效地就诊，并积极配合，坚持治疗，以取得最佳疗效。

（2）本病患者必须睡硬板床，并在可以忍受的情况下尽量保持去枕、仰卧睡姿，以防止畸形。

（3）患者应配合适当的功能康复锻炼，可主要针对以下三个目标进行运动：

①维持胸廓的活动度。

②保持脊柱的灵活性。

③维持肢体的运动功能，防止或减轻肢体因废用导致肌肉萎缩，维持骨密度和强度，防止骨质疏松等。

（六）按语

推拿疗法实践确认对本病早期效果较好。在进行被动运动的手法操作时须谨慎，特别注意两点：

（1）控制用力，本病病理表现为骨质疏松，小关节模糊，后期椎体间骨桥形成等，如施以暴力易加重病情或发生事故。

（2）本病脊柱呈强直性和纤维化，仰俯、旋转活动明显受限，在做脊柱骶髂关节、膝关节按压时可有疼痛感，故手法操作时一定要在患者能忍受疼痛的范围内进行。若患者伴有心脏、肝脏、肾脏等疾病，手法更应慎重并尽量免做被动运动。对晚期病人若驼背形成，脊椎关节已基本上全部骨性融合，经推拿等保守治疗无效时，可考虑采用脊柱截骨术，但一定要有手术指征。

第十节 肩关节周围炎

　　肩关节周围炎简称肩周炎，是指肩关节及其周围的肌腱、韧带、腱鞘、滑囊等软组织的急慢性损伤，或退行性变，或感受风寒湿邪等因素，致局部产生无菌性炎症，从而引起肩关节疼痛和功能障碍为特征的一种疾病。肩周炎常发生在单侧肩部，且50岁左右的中年人易发病，故又名"五十肩"。本病主要的病理表现是关节囊与周围组织发生粘连，关节僵硬，活动受限，本病又有"冻结肩"之称。中医认为，肩部卧露当风，外感风寒湿邪以引发本症，所以又有"漏肩风"之称。本病女性发病稍高于男性，体力劳动者多见。

（一）病因病机

　　本病的病因病机目前尚不十分清楚，目前多认为与肩部急慢性损伤、气血不足、肝肾亏虚以及局部感受风寒湿邪等有关。

　　（1）肩部急性损伤与慢性劳损：肩关节是人体活动范围最广泛的关节，是一典型的球窝关节，关节盂浅，肱骨头相对较大，其关节囊较松弛，多数依靠其周围的肌肉、肌腱和韧带的力量来维持肩关节的稳定性。从生理解剖上来看，跨越肩关节的肌腱、韧带较多，而且大多是细长的腱，正常人的肌腱是十分坚韧的，但由于肩关节的活动范围比较大而且灵活，面肌腱本身的血供较差，肩部软组织反复牵拉及摩擦或突然遭受暴力的作用使肩关节周围肌肉、肌腱、韧带、关节囊引起损伤与劳损。损伤后，引起软组织的急慢性充血、水肿、渗出、增厚等一系列炎性改变，如得不到及时有效的治疗，久之则可发生肩关节软组织粘连形成，甚至肌腱钙化，同时患肩又因疼痛而出现保护性功能限制，促进了粘连的进一步发展，最终导致肩关节活动功能严重障碍。

　　（2）肝肾亏虚，气血不足：五旬之人年老体虚，肝肾精气开始衰退，气血渐亏，血脉周流运行迟涩，不能濡养筋骨，筋脉失其所养，血不养筋，不荣则痛，久之筋脉拘挛不用，则可发为本病。

　　（3）外感风寒湿邪：本病的发生还与风寒湿邪的侵袭有关，其中湿邪长期滞留于关节，是导致关节运动功能障碍的主要原因。在日常生活中，患者过度疲劳，夜卧露肩或汗出当风，或久居寒湿之地，风雨露宿，以致风寒湿邪客于肩部血脉筋肉，血受寒则凝，气血运行不畅，脉络拘急而疼痛；寒湿之邪淫溢于筋肉关节，则关节屈伸不利。

（二）临床表现

　　（1）有肩部外伤、劳损或感受风寒湿邪的病史。

　　（2）肩部疼痛：初期常感肩部疼痛，疼痛可急性发作，多数呈慢性，常因天气变化和劳累后诱发。肩关节呈广泛性疼痛，初期疼痛为阵发性，后期逐渐发展成持续性，并逐渐加重，昼轻夜重，夜不能寐，不能向患侧卧。多数患者先感到肩部、上臂部轻微疼痛，随后逐渐加重并感到僵硬，疼痛性质可为撕裂样痛或钝痛，疼痛还可向颈部及肘部扩散。

（3）肩关节功能活动障碍：肩关节各方向活动功能均有不同程度受限。早期功能障碍多因疼痛所致，后期则因肩关节周围的软组织广泛粘连，肌肉长期废用而引起萎缩和肌力下降所致，尤以外展、内旋及后伸功能受限最为明显。特别是当肩关节外展时，出现典型的"扛肩"现象。严重时肘关节功能也受限，屈肘时于不能摸对侧肩部。日久，则可发生肩部三角肌、冈上肌、冈下肌等上臂肌群不同程度的废用性萎缩，使肩部活动均受限。

（三）检查

（1）肩部压痛点：本病在肩关节周围的内侧、外侧及后侧可找到相应的压痛点。多数在肩内陵、肩贞、肩髃、秉风、天宗、曲池等穴处，或在喙突处、肩峰下、结节间沟处、肩后部肩胛骨内侧缘等，常有不同程度的压痛。

（2）肩关节功能障碍检查：先让患者做肩关节主动活动，再让医者做肩关节被动活动，以做比较。患肩向后做上举、外展、后伸、内收、内旋及外旋等活动。观察并记录其活动幅度及粘连程度。

（3）肩关节 X 线检查：主要是排除肩关节本身病变，如结核、肿瘤、骨折、骨质疏松等。肩关节的 X 线影像一般无异常改变。病程日久者可出现肱骨头有斑点状骨质疏松，冈上肌腱钙化，肱骨大结节处有密度增高的阴影，关节间隙变窄或增宽等现象。

（四）治疗

（1）目的：对初期疼痛较敏感者，在局部采用轻柔手法治疗，以通经活络，活血止痛，改善局部血液循环，加速渗出物的吸收，促进病变组织的修复；对晚期肩关节活动功能障碍严重者，治疗以改善肩关节功能为主，可用较重手法，如扳法、摇法、拔伸法等，并着重配合肩关节各功能位的被动运动，以滑利关节，剥离粘连，促进关节功能的恢复。

（2）治疗原则：舒筋通络，活血止痛，滑利关节，松解粘连。

（3）部位及取穴：肩臂部、患侧肱二头头肌、三角肌、冈上肌。取肩井、肩髃、肩内陵、秉风、天宗、肩贞、曲池、手三里、合谷等穴。

（4）手法：滚法、揉法、拿捏法、点压法、弹拨法、摇法、扳法、拔伸法、搓抖法及运动关节类手法操作。

（5）操作方法：

①松解放松法：患者坐位或侧卧位，医者站于患侧，用一手托住患者一上臂使其微外展，另一手用滚法或拿揉法施术，重点在肩前部、外侧部、肩后部及肩关节周围施术。同时配合患肩的被动外展、旋外和旋内活动，以缓解肌肉痉挛，促进肌肉的粘连松解。其中，在肩部旋外时，手法弹拨、分离肩胛下肌腱及其下部之肌纤维；在外展时纤维关节囊可闻及如撕布样声，则说明粘连已撕开。

②解痉止痛法：医者用拇指按揉点压、弹拨手法，依次按揉肩井、秉风、天宗、肩内陵、肩贞、肩髃各穴以及肩胛冈上缘、小圆肌上缘，以酸胀为度；医者与患者的体位同前，用拇指拨法于肱二头肌腱长头、短头附着部位、肩峰、肩胛冈及小网肌的上缘，拨法后再行拇指按揉法操作于上述部位，以缓解疼痛。

③运动关节法：医者摇动肩关节，其方法一般有两种，一种方法是医者一手扶住患肩上方，固定肩部，另一手托住患侧肘部；另一种方法是医者一手捏住腕部，一手握住患肩，以肩关节为轴心做环转摇动，其摇动的幅度由小渐大。然后再做肩关节内收、外展、后伸及内旋等的扳动，施术过程中会产生不同程度的疼痛，但必须在患者尚能忍受的程度范围内进行。本法适用于肩关节功能障碍明显者，具有松解粘连、滑利关节的作用。

④舒筋活血法：医者先用搓揉、拿捏手法施于肩关节周围的穴位及三角肌、肩胛冈上缘等处；然后握住患者腕部，将患肢慢慢提起，使其上举，并同时做牵拉提抖，牵拉幅度由小到大，逐渐增加；最后，医者双手用搓抖法从肩部到前臂反复上下搓动3～5遍，以放松肩臂，从而达到舒筋活血的作用。

（五）注意事项

（1）有条件的地方，在治疗前先拍肩关节X线片，以排除骨关节本身的病变，如结核、肿瘤、骨折等。

（2）运用手法要轻柔，不可施用猛力，以免造成损伤。尤其对粘连严重。年龄较大患者，手法要适度，防止一次性粘连处撕伤过大，造成新的创伤，使病情加重。

（3）注意局部保暖，防止受凉，以免加重病情，影响治疗效果。

（4）治疗期间须配合适当的肩部功能锻炼并遵循持之以恒，循序渐进，因人而异的原则。尤其是对晚期肩周炎粘连严重者，不仅配合手法治疗可取得满意效果，而且对巩固疗效、减少复发均有十分显著的作用，应该给予足够的重视。临床上一般的锻炼方法，可根据肩关节功能障碍采用：

①爬墙锻炼。

②体后拉手法。

③滑轮锻炼。

④晃肩锻炼。

⑤双手颈后交叉法。

⑥甩手锻炼等。

（六）按语

（1）本病预后良好，肩关节活动的一般功能均能恢复，且痊愈后很少复发，但有糖尿病史或结核病史的，治疗效果则较差。

（2）在肩关节周围炎的保守疗法中，推拿治疗的疗效明显，目前应为临床首选的治疗方法，但必须诊断清楚，辨证明确，运用的手法合理有效，操作规范得当，方能取得令患者满意的临床效果。

（3）近些年来有部分学者，对于肩周炎的病理研究取得一些进展：如颈椎病引起的继发肩周炎，有学者认为由于颈椎的病变，致使颈椎椎间孔发生狭窄改变，其内通行的脊神经受压，造成肩部软组织神经营养障碍，从而继发肩周炎；又有学者认为人到中年以后，机体内分泌功能发生不同程度的紊乱，也可使肩部发生肩关节周围炎。对于这些新的认识在临床中应该予以重视。

第十一节　腰椎间盘突出症

腰椎间盘突出症是由于腰椎间盘纤维环部分或全部破裂，髓核向外突出，压迫坐骨神经或脊髓而产生的以腰、腿部疼痛、麻木为主症的一种病症。又称腰椎间盘纤维环破裂症，腰椎间软骨盘突出症等，简称"腰突症"。

本病多发于20～40岁的青壮年，体力劳动者多见。由于下腰部负重大、活动多，临床以L4～5和L5～S1之间髓核突出最多。

（一）病因病机

现代医学认为，本病是以椎间盘的退行变为基础的一系列病理变化的结果。研究表明椎间盘的纤维环在出生时含水80%，髓核含水90%。到18岁时L5纤维环含水70%，髓核含水80%，35岁时分别降为65%和78%，由于脱水，椎间盘高度下降，且由于髓核的胶原化，其弹力和膨胀性能下降，软骨板随着年龄的增长变薄并产生囊样变性，纤维环的附着点松弛，脱水和小的重复损伤，使退变间盘的薄弱处，主要是在其后部，出现不同程度的裂隙，而成为髓核突出的通道。由于纤维环的退变使椎体不稳，椎体边缘代偿性增生，而产生的一系列的骨质改变。60岁以上的老年人，其髓核已几乎全被胶原纤维所代替，髓核和纤维环已合为一体，弹性很差，可有整个纤维环的膨出，其幅度不会很大。

腰椎间盘的退变为发病基础，诱发因素则是发病的又一重要条件。诱发因素主要有：长期的震动和过度的负荷，加剧了椎间盘的退变，并增加了椎间盘内压力，促使突出；脊柱的畸形或生理曲度的改变，使纤维环承受的压力不均匀，在应力集中的部位易出现退变和突出；急性的损伤也可加剧椎间盘内压力，而诱发突出。此外遗传方面，先天发育的异常也是要考虑的因素。

由于以上原因，可使髓核产生不同程度的突出，根据其突出程度可分为以下三型：

（1）隐藏型（幼弱型）为纤维环不全破裂，其外层尚保持完整，髓核在受压情况下，向破裂部分突出。此时如椎间盘所受的压力大，纤维环破裂多，则髓核继续向外突出；如能适当休息，髓核完全可以还纳，破裂纤维环也可能得到愈合。

（2）突出型（移行型）纤维环裂隙较大，外层尚保持完整，髓核突出较大，呈球状，此型可转为破裂型，也可经手法复位而治愈。

（3）破裂型（成熟型）纤维环完全破裂，髓核从破裂的纤维环向外突出。有的突出物上被以薄膜，从而与附近组织隔开，不致发生粘连；有的外无被膜，其突出的断端与附近组织发生粘连，甚至与神经根发生粘连，此种情况，回纳比较困难。

根据其突出的方向又可分为以下三种情况：

（1）向前突出：一般不会引起临床症状，无实际临床意义。

（2）向椎体内突出：是髓核经过软骨板向椎体内突出，可在X线片上形成所谓的"许莫"结节，一般也不产生临床症状。

（3）向后突出：一般所指的椎间盘突出，实际上皆属此种类型，为三者中最重要的。

根据突出物所处的位置又可分为以下三型：

（1）单侧型：临床最为多见，髓核突出和神经根受压只限于一侧。

（2）双侧型：髓核自后纵韧带两侧突出，两侧神经根皆受压迫。

（3）中央型：髓核自后中部突出，一般不压迫神经根，而只压迫下行的马尾神经，引起鞍区麻痹和大小便功能障碍等症状。

由于后纵韧带的中央部分较厚，而向两侧延展的部分宽而薄，所以椎间盘一般不会出现真正的正后方突出，即使临床的中央型突出，其真正突出口也往往是偏向一侧的。

（二）临床表现

（1）腰背痛：多数患者都有腰背疼痛，范围较广泛，主要在下腰部和腰骶部，其产生的原因为突出的髓核刺激了外层纤维环及后纵韧带中的窦椎神经，或较大的突出，刺激了硬脊膜而产生的。一般有两种情况，一类为纤维环尚完整者，多表现为腰背部广泛钝痛，活动或较长时间单一姿势时疼痛加剧，卧床休息后减轻，晨起较轻，午后开始加重，劳累后加重；另一类为突发腰背部剧痛，严重影响生活和工作，甚至夜不能寐，一般持续3～4周方可缓解，此多为纤维环全部或大部破裂，髓核突出。

（2）坐骨神经痛：此为腰椎间盘突出症的主要症状，多为单侧，中央型者可左、右、交替，为坐骨神经放射痛。患者为了松弛坐骨神经的紧张度，缓解疼痛，常取弯腰屈膝屈髋侧卧的三屈位，甚至胸膝位休息，且患者可诉骑自行车时疼痛较行走时为轻，但腹压增加，如用力上厕所等可使疼痛加剧。

（3）间歇性跛行：因为行走时椎管内受压的椎静脉丛逐渐充血，加重了神经根的充血程度，而使疼痛加重，蹲位休息或卧床后可减轻或消失。

（4）瘫痪：严重的腰突可出现相应肌肉的麻痹性瘫痪，一般以L4椎间盘突出，而出现L5神经麻痹，致使胫前肌等麻痹，而出现足下垂等，一般并不出现肢体的完全性瘫痪，但肌力减弱很常见。

（5）麻木：有人可无下肢的疼痛，而只有肢体的麻木感，系因突出物压迫了本体感觉或触觉神经纤维所致。

（6）患肢发凉，小腿水肿：此症也很常见。因椎间盘突出刺激了椎旁的交感神经纤维，致使下肢血管舒缩功能障碍所致。

（7）马尾综合征：巨大的中央型突出，压迫马尾神经，出现严重的双侧坐骨神经痛，会阴部麻木，排便、排尿无力或尿潴留，大便失禁和阳痿等。

（三）检查

（1）步态：症状轻者可无异常步态，重者可出现身体前倾，臀部突向一侧的跛行。

（2）脊柱侧弯：通常在腰段。严重者可出现S型侧弯。

（3）压痛：常在病变腰椎的棘突旁有压痛，且向同侧的坐骨神经分布区放射。

（4）腰部活动：腰部各方向活动都受限制，但以后伸受限为明显。

（5）下肢肌萎缩：可分为废用性萎缩和周围神经根受压所致萎缩，但早期不明显，病程越长，萎缩越明显。

（6）感觉异常：早期可有感觉过敏感，晚期则减退。

（7）腱反射的改变：跟腱反射减弱或消失，见于L5～S1椎间盘突出。膝反射减弱或消失则为L3～4椎间盘突出。

（8）直腿抬高试验阳性：一般患侧低于健侧，本试验是确诊本病的重要检查，阳性率可达90%以上。

（9）直腿抬高加强试验患侧阳性。

（10）趾背伸或跖屈力减弱或消失，L4～5椎突出为趾背伸力减弱或消失；L5～S1椎突出，出现趾跖屈力减弱或消失。

（11）仰卧挺腹试验阳性。

（12）屈颈试验阳性：坐位或半坐位屈颈，两下肢伸直，牵拉硬背膜和脊髓而间接刺激了神经根。

（13）健侧直腿抬高试验阳性：因抬高健肢，向下牵拉硬膜囊，间接刺激了患侧神经根所致。

对疑似椎间盘突出症的患者，均应做常规的腰部X片检查，虽然腰椎的正侧位片的结果并不能确诊腰突症，但可排除其他骨质的病变，且可有些间接征象，如脊柱生理弧度变直，脊柱侧弯，椎间隙变窄，或左右不对称。CT和MRI可明确观察到突出物的性质、部位和程度等。

（四）治疗

1. 目的

缓解腰背肌肉痉挛，改善血液循环，促进炎症的吸收，改变突出物与神经根的位置关系，减轻或消除其对神经根的压迫。

2. 治则

舒筋通络，理筋整复。

3. 部位及取穴

腰骶臀部及委中、承山、阳陵泉、悬钟、环跳。

4. 手法

滚、揉、拔伸、抖、腰部整复手法、擦、弹拨、拍法。

5. 操作方法

（1）点揉患侧委中、承山、阳陵泉、悬钟以解痉止痛。

（2）在患侧腰骶部施滚法或掌根揉法以缓解腰背肌肉痉挛，改善局部血液循环，促进炎症的消散吸收。

（3）在病变棘旁的压痛点以轻快的弹拨操作。

（4）腰部对抗牵引，抖法以拉宽椎间隙，降低椎间盘内的压力，利于髓核复位。

（5）若无助手帮助可施背法。

（6）施以腰椎整复手法以改变突出物与神经根的位置关系，减轻或消除其对神经根的压迫。可根据病情选用以下手法：

①腰椎斜扳法。

②不成功或成功但效果不好，用后扳拔伸。

③若有明显棘突偏歪，用冯天有定位旋转复位法。

④有条件者可施踩跷法。

⑤患者俯卧，两助手腰部持续对抗牵引状态下，医者在其腰部施以有弹性的连续掌按法，在椎间盘内压降低的情况下，通过后纵韧带的牵拉，增加盘外压力，利于髓核复位。

⑥患者仰卧，施以强制直腿抬高的下肢扳法，或患者侧卧，患侧朝上，两下肢伸直，患侧下肢屈髋，医者立于患者患侧下肢与健侧下肢之间，以医者身体抵住患侧下肢的同时，医者手推其健侧下肢，使其患侧下肢在保持伸直的状态下努力屈髋，以牵拉坐骨神经，松解可能的粘连。

（7）直擦腰部中间的督脉和两侧的膀胱经血液循环，促进炎症的消散。横擦腰骶部，腰骶部拍法，以促进局部血液循环。

（8）患侧腰骶部、臀部及下肢部施以滚法或掌根揉法，以促使萎缩的肌肉和麻痹的神经逐渐恢复功能。

（五）注意事项

（1）卧板床，注意保暖。

（2）病情稳定者当逐渐加强腰背肌功能锻炼，急性发作期不宜剧烈活动，当卧床休息，必须进行腰部活动时可用腰围保护腰部。

（3）中央型巨大突出者，使用扳法当慎重，以免加剧神经根的损伤，但并不绝对。

（4）手术后效果不好，或反复发作者，情况较复杂，当认真根据具体情况进行处理，慎用整复类方法。

（六）按语

大多数的腰椎间盘突出症均可以通过推拿等保守治疗而得到治愈，经正规保守治疗无效者才需要手术。一般急性发作期可配合内服活血化瘀，祛风止痛剂；慢性期可配合内服补肝肾，强筋骨，祛风湿剂，但需辨证。急性发作期，症状非常严重者可短时间使用脉络宁加地塞米松滴注，可快速缓解症状。

第十二节　脑卒中后遗症

中风病是由于气血逆乱，产生风、火、痰、瘀，导致脑脉痹阻或血溢脑脉之外。发病后常出现半身不遂、口眼㖞斜、言语謇涩或失语、偏身麻木、疼痛等症状，统称中风后遗症，偏瘫是最常见和最主要的后遗症。本病四季皆可发病，但以冬春两季最为多见。发病以老年人为多见，大多数有高血压病史。推拿治疗对促进肢体功能的恢复，具有不同程度的效果，一般以早期治疗为宜。

现代医学认为本病是由于脑血管意外的后遗症。脑血管意外，其脑部病变一般分为出血性和缺血性两大类。前者包括由高血压、动脉硬化、脑血管畸形或动脉瘤等导致脑出血和蛛网膜下腔出血，后者包括由于风湿性心脏病、心房颤动等引起脑血栓形成和脑栓塞。

（一）病因病机

本症是由于中风所引起的，中风病病位在脑，风、火、痰是其主因，发病与气候骤变，烦劳过度，情志相激，跌仆等诱因有关。病及心、肝、脾、肾等脏。其病机有虚（阴虚、气虚）、火（肝火、心火）、风（肝风、外风）、痰（风痰、湿痰）、气（气逆）、血（血瘀）六端，并多在一定条件下相互影响，相互作用，而其基本病机为气血逆乱，上犯于脑。病性多为本虚标实，上盛下虚。在本为肝肾阴虚，气血衰少，在标为风火相煽，痰湿壅盛，瘀血阻滞，气血逆乱。

（1）积损正衰　年老体弱，或久病气血亏损，元气耗伤，脑脉失养。气虚则运血无力，流不畅，而致脑脉瘀滞不通；阴血亏虚则阴不制阳，风阳浮越，携痰浊、瘀血上扰清窍，突发本病。

（2）劳倦内伤　烦劳过度，肝肾阴虚，易使阳气升张，引动风阳，内风旋动，则气火俱浮气血上逆，或兼挟痰浊、瘀血上壅清窍脑络。因肝阳暴张，血气上涌骤然而中风者，病情多重。

（3）脾失健运，痰浊内生　或因饮食不节，恣食肥甘醇酒，致使脾胃受伤，脾失健运，痰浊内生，郁久化热，痰热互结，壅滞经脉，蒙蔽清窍；或素体肝旺，克伐脾土，气机郁结，痰浊内生；或肝郁化火，烁津成痰，痰郁互结，携风阳之邪，窜扰经脉，发为本病。

（4）五志所伤，情志过极　七情失调，肝失条达，气机郁滞，血行不畅，瘀结脑脉；或五志过极，暴怒伤肝，则肝阳暴张，引动心火，或心火暴盛，风火相煽，血随气逆，上冲犯脑。凡此种种，均易引起气血逆乱，上扰脑窍致脑髓神机受损而发为中风。尤以暴怒引发本病者最为多见。

中风后遗症的发生与中风发病病机不尽相同，中风后遗症期，脏腑虚衰、气血不足更为明显，但同时又兼经络不通，前者为本，后者为标，证属本虚标实。

（二）临床表现

中风后遗症的临床表现主要有单侧上下肢瘫痪无力、口眼㖞斜、舌强语謇或不语、偏身麻木。初期患者肢体软弱无力，知觉迟钝或稍有强硬，活动功能受限，以后逐渐趋于僵硬强直，拘坚挛急，患者肢体姿势常发生改变和畸形等。

（三）康复治疗

（1）康复治则：益气活血，疏经通络，滑利关节，促进肢体功能恢复。

（2）部位及取穴：头面部、上肢、腰背部及下肢。

①头面部取穴：印堂、神庭、睛明、太阳、阳白、鱼腰、迎香、下关、颊车、地仓、人中。

②上肢取穴：肩髃、臂臑、曲池、手三里。

③下肢前、外侧取穴：髀关、伏兔、风市、梁丘、血海、膝眼、足三里、三阴交、太冲、太溪和涌泉。

④腰背部及下肢后侧取穴：八髎、环跳、承扶、殷门、委中、承山。

（3）手法：

①头面部主要手法推法、按法、揉法、扫散法、拿法、一指禅推法。

②上下肢及腰背部主要手法揉法、滚法、推法、按法、摇法、抖法、搓法、捻法、扣打法、擦法、拿法、捏法，配合患肢关节的被动屈伸运动。

（4）操作方法：

①基本康复治法：

a.头面部操作方法：患者仰卧位，医者坐在患者后下方。先推印堂至神庭，继之用一指禅推法从印堂依次至睛明、阳白、鱼腰、太阳、四白、迎香、下关、颊车、地仓及人中等穴，往返推之2～4遍。然后推百会穴1min，并从百会穴横行推到耳廓上方发际，往返数次，强度要大，以微有胀痛感为宜。揉风池穴1min。同时用掌根轻揉痉挛一侧的面颊部。最后以扫散法施于头部两侧，拿五经。

b.上肢部操作方法：患者仍取仰卧位，医者坐于患侧。先拿揉肩关节前后侧，继之滚肩前侧，再移至上肢，依次滚上肢的外侧与前侧（从肩到腕），往返3～5遍；然后按揉肩、臂臑、曲池、手三里等上肢诸穴，每穴约1min；轻摇肩关节、肘关节及腕关节，拿捏全上肢5遍；搓、抖上肢，捻五指。最后运用语言提示配合患者患肢外展和肘关节、腕关节及指间关节伸屈的被动活动。

c.下肢前、外侧操作方法：患者仰卧，医者坐于患侧或立于患侧。先滚患肢外侧、前侧，往返滚3～5遍；然后按揉髀关、风市、伏兔、血海、梁丘、膝眼、足三里、三阴交、解溪、太冲、太溪和涌泉等穴；轻摇髋、膝、踝等关节；拿捏大腿内侧、小腿后侧肌肉5遍；搓下肢，捻五趾。最后配合语言提示和借助医生的帮助使患肢膝关节做被动屈伸运动。

d.腰背部及下肢后侧操作方法：患者俯卧位，医者立于患侧。先擦背部、腰骶部及下肢后侧两侧膀胱经，往返擦8～10遍；按揉膀胱经夹脊穴及八髎、环跳、承扶、殷门、委中、承山等穴；直擦背部督脉及背部、腰骶部膀胱经，轻快拍打背部、腰骶部及下肢后侧；拿风池、按肩井（如患者不能取俯卧位，则可取健侧侧卧位，医者参照该方法操作）。

②辨证加减：

a.语言謇涩：重点按揉哑门、廉泉、通里、风府。

b.口眼㖞斜：用抹法在瘫痪一侧面部轻轻推抹3～5分钟，然后重按翳风、牵正、颧髎、下关、瞳子髎。

c.口角流涎：按揉面部一侧与口角部，再推摩承浆穴。

（四）注意事项

（1）本病需与其他疾病如脑肿瘤、脑外伤等引起的半身不遂相鉴别，脑外伤等引起的半身不遂可参照本节推拿治疗。

（2）本病以早期治疗为主，一般在中风后两星期，适宜推拿治疗。

（3）在行肩部推拿手法治疗时注意防止肩关节脱位。

（4）在配合患肢被动运动时医生可以使用语言暗示，以提高临床疗效。

（5）患者应畅情志、慎起居，忌烟酒肥甘。适当功能锻炼。

（五）按语

由于本病病程的长短与康复有直接关系，所以尽早对本病进行治疗是十分重要的。一般认为，在中风后，病情基本稳定便可接受推拿治疗。中医有"治痿独取阳明"的说法，临床中可重点在手、足阳明经及膀胱经上进行手法操作。对于肢体明显肿胀疼痛者，操作时应注意手法的向心性。如能配合中药、针灸及现代康复手段进行治疗，则疗效更佳。

第十二章　睡眠障碍

睡眠（sleep）和觉醒是人和高等动物普遍存在的生理节律现象。睡眠约占据人生时间的 1/3，是维护机体健康以及中枢神经系统正常功能必不可少的生理过程。睡眠障碍是很多身体疾病、神经系统或精神疾病的表现之一，若不及时处理和调整，又可诱发更为严重的躯体和心理疾病，因此其在康复治疗中越来越受到重视。

一、概述

（一）定义

睡眠障碍（dyssomnia or sleep disorders）是指睡眠-觉醒过程中表现出来的各种功能障碍。广义的睡眠障碍包括各种原因导致的失眠、过度嗜睡、睡眠呼吸障碍及睡眠行为异常（如睡眠行走、睡眠惊恐、不宁腿综合征等）。

（二）流行病学

世界卫生组织调查发现世界上 28% 的人睡眠有问题。据报道，美国的失眠发生率高达 32%～50%，英国为 10%～14%，法国为 30%，日本为 20%，中国为 30% 以上。失眠给全球经济、环境和人类的生活带来极其巨大的影响，睡眠问题应该引起了国际社会的广泛关注。因此国际精神卫生和神经科学基金会于 2001 年起将每年 3 月 21 日定为"世界睡眠日"。

（三）病因及发病机制

引起睡眠障碍的原因很多，包括生理、心理、环境等因素的改变，以及药物、神经精神和躯体疾患。按照 1990 年睡眠障碍的国际分类，将其分为五类：

（1）内源性睡眠疾病：如发作性睡病、睡眠呼吸暂停综合征、不宁腿综合征等，由于内在原因引起的睡眠障碍。

（2）外源性睡眠疾病：睡眠习惯和酒精等外在原因引起的睡眠障碍。

（3）昼夜节律睡眠疾病：由于夜班或飞行等生物钟紊乱引起。

（4）异态睡眠：如睡行症、睡惊症等。

（5）其他：精神、神经或呼吸循环系统疾病引起的睡眠紊乱。

睡眠的发生机制极为复杂，至今未完全清楚。它与中枢神经系统众多的神经网络、一系列神经递质、神经内分泌系统及神经调节物质有关。神经生理学研究证明，睡眠不是觉醒的简单终结，而是中枢神经系统内主动的节律性过程，这一节律独立于自然界昼夜交替之外而自我维持。

（1）睡眠结构：正常睡眠分为非快速眼动（NREM）睡眠和快速眼动（REM）睡眠，呈周期性、交替出现的过程，一夜约4~6个周期。NREM睡眠占总睡眠的75%~80%，由浅入深分为Ⅰ、Ⅱ、Ⅲ、Ⅳ期。Ⅰ、Ⅱ期为浅睡眠，Ⅲ、Ⅳ期为深睡眠。REM睡眠占总睡眠的20%~25%，其功能与大脑白天获得的信息处理、学习记忆、躯体信息和性功能发育有关。不同年龄的正常健康人对睡眠要求不同。一般来讲，随着年龄增大，REM、Ⅲ、Ⅳ期睡眠逐渐缩短，而以NREMⅠ、Ⅱ期为主，故老年人睡眠较浅、易醒、睡眠质量下降。

（2）参与睡眠机制的神经结构和因素：睡眠—觉醒节律是中枢神经系统特定结构的兴奋活动与抑制活动相互协调的结果。正常人体在内外环境的影响下，通过生物钟周期性的变化，开启通向睡眠诱导区（抑制性核团，如中缝核、孤束核分泌、5-羟色胺等神经递质）和觉醒诱导区（易化性核团，如蓝斑头部分泌去甲肾上腺素等神经递质）的信息通道，再分别经过上行激活系统和抑制系统实现对皮质的易化和抑制，从而产生睡眠和觉醒，即睡眠—觉醒节律。当参与构成睡眠机制的生理性结构、神经递质、神经内分泌功能等发生病理变化时，就会导致睡眠障碍。

（四）临床特征

睡眠障碍临床特征多表现为失眠、睡眠过多、睡眠节律紊乱、异相相关睡眠等。睡眠障碍不仅会引起夜间睡眠困难，而且会导致白天的疲乏无力和困倦，或是在夜间发生异常事件。睡眠障碍还会导致机体警觉性、注意力下降。警觉性损害的临床表现呈多样性，包括疲乏、精力不足、瞌睡、懒惰、神情淡漠、记忆减退、注意力不集中、烦躁不安、工作学习表现差、精神不振、发作性嗜睡等。

二、康复评定

睡眠状况的评估有助于了解病情和对疗效作出评价。康复医师通过对睡眠状况的评定，可以扩大观察病情的眼界，开阔分析病情的思路，全面了解和掌握病情变化，及时对康复治疗的疗效作出评价，促进康复疗效的提高。

（一）多导睡眠图（PSG）

多导睡眠图是1957年德门特（Dement）和克莱特曼（Kleitman）在脑电技术发展的基础上，使睡眠脑电图进一步发展与完善创建的。包括脑电图（EMG）、肌电图（EMG）、心电图（ECG）、眼动电图（EOG）和呼吸描记装置等。测量指标包括：

（1）睡眠过程：总记录时间、睡眠潜伏期、早醒时间、醒觉时间、睡眠总时间、睡眠效率、睡眠维持率。

（2）睡眠结构：第一阶段百分比（S1%）、第二阶段百分比（S2%）、第三阶段百分比（S3%）、第四阶段百分比（S4%）、快速眼动相（REM）睡眠百分比。

（3）REM睡眠测量值：REM睡眠潜伏期、REM睡眠强度、REM睡眠密度、REM睡眠时间、REM睡眠周期数。通过检测指标的测定不仅提供了一个评估睡眠和觉醒的方法，同时可以识别睡眠时是否发生异常生理事件，为睡眠障碍的诊断、分类和鉴别诊断提供客观依据。

（二）匹兹堡睡眠质量指数（PSQI）

1989年Bussy等人编制了睡眠质量自评量表（表12-1），它可评定被试者最近1个月的睡眠质量。各成分含义及计分方法如下：

表12-1　匹兹堡睡眠质量指数（PSQI）条目构成

请根据您近1个月的实际情况回答下列问题：
（1）近1个月晚上睡眠通常是　　　　分钟
（2）近1个月晚上入睡通常需　　　　分钟
（3）近1个月通常早上　　　　点起床
（4）近1个月每晚通常实际睡眠　　　　小时（不等于卧床时间）
对下列问题请用"√"号凰出一个最适合的答案：
（5）近1个月，因以下情况睡眠而烦恼：
a.入睡困难(30分钟内不能入睡)　①无　②<1次/周　③1～2次/周　④≥3次/周
b.夜间易醒或早醒　①无　②<1次/周　③1～2次/周　④≥3次/周
c.去厕所　①无　②<1次/周　③1～2次/周　④≥3次/周
d.呼吸不畅　①无　②<1次/周　③1～2次/周　④≥3次/周
e.咳嗽或鼾声高　①无　②<1次/周　③1～2次/周　④≥3次/周
f.感觉冷　①无　②<1次/周　③1～2次/周　④≥3次/周
g.其他影响睡眠的事情　①无　②<1次/周　③1～2次/周　④≥3次/周
如有请说明：
（6）近1个月，总的来说，您认为自己的睡眠　①很好　②较好　③较差　④很差
（7）近1个月，您用药催眠的情况　①无　②<1次/周　③1～2次/周　④≥3次/周
（8）近1个月，您常感到困倦吗　①无　②<1次/周　③1～2次/周　④≥3次/周
（9）近1个月，您做事的精力不足吗　①没有　②偶尔　③有时有　④经常有
（10）近1个月有无下列情况（请问同寝者）
a.高声打鼾　①无　②<1次/周　③1～2次/周　④≥3次/周
b.睡眠中，您有呼吸较长时间的暂停（呼吸憋气）现象吗
①无　②<1次/周　③1～2次/周　④≥3次/周
c.睡眠中，您因腿部不适必须踢腿或活动腿吗
①无　②<1次/周　③1～2次/周　④≥3次/周
d.睡眠中，您有转向或睡迷糊的情况吗
①无　②<1次/周　③1～2次/周　④≥3次/周
e.您在睡眠过程中有无其他特殊情况
①无　②<1次/周　③1～2次/周　④≥3次/周

（1）睡眠质量：根据条目6的应答计分"较好"记1分，"较差"计2分，"很差"计3分。

（2）入睡时间：①条目2的计分为"≤15分"计0分，"16～30分"计1分，"31～60分"计2分，"≥60分"计3分；②条目5a的计分为："无"计0分，"<1次/周"计3分；③累加条目2和5a的计分，若加分为"0分"计0分，"1～2分"计1分，"3～4分"计2分，"5分"计3分。

（3）睡眠时间：根据条目4的应答计分，">7小时"计0分，"6～7小时"计1分，"5～6小时"计2分，"<5小时"计3分。

（4）睡眠效率：①床上时间＝条目3（起床时间）－条目1（上床时间）；②睡眠效率：条目4（睡眠时间）/床上时间×100%；③成分D计分为，睡眠效率>85%计0分，75%～84%计1分，65%～74%计2分，<65%计3分。

（5）睡眠障碍：根据条目5b～5g的计分为"无"计0分，"<1次/周"计1分，"1～2次/周"计2分，"≥3次/周"计3分，累加条目5b～5g的计分，若累加分为"0分"计0分，"1～9分"计1分，"10～18分"计2分，"19～27分"计3分。

（6）催眠药物：根据条目7的应答计分，"无"计0分，"<1次/周"计1分，"1～2次/周"计2分，"≥3次/周"计3分。

（7）日间功能障碍：①根据条目7的应答计分，"无"计0分，"<1次/周"计1分，"1～2次/周"计2分，"≥3次/周"计3分；②根据条目7的应答计分，"没有"计0分，"偶尔有"计1分，"有时有"计2分，"经常有"计3分；③累加条目8和9的计分，若累加分为"0分"则计0分，"1～2分"计1分，"3～4分"计2分，"5～6分"计3分。

PSQI总分＝成分A+成分B+成分C+成分D+成分E+成分F+成分G。PSQI总分，总分范围为0～21分，得分越高，表示睡眠质量越差。0～5分，睡眠质量很好；6～10分，睡眠质量还行；11～15分，睡眠质量一般；16～21分，睡眠质量很差。

（三）睡眠障碍自评量表（self-rating scale of sleep，SRSS）

国内外除使用PSQI量表外，SRSS为临床常用的睡眠自我评定量表（表12-2），项目较全面，内容具体，方法简便易行，评定的时间范围，为过去的1个月内患者睡眠状况，SRSS共有10个项目，每个项目分5级评分（1～5分），总分范围为10～50分，评分越高，说明睡眠问题越严重。最低分为10分（基本无睡眠问题），最高分为50分（最严重）。

表12-2　睡眠障碍自评量表（SRSS）

导语：下面10个问题是了解您睡眠情况的。请您在最符合自己的每个问题下选择一个答案（√）。时间限定在近1个月内。

姓名　　　　性别　　　　年龄　　　　职业　　　　文化程度

（1）您觉得平时睡眠足够吗

①睡眠过多了②睡眠正好③睡眠欠一些④睡眠不够⑤睡眠时间远远不够

（2）您在睡眠后是否已觉得充分休息了

①觉得充分休息过了②觉得休息过了③觉得休息过了一点儿④觉得休息过了⑤觉得一点儿也没休息

（3）您晚上已睡过觉，白天是否打瞌睡

①0～5天②很少（6～12天）③有时（13～18天）④经常（19～24天）⑤总是（25～31天）

（4）您平均每个晚上大约睡几小时

①≥9小时②7～8小时③5～6小时④3～4小时⑤1～2小时

（5）您是否有入睡困难

①0～5天②很少（6～12天）③有时（13～18天）④经常（19～24天）⑤总是（25～31天）

（6）您入睡后中间是否易醒

①0～5天②很少（6～12天）③有时（13～18天）④经常（19～24天）⑤总是（25～31天）

（7）您醒后是否难以再入睡

①0～5天②很少（6～12天）③有时（13～18天）④经常（19～24天）⑤总是（25～31天）

（8）您是否多梦或常被噩梦惊醒

①0～5天②很少（6～12天）③有时（13～18天）④经常（19～24天）⑤总是（25～31天）

（9）为了睡眠，您是否吃安眠药

①0～5天②很少（6～12天）③有时（13～8天）④经常（19～24天）⑤总是（25～31天）

（10）您失眠后心情（心境）如何

①无不适②无所谓③有时心烦、急躁④心慌、气短⑤乏力、没精神、做事效率低

（四）阿森斯失眠量表（Athens insomnia scale，AIS）

AIS 是根据 ICD-10 失眠症诊断标准制订的失眠严重程度评估量表（表 12-3），为一种简洁适用的自评量表。总分 <4 分，无睡眠障碍；4～6 分，可疑失眠；>6 分，失眠。

表12-3　阿森斯失眠量表（AIS）

导语：本量表用于记录您对遇到过的睡眠障碍的自我评估。对以下列出的问题，如果过去 1 个月内每周至少在您身上发生 3 次，就请您圈点相应的自我评估结果。

问题	自我评估结果
（1）入睡时间（关灯后到睡着的时间）	0：没问题
	1：轻微提早
	2：显著提早
	3：严重提早或没有睡觉
（2）夜间苏醒	0：没问题
	1：轻微提早
	2：显著提早
	3：严重提早或没有睡觉

续表

问题	自我评估结果
（3）比期望的时间早醒	0：没问题
	1：轻微提早
	2：显著提早
	3：严重提早或没有睡觉
（4）总睡眠时间	0：没问题
	1：轻微提早
	2：显著提早
	3：严重提早或没有睡觉
（5）总睡眠质量（无论睡多长）	0：没问题
	1：轻微提早
	2：显著提早
	3：严重提早或没有睡觉
（6）白天情绪	0：没问题
	1：轻微提早
	2：显著提早
	3：严重提早或没有睡觉
（7）白天身体功能（体力或精神，如记忆力、认知力和注意力等）	0：没问题
	1：轻微提早
	2：显著提早
	3：严重提早或没有睡觉
（8）白天思睡	0：没问题
	1：轻微提早
	2：显著提早
	3：严重提早或没有睡觉

（五）睡眠障碍量表（SDRS）

SDRS是我国张宏根等人自行设计的睡眠障碍量表。无论是内容，还是条目设置方面SDRS都与AIS相似。量表共有10个条目，采用0～4分5级评分，各条目均有评定指导语和评分标准。量表着重对失眠的严重度进行总体评价，也可以对失眠的不同临床表现形式进行概括描述（表12-4）。

表12-4 睡眠障碍量表（SDRS）

量表条目	主要功能
（1）睡眠充分否	睡眠时间及其对社会功能影响的总体主观感受
（2）睡眠质量	睡眠质量的主观体验
（3）睡眠长度	总睡眠时间的客观记录
（4）早段失眠、频度	难以入睡发生频率

续表

量表条目	主要功能
（5）早段失眠、程度	入睡困难程度及睡眠潜伏期的客观记录
（6）中段失眠、频度	睡眠不深，中途醒转频率
（7）中段失眠、程度	睡眠不深而转醒后再次入睡情况
（8）末段睡眠、频率	早醒发生频率
（9）末段睡眠、程度	早醒时间
（10）醒后不适感	因失眠而造成的不适感，如头晕、疲倦、疲乏等

（六）睡眠日记

睡眠日记监测是既实用又经济和应用最广泛的睡眠评估方法之一，通过追踪患者较长时间内睡眠模式，更准确地了解患者的睡眠情况。睡眠日记是针对失眠诊断、治疗和研究极具价值的信息，有助于了解个人睡眠的具体情况和提供失眠的数字化资料。大多数睡眠研究中心均已采用该方法进行睡眠时间和半觉醒情况的监测与睡眠质量的评估。在失眠期间，坚持记日记有助于了解：导致失眠的原因，失眠是否与每年、每月或每周的某一特定时间有关，生活中哪些特定事件可引起失眠、哪些事件能改善睡眠等情况。掌握睡眠时间、觉醒次数和时间以及睡眠质量的有关信息，睡眠日记不仅可以回答上述问题，且有助于失眠类型和失眠原因的确定。一般连续填写日记7～10天（表12-5）。

表12-5 睡眠日记

日期	卧床时间	睡眠开始时间	觉醒时间	觉醒时间总量	最后觉醒时间	总睡眠时间	睡眠质量	备注

（七）多次小睡潜伏期试验（MSLT）

MSLT是卡斯卡登和德门特设计的专门测定在缺乏警觉因素情况下生理睡眠倾向性。目前已将其用于评定白天过度嗜睡的严重程度、康复治疗效果，同时作为鉴别诊断的重要客观指标。

（八）其他客观评估方法

睡眠障碍还包括很多其他评定方法，如夜帽、微动敏感床垫、肢体活动电图、唤醒标记仪、清醒状态维持试验、电子瞳孔描计仪等。

三、康复治疗

通过康复治疗，建立良好的睡眠卫生习惯和正确的睡眠认知功能，使患者学会控制与纠正各种影响睡眠的行为与认知因素，改变与消除导致睡眠紊乱慢性化的持续性因素；帮助患者建立较正常的睡眠模式，恢复正常的睡眠结构，摆脱失眠的困扰。

（一）物理因子疗法

（1）生物反馈疗法：通过松弛训练，降低交感神经的张力，使大脑的兴奋与抑制调节功能得到改善，达到治疗失眠的目的。

（2）光疗法（bright light therapy）：定时暴露于强光下 2～3 日，人的睡眠节律可以转换；晨起或夜间强光治疗可使睡眠时相前移或后移。该治疗对多数生理节律性失眠有效，可以促使夜班工作者在白天进行睡眠，提高工作时的警觉水平，也可治疗飞行旅行造成的失眠和睡眠时相延迟。适用于睡眠—觉醒节律紊乱者。根据失眠的不同表现，照光时间也有所不同。

（3）其他物理因子疗法：例如磁疗、直流电离子导入、水疗、负离子疗法等。

（二）认知—行为治疗（cognitive-behavioral treatment）

指出患者种种不正确的、不良的认知方式，通过个体在长期生活实践中逐渐形成的价值观念，分析其不现实和不合逻辑的方面，用较现实的或较强适应能力的认知方式取而代之，以消除或纠正其适应不良的情绪和行为，即认知疗法。失眠的行为疗法，就是在患者对失眠有了正确认识和树立了治疗信心的基础上，教予患者一套能促进良好睡眠的行为准则，即睡眠卫生。

如教患者只在有睡意时才上床。若上床 15～20 分钟不能入睡，则应离开床到另一间屋子，只有当再感到困倦时才回到卧室，每天晚上可以经常重复；无论夜间睡多久，清晨应准时起床，保持良好的睡眠习惯，睡眠时间适度并保持节律；不要在床上进行与睡眠不适应的活动（如在床上看电视、读书），要把床和卧室作为睡眠时才需要的地方；除午饭后机体处于低潮期间可稍作午睡外，应尽量避免在白天入睡；促进和增强白天的精神和体力活动，只有白天精神处于兴奋状态和躯体处于活动状态，才能使机体在夜间处于静止和安息状态，从而有利于入眠；每日白天定时在日光下参加一些适合体力的体育活动，阴雨天时，可在强照射下的室内进行，但精神应避免过度紧张，体力活动应避免过度劳累。

（三）康复教育

指导患者养成良好的睡眠习惯，睡眠量适度，睡和醒要有规律，卧室温度和光线要适宜，避免睡前兴奋性活动、饮用干扰夜眠的饮料和药物。

（四）药物疗法

常用的镇静催眠药物有三类：

（1）苯二氮䓬类药物，如地西泮、劳拉西泮、阿普唑仑等。

（2）非苯二氮䓬类药物，如咪唑吡啶类（唑吡坦、扎来普隆）、环吡啶类等。

（3）其他类：如氯丙嗪、普萘洛尔等。

理想的镇静催眠药物应具有迅速入睡、保持正常睡眠结构、无残余效应、不影响记忆功能、无呼吸抑制作用、无与酒精或其他药物相互作用、无依赖现象、无戒断效应等特点，但一般很难达到上述全部要求。

（五）中医康复疗法

失眠，中医又称"不寐"、"不得眠"、"目不瞑"等。中医在治疗失眠时，在应用中药的同时，多佐以针刺或耳针及推拿等中医特色疗法。

（1）体针：以调理跷脉，安神利眠为治则。以相应八脉交汇穴、手少阴经及督脉穴为主。主穴：照海、申脉、神门、四神聪、印堂、安眠。配穴：肝火扰心者加侠溪、行间；痰火内扰加丰隆、曲池、内庭；心脾两虚加心俞、脾俞、足三里；心肾不交加太溪、水泉、心俞、脾俞；心胆气虚加丘墟、阴陵泉、心俞、内关；脾胃不和加太白、公孙、内关、足三里。

（2）耳针法：选皮质下、心、肾、肝、神门、垂前、耳背心。或用王不留行籽贴压。

（3）皮肤针法：自项至腰部督脉和足太阳经背部第1侧线，用梅花针自上而下叩刺，叩至皮肤潮红为度，每日1次。

（4）电针法：选四神聪、太阳，接通电针仪，选连续波，频率6～8Hz，电流强度以患者舒适为度，每次刺激30分钟。

（5）拔罐疗法：自项至腰部太阳经背部侧线，用火罐自上而下走罐。以背部潮红为度。

（6）推拿疗法：在头面四肢经穴进行推拿按摩，可以达到疏经通络、宁心安神、促进睡眠的目的。一般最好在睡前0.5～1小时进行。

附录

华佗经筋正脊床、机、仪、枕对人体结构整合临床应用观察

宋一同　刘致国

摘要：应用华佗经筋正脊床、机、仪、枕临床治疗颈、腰椎间盘突出症等相关疾病，观察疗效。方法：用床、机、仪、枕临床16年，接诊37300余名患者，评价其疗效。结果：经临床16年观察，接诊37300余名患者，有效率达98%左右。结论：华佗经筋正脊床、机、仪、枕对治疗颈、腰椎间盘突出症相关疾病疗效快捷、安全可靠，对预防、治疗、康复系列慢性疾病是有益的，是治未病较理想的医疗器械，有临床推广应用价值。

关键词：华佗经筋正脊床、机、仪、枕；人体结构整合临床观察

解放军301医院针灸科关玲老师曾预言："只要方向一致，必定殊途同归。面对同一个人体，面对相同的结构，面对于结构失常引发的病症，东西方医学走到一起是必然的，只是时间问题，而且为时不远。"围绕结构整合的医学或许成为中西医结合的真正契机，让我们共同期待。

中医几千年的理论认为：气滞血瘀是百病之源，活血化瘀百病不生。凡治病，皆从调气理血入手，五脏六腑，四肢百骸，哪里有病，哪里缺血，"缺血"即气滞血瘀，美国托马斯·W.迈尔斯认为："世界只有一种病，名字叫阻塞……"他认为："运动和推拿的基本目的，就是使养分通达地到达细胞，使细胞代谢的废物能顺利地排出……一旦此结被打开，细胞交换就恢复了自由，细胞的运动，不再只局限于新陈代谢水平，即从生存模式恢复到社交模式，具有收缩、分泌、传递功能。"进一步地，托马斯的《解剖列车》对肌筋膜理论的精妙构图和严谨求证，又和中医的经筋学异曲同工，托马斯引证的前表线、后表线及体侧线的肌筋膜线分别与胃经、膀胱经、胆经的能量线高度重合，四条手臂线，从前表线到后表线，非常接近心经、肺经、小肠经及脾经，但在某些区域平行于穿越下肢内侧的肾经。

于是，托马斯惊叹：中国人在非常正确的位置绘制了最少量的路线，在三维中准确地控制人体的微妙变化。形态与动能通常是相关的，CF 模型与极其精细、微妙的中国经络之间的相关性是不可思议的。而这种相关性从传统肌肉骨骼图的角度是无法解释的。

上述论证，从微观的病理上说，中西医在气血、细胞致病理论上走到了一起，从病症上说，中医的经筋学说与西医的肌筋膜学说，即结构整合医学的"道"上认识是异曲同工、高度一致的。

由此可见，在病理和病症的医道上中西医正在或已经走在了一起，双方的医疗保守疗法、保守技术目前主要是：徒手治疗、体表治疗、运动治疗，以及由此派生的用微针，用手法，用艾灸，用针刀、干针、注射、松解术等等医疗技法。那么，能不能使徒手治疗、体表治疗、运动治疗技法现代化、仪器化呢？为此，自 2001 年以来，华佗经筋正脊床、机、仪、枕先后用于宜昌卫校医院、宜昌惠民医院、宜昌博爱医院、湖北中医院、深圳中医院、北京藏医院、解放军 301 医院等数百家医院门诊临床，累计接诊 37300 余例颈、腰椎间盘突出症患者，有效率达 98% 左右，积累了可靠的临床经验。

华佗经筋正脊床、机、仪、枕，主要是从华佗夹脊穴位施治，也因从华佗夹脊穴、腧穴施治而经专家论证被命名，其主要功能是把牵引功能、中频脉冲模拟针灸功能、电动按摩功能有机地结合在了一起，把三项功能集中在两组八个指状压头上，位置精准地压迫在病变椎间隙，即压痛点上，实现了颈椎病与腰椎病同时同步治疗，在间歇式牵引状态时，脉冲的电波每分钟可波及病灶 1000～5000 次，旋转式按摩病灶每分钟可达 700～3000 次，最大限度地提高了治疗效率，节省和降低了医生和患者的医疗成本。

施治方法与机理：

理疗脊柱失稳相关病症时，患者伏卧，在牵引中以华佗经筋正脊床的四根指状压头压准在腰椎病变椎间隙相关穴位，启动振动按摩、中频电针灸理疗程序，同事以治疗机四个指状压头压准在大椎穴上，在热疗的同时，振动按摩、电针灸理疗颈椎，使纠正腰椎、颈椎失稳，小关节紊乱同时进行。一般治疗时间为 20min。当牵引、下压、按摩、针灸四种力越达皮下组织，椎体 6～7cm 以下时，即在理疗椎动脉、静脉，快捷有效、安全地实现了根治气滞血瘀的理疗目的。使理疗心脑血管疾病得以在理疗脊椎失稳过程中同时进行。理疗颈椎病、脏腑病时，患者仰卧，头枕在智能枕上，以枕下肌群上部八块肌肉、下部六块肌肉的痛点枕在六个压头上，依次启动定时开关、加热开关、振动按摩开关、脉冲模拟针灸开关，经络仪的六个压头压在神阙穴以下的关元、气海，或丹田穴位上，双手十指紧扶仪器，依次打开定时、加热、振动按摩、脉冲模拟针灸开关。理疗时间：15～30min。

另在理疗高血压，脑血栓，肛肠、泌尿系统等脏腑疾病时，患者仰卧，以经络仪的六根指状压头压准在曲骨穴位上，双手紧握仪器机体，可同时理疗手上的心经、肺经、心包经，大肠经、小肠经、三焦经，使道家男女双修"前对脐轮后对肾，中间养生黄金鼎"成为事实上的可能，通过理疗精囊、女子胞，使打通督脉、任脉、冲脉同时进行，相辅相成，相得益彰。

正脊床、治疗机、经络仪、智能枕临床可取得多项效应报告如下：

一、从后表线、前表线入手，对肌筋膜进行了结构式整合。

理疗脊柱即后表线时，患者伏卧于华佗经筋正脊床上，在牵引状态中，华佗治疗机四个指状压头压准在患者颈椎两侧；同时进行牵引，间歇式拉伸后表线、前表线；理疗颈椎时，患者仰卧，颅骶骨枕在六个指状压头的多功能电脑智能按摩枕上，另以华佗穴经络仪六个指状压头压在患者关元、气海、丹田穴位上，双手紧握仪器，两个振动按摩球放在腹股沟上；枕、仪先后启动，同时、同步进行施治理疗，既理疗了颈椎枕下肌群领导下的后表线，也理疗了以人腹部肌群为枢纽的前表线。

上述两种施治程序，一是对颅骶肌筋膜的电动按摩、脉冲针灸，理疗了脑膜、神经束膜，惠及了背侧体腔的大部分胚层组织，有效地缓解了颅和外周神经鞘不良的神经紧张；是颅骨整骨、颅骶疗法、枕骶疗法的仪器化；二是对下腰椎脊柱的电动按摩、脉冲针灸，对小腹部关元、气海、丹田穴位的按摩针灸，惠及了腹膜、胸膜、心包膜以及它们的附属韧带，惠及了环绕且散布于腹侧体腔的大部分内胚层组织，即五脏六腑，满足了内脏按摩技术、脏腑放松技术的理疗要求。三是对患者的牵引、颈椎、腰椎及背部、腹部的电动按摩、脉冲针灸，惠及了整个肌筋膜"外袋"，这个结构中包括了全部肌筋膜经线，包括了对多种未开放性的软组织损伤的理疗：如拉伸、抗拉伸技术、板机点松解技术，肌筋膜放松技术和结构整合技术等。四是惠及了骨膜、关节囊、韧带、软骨及骨的"内袋"，实现了关节松动技术、推拿技术、深层次的软组织放松技术。整合以上四种技术，实现了运动技术的要求，实现了理疗、康复医学、物理治疗技术以及姿势训练技术的要求。理疗 20～30 min 对全身肌筋膜的运动量，相当于徒步走行 6000～10000 米的活动能量。

二、从神经中枢、交感神经入手，改善了全身神经系统。

中枢神经是以脊髓为载体的，中医界定的督脉，正是循行脊髓走向的，其载体是循行脊里的灰质素。交感神经循行与足太阳膀胱经是一致的，交感神经是足太阳膀胱经的载体。华佗经筋正脊床、机、仪、枕临床施治正是围绕脊柱进行的，也正是从西医认知的神经中枢、交感神经入手，有效地改善了全身神经系统的有序和良好的生理状态。

一是从穴位上说，床、机、仪、枕主要是循行理疗脊柱督脉两侧的华佗夹脊穴、腧穴，以及小腹部的关元、气海、丹田穴位。二是从经络上说，打通了督脉，通过百会、长强交通了任脉，由督、任二脉，交会了冲脉、带脉。三是由大椎穴、臂纵神经、颈椎、双手交通了心经、肺经、心包经、大肠、小肠三焦经。四是由腰椎长强穴、马尾神经丛交通了肝经、肾经和脾经、胆经、胃经、膀胱经。因此，交通了十二正经，交通了奇经八脉，即督脉、任脉、冲脉、带脉、阴维脉、阳维脉、阴跷脉、阳跷脉。

解剖学认为，以大脑为中心，以中枢神经为神经干，神经系统是"其大无外，其小无内"遍布人体，形成了密密麻麻的神经网络，由于所有脊髓和脑神经的主干都会发出越来越小的分枝，直到巧妙地深入皮肤、运动系统和器官，我们可以看到从交感及副交感神经干发出，到达腹腔的薄柔的自主神经系统，足见神经系统散布在身体的所有部位。而华佗经筋正脊床、机、仪、枕的临床应用，对神经中枢及全身神经网络的理疗是医术独到、疗效快捷的。

三、从颈椎动脉、静脉，腰杆动脉、静脉施治，改善了全身血液循环系统。

气血、津液循环是为全身各系统细胞提供津液营养的，它以心脏为中心，动脉干、静脉干循环脊柱内侧，首先供应到心、肺、大脑、脏腑器官，通过毛细血管网络供应到全身四肢百骸。

华佗经筋正脊床、机、仪、枕，理疗脊柱时，均以四~六个指状压头在牵引状态中，按摩、模拟针灸在脊柱两侧的椎间隙上，深达椎体 6~7cm 以下时，既是颈椎动脉、静脉，腰干动脉、静脉，而按摩皮肤，又是直接按摩在毛细血管上，直接靶向在动脉、静脉上，其调气、理血、活血化瘀的作用立即显见，是中药、西药无法比拟的。

床、机、仪、枕理疗施治，一是改善了气血、津液对人体细胞的生命营养。从细胞层面看人体，如果不定义细胞类型，可以是肝细胞、脑细胞、肌细胞等，细胞附近就是毛细血管，心脏收缩时，血液流向毛细血管，血管壁扩张，血浆流出血管壁，进入细胞间隙，这些血浆中充满了氧气、营养物质和化学信号传递物质，营养着细胞的生存与工作。在细胞间充满了结缔组织纤维、黏性基质和细胞间隙，血浆被压出毛细血管后，称作组织间液，将养分和信号分子传递给目标细胞，而细胞间的结缔组织纤维网越密，基质的水分越少，血液营养细胞的工作必然受阻，最终，这部分细胞就不能以最佳状态进行工作了。临床中，床、机、仪、枕对气血、津液的生命营养均有显见的改善效果。二是床、机、仪、枕促进了津液、血液的新陈代谢。临床施治中，华佗经筋正脊床、治疗机由于是在按摩针灸颈、腰椎，夹脊穴，腧穴，继而是在按摩针灸脊椎干动脉、干静脉，同时按摩下腹部任脉关元、气海、丹田穴，使活血化瘀得以快捷实现，理疗一个疗程 10 次即可将变厚的血液和血流恢复正常或大致正常，大动脉血流量提升了 2~3 倍以上，微循环血流恢复至流速比正常流速高出一倍至两倍。血压明显稳定，症状减轻；使各脏器循环改善，及时清除血液中的大、中、小分子有害物质，清除自由基，达到生物电磁平衡、能量代谢平衡、生理机能平衡，症状明显改善或消失，血化验及物理检查大致正常，高倍显微镜下，血液中脱落内皮细胞明显减少。三是床、机、仪、枕改善了全身的微循环。理疗一两个疗程后，患者血液变得干净，分子检测可基本恢复正常水平，血液年轻化而使硬化的血管壁逐渐软化，血管壁粥样物及血栓自溶，侧支血管明显扩张，血流量明显增加，由此修复脏器，达到生命器官平衡；治疗后血流改善，脑代谢改善，神经传导器官改善，肝肾功能改善，全身各脏器协调，人的皮肤、精神、活力明显年轻化。产生了多种有益的双向调节反应：血压双向调节、心率双向调节、出血与血栓、抗凝与凝血、自由基生产与抗自由基、致病因素与免疫力增强等双向调节反应均可趋向于正常和完善。

综上，华佗经筋正脊床、机、仪、枕分别对颈、腰椎间盘突出症及脏腑不和、气滞血瘀等不同的病理机制产生跨界有效的治疗作用，从直接及间接的病理表现层面多途径、多环节进行综合全面性的调节，从而达到内外兼治颈、腰椎间盘突出症及治未病的作用；该床、机、仪、枕是技术领先的医疗器械，具有创新性的实用和推广价值；是中西医保守疗法的现代化、仪器化，是中国大健康大康复事业较理想的医疗器械之一。

参考文献：

[1] 托马斯·W.迈尔斯.解剖列车：徒手与动作治疗的肌筋膜经线[M]北京：军事医学科学出版社，2015.

[2] 刘致国，严祥松.华佗经筋正脊床暨华佗治疗机临床观察及治未病概述[J]按摩与康复医学，2010.